妇产科疾病
诊断要点与处理方法

主编　张翠焕　韦翠玲　刘菲菲　王　慧
　　　董　晖　吴立惠　黄　艳

黑龙江科学技术出版社

图书在版编目（CIP）数据

妇产科疾病诊断要点与处理方法／张翠焕等主编
. -- 哈尔滨：黑龙江科学技术出版社，2022.8
ISBN 978-7-5719-1580-3

Ⅰ．①妇…　Ⅱ．①张…　Ⅲ．①妇产科病－诊疗　Ⅳ．
①R71

中国版本图书馆CIP数据核字（2022）第151995号

妇产科疾病诊断要点与处理方法
FUCHANKE JIBING ZHENDUAN YAODIAN YU CHULI FANGFA

主　　编　张翠焕　韦翠玲　刘菲菲　王　慧　董　晖　吴立惠　黄　艳
责任编辑　包金丹
封面设计　宗　宁
出　　版　黑龙江科学技术出版社
　　　　　地址：哈尔滨市南岗区公安街70-2号　邮编：150007
　　　　　电话：（0451）53642106　传真：（0451）53642143
　　　　　网址：www.lkcbs.cn
发　　行　全国新华书店
印　　刷　哈尔滨双华印刷有限公司
开　　本　787 mm×1092 mm　1/16
印　　张　29.25
字　　数　739千字
版　　次　2022年8月第1版
印　　次　2023年1月第1次印刷
书　　号　ISBN 978-7-5719-1580-3
定　　价　198.00元

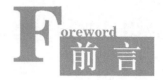

前言

随着现代分子生物学、肿瘤学、遗传学、生殖内分泌学及免疫学等医学基础理论的深入研究，以及临床医学诊疗和检验技术的进步，妇产科学不断拓宽与深化，妇女的生殖健康及各种妇产科疾病的防治也得到了相应的保障。为了适应我国现代医学技术的快速发展和满足广大妇产科医师的实际需要，进一步提高临床妇产科医师的诊断和治疗水平，我们特组织了一批长期从事临床一线工作的专家，结合他们多年的临床经验，编写了这本《妇产科疾病诊断要点与处理方法》。

本书共十七章，主要介绍了妇产科疾病的诊断与最新治疗方法。首先，对女性生殖系统生理及内分泌调节、妇产科常用检查技术等基础内容进行了详细的描述；其次，分别从妇科与产科两方面做出了系统的阐述，包括女性生殖系统发育异常、女性生殖系统内分泌疾病、女性生殖系统炎症、女性盆底功能障碍性疾病、子宫内膜异位症与子宫腺肌病、女性生殖系统肿瘤、病理妊娠、妊娠合并症、正常分娩、异常分娩、产科急危重症；最后，还介绍了优生优育的相关内容，包括宫内节育器具、输卵管绝育术、输卵管吻合术及并发症、人工终止妊娠。本书内容简明扼要、条理清晰、层次分明，在编撰过程中，将临床医师的诊疗思维、渊博的医学知识及丰富的临床经验融汇合一，具有较高的实用价值，适合广大妇产科临床医师参考阅读。

在编写过程中，编者们参考了大量国内外相关文献、指南，力求为广大读者带来新的临床思维方式和启发。但限于编写经验不足，加之编写时间较为仓促，若书中存在疏漏之处，还望广大读者不吝指正，以期再版时修订、完善。

《妇产科疾病诊断要点与处理方法》编委会
2022 年 2 月

Contents
目 录

第一章

女性生殖系统生理及内分泌调节

第一节　女性生殖系统生理特点

一、卵巢功能的兴衰

卵巢的生理功能是产生卵细胞和女性激素(雌二醇和孕酮);两种功能与卵巢内连续、周而复始的卵泡发育成熟、排卵和黄体形成相伴随,成为卵巢功能期不可分割的整体活动。在女性一生中,卵巢的大小和功能根据促性腺激素的强度有所变化;其功能的兴衰还与卵巢本身所含卵细胞的数量及伴随排卵的卵泡消耗有关。女性一生卵巢功能的兴衰,按胎儿期、新生期、儿童期、成人期 4 个时期分述。

(一)胎儿期卵巢

人类胎儿期卵巢的发生分 4 个阶段:①性腺未分化阶段;②性腺分化阶段;③卵原细胞有丝分裂及卵母细胞形成;④卵泡形成阶段。

1.性腺未分化阶段

大约在胚胎的第 5 周,中肾之上的体腔上皮及其下方的间充质增生,凸向腹腔形成生殖嵴。生殖嵴的上皮细胞向内增生伸入间充质(髓质),形成指状上皮索即原始生殖索,此为性腺内支持细胞的来源,此后原始生殖索消失。原始生殖细胞来自卵黄囊壁内,胚胎第 4 周仅有 1 000～2 000 个细胞,胚胎第 6 周移行到生殖嵴。

生殖细胞在移行过程增殖,至胚胎第 6 周原始生殖细胞有丝分裂至 10 000 个,至胚胎第6周末性腺含有生殖细胞和来自体腔上皮的支持细胞及生殖嵴的间充质;生殖细胞是精子和卵细胞的前体,此时性腺无性别差异,称为原始性腺。

2.性腺分化阶段

胚胎第 6～8 周,性腺向睾丸或向卵巢分化取决于性染色体。Y 染色体上存在一个性别决定区(sex-determining region on the Y chromosome,SRY),它使原始性腺分化为睾丸。当性染色体为 XX 时,体内无决定睾丸分化的基因,原始性腺在胚胎第 6～8 周向卵巢分化,生殖细胞快速有丝分裂为卵原细胞向卵巢分化的第一征象;至 16～20 周卵原细胞数量达到 600 万～700 万。

3.卵母细胞形成

胚胎 11～12 周,卵原细胞开始进入第一次减数分裂,此时卵原细胞转变为卵母细胞。至出生时,全部卵母细胞处于减数分裂前期的最后阶段——双线期,并停留在此阶段;抑制减数分裂向前推进的因子可能来自颗粒细胞。卵母细胞减数分裂的第一次激活是在排卵时(完成第一次减数分裂),第二次激活是在精子穿入时(完成第二次减数分裂)。卵母细胞经历两次减数分裂,每次排出一个极体,最后形成成熟卵细胞。

4.卵泡形成阶段

第 18～20 周,卵巢髓质血管呈指状,逐渐伸展突入卵巢皮质。随着血管的侵入,皮质细胞团被分割成越来越小的片段。随血管进入的血管周围细胞(间充质或上皮来源为颗粒细胞前体)包绕卵母细胞形成始基卵泡;始基卵泡形成过程与卵母细胞减数分裂是同步的,出生时所有处在减数分裂双线期的卵母细胞均以始基卵泡的形式存在。但卵母细胞一旦被颗粒细胞前体包绕,卵泡即以固定速率进入自主发育和闭锁的轨道。

至出生时,卵巢内生殖细胞总数下降至 100 万～200 万,生殖细胞的丢失发生在生殖细胞有丝分裂、减数分裂各个阶段及最后卵泡形成阶段。染色体异常将促进生殖细胞的丢失,一条 X 染色体缺失(45,X)者的生殖细胞移行及有丝分裂均正常,但卵原细胞不能进入减数分裂,致使卵原细胞迅速丢失,出生时卵巢内无卵泡,性腺呈条索状。

(二)新生儿期卵巢

出生时卵巢直径 1 cm,重量 250～350 mg,皮质内几乎所有的卵母细胞均包含在始基卵泡内;可以看到不同发育程度的卵泡,卵巢可呈囊性,这是因为出生后 1 年内垂体促性腺激素中的促卵泡激素持续升高对卵巢的刺激,出生 1～2 年促性腺激素水平下降至最低点。

(三)儿童期卵巢

儿童期的特点是血浆垂体促性腺激素水平低下,下丘脑功能活动处于抑制状态,垂体对促性腺激素释放激素不反应。但是儿童期卵巢并不是静止的,卵泡仍以固定速率分期分批自主发育和闭锁;当然,由于缺乏促性腺激素的支持,卵泡经常是发育到窦前期即闭锁;因此,此期卵泡不可能有充分的发育和功能表现。但卵泡闭锁使卵泡的残余细胞加入卵巢的间质部分,并使儿童期卵巢增大。

(四)成年期(青春期-生殖期-围绝经期-绝经后期)

至青春期启动时,生殖细胞总数下降到 30 万～50 万。在以后 35～40 年的生殖期,将有400～500 个卵泡被选中排卵,每一个卵泡排卵将有 1 000 个卵泡伴随生长,随之闭锁丢失。至绝经期卵泡仅剩几百个,在绝经前的最后 10～15 年,卵泡丢失加速,这可能与该期促性腺激素逐渐升高有关。

在女性生殖期,由卵泡成熟、排卵及黄体形成组成的周而复始活动,是下丘脑-垂体-卵巢之间相互作用的结果;下丘脑神经激素、垂体促性腺激素及卵泡和黄体产生的甾体激素,以及垂体和卵巢的自分泌/旁分泌共同参与排卵活动的调节。

二、女性一生各阶段的生理特点

女性一生根据生理特点可按年龄划分为新生儿期、儿童期、青春期、性成熟期、围绝经期、绝经后期及老年期 6 个阶段。掌握女性各个生理阶段的特点,对各个生理时期的生殖健康保健十分重要。

（一）新生儿期

出生后 4 周内称新生儿期。女性胎儿在母体内受胎盘及母体性腺所产生的女性激素影响，出生时新生儿可见外阴较丰满，乳房隆起或有少许泌乳，出生后脱离胎盘循环，血中女性激素水平迅速下降，可出现少量阴道流血。这些生理变化短期内均自然消退。

（二）儿童期

从出生 4 周到 12 岁左右称儿童期。此期生殖器由于无性激素作用，呈幼稚型，阴道狭长，约占子宫全长的 2/3，子宫肌层薄。在儿童期后期（8 岁以后），下丘脑促性腺激素释放激素（GnRH）抑制状态解除，GnRH 开始分泌，垂体合成和分泌促性腺激素，卵巢受垂体促性腺激素作用开始发育并分泌雌激素。在雌激素作用下逐步出现第二性征发育和女性体态；卵巢内卵泡在儿童期由于自主发育和后期在促性腺激素的作用下耗损，至青春期生殖细胞总数下降至30 万个。

（三）青春期

自第二性征开始发育至生殖器官逐渐发育成熟获得生殖能力（性成熟）的一段生长发育期称为青春期。世界卫生组织（WHO）将青春期年龄定为 10～19 岁。这一时期的生理特点如下。

1.第二性征发育和女性体态

乳房发育是青春期的第一征象（平均 9.8 岁），以后阴毛、腋毛生长（平均 10.5 岁）；至 13～14 岁女孩第二性征发育基本达成年型。骨盆横径发育大于前后径；脂肪堆积于胸部、髋部、肩部，形成女性特有体态。

2.生殖器官发育（第一性征）

由于促性腺激素作用，卵巢逐渐发育增大，卵泡发育开始和分泌雌激素，促使内、外生殖器开始发育。外生殖器从幼稚型变为成人型，大、小阴唇变肥厚，色素沉着，阴阜隆起，阴毛长度和宽度逐渐增加，阴道黏膜变厚并出现皱襞，子宫增大，输卵管变粗。

3.生长突增

在乳房发育开始 2 年以后（11～12 岁），女孩身高增长迅速，每年增高 5～7 cm，最快可达11 cm，这一现象称生长突增，与卵巢在促性腺激素作用下分泌雌激素，以及与生长激素、胰岛素样生长因子的协同作用有关。直至月经来潮后，生长速度减缓，与此时卵巢分泌的雌激素量增多、具有促进骨骺愈合的作用有关。

4.月经来潮

女孩第一次月经来潮称月经初潮，为青春期的一个里程碑；标志着卵巢产生的雌激素已足以使子宫内膜增殖，在雌激素达到一定水平而有明显波动时，引起子宫内膜脱落即出现月经。月经初潮为卵巢具有产生足够雌激素能力的表现，但由于此时中枢对雌激素的正反馈机制尚未成熟，因而卵泡即使能发育成熟也不能排卵。因此，初潮后一段时期内因排卵机制未成熟，月经一般无一定规律，甚至可反复发生无排卵性功能失调性子宫出血。

5.生殖能力

规律的周期性排卵是女性性成熟并获得生殖能力的标志。多数女孩在初潮后需 2～4 年建立规律性周期性排卵；此时女孩虽已初步具有生殖能力，但整个生殖系统的功能尚未完善。

（四）性成熟期

性成熟期一般在 18 岁左右开始，历时 30 年。每个生殖周期生殖器官各部及乳房在卵巢分泌的性激素周期性作用下，发生利于生殖的周期性变化。

（五）围绝经期

1994年,世界卫生组织将围绝经期定义为始于卵巢功能开始衰退、直至绝经后一年内的一段时期。

卵巢功能开始衰退一般始于40岁以后,该期以无排卵月经失调为主要症状,可伴有阵发性潮热、出汗等,历时短至1～2年,长至十余年。因长时间无排卵,子宫内膜长期暴露于雌激素作用,而无孕激素保护,故此时期妇女为子宫内膜癌的高发人群。至卵巢功能完全衰竭时,则月经永久性停止,称绝经。中国妇女的平均绝经年龄为50岁左右。

绝经后卵巢内卵泡发育及雌二醇的分泌停止,此期因体内雌激素的急剧下降,血管舒缩症状加重,并可出现神经精神症状,表现为潮热出汗、情绪不稳定、不安、抑郁或烦躁、失眠等。

（六）绝经后期及老年期

绝经后期是指绝经一年后的生命时期。绝经后期的早期虽然卵巢内卵泡耗竭,卵巢分泌雌激素的功能停止,但卵巢间质尚有分泌雄激素功能,此期经雄激素外周转化的雌酮成为循环中的主要雌激素。肥胖者雌酮转化率高于消瘦者。由于绝经后体内雌激素明显下降,特别是循环中雌二醇降低,出现低雌激素相关症状及疾病,如心血管疾病、骨矿含量丢失等。但由于雌酮升高,以及其对子宫内膜的持续刺激作用,该期仍可能发生子宫内膜癌。妇女60岁以后机体逐渐老化,进入老年期。卵巢间质的内分泌功能逐渐衰退,生殖器官逐渐萎缩,此时骨质疏松症甚至骨折发生率增加。

（韦翠玲）

第二节 女性生殖系统内分泌调节

在脑部存在两个调节生殖功能的部位,即下丘脑和垂体。多年来的科学研究已揭示了下丘脑-垂体-卵巢激素的相互作用与女性排卵周期性的动态关系,这种动态关系涉及下丘脑-垂体分泌生殖激素对卵巢功能的调节,以及卵巢激素对下丘脑-垂体分泌生殖激素的反馈调节,此为下丘脑-垂体-卵巢(hypothalamus-pituitary-ovary,H-P-O)的内分泌调节轴。近年研究还发现,垂体和卵巢的自分泌/旁分泌在卵巢功能的调节中起重要作用。

在女性生殖周期中卵巢激素的周期性变化对生殖器官的作用,使生殖器官出现有利于生殖的周期性变化。在灵长类中,雌性生殖周期若未受孕,则最明显的特征是周期性的子宫内膜脱落所引起的子宫周期性出血,称月经。因此,灵长类雌性生殖周期也称月经周期。

一、中枢生殖调节激素

中枢生殖调节激素包括下丘脑和腺垂体分泌的与生殖调节有关的激素。

（一）下丘脑促性腺激素释放激素(GnRH)

1.化学结构

GnRH是控制垂体促性腺激素分泌的神经激素,其化学结构由10个氨基酸(焦谷氨酸、组氨酸、色氨酸、丝氨酸、酪氨酸、甘氨酸、亮氨酸、精氨酸、脯氨酸及甘氨酸)组成。

2.产生部位及运输

GnRH 主要是由下丘脑弓状核的 GnRH 神经细胞合成和分泌。GnRH 神经元分泌的 GnRH 经垂体门脉血管输送到腺垂体。

3.GnRH 的分泌特点及生理作用

下丘脑 GnRH 的生理分泌呈持续的脉冲式节律分泌,其生理作用为调节垂体促卵泡生成素(FSH)和促黄体生成素(LH)的合成和分泌。

4.GnRH 分泌调控

GnRH 的分泌受来自血流的激素信号的调节,如垂体促性腺激素和性激素的反馈调节,包括促进作用的正反馈和抑制作用的负反馈。控制下丘脑 GnRH 分泌的反馈有长反馈、短反馈和超短反馈。长反馈是指性腺分泌到循环中的性激素的反馈作用;短反馈是指垂体激素的分泌对下丘脑 GnRH 分泌的负反馈;超短反馈是指 GnRH 对其本身合成的抑制。另外,来自中枢神经系统更高中枢的信号还可以通过多巴胺、去甲肾上腺素、儿茶酚胺、内啡肽及五羟色胺和褪黑素等一系列神经递质调节 GnRH 的分泌。

(二)垂体生殖激素

腺垂体分泌的直接与生殖调节有关的激素有促性腺激素和催乳素。

1.促性腺激素

促性腺激素包括 FSH 和 LH,它们是由腺垂体促性腺激素细胞分泌的。FSH 和 LH 均为由 α 和 β 两个亚基组成的糖蛋白激素,LH 的相对分子量约为 28 000,FSH 的相对分子量约为 33 000。FSH、LH、HCG 和 TSH 四种激素的 α 亚基完全相同、β 亚基不同。α 亚基和 β 亚基均为激素活性所必需的,单独的 α 亚基或 β 亚基不具有生物学活性,只有两者结合形成完整的分子结构才具有活性。

2.催乳素

主要由垂体前叶催乳素细胞合成分泌,催乳素细胞占垂体细胞总数的 1/3～1/2。另外,子宫内膜的蜕膜细胞或蜕膜样间质细胞也可分泌少量的催乳素。催乳素能影响下丘脑-垂体-卵巢轴,正常水平的催乳素对卵泡的发育非常重要。过高的催乳素水平会抑制 GnRH、LH 和 FSH 的分泌,抑制卵泡的发育和排卵,导致排卵障碍。因此,高催乳素血症患者会出现月经稀发和闭经。

垂体催乳素的分泌主要受下丘脑分泌的激素或因子调控。多巴胺是下丘脑分泌的最主要的催乳素抑制因子,它与催乳素细胞上的 D_2 受体结合后发挥作用。多巴胺能抑制催乳素 mRNA 的表达、催乳素的合成及分泌,它是目前已知的最强的催乳素抑制因子。一旦下丘脑多巴胺分泌减少或下丘脑-垂体间多巴胺转运途径受阻,就会出现高催乳素血症。下丘脑分泌的催乳素释放因子包括促甲状腺素释放激素(TRH)、血管升压素、催产素等。TRH 能刺激催乳素 mRNA 的表达,促进催乳素的合成与分泌。原发性甲状腺功能减退者发生的高催乳素血症就与患者体内的 TRH 升高有关。血管升压素和催产素对催乳素分泌的影响很小,可能不具有临床意义。

许多生理活动都可影响体内的催乳素水平。睡眠后催乳素分泌显著增加,直到睡眠结束;醒后分泌减少。一般说来,人体内催乳素水平在早晨 5:00～7:00 最高,9:00～11:00 最低,下午较上午高。精神状态也影响催乳素的分泌,激动或紧张时催乳素分泌显著增加。另外,高蛋白饮食、性交和哺乳等也可使催乳素分泌增加。

5

(三)卵巢生理周期及调节

本部分将阐述卵巢内卵泡发育、排卵及黄体形成至退化的生理周期中变化及调节,以及垂体促性腺激素与卵巢激素相互作用关系。卵巢内激素关系与形态学和自分泌/旁分泌活动的关系使卵巢活动周而复始。

1.卵泡的发育

近年来随着生殖医学的发展,人们对卵泡发育的过程有了进一步的了解。目前认为卵泡的发育成熟过程跨越的时间很长,仅从有膜的窦前卵泡发育至成熟卵泡就需要 85 天。

始基卵泡直径约 30 μm,由一个卵母细胞和一层扁平颗粒细胞组成。新生儿两侧卵巢内共有100 万～200 万个始基卵泡,青春期启动时有 20 万～40 万个始基卵泡。性成熟期每月有一个卵泡发育成熟,女性一生中共有 400～500 个始基卵泡最终发育成成熟卵泡。

初级卵泡是由始基卵泡发育而来的,直径＞60 μm,此期的卵母细胞增大,颗粒细胞也由扁平变为立方形,但仍为单层。初级卵泡的卵母细胞和颗粒细胞之间出现了一层含糖蛋白膜,称为透明带。透明带是由卵母细胞和颗粒细胞共同分泌形成的。

初级卵泡进一步发育,形成次级卵泡。次级卵泡的直径＜120 μm,由卵母细胞和多层颗粒细胞组成。

初级卵泡和次级卵泡均属窦前卵泡。随着次级卵泡的进一步发育,卵泡周围的间质细胞生长分化成卵泡膜,卵泡膜分为内泡膜层和外泡膜层两层。Gougen 根据卵泡膜内层细胞和颗粒细胞的生长,把有膜卵泡的生长分成 8 个等级。次级卵泡在第一个月经周期的黄体期进入第1 级,1 级卵泡仍为窦前卵泡。约 25 天后在第 2 个月经周期的卵泡期发育成 2 级卵泡,此时颗粒细胞间积聚的卵泡液增加融合成卵泡腔,因此这种卵泡被称为窦腔卵泡,从此以后的卵泡均为窦腔卵泡。卵泡液中含有丰富的类固醇激素、促性腺激素和生长因子,它们对卵泡的发育具有极其重要的意义。20 天后在黄体期末转入第 3 级,14 天后转入第 4 级,4 级卵泡直径约 2 mm。10 天后,在第 3 个月经周期的黄体晚期转入第 5 级。5 级卵泡为卵泡募集的对象,被募集的卵泡从此进入第 6、7、8 级,每级之间间隔 5 天。

(1)初始募集:静止的始基卵泡进入到卵泡生长轨道的过程称为初始募集,初始募集的具体机制尚不清楚。目前认为静止的始基卵泡在卵巢内同时受到抑制因素和刺激因素的影响,当刺激因素占上风时就会发生初始募集。FSH 水平升高可导致初始募集增加,这说明 FSH 能刺激初始募集的发生。但是始基卵泡上没有 FSH 受体,因此,FSH 对初始募集的影响可能仅仅是一种间接影响。

一些局部生长因子在初始募集的启动中可能起关键作用,如生长分化因子-9(growth differentiation factor-9,GDF-9)和 kit 配体等。GDF-9 是转化生长因子/激活素家族中的一员,它由卵母细胞分泌,对大鼠的初始募集至关重要。GDF-9 发生基因突变时,大鼠的始基卵泡很难发展到初级卵泡。kit 配体是由颗粒细胞分泌的,它与卵母细胞和颗粒细胞上的 kit 受体结合。kit 配体是初始募集发生的关键因子之一。

(2)营养生长阶段:从次级卵泡到 4 级卵泡的生长过程很缓慢,次级卵泡及其以后各期卵泡的颗粒细胞上均有 FSH、雌激素和雄激素受体。泡膜层也是在次级卵泡期形成,泡膜细胞上有LH 受体。由于卵泡上存在促性腺激素受体,所以促性腺激素对该阶段的卵泡生长也有促进作用。

不过促性腺激素对该阶段卵泡生长的影响较小。即使没有促性腺激素的影响,卵泡也可以发展成早期窦腔卵泡。与促性腺激素水平正常时的情况相比,缺乏促性腺激素时卵泡生长得更慢,生长卵泡数更少。

由于该阶段卵泡的生长对促性腺激素的依赖性很小,可能更依赖卵巢的局部调节,如胰岛素样生长因子和转化生长因子β等,因此称之为营养生长阶段。

(3)周期募集:在黄体晚期,生长卵泡发育成直径2~5 mm的5级卵泡。绝大部分5级卵泡将发生闭锁,只有少部分5级卵泡在促性腺激素(主要是FSH)的作用下,可以继续生长发育并进入到下个月经周期的卵泡期。这种少部分5级卵泡被募集到继续生长的轨道的过程,就称为周期募集。

4级卵泡以后的各级卵泡的生长对促性腺激素的依赖很大,如果促性腺激素水平比较低,这些卵泡将发生闭锁。另外,雌激素也能促进这些卵泡的生长,因此雌激素有抗卵泡闭锁的作用。在青春期前也有卵泡生长,但是由于促性腺激素水平低,这些生长卵泡在周期募集发生前都闭锁了。在青春期启动后下丘脑-垂体-卵巢轴被激活,促性腺激素分泌增加,周期募集才开始成为可能。

在黄体晚期,黄体功能减退,雌孕激素水平下降,促性腺激素水平轻度升高。在升高的促性腺激素的作用下,一部分5级卵泡被募集,从而可以继续生长。由此可见,周期募集的关键因素是促性腺激素。

(4)促性腺激素依赖生长阶段:周期募集后的卵泡的生长依赖促性腺激素,目前认为5级以后卵泡的生长都需要一个最低水平的FSH,即阈值。只有FSH水平达到或超过阈值时,卵泡才能继续生长,否则卵泡将闭锁。因此,5级及其以后的卵泡生长阶段被称为促性腺激素依赖生长阶段。雌激素对该阶段卵泡的生长也有促进作用,雌激素可使卵泡生长所需的FSH阈值水平降低。

(5)优势卵泡的选择:周期募集的卵泡有多个,但是最终只有一个卵泡发育为成熟卵泡并发生排卵。这个将来能排卵的卵泡被称为优势卵泡,选择优势卵泡的过程称为优势卵泡的选择。

优势卵泡的选择发生在卵泡早期(月经周期的第5~7天)。目前认为优势卵泡的选择与雌激素的负反馈调节有关,优势卵泡分泌雌激素的能力强,其卵泡液中的雌激素水平高。一方面,雌激素能在卵泡局部协同FSH,促进颗粒细胞的生长,提高卵泡对FSH的敏感性。另一方面,雌激素对垂体FSH的分泌具有负反馈抑制作用,使循环中的FSH水平下降。卵泡中期,随着卵泡的发育和雌激素分泌的增加,FSH分泌减少。优势卵泡分泌雌激素能力强,对FSH敏感,因此其生长对FSH的依赖较小,可继续发育。分泌雌激素能力低的卵泡,其卵泡液中的雌激素水平低,对FSH不敏感,生长依赖于高水平的FSH,FSH水平下降时它们将闭锁。

(6)排卵:成熟卵泡也被称为Graafian卵泡,直径可达20 mm。成熟卵泡破裂,卵母细胞排出,这个过程称为排卵。排卵发生在卵泡晚期,此时雌二醇水平迅速上升并达到峰值,该峰值水平可达969.5 pmol/L以上。高水平的雌二醇对下丘脑-垂体产生正反馈,诱发垂体LH峰性分泌,形成LH峰。LH峰诱发排卵,在LH峰出现36小时后发生排卵。

排卵需要黄体酮和前列腺素。排卵前的LH峰诱导颗粒细胞产生孕激素受体,孕激素受体缺陷者存在排卵障碍,这说明孕激素参与排卵的调节。排卵前的LH峰激活环氧合酶(cyclooxygenase-2,COX-2)的基因表达,COX-2合成增加,前列腺素生成增多。前列腺素缺乏会导致排卵障碍,这说明前列腺素也参与排卵的调节。

排卵过程的具体机制尚不清楚,下面把目前的一些认识做以下简介。LH峰激活卵丘细胞和颗粒细胞内的透明质酸酶的基因表达,透明质酸酶的增加使卵丘膨大,目前认为卵泡膨大是排卵的必要条件之一。LH峰还激活溶酶体酶,在溶酶体酶的作用下排卵斑形成。孕激素的作用是激活排卵相关基因的转录,前列腺素参与排卵斑的形成过程。排卵斑破裂是蛋白水解酶作用的结果,这些酶包括纤溶酶原激活物和基质金属蛋白酶等。

(7)卵泡闭锁:在每一个周期中都有许多卵泡生长发育。但是,最终每个月只有一个卵泡发育为成熟卵泡并排卵,其余的绝大多数(99.9%)卵泡都闭锁了。在卵泡发育的各个时期都可能发生卵泡闭锁。卵泡闭锁属于凋亡范畴,一些生长因子和促性腺激素参与其中。

2.卵母细胞的变化

在卵泡发育的过程中,卵母细胞也发生了重大变化。随着卵泡的增大,卵母细胞的体积也不断增大。始基卵泡的卵母细胞为处于减数分裂前期Ⅰ的初级卵母细胞,LH峰出现后进入到减数分裂中期Ⅰ,排卵前迅速完成第一次减数分裂,形成2个子细胞(次级卵母细胞和第一极体)。次级卵母细胞很快进入到减数分裂中期Ⅱ,且停止于该期。直到受精后才会完成第二次减数分裂。

3.卵泡发育的调节

FSH是促进卵泡发育的主要因子之一,窦前期卵泡和窦腔卵泡的颗粒细胞膜上均有FSH受体,FSH本身能上调FSH受体的基因表达。FSH能刺激颗粒细胞的增殖,激活颗粒细胞内的芳香化酶。另外,FSH还能上调颗粒细胞上LH受体的基因表达。LH受体分布于卵泡膜细胞和窦期卵泡的颗粒细胞上,它对卵泡的生长发育也很重要。LH的主要作用是促进卵泡膜细胞合成雄激素,后者是合成雌激素的前体。

雌激素参与卵泡生长发育各个环节的调节,颗粒细胞和卵泡膜细胞均为雌激素的靶细胞。雌激素能刺激颗粒细胞的有丝分裂,促进卵泡膜细胞上FSH受体和LH受体的基因表达。雌激素在窦腔形成和优势卵泡选择的机制中居重要地位。雄激素在卵泡发育中的作用目前尚不清楚,但临床上有证据提示,雄激素过多可导致卵泡闭锁。

(四)卵巢的自分泌/内分泌

卵泡内还有许多蛋白因子,如抑制素、激活素、胰岛素样生长因子等,它们也参与卵泡发育的调节,但是具体作用还有待于进一步地研究。

1.抑制素、激活素和卵泡抑素

属同一家族的肽类物质,由颗粒细胞在FSH作用下产生的。抑制素是抑制垂体FSH分泌的重要因子。激活素的作用是刺激FSH释放,在卵巢局部起增强FSH的作用。卵泡抑制素具有抑制FSH活性的作用,此作用可能通过与激活素的结合。

抑制素是由α、β两个亚单位组成,其中β亚单位主要有两种,即β_A和β_B。α亚单位和β_A亚单位组成的抑制素称为抑制素A($\alpha\beta_A$),α亚单位和β_B亚单位组成的抑制素称为抑制素B($\alpha\beta_B$)。激活素是由构成抑制素的β亚单位两两结合而成,由两个β_A亚单位组成的称为激活素A($\beta_A\beta_A$),由两个β_B亚单位组成的称为激活素B($\beta_B\beta_B$),由一个β_A亚单位和一个β_B亚单位组成的称为激活素AB($\beta_A\beta_B$)。近年又有一些少见的β亚单位被发现,目前尚不清楚它们的分布和作用。

在整个卵泡期抑制素A水平都很低,随着LH的出现,抑制素A的水平也开始升高,黄体期达到峰值,其水平与孕酮水平平行。黄体晚期抑制素水平很低,此时FSH水平升高,5级卵泡募集。卵泡早期,FSH水平升高,激活素和抑制素B水平也升高。卵泡中期抑制素B达到峰值,此时由于卵泡的发育和抑制素B水平的升高,FSH水平下降,因此发生了优势卵泡的选择。优势卵泡主要分泌抑制素 A。排卵后,黄体形成,黄体主要分泌激活素 A 和抑制素 A。因此,卵泡晚期和黄体期的抑制素 B 水平较低。绝经后,卵泡完全耗竭,抑制素分泌也停止。除卵巢外,体内其他一些组织器官也分泌激活素,因此,绝经后妇女体内的激活素水平没有明显的变化。由于抑制素 B 主要由早期卵泡分泌,因此它可以作为评估卵巢储备功能的指标。同样的道理,抑制素 A 可以作为评估优势卵泡发育情况的指标。

2.胰岛素样生长因子(insulin-like growth factor,IGF)

IGF 为低分子量的单链肽类物质,其结构和功能与胰岛素相似,分为 IGF-Ⅰ和 IGF-Ⅱ。循环中的 IGF-Ⅰ由肝脏合成(生长激素依赖),通过循环到达全身各组织发挥生物效应。近年大量研究表明,体内多数组织能合成 IGF-Ⅰ,其产生受到生长激素或器官特异激素的调节。卵巢产生的 IGF 量仅次于子宫和肝脏。在卵巢,IGF 产生于卵泡颗粒细胞和卵泡膜细胞,促性腺激素对其产生具有促进作用。

IGF 对卵巢的作用已经阐明,IGF 受体在人卵巢的颗粒细胞和卵泡膜细胞均有表达。已证明 IGF-Ⅰ具有促进促性腺激素对卵泡膜和颗粒细胞的作用,包括颗粒细胞增殖、芳香化酶活性、LH 受体合成及抑制素的分泌。IGF-Ⅱ对颗粒细胞有丝分裂也有刺激作用。在人类卵泡细胞,IGF-Ⅰ协同 FSH 刺激蛋白合成和类固醇激素合成。在颗粒细胞上出现 LH 受体时,IGF-Ⅰ能提高 LH 的促孕酮合成作用及刺激颗粒细胞黄体细胞的增殖。IGF-Ⅰ与 FSH 协同促进排卵前卵泡的芳香化酶活性。因此,IGF-Ⅰ对卵巢雌二醇和孕酮的合成均具有促进作用。另外,IGF-Ⅰ的促卵母细胞成熟和促受精卵卵裂的作用在动物试验中得到证实;离体试验表明,IGF-Ⅰ对人未成熟卵具有促成熟作用。

有 6 种 IGF 结合蛋白(insnlin-like growth binding proteins,IGFBPs),即 IGFBP-1 到 IGFBP-6,其作用是与 IGF 结合,调节 IGF 的作用。游离状态的 IGFs 具有生物活性,与 IGFBP 结合的 IGFs 无生物活性。另外,IGFBPs 对细胞还具有与生长因子无关的直接作用。卵巢局部产生的 IGFBP 其基本功能是通过在局部与 IGFs 结合,从而降低 IGFs 的活性。

IGF 的局部活性还可受到蛋白水解酶的调节,蛋白水解酶可调节 IGFBP 的活性。雌激素占优势的卵泡液中 IGFBP-4 浓度非常低;相反雄激素占优势的卵泡液中有高浓度的 IGFBP-4;蛋白水解酶可降低 IGFBP 的活性及提高 IGF 的活性,这是保证优势卵泡正常发育的另一机制。

3.抗米勒激素

由颗粒细胞产生,具有抑制卵母细胞减数分裂和直接抑制颗粒细胞和黄体细胞增殖的作用,并可抑制 EGF 刺激的细胞增殖。

4.卵母细胞成熟抑制因子(oocyte maturation inhibitor,OMI)

由颗粒细胞产生具有抑制卵母细胞减数分裂的作用,卵丘的完整性是其活性的保证,LH 排卵峰能克服或解除其抑制作用。

5.内皮素-1

内皮素-1 是肽类物质,产生于血管内皮细胞,以前称之为黄素化抑制因子;具有抑制 LH 促进孕酮分泌的作用。

(五)黄体

排卵后卵泡壁塌陷,卵泡膜内的血管和结缔组织伸入到颗粒细胞层。在 LH 的作用下,颗粒细胞继续增大,空泡化,积聚黄色脂质,形成黄色的实体结构,称为黄体。颗粒细胞周围的卵泡膜细胞也演化成卵泡膜黄体细胞,成为黄体的一部分。如不受孕,黄体仅维持 14 天,以后逐渐被结缔组织取代,形成白体。受孕后黄体可维持 6 个月,以后也将退化成白体。

LH 是黄体形成的关键因素,研究表明它对黄体维持也有重要的意义。在黄体期,黄体细胞膜上的 LH 受体数先进行性增加,以后再减少。但是即使在黄体晚期,黄体细胞上也含有大量的 LH 受体。缺少 LH 时,孕酮分泌会明显减少。

在非孕期,黄体的寿命通常只有 14 天左右。非孕期黄体退化的机制目前尚不清楚,用 LH 及其受体的变化无法解释。有学者认为可能与一些调节细胞凋亡的基因有关。

二、下丘脑-垂体-卵巢轴激素的相互关系

下丘脑-垂体-卵巢轴是一个完整而协调的神经内分泌系统。下丘脑通过分泌 GnRH 控制垂体 LH 和 FSH 的释放,从而控制性腺发育和性激素的分泌,卵巢在促性腺激素作用下,发生周期性排卵并伴有卵巢性激素分泌的周期性变化;而卵巢性激素对中枢生殖调节激素的合成和分泌又具有反馈调节作用,从而使循环中 LH 和 FSH 呈密切相关的周期性变化。

性激素反馈作用于中枢使下丘脑 GnRH 和垂体促性腺激素合成或分泌增加时,称正反馈;反之使下丘脑 GnRH 和垂体促性腺激素合成或分泌减少时,称负反馈。

循环中当雌激素低于 734 pmol/L 时对垂体 FSH 的分泌起抑制作用(负反馈),因此,在卵泡期,随卵泡发育,由于卵巢分泌雌激素的增加,垂体释放 FSH 受到抑制,使循环中 FSH 下降。当卵泡接近成熟,卵泡分泌雌激素使循环中雌激素达到高峰,当循环中雌激素浓度达到或高于 734 pmol/L 时,即刺激下丘脑 GnRH 和垂体 LH、FSH 大量释放(正反馈),形成循环中的 LH、FSH 排卵峰。然后成熟卵泡在 LH、FSH 排卵峰的作用下排卵,继后黄体形成,卵巢不仅分泌雌激素,还分泌孕酮。黄体期无论是垂体 LH 和 FSH 的释放还是合成均受到抑制作用,循环中 LH、FSH 下降,卵泡发育受限制;黄体萎缩时,循环中雌激素和孕激素水平下降。可见下丘脑-垂体-卵巢轴分泌的激素的相互作用是女性生殖周期运转的机制,卵巢是调节女性生殖周期的重要环节。若未受孕,卵巢黄体萎缩,致使子宫内膜失去雌、孕激素的支持而萎缩、坏死,引起子宫内膜脱落和出血。因此,月经来潮是一个生殖周期生殖的失败及一个新的生殖周期开始的标志。

（董　晖）

第三节　子宫内膜及其他生殖器官的周期性变化

卵巢周期中,卵巢分泌的雌、孕激素作用于子宫内膜及生殖器官,使其发生支持生殖的周期性变化。

一、子宫内膜周期性变化及月经

(一)子宫内膜的组织学变化

子宫内膜在解剖结构上分为基底层和功能层。基底层靠近子宫肌层,对月经周期中激素变化没有反应;功能层是由基底层再生的增殖带,在月经周期受卵巢雌、孕激素的序贯作用发生周期性变化,若未受孕则功能层在每一周期最后脱落伴子宫出血,临床上表现为月经来潮。以月经

周期为 28 天为例来描述子宫内膜的组织学形态变化。

1.增殖期

子宫内膜受雌激素影响,内膜的各种成分包括表面上皮、腺体和腺上皮、间质及血管均处在一个增殖生长过程,称为增殖期。与卵巢的卵泡期相对应,子宫内膜的增殖期一般持续 2 周,生理情况下可有 10~20 天波动。子宫内膜厚度自 0.5 mm 增加到 3.5~5.0 mm,以腺体增殖反应最为明显。根据增殖程度一般将其分为早、中和晚期增殖三个阶段。增殖期早期(28 天周期的第 4~7 天),腺体狭窄呈管状,内衬低柱状上皮,间质细胞梭形,排列疏松,胞浆少,螺旋小动脉位于内膜深层;增殖期中期(28 天周期的第 8~10 天),腺体迅速变长而扭曲,腺上皮被挤压呈高柱状,螺旋小动脉逐渐发育,管壁变厚;增殖晚期(28 天周期的第 11~14 天),相当于卵泡期雌激素分泌高峰期,子宫内膜雌激素浓度也达高峰,子宫内膜腺体更加弯曲,腺上皮细胞拥挤,致使细胞核不在同一平面而形成假复层,此时腺体向周围扩张,可与邻近腺体紧靠,朝内膜腔的子宫内膜表面形成一层连续的上皮层,含致密的细胞成分的内膜基质此时因水肿变疏松。内膜功能层上半部,间质细胞胞浆中含极丰富的 RNA,而下半部的间质细胞仅含少量 RNA,此两部分以后分别成为致密层和海绵层,螺旋小动脉在此期末到达子宫内膜表面的上皮层之下,并在此形成疏松的毛细管网。雌激素作用的子宫内膜生长的另一重要特征是纤毛和微绒毛细胞增加;纤毛发生在周期的第 7~8 天,随着子宫内膜对雌激素反应性增加,围绕腺体开口的纤毛细胞增加,对内膜分泌期的分泌活动十分重要;细胞表面绒毛的生成也是雌激素作用的结果,绒毛是细胞质的延伸,起到增加细胞表面营养物质交换的作用。增殖期是以有丝分裂活动为特征,细胞核 DNA 增加,胞浆 RNA 合成增加,在子宫的上 2/3 段的子宫内膜功能层即胚泡常见的着床部位最为明显。

2.分泌期

排卵后,子宫内膜除受雌激素影响外,主要受黄体分泌的孕酮的作用;子宫内膜尽管仍受到雌激素的作用,但由于孕酮的抗雌激素作用,使子宫内膜的总高度限制在排卵前范围(5~6 mm)。上皮的增殖在排卵后 3 天停止,内膜内其他各种成分在限定的空间内继续生长,导致腺体进行性弯曲及螺旋动脉高度螺旋化。另外,孕酮作用的另一重要特征是使子宫内膜的腺体细胞出现分泌活动,故称为分泌期。根据腺体分泌活动的不同阶段,将分泌期分为早、中和晚期三个阶段。分泌期早期(28 天周期的第 16~19 天),50%以上的腺上皮细胞核下的细胞质内出现含糖原的空泡,称核下空泡,为分泌早期的组织学特征;分泌期中期(28 天周期的 20~23 天),糖原空泡自细胞核下逐渐向腺腔移动,突破腺细胞顶端胞膜,排到腺腔,称顶浆分泌,为分泌中期的组织学特征,此过程历经 7 天。内膜分泌活动在中期促性腺激素峰后 7 天达高峰,与胚泡种植时间同步。周期的第 21~22 天为胚泡种植的时间,此时另一突出的特征是子宫内膜基质高度水肿,此变化是由于雌、孕激素作用于子宫内膜产生前列腺素使毛细血管通透性增加所致。分泌晚期(28 天周期的第 24~28 天),腺体排空,见弯曲扩张的腺体,间质稀少,基质水肿使子宫内膜呈海绵状;此时表层上皮细胞下的间质分化为肥大的前蜕膜细胞,其下方的间质细胞分化为富含松弛素颗粒的颗粒间质细胞;排卵后第 7~13 天(月经周期的第 21~27 天)子宫内膜分泌腺扩张及扭曲最明显;至排卵后第 13 天,子宫内膜分为三带:不到 1/4 的组织是无变化的基底层;子宫内膜中部(约占子宫内膜的 50%)为海绵层,含高度水肿的间质和高度螺旋化动脉及分泌耗竭扩张的腺体;在海绵层之上的表层(约占 25% 高度)是致密层,由水肿肥大的呈多面体的间质细胞呈砖砌样致密排列而成。

3.月经期

月经期即为子宫内膜功能层崩解脱落期。在未受孕情况下,黄体萎缩,雌、孕激素水平下降,子宫内膜失去激素支持后最明显的变化是子宫内膜组织的萎陷和螺旋动脉血管明显的舒缩反应。在恒河猴月经期观察到性激素撤退时子宫内膜的血管活动顺序:随着子宫内膜的萎陷,螺旋动脉血流及静脉引流减少;继而血管扩张;以后是螺旋动脉呈节律的收缩和舒张;血管痉挛性收缩持续时间一次比一次长,且一次比一次强,最后导致子宫内膜缺血发白。组织分解脱落机制如下。

(1)血管收缩因子:上述这些变化开始于月经前24小时,导致内膜缺血和淤血;接着血管渗透性增加,白细胞由毛细血管渗透到基质,血管的舒张变化使红细胞渗出至组织间隙,血管表面凝血块形成。此时,分泌期子宫内膜上因组织坏死释放的前列腺素 $PGF_{2\alpha}$ 及 PGF_{E2} 水平达到最高;来自腺体细胞的前列腺素 $PGF_{2\alpha}$ 及蜕膜间质细胞的内皮素- I 是强效血管收缩因子,血小板凝集产生的血栓素 A(TXA_2)也具有血管收缩作用,从而使经期发生血管及子宫肌层的节律性收缩,而且全内膜血管收缩在整个经期呈进行性加强,使内膜功能层迅速缺血坏死崩解。

(2)溶酶体酶释放:在内膜分泌期的前半阶段,一些强效的组织溶解酶均限制在溶酶体内,这是因为孕酮具有稳定溶酶体膜的作用。伴随雌、孕激素水平的下降,溶酶体膜不能维持,酶释放到内皮细胞的细胞质,最后到细胞间隙,这些活性酶将消化细胞导致前列腺素的释放,红细胞外渗,促进组织坏死和血栓形成。

(3)基质金属蛋白酶家族:具有降解细胞外基质及基底膜的各种成分,包括胶原蛋白、明胶等。当孕酮从子宫内膜细胞撤退时引起基质金属蛋白酶的分泌,从而导致细胞膜的崩解及细胞外基质的溶解。

(4)细胞凋亡:有相当证据表明细胞因子中,肿瘤坏死因子(tumor necrosis factor,TNF)是引起细胞凋亡的信号。月经期子宫内膜细胞上 TNF-α 的分泌达到高峰,可抑制子宫内膜的增殖引起细胞凋亡;引起粘连蛋白的丢失,而粘连蛋白的丢失引起细胞间联系的中断。

(二)月经临床表现

正常月经具有周期性,间隔为24～35天,平均28天;每次月经持续时间称经期,为2～6天;出血的第1天为月经周期的开始。经量为一次月经的总失血量,月经开始的头12小时一般出血量少,第2～3天出血量最多,第3天后出血量迅速减少。正常月经量为30～50 mL,超过80 mL为月经过多。尽管正常月经的周期间隔、经期及经量均因人而异,但对有规律排卵的妇女(个体)而言,其月经类型相对稳定。月经类型包括周期间隔、经期持续日数及经量变化特点等的任何偏转,均可能是异常子宫出血,而非正常月经。经期一般无特殊症状,但由于前列腺素的作用,有些妇女下腹部及腰骶部有下坠不适或子宫收缩痛,并可出现腹泻等胃肠功能紊乱症状。少数患者可有头痛及轻度神经系统不稳定症状。

二、其他部位生殖器官的周期性变化

(一)输卵管的周期变化

输卵管在生殖中的作用是促进配子运输、提供受精场所和运输早期胚胎。输卵管可分为4部分:伞部、壶腹部、峡部和间质部。每一部分都有肌层和黏膜层,黏膜层由上皮细胞组成,包括纤毛细胞和分泌细胞。

伞部的主要功能是拾卵,这与该部位的纤毛细胞的纤毛向子宫腔方向摆动有关。壶腹部是受精的场所,该部位的纤毛细胞的纤毛也向子宫腔方向摆动。峡部的肌层较厚,黏膜层较薄。间质部位于子宫肌壁内,由较厚的肌层包围。

拾卵是通过输卵管肌肉收缩和纤毛摆动实现的,卵细胞和胚胎的运输主要靠输卵管肌肉收缩实现的,纤毛运动障碍可造成输卵管性不孕。肌肉收缩和纤毛活动受卵巢类固醇激素的调节。雌激素促进纤毛的生成;孕激素使上皮细胞萎缩,纤毛脱落。

输卵管液是配子和早期胚胎运输的介质,输卵管液中的成分随月经周期发生周期性变化。

(二)子宫颈黏液的周期变化

子宫颈黏液主要由子宫颈内膜腺体的分泌物组成,此外,还包括少量来自子宫内膜和输卵管的液体及子宫腔和子宫颈的碎屑和白细胞。子宫颈黏液的分泌受性激素的调节,随月经周期发生规律变化。

1.子宫颈黏液的成分

子宫颈黏液由水、无机盐、低分子有机物和大分子的有机物组成。水是子宫颈黏液中最主要的成分,占总量的85%~95%。无机盐占总量的1%,其主要成分为氯化钠。低分子有机化合物包括游离的单糖和氨基酸,大分子的有机化合物包括蛋白质和多糖。

2.羊齿植物叶状结晶

羊齿植物叶状结晶(简称羊齿状结晶)是由蛋白质或多糖与电解质结合而成的。羊齿状结晶并不是子宫颈黏液所特有的,它可以出现在含有电解质、蛋白质或胶态溶液中,如鼻黏液、唾液、羊水、脑脊液等。一般在月经周期的第8~10天开始出现羊齿状结晶,排卵前期达到高峰。排卵后,在孕激素的作用下羊齿状结晶消失。

3.子宫颈分泌的黏液量

子宫颈腺体的分泌量随月经周期发生变化。卵泡早中期子宫颈每天可分泌黏液20~60 mg,排卵前分泌量可增加10倍,每天高达700 mg。在子宫颈黏液分泌量发生变化的同时,子宫颈黏液的性质也发生了变化。此时的子宫颈黏液拉丝度好,黏性低,有利于精子的穿透。排卵后子宫颈黏液分泌量急剧减少,黏性增加。妊娠后黏液变得更厚,形成黏液栓堵住子宫颈口,可防止细菌和精子的穿透。

(三)阴道上皮周期变化

阴道黏膜上皮细胞受雌、孕激素的影响,也发生周期变化。雌激素使黏膜上皮增生,脱落细胞群中的成熟细胞数量相对增加。孕激素使阴道黏膜上皮细胞大量脱落,中层细胞数量增加。因此,我们可以根据阴道脱落细胞来评价女性生殖内分泌状况。

(四)乳房周期性变化

雌激素作用引起乳腺管的增生,而孕酮则引起乳腺小叶及腺泡生长。在月经前10天,许多妇女有乳房肿胀感和疼痛,可能是由于乳腺管的扩张、充血及乳房间质水肿。月经期由于雌、孕激素撤退,所有这些变化的伴随症状将消退。

三、临床特殊情况的思考和建议

本节介绍了有关垂体与卵巢激素之间的动态关系及女性生殖的周期性特征。与卵巢组织学及自分泌/旁分泌活动相关联的激素变化,使女性生殖内分泌调节系统周而复始地周期性运行。此不仅涉及垂体促性腺激素对卵巢卵泡发育、排卵及黄体形成的调节作用,而且涉及伴随卵巢上述功能活动和形态变化的激素分泌对垂体促性腺激素的合成和分泌的反馈调节。女性生殖器官在激素周期性作用下,发生着有利于支持生殖的变化,女性的月经生理则包含卵巢激素作用下的子宫内膜变化和出血机制及相关联的临床表现。而激素对生殖器官的生物学效应常用于临床判断有无激素作用和激素作用的程度。对上述生殖周期中生理调节机制的理解是对女性内分泌失常及其所导致的生殖生理功能障碍诊断和处理的基础。对本章生殖生物学的有关知识的充分理解,并且融会贯通,则不仅有益于临床上正确判断疾病和合理治疗的临床思考,而且是临床上解决问题创意思维的基础。

规律的月经是女性生殖健康和女性生殖内分泌功能正常运行的标志。一旦出现月经失调,则为生殖内分泌失调的信号。妇科内分泌医师对每一例月经失调的临床思考与其他疾病的共同点是首先找病因即诊断,然后考虑对患者最有利的治疗方法。但是,由于月经失调对妇女健康影响的特殊性,比如出现影响健康的慢性贫血甚至危及生命的子宫大出血,或由于长期无排卵月经失调使子宫内膜长期暴露于雌激素作用,而无孕激素保护,导致子宫内膜增生病变,如简单型增生、复杂型增生、非典型增生甚至癌变,则必须先针对当时情况做出处理,前者先止血,后者应先进行转化内膜的治疗。对无排卵性的子宫出血往往采用性激素止血,选用哪类激素止血还应根据患者出血时出血量多少及子宫内膜厚度等因素来决定,对子宫内膜增生病变则需采用对抗雌激素作用的孕激素治疗以转化内膜。临床上,常常是不同的治疗方案可获得相同的治疗效果。因此,并不要求治疗方案的统一,但治疗原则必须基于纠正因无排卵导致的正常月经出血自限机制的缺陷,采用药物逆转雌激素持续作用导致的病变,以及选择不良反应最小的药物,最小有效剂量达到治疗目的的应是最佳治疗方案。

月经失调的病因诊断则需基于病史和生殖内分泌激素的测定,比如有精神打击、过度运动、节食等应激病史的患者,促性腺激素 LH 低于 3 U/L 者则可判断为应激所致的低促性腺激素性月经失调,此类患者往往开始表现为月经稀少,最后闭经;伴有阵发性潮热症状患者,测定促性腺激素 FSH 水平高于 15 U/L 者,则判断为卵巢功能衰退引起的月经失调,FSH 高于 30 U/L 则判断为卵巢功能衰竭。上述疾病的诊断是基于下丘脑-垂体-卵巢轴激素的动态关系。应激性低促性腺激素闭经者应对其进行心理疏导,去除应激原;无论是低促性腺激素性或卵巢功能衰退引起的促性腺激素升高的月经失调,存在低雌激素血症者应给予雌激素替代,雌激素替代是低雌激素患者的基本疗法,这是因为雌激素不仅是维持女性生殖器官发育的激素,而且对女性全身健康如青少年骨生长、骨量蓄积和成年人骨量的维持及心血管健康都是必须的。但是,有些月经失调患者如多囊卵巢综合征,常存在多种激素分泌异常、交互影响的复杂病理生理环路,因而治疗应着眼于初始作用,或从多个环节阻断病理生理的恶性循环,后者为综合治疗。

综上所述,月经失调是女性生殖内分泌失常的信号,生殖内分泌失常的病因诊断需要检查维持正常月经的生殖轴功能(生殖激素水平)及有无其他内分泌腺异常干扰。对生殖内分泌失常治疗的临床思考,则不仅仅是去除病因,还应考虑到生殖内分泌失常对女性健康的影响,如月经失调引起的子宫异常出血和子宫内膜病变的治疗;雌激素替代的治疗适合于低雌激素的卵巢功能低落者;正常月经来潮及促进排卵功能恢复的治疗则应针对病因的个体化治疗。因此,生殖内分泌失常的治疗往往是病因治疗、激素治疗、促进排卵功能的恢复三方面,需个性化,据病情实施。

(刘菲菲)

第二章

妇产科常用检查技术

第一节　妇科体格检查

妇科体格检查是妇产科的一种基本检查方法,是正确诊断妇科疾病的重要手段,包括腹部检查、外阴阴道检查、双合诊、三合诊及肛腹诊。通过视诊和触诊了解女性内生殖器、外生殖器的情况。

一、检查前注意事项

(1)详细了解病情,对初次受检或精神过度紧张者应耐心解释,解除其思想顾虑和紧张情绪,取得患者的合作。

(2)检查前必须排空膀胱,必要时排空大便,以免误诊。

(3)月经期一般不做阴道检查,以免带进细菌而导致感染或引起子宫内膜异位症。如有不正常阴道出血须做阴道检查时,应先消毒外阴,用消毒的润滑剂、窥器和手套检查。

(4)对未婚者禁做窥器检查及双合诊,限做肛腹诊。若确有必要,应先征得患者本人及家属同意后,方可进行。

二、检查内容和步骤

(一)腹部检查

观察腹部外形,有无蛙腹或隆起。触诊如有肿块,注意其部位、外形、大小、软硬度、活动度、压痛等。然后叩诊注意有无移动性浊音。

(二)外阴阴道检查

1.外阴部检查

观察外阴发育,阴毛多少和分布情况。有无畸形、水肿、皮炎、溃疡、赘生物或肿块。注意皮肤颜色、软硬度,有无增厚、变薄或萎缩。注意阴蒂长短,有无肥大、水肿、赘生物。未婚者处女膜多完整未破,经产妇的处女膜仅留处女膜痕。检查时注意尿道旁腺和前庭大腺有无肿胀,若有脓性分泌物应做涂片检菌和培养。

2.窥器检查

观察阴道及宫颈情况,常用的为两叶窥阴器。若有条件应采用一次性窥阴器,避免交叉感染。

放置窥器时应将窥器两叶合拢,蘸润滑剂,避开敏感的尿道口周围,沿阴道侧后壁缓慢斜插入阴道内,待窥器进入一半后,逐渐将两叶转平并张开,暴露宫颈及阴道壁和穹隆部。若取阴道分泌物或做宫颈刮片,宜用生理盐水作为润滑剂,以免影响检查结果。

检查阴道时应观察阴道壁黏膜的色泽、弹性及是否光滑,有无阴道隔或双阴道等先天畸形,有无溃疡、肿物、膨出、异物、瘘管,注意穹隆部有无裂伤,注意阴道分泌物的多少、性质、颜色、有无臭味等。

检查子宫颈时应观察子宫颈大小、颜色、外口形状,有无糜烂、撕裂、外翻、腺囊肿、息肉、肿块,有无子宫颈延长、脱垂。

(三)阴道检查

主要检查阴道及子宫颈。检查者戴消毒手套,示指、中指蘸润滑剂后轻轻进入阴道,在通过阴道口时,用示指和拇指扪触阴道口两侧有无肿块或触痛(如前庭大腺炎或囊肿存在)。然后进一步检查阴道的松紧度、长度,有无狭窄、瘢痕、结节、肿块、畸形(阴道横隔、阴道纵隔),以及穹隆部有无触痛、饱满、硬结。扪触子宫颈时注意其大小、硬度,有无接触性出血。若拨动子宫颈时患者感疼痛,称宫颈举痛。如怀疑宫颈管有肿瘤,则应伸一指入松弛的宫颈管内触摸。

(四)双合诊

阴道内手指触诊的同时用另一手在腹部配合检查称为双合诊,主要检查子宫及附件。

1.子宫

将阴道内手指放在前穹隆,另一手压下腹部,如两手间摸到子宫体,则为前位子宫。如在前穹隆未触及子宫体则将阴道内手指放在后穹隆,两手配合,如能摸到子宫体,则为后位子宫。检查时注意子宫的位置、大小、形状、软硬度、活动度及有无压痛,表面是否光滑等。

2.附件

将阴道内手指置于一侧穹隆,另一手移向同侧下腹部,向下深压使两手能对合,以了解附件区情况。正常时输卵管不能扪及,而卵巢偶可扪及,应注意其位置、大小、软硬度、活动度及有无触痛。若扪及肿块,应注意其位置、大小、形状、表面情况、活动度、囊性或实性、与子宫的关系。

(五)三合诊

腹部、阴道、肛门联合检查称为三合诊。一手示指放入阴道、中指放入直肠,另一手放置下腹部联合检查。三合诊的目的在于弥补双合诊的不足,主要借以更清楚地了解位于盆腔较后部及直肠子宫陷凹窝、子宫后壁、宫骶骨韧带、直肠阴道隔、主韧带、子宫颈旁、盆腔内侧壁及直肠本身的情况。

(六)肛腹诊

一手示指伸入直肠,另一手在腹部配合检查,称为肛腹诊。一般适用于未婚、阴道狭窄或闭锁者。

(吴立惠)

16

第二节　产科体格检查

一、全身检查

应注意全身发育、营养状况,身高和体重、步态、精神状况,有无全身水肿,各器官有无病灶,特别注意血压测量、心肺检查(心脏有无扩大、杂音、心力衰竭现象、肺部有无呼吸音变化或啰音)、乳房检查(乳房发育、乳头大小及是否凹陷,能否矫正),腹壁有无妊娠纹、静脉怒张,有无腹水,肝、脾是否肿大,四肢有无畸形、活动度有无限制,下肢有无静脉曲张或水肿,外阴部有无瘢痕、畸形、水肿或静脉曲张。全身检查对于发现有关疾病,判断妊娠能否允许继续,或孕期中需要特别注意的事项,及时矫治并发症,甚至对分娩处理方法的决定都有重要关系,不容忽视。值得特别提出的是体重测量与血压测定。

二、胎儿检查

探测胎儿在宫内的情况及其大小、产式、先露部与胎位,有以下几种检查方法。

(一)视诊

观察腹部(实为子宫)大小及形状,借以估计胎儿大小。

(二)触诊

除查知胎儿的产式与胎位外,并可测知先露部是否入盆,鉴别异常情况,进一步了解胎儿大小。一般在妊娠3个月以后做腹部检查,6个月以可做四步诊查。

1.第一步

检查子宫底住腹壁的高度及子宫底部为胎儿的哪一部分。

2.第二步

主要鉴别胎背与胎肢的部位。检查者用两手掌分别向下移动至子宫两侧,左右手交替按触子宫胎背平整,胎肢为不规则的隆凸且有移动性。

3.第三步

检查者将右手拇指及其他四指展开,深探耻骨联合上方,触摸先露部,注意其大小及性状,以鉴别是胎头还是胎臀;并从其深陷程度判断衔接情况。

4.第四步

检查者两手放在先露部两侧,沿骨盆入口方向向下缓缓探入,可查知先露部下降程度。

(三)听诊

自腹壁相当于胎儿背部听取胎心音最清晰,其心率为120～160次/分,一般须至妊娠5个月才能听到胎心音,借以了解胎儿在子宫内的生活状况,并能作为判断胎位的参考。

(四)腹围与子宫底的测量

测量腹围与子宫底以估计胎儿的大小。腹围可用带尺环绕脐周围测量,子宫底高度为子宫底部距耻骨联合上缘的距离,可用骨盆测量计测量,也可用横指粗测子宫底距耻骨联合上缘(耻骨上)或脐(脐上或脐下)或剑突(剑突下)的距离(横指数)。

17

三、肛诊

孕期一般不做肛诊,仅在妊娠后期经腹部检查胎位不能明确时行之。

四、阴道检查

阴道检查常在妊娠早期进行。除了解子宫变化外,还要注意阴道、附件、盆腔及骨盆有无异常。妊娠 28 周后,腹部检查与肛诊不能明确胎位时,可与外阴消毒下进行阴道检查。

五、骨盆测量

骨盆测量可以大致估计骨产道是否能容许足月胎儿娩出。骨盆测量一般有内测量、外测量及 X 线测量 3 种。

(一)外测量

1.髂棘间径

髂棘间径为两髂前上棘外缘间的距离,平均为 23 cm。

2.髂嵴间径

髂嵴间径为两髂嵴外缘间最宽距离,平均为 26 cm。

3.大转子间径(粗隆间径)

大转子间径为左右股骨大转子间的距离,平均为 30 cm。

4.骶耻外径

自第五腰椎棘突至耻骨联合上缘中点的距离,平均为 19 cm。

5.出口横径

两坐骨结节前端内缘的距离,平均为 9 cm,为唯一可直接测量到的真骨盆主要经线。

(二)内测量

内测量仅在外测量发现骨盆径线小于正常及先露部受阻时应用。内测量时,孕妇取仰卧位,量腿弯曲,孕妇的外阴部须先消毒。检查者戴无菌手套,涂滑润剂,伸示指与中指入阴道检查。

1.骨盆入口前后径

骶岬中心至耻骨联合上缘稍下处,平均值为 11 cm。

2.骶尾关节

触诊骶尾关节是否可动。如固定,即为病态。

3.骨盆中段前后径

检查行以示指、中指自耻骨联合下缘触抵第 4~5 骶椎关节前,平均距离为 10.0~11.5 cm。

4.坐骨棘间径

阴道诊时用手指向左右探测坐骨棘是否突出,估计其间之距离,此径线平均为 10.0~10.5 cm。

5.骨盆壁

通过阴道诊(也可肛诊),体会骨盆壁是否对称,有无向内倾突的情况(所谓内聚感)。

(三)X 线测量

当骨盆外测量及内测量疑有异常,或需进一步了解胎儿与骨盆的关系时,可转有条件医院行 X 线骨盆测量。

六、实验室检查

(一)尿

主要检查尿蛋白、糖及其沉淀物的显微镜像,以便及时发现肾炎、妊娠中毒症或糖尿病,应在擦洗外阴后,接中段尿检查,必要时可行导尿术收集尿液。

(二)血常规

对于合并贫血者应做血常规检查,以便根据情况及早治疗。

(三)其他

如阴道分泌物异常,应结合临床检查,或取阴道分泌物做微生物检查(如滴虫、真菌),或做阴道细胞学检查,或在必要时做病理组织学检查等。

(韦翠玲)

第三节　生殖道细胞学检查

女性生殖道细胞包括来自阴道、宫颈、子宫和输卵管的上皮细胞。生殖道脱落细胞包括阴道上段、宫颈阴道部、子宫、输卵管及腹腔的上皮细胞,其中以阴道上段、宫颈阴道部的上皮细胞为主。临床上常通过生殖道脱落细胞检查来反映其生理及病理变化。生殖道上皮细胞受性激素的影响出现周期性变化,因此,检查生殖道脱落细胞可反映体内性激素水平。此外,此项检查还可协助诊断生殖器不同部位的恶性肿瘤及观察其治疗效果,既简便又经济实用。但是,生殖道脱落细胞检查找到恶性细胞只能作为初步筛选,不能定位,还需要进一步检查才能确诊。

一、生殖道细胞学检查取材、制片及相关技术

(一)涂片种类及标本采集

采取标本前 24 小时内禁止性生活、阴道检查、灌洗及阴道用药,取材用具必须清洁干燥。

1.阴道涂片

其主要目的是了解卵巢或胎盘功能。对已婚妇女,一般在阴道侧壁上 1/3 处用小刮板轻轻刮取浅层细胞(避免将深层细胞混入影响诊断),薄而均匀地涂于玻片上;对未婚阴道分泌物极少的女性,可将卷紧的已消毒棉签先经生理盐水浸湿,然后伸入阴道,在其侧壁上 1/3 处轻轻卷取细胞,取出棉签,在玻片上向一个方向涂片。涂片置固定液内固定后于显微镜下观察。值得注意的是,因棉签接触阴道口可能影响涂片的正确性。

2.宫颈刮片

宫颈刮片是筛查早期宫颈癌的重要方法。取材应在宫颈外口鳞-柱状上皮交界处,以宫颈外口为圆心,将木质铲形小刮板轻轻刮取一周,取出刮板,在玻片上向一个方向涂片,涂片经固定液固定后显微镜下观察。注意应避免损伤组织引起出血而影响检查结果。若白带过多,应先用无菌干棉球轻轻擦净黏液,再刮取标本。该取材方法获取细胞数目较少,制片也较粗劣,故目前应用已逐渐减少。

1996 年,美国 FDA 批准了改善的制片技术——薄层液基细胞学技术,以期改善由于传统巴

氏涂片上存在着大量的红细胞、白细胞、黏液及脱落坏死组织等而造成的 50％～60％ 假阴性。目前有 Thinprep 和 AutoCyte Prep 两种方法，两者原理类似。液基细胞学与常规涂片的操作方法不同在于，它利用特制小刷子刷取宫颈细胞，标本取出后立即吸入有细胞保存液的小瓶中，通过高精密度过滤膜过滤，将标本中的杂质分离，并使滤后的上皮细胞呈单层均匀地分布在玻片上。这种制片方法几乎保存了取材器上所有的细胞，且去除了标本中杂质的干扰，避免了细胞的过度重叠，使不正常细胞更容易被识别。利用薄层液基细胞学技术可将识别宫颈高度病变的灵敏度和特异度提高至 85％ 和 90％。此外，该技术一次取样可多次重复制片并可供作 HPV DNA 检测和自动阅片。

3.宫颈管涂片

疑为宫颈管癌，或绝经后的妇女由于宫颈鳞-柱状上皮交界处退缩到宫颈管内，为了解宫颈管情况，可行此项检查。先将宫颈表面分泌物拭净，用小型刮板进入宫颈管内，轻刮一周作涂片。此外，使用特制"细胞刷"获取宫颈管上皮细胞的效果更好。将"细胞刷"置于宫颈管内，达宫颈外口上方 10 mm 左右，在宫颈管内旋转 360°取出，旋转"细胞刷"将附着于其上的细胞均匀地涂于玻片上，立即固定。小刷子取材效果优于棉拭子，而且其刮取的细胞被宫颈管内的黏液所保护，不会因空气干燥造成细胞变性。

4.宫腔吸片

怀疑宫腔内有恶性病变时，可采用宫腔吸片检查，较阴道涂片及诊刮阳性率高。选择直径 1～5 mm 不同型号塑料管，一端连于干燥消毒的注射器，另一端用大镊子送入宫腔内达宫底部，上下左右转动方向，轻轻抽吸注射器，将吸出物涂片、固定、染色。应注意的是，取出吸管时停止抽吸，以免将宫颈管内容物吸入。宫腔吸片标本中可能含有输卵管、卵巢或盆腹腔上皮细胞成分。另外，还可通过宫腔灌洗获取细胞。用注射器将 10 mL 无菌生理盐水注入宫腔，轻轻抽吸洗涤内膜面，然后收集洗涤液，离心后取沉渣涂片。此项检查既简单、取材效果好，且与诊刮相比，患者痛苦小，易于接受，特别适合于绝经后出血妇女。

5.局部印片

用清洁玻片直接贴按病灶处作印片，经固定、染色、镜检，常用于外阴及阴道的可疑病灶。

(二)染色方法

细胞学染色方法有多种，如巴氏染色法、邵氏染色法及其他改良染色法。常用的为巴氏染色法，该法既可用于检查雌激素水平，也可用于查找癌细胞。

(三)辅助诊断技术

辅助诊断技术包括免疫细胞化学、原位杂交技术、影像分析、流式细胞测量及自动筛选或人工智能系统等。

二、正常生殖道脱落细胞的形态特征

(一)鳞状上皮细胞

阴道及宫颈阴道部被覆的鳞状上皮相仿，均为非角化性的复层鳞状上皮。上皮细胞分为表层、中层及底层，其生长与成熟受雌激素影响。因而女性一生中不同时期及月经周期中不同时间，各层细胞比例均不相同，细胞由底层向表层逐渐成熟。鳞状细胞的成熟过程：细胞由小逐渐变大；细胞形态由圆形变为舟形、多边形；胞质染色由蓝染变为粉染；胞质由厚变薄；胞核由大变小，由疏松变为致密。

1.底层细胞

相当于组织学的深棘层，又分为内底层细胞和外底层细胞。

（1）内底层细胞：又称生发层，只含一层基底细胞，是鳞状上皮再生的基础。其细胞学表现为细胞小，为中性多核白细胞的4～5倍，呈圆形或椭圆形，巴氏染色胞质蓝染，核大而圆。育龄妇女的阴道细胞学涂片中无内底层细胞。

（2）外底层细胞：细胞3～7层，圆形，比内底层细胞大，为中性多核白细胞的8～10倍，巴氏染色胞质淡蓝，核为圆形或椭圆形，核质比例（1：2）～（1：4）。卵巢功能正常时，涂片中很少出现。

2.中层细胞

相当于组织学的浅棘层，是鳞状上皮中最厚的一层。根据其脱落的层次不同，形态各异。接近底层者细胞呈舟状，接近表层者细胞大小与形状接近表层细胞；胞质巴氏染色淡蓝，根据储存的糖原多寡，可有多量的嗜碱性染色或半透明胞质；核小，呈圆形或卵圆形，淡染，核质比例低，约1：10。

3.表层细胞

表层细胞相当于组织学的表层。细胞大，为多边形，胞质薄，透明；胞质粉染或淡蓝，核小固缩。核固缩是鳞状细胞成熟的最后阶段。表层细胞是育龄妇女宫颈涂片中最常见的细胞。

（二）柱状上皮细胞

柱状上皮细胞又分为宫颈黏膜细胞及子宫内膜细胞。

1.宫颈黏膜细胞

其有黏液细胞和带纤毛细胞两种。在宫颈刮片及宫颈管吸取物涂片中均可找到。黏液细胞呈高柱状或立方状，核在底部，呈圆形或卵圆形，染色质分布均匀，胞质内有空泡，易分解而留下裸核。带纤毛细胞呈立方形或矮柱状，带有纤毛，核为圆形或卵圆形，位于细胞底部，胞质易退化融合成多核，多见于绝经后。

2.子宫内膜细胞

较宫颈黏膜细胞小，细胞为低柱状，为中性多核白细胞的1～3倍；核呈圆形，核大小、形状一致，多成堆出现；胞质少，呈淡灰色或淡红色，边界不清。

（三）非上皮成分

如吞噬细胞、白细胞、淋巴细胞、红细胞等。

三、生殖道脱落细胞在内分泌检查方面的应用

阴道鳞状上皮细胞的成熟程度与体内雌激素水平成正比，雌激素水平越高，阴道上皮细胞分化越成熟。因此，阴道鳞状上皮细胞各层细胞的比例可反映体内雌激素水平。临床上常用四种指数代表体内雌激素水平，即成熟指数、致密核细胞指数、嗜伊红细胞指数和角化指数。

（一）成熟指数（maturation index，MI）

MI是阴道细胞学卵巢功能检查最常用的一种。计算方法是在低倍显微镜下观察计算300个鳞状上皮细胞，求得各层细胞的百分率，并按底层/中层/表层顺序写出，如底层5、中层60、表层35，MI应写成5/60/35。若底层细胞百分率高称左移，提示不成熟细胞增多，即雌激素水平下降；若表层细胞百分率高称右移，表示雌激素水平升高。一般有雌激素影响的涂片，基本上无底层细胞；轻度影响者表层细胞＜20%；高度影响者表层细胞＞60%。在卵巢功能低落时则

出现底层细胞:轻度低落底层细胞<20%;中度低落底层细胞占 20%~40%;高度低落底层细胞>40%。

(二)致密核细胞指数(karyopyknotic index,KI)

KI 即鳞状上皮细胞中表层致密核细胞的百分率。计算方法为从视野中数 100 个表层细胞及其中致密核细胞数目,从而计算百分率。例如,其中有 40 个致密核细胞,则 KI 为 40%。KI 越高,表示上皮细胞越成熟。

(三)嗜伊红细胞指数(eosinophilic index,EI)

EI 即鳞状上皮细胞中表层红染细胞的百分率。通常红染表层细胞在雌激素影响下出现,所以此指数可以反映雌激素水平,指数越高,提示上皮细胞越成熟。

(四)角化指数(cornification index,CI)

CI 是指鳞状上皮细胞中的表层(最成熟的细胞层)嗜伊红性致密核细胞的百分率,用以表示雌激素的水平。

四、阴道涂片在妇科疾病诊断中的应用

(一)闭经

阴道涂片可协助了解卵巢功能状况和雌激素水平。若涂片检查有正常周期性变化,提示闭经原因在子宫及其以下部位,如子宫内膜结核、宫颈或宫腔粘连等;若涂片中中层和底层细胞多,表层细胞极少或无,无周期性变化,提示病变在卵巢,如卵巢早衰;若涂片表现不同程度雌激素低落,或持续雌激素轻度影响,提示垂体或以上或其他全身性疾病引起的闭经。

(二)功血

1.无排卵型功血

涂片表现中至高度雌激素影响,但也有较长期处于低至中度雌激素影响。雌激素水平高时右移显著,雌激素水平下降时,出现阴道流血。

2.排卵性功血

涂片表现周期性变化,MI 明显右移,中期出现高度雌激素影响,EI 可达 90%左右。但排卵后,细胞堆积和皱褶较差或持续时间短,EI 虽有下降但仍偏高。

(三)流产

1.先兆流产

由于黄体功能不足引起的先兆流产表现为 EI 于早孕期增高,经治疗后 EI 下降提示好转。若再度 EI 增高,细胞开始分散,流产可能性大。若先兆流产而涂片正常,表明流产非黄体功能不足引起,用孕激素治疗无效。

2.过期流产

EI 升高,出现圆形致密核细胞,细胞分散,舟形细胞数量少,较大的多边形细胞数量增多。

(四)生殖道感染性疾病

1.细菌性阴道病

常见的病原体有阴道嗜酸杆菌、球菌、加德纳尔菌和放线菌等。涂片中炎性阴道细胞表现为细胞核呈豆状,核破碎和核溶解,上皮细胞核周有空晕,胞质内有空泡。

2.衣原体性宫颈炎

涂片上可见化生的细胞胞质内有球菌样物及嗜碱性包涵体,感染细胞肥大多核。

3.病毒性感染

常见的有单纯疱疹病毒Ⅱ型（HSV-Ⅱ）和人乳头瘤病毒（HPV）。

（1）HSV 感染：早期表现为感染细胞的核增大，染色质结构呈"水肿样"退变，染色质变得很细，散布在整个胞核中，呈淡的嗜碱性染色，均匀，如磨玻璃状，细胞多呈集结状，有许多胞核。晚期可见嗜伊红染色的核内包涵体，周围可见一清亮晕环。

（2）HPV 感染：鳞状上皮细胞被 HPV 感染后具有典型的细胞学改变。在涂片标本中见挖空细胞、不典型角化不全细胞及反应性外底层细胞。典型的挖空细胞表现为上皮细胞内有 1～2 个增大的核，核周有透亮空晕环或壁致密的透亮区，提示有 HPV 感染。

五、生殖道脱落细胞在妇科肿瘤诊断上的应用

（一）癌细胞特征

癌细胞特征主要表现在细胞核、细胞及细胞间关系的改变。

1.细胞核的改变

其表现为核增大，核质比例失常；核大小不等，形态不规则；核深染且深浅不一；核膜明显增厚、不规则，染色质分布不均，颗粒变粗或凝聚成团；因核分裂异常，可见双核及多核；核畸形，如分叶、出芽、核边内凹等不规则形态；核仁增大变多及出现畸形裸核。

2.细胞改变

细胞大小不等，形态各异。胞质减少，染色较浓，若变性则内有空泡或出现畸形。

3.细胞间关系改变

癌细胞可单独或成群出现，排列紊乱。早期癌涂片背景干净清晰，晚期癌涂片背景较脏，见成片坏死细胞、红细胞及白细胞等。

（二）宫颈/阴道细胞学诊断的报告形式

其主要为分级诊断及描述性诊断两种。目前我国多数医院仍采用分级诊断，临床常用巴氏 5 级分类法。

1.巴氏分类法

（1）阴道细胞学诊断标准。①巴氏Ⅰ级：正常。为正常阴道细胞涂片。②巴氏Ⅱ级：炎症。细胞核普遍增大，淡染或有双核，也可见核周晕或胞质内空泡。一般属良性改变或炎症。临床分为ⅡA 及ⅡB。ⅡB是指个别细胞核异质明显，但又不支持恶性；其余为ⅡA。③巴氏Ⅲ级：可疑癌。主要是核异质，表现为核大深染，核形不规则或双核。对不典型细胞，性质尚难肯定。④巴氏Ⅳ级：高度可疑癌。细胞有恶性特征，但在涂片中恶性细胞较少。⑤巴氏Ⅴ级：癌。具有典型的多量癌细胞。

（2）巴氏分级法的缺点：①以级别来表示细胞学改变的程度易造成假象，似乎每个级别之间有严格的区别，使临床医师仅根据分类级别来处理患者，实际上Ⅰ、Ⅱ、Ⅲ、Ⅳ级之间的区别并无严格的客观标准，主观因素较多。②对癌前病变也无明确规定，可疑癌是指可疑浸润癌还是宫颈上皮内瘤变（CIN）不明确，不典型细胞全部作为良性细胞学改变也欠妥，因为偶然也见到 CIN1 伴微小浸润癌的病例。③未能与组织病理学诊断名词相对应，也未包括非癌的诊断。因此，巴氏分级法正逐步被新的分类法所取代。

2.TBS 分类法及其描述性诊断内容

为了使妇科生殖道细胞学的诊断报告与组织病理学术语一致，使细胞学报告与临床处理密

切结合,1988年美国制定宫颈/阴道细胞学TBS命名系统。国际癌症协会于1991年对宫颈/阴道细胞学的诊断报告正式采用了TBS分类法。TBS分类法改良了以下三方面:将涂片制作的质量作为细胞学检查结果报告的一部分;对病变的必要描述;给予细胞病理学诊断并提出治疗建议。这些改良加强了细胞病理学医师与妇科医师间的沟通。TBS描述性诊断报告主要包括以下内容。

(1)感染。①原虫:滴虫或阿米巴原虫阴道炎。②细菌:球杆菌占优势,发现线索细胞,提示细菌性阴道炎;杆菌形态提示放线菌感染。③衣原体:形态提示衣原体感染,建议临床进一步证实。④真菌:形态提示念珠菌感染;形态提示纤毛菌(真菌样菌)。⑤病毒:形态提示疱疹病毒感染;形态提示巨细胞病毒感染;形态提示HPV感染(HPV感染包括鳞状上皮轻度非典型增生,应建议临床进一步证实)。⑥其他。

(2)反应性细胞的改变:①细胞对炎症的反应性改变(包括化生细胞)。②细胞对损伤(包括活组织检查、激光、冷冻和电灼治疗等)的反应性改变。③细胞对放疗和化疗的反应性改变。④宫内节育器(IUD)引起上皮细胞的反应性改变。⑤萎缩性阴道炎。⑥激素治疗的反应性改变。⑦其他。前3种情况下亦可出现修复细胞或非典型修复细胞。

(3)鳞状上皮细胞异常:①不明确诊断意义的非典型鳞状上皮细胞(atypical squamous cell of undetermined significance,ASC-US)。②鳞状上皮细胞轻度非典型增生(LSIL),宫颈上皮内瘤变(CIN)1级。③鳞状上皮细胞中度非典型增生,CIN2。④鳞状上皮细胞重度非典型增生(HSIL),CIN3。⑤可疑鳞癌细胞。⑥肯定癌细胞,若能明确组织类型,则按下述报告:角化型鳞癌;非角化型鳞癌;小细胞型鳞癌。

(4)腺上皮细胞异常:①子宫内膜细胞团-基质球。②子宫内膜基质细胞。③未明确诊断意义的不典型宫颈管柱状上皮细胞。④宫颈管柱状上皮细胞轻度非典型增生。⑤宫颈管柱状上皮细胞重度非典型增生。⑥可疑腺癌细胞。⑦腺癌细胞(高分子腺癌或低分化腺癌)。若可能,则判断来源为颈管、子宫内膜或子宫外。

(5)不能分类的癌细胞。

(6)其他恶性肿瘤细胞。

(7)激素水平的评估(阴道涂片)。

TBS报告方式中提出了一个重要概念——不明确诊断意义的不典型鳞状上皮细胞(ASC-US),即既不能诊断为感染、炎症、反应性改变,也不能诊断为癌前病变和恶变的鳞状上皮细胞。ASC-US包括不典型化生细胞、不典型修复细胞、与萎缩有关的不典型鳞状上皮细胞、角化不良细胞及诊断HPV证据不足,又不除外者。ASC-US术语因不同的细胞病理学家可能标准亦不够一致,但其诊断比例不应超过低度鳞状上皮内病变的2~3倍。TBS报告方式要求诊断ASC-US,指出可能为炎症等反应性或可能为癌前病变,并同时提出建议。若与炎症、刺激、宫内节育器等反应性有关者,应于3~6个月复查;若可能有癌前病变或癌存在,但异常细胞程度不够诊断标准者,应行阴道镜活检。

(三)PAPNET电脑涂片系统

近年来,PAPNET电脑涂片系统,即计算机辅助细胞检测系统(computer-assisted cytology test,CCT),在宫颈癌早期诊断中得到广泛应用。PAPNET电脑涂片系统装置包括三部分,即自动涂片系统、存储识别系统和打印系统,是利用电脑及神经网络软件对涂片进行自动扫描、读片、自动筛查,最后由细胞学专职人员作出最后诊断的一种新技术,其原理是基于神经网络系统在自动细胞学检测这一领域的运用。

PAPNET可通过经验来鉴别正常与不正常的巴氏涂片。具体步骤:在检测中心,经过上机处理的细胞涂片每百张装入片盒送入计算机房;计算机先将涂片分为3 000～5 000个区域,再对涂片上30万～50万个细胞按区域进行扫描,最后筛选出128个最可疑细胞通过数字照相机进行自动对焦录制到光盘上,整个过程需8～10分钟;然后将光盘送往中间细胞室,经过一套与检测中心配套的专业高分辨率解像设备,由细胞学家复验。如有异议或不明确图像,可在显示器帮助下,显微镜自动找到所需观察位置,细胞学家再用肉眼观察核实。最后,采用1991年TBS分类法作出诊断报告及治疗意见,并附有阳性图片供临床医师参考。PAPNET方法具有高度敏感性和准确性,并能克服直接显微镜下读片因视觉疲劳造成的漏诊,省时省力,适用于大量人工涂片检测的筛选工作。

(孙瑞景)

第四节 女性生殖器官活组织检查

生殖器官活组织检查是自生殖器官病变处或可疑部位取小部分组织作病理学检查,简称"活检"。在绝大多数情况下,活检是诊断最可靠的依据。常用的取材方法有局部活组织检查、诊断性宫颈锥形切除、诊断性刮宫、组织穿刺检查。

一、局部活组织检查

(一)外阴活组织检查

1.适应证

(1)确定外阴色素减退疾病的类型及排除恶变。

(2)外阴部赘生物或久治不愈的溃疡需明确诊断及排除恶变者。

(3)外阴特异性感染,如结核、尖锐湿疣、阿米巴等。

2.禁忌证

(1)外阴急性化脓性感染。

(2)月经期。

(3)疑为恶性黑色素瘤者。

3.方法

患者取膀胱截石位,常规外阴消毒,铺盖无菌孔巾,取材部位以0.5%利多卡因作局部浸润麻醉。小赘生物可自蒂部剪下或用活检钳钳取,局部压迫止血,病灶面积大者行部分切除。标本置于10%甲醛溶液固定后送病检。

(二)阴道活组织检查

1.适应证

阴道赘生物、阴道溃疡灶。

2.禁忌证

急性外阴炎、阴道炎、宫颈炎、盆腔炎及月经期。

3.方法

患者取膀胱截石位。阴道窥器暴露活检部位并消毒。活检钳咬取可疑部位组织,对表面有坏死的肿物,要取至深层新鲜组织,无菌纱布压迫止血,必要时阴道内置无菌带尾棉球压迫止血,嘱患者24～48小时后自行取出。活检组织固定后常规送病理检查。

(三)子宫颈活组织检查

1.适应证

(1)宫颈细胞学涂片检查巴氏Ⅲ级或Ⅲ级以上者;宫颈细胞学涂片检查巴氏Ⅱ级经抗感染治疗后仍为Ⅱ级者;宫颈细胞学涂片TBS分类法诊断鳞状细胞异常者。

(2)肿瘤固有荧光诊断仪或阴道镜检查时,反复可疑阳性或阳性者。

(3)疑有宫颈癌或慢性特异性炎症,需进一步明确诊断者。

2.方法

(1)患者取膀胱截石位,阴道窥器暴露宫颈,用干棉球揩净宫颈黏液及分泌物,局部消毒。

(2)用活检钳在宫颈外口鳞-柱状上皮交界处或肉眼糜烂较深或特殊病变处取材。可疑宫颈癌者可选宫颈3、6、9、12点位置四点取材。若临床已明确为宫颈癌,只为明确病理类型或浸润程度时可做单点取材。为提高取材准确性,还可在阴道镜指导下或应用肿瘤固有荧光诊断仪行定位活检,或在宫颈阴道部涂以复方碘溶液,选择不着色区取材。

(3)宫颈局部填带尾棉球压迫止血,嘱患者12小时后自行取出。

3.注意事项

(1)患有阴道炎症(阴道滴虫及真菌感染等)应治愈后再取活检。

(2)妊娠期原则上不做活检,以避免流产、早产,但临床高度怀疑宫颈恶性病变者仍应检查。月经前期不宜做活检,以免与切口出血相混淆,且月经来潮时切口仍未愈合,可增加内膜组织在切口种植机会。

二、诊断性子宫颈锥切术

(一)适应证

(1)宫颈刮片细胞学检查多次找到恶性细胞,而宫颈多处活检及分段诊断性刮宫病理检查均未发现癌灶者。

(2)宫颈活检为原位癌或镜下早期浸润癌,而临床可疑为浸润癌,为明确病变累及程度及决定手术范围者。

(3)宫颈活检证实有重度非典型增生者。

(二)禁忌证

(1)阴道、宫颈、子宫及盆腔急性或亚急性炎症。

(2)月经期。

(3)有血液病等出血倾向者。

(三)方法

(1)蛛网膜下腔或硬膜外阻滞麻醉下,患者取膀胱截石位,外阴、阴道消毒,铺无菌巾。

(2)导尿后,用阴道窥器暴露宫颈并消毒阴道、宫颈。

(3)以宫颈钳钳夹宫颈前唇向外牵引,扩张宫颈管并做宫颈管搔刮术。宫颈涂碘液在病灶外或碘不着色区外0.5 cm处,以尖刀在宫颈表面做环形切口,深约0.2 cm,包括宫颈上皮及少许皮下组织,按 30°～50° 向内做宫颈锥形切除。根据不同的手术指征,可深入宫颈管 1.0～2.5 cm。

(4)于切除标本的 12 点位置处做一标志,以 10％甲醛溶液固定,送病理检查。

(5)创面止血用无菌纱布压迫多可奏效。若有动脉出血,可用肠线缝扎止血,也可加用止血粉、吸收性明胶海绵、凝血酶等止血。

(6)将要行子宫切除者,子宫切除的手术最好在锥切术后48 小时内进行,可行宫颈前后唇相对缝合封闭创面止血。若不能在短期内行子宫切除或无须做进一步手术者,则应行宫颈成形缝合术或荷包缝合术,术毕探查宫颈管。

(四)注意事项

(1)用于治疗者,应在月经净后 3～7 天内施行,术后用抗生素预防感染,术后 6 周探查宫颈管有无狭窄,2 月内禁止性生活及盆浴。

(2)用于诊断者,不宜用电刀、激光刀,以免破坏边缘组织,影响诊断。

三、诊断性刮宫

诊断性刮宫简称"诊刮",是诊断宫腔疾病采用的重要方法之一。其目的是获取宫腔内容物(子宫内膜和其他组织)做病理检查,以协助诊断。若同时疑有宫颈管病变时,须对宫颈管及宫腔分步进行诊断性刮宫,简称"分段诊刮"。

(一)一般诊断性刮宫

1.适应证

(1)异常子宫出血或阴道排液,须证实或排除子宫内膜癌、宫颈管癌,或其他病变如流产、子宫内膜炎等。

(2)月经失调,如功能失调性子宫出血或闭经,需了解子宫内膜变化及其对性激素的反应。

(3)不孕症,需了解有无排卵或疑有子宫内膜结核者。

(4)因宫腔内有组织残留或功能失调性子宫出血长期多量出血时,刮宫不仅有助于诊断,还有止血效果。

2.禁忌证

(1)急性阴道炎、宫颈炎。

(2)急性或亚急性盆腔炎。

(3)急性严重全身性疾病。

(4)手术前体温＞37.5 ℃。

3.方法

一般不需麻醉。对宫颈内口较紧者,酌情给予镇痛剂、局麻或静脉麻醉。

(1)排尿后取膀胱截石位,外阴、阴道常规消毒,铺无菌孔巾。

(2)做双合诊,了解子宫大小、位置及旁组织情况,用阴道窥器暴露宫颈,再次消毒宫颈与宫颈管,钳夹宫颈前唇或后唇,子宫探针缓缓进入,探子宫方向及宫腔深度。若宫颈内口过紧,可用宫颈扩张器扩张至小刮匙能进入为止。

(3)阴道后穹隆处置盐水纱布一块,以收集刮出的内膜碎块,用特制的诊断性刮匙由内向外沿宫腔四壁及两侧宫角有次序地将内膜刮除,并注意宫腔有无变形及高低不平,取下纱布上的全部组织固定于 10％甲醛溶液或 95％乙醇中,送病理检查。

（二）分段诊断性刮宫

为鉴别子宫内膜癌及宫颈癌，应做分段刮宫。先不探查宫腔深度，以免将宫颈管组织带入宫腔混淆诊断。用小刮匙自宫颈管内口至外口顺序刮宫颈管一周，将所刮取宫颈管组织置纱布上；然后刮匙进入宫腔刮取子宫内膜。刮出宫颈管黏膜及子宫腔内膜组织分别装瓶、固定，送病理检查。

若刮出物肉眼观察高度怀疑为癌组织时，不应继续刮宫，以防出血及癌扩散。若肉眼观察未见明显癌组织时，应全面刮宫，以防漏诊。

1.适应证

分段诊断性刮宫多在出血时进行，适用于绝经后子宫出血；或老年患者疑有子宫内膜癌，需要了解宫颈管是否被累及时。

2.方法

常规消毒后首先刮宫颈内口以下的颈管组织，然后按一般性诊断性刮宫处置，将颈管及宫腔组织分开固定送检。

（三）诊刮时注意事项

（1）不孕症患者，应选在月经前或月经来潮12小时内刮宫，以判断有无排卵。

（2）功能失调性子宫出血，如疑为子宫内膜增生者，应于月经前1～2天或月经来潮24小时内刮宫；疑为子宫内膜剥脱不全时，则应于月经第5～7天刮宫；不规则出血者随时可以刮宫。

（3）疑为子宫内膜结核者，应于经前1周或月经来潮12小时内诊刮，刮宫时要特别注意子宫两角部，因该部位阳性率较高。诊刮前3天及术后3天每天肌内注射链霉素0.75 g及异烟肼0.3 g口服，以防诊刮引起结核病灶扩散。

（4）疑有子宫内膜癌者，随时可诊刮，除宫体外，还应注意自宫底取材。

（5）若为了解卵巢功能而做诊刮时，术前至少1个月停止应用性激素，否则易得出错误结果。

（6）出血、子宫穿孔、感染是刮宫的主要并发症。有些疾病可能导致刮宫时大出血，应术前输液、配血并做好开腹准备；哺乳期、绝经后及子宫患有恶性肿瘤者，均应查清子宫位置并仔细操作，以防子宫穿孔；长期有阴道出血者，宫腔内常有感染，刮宫能促使感染扩散，术前术后应给予抗生素。术中严格无菌操作。刮宫患者术后2周内禁止性生活及盆浴，以防感染。

（7）术者在操作时唯恐不彻底，反复刮宫，易伤及子宫内膜基底层，造成子宫内膜炎或宫腔粘连，导致闭经，应注意避免。

（孙　慧）

第五节　输卵管通畅检查

输卵管通畅检查的主要目的是检查输卵管是否畅通，了解子宫和输卵管腔的形态及输卵管的阻塞部位。常用的方法有输卵管通气术、输卵管通液术、子宫输卵管造影术。其中，输卵管通气术因有发生气栓的潜在危险，且准确率仅为45％～50％，故临床上已逐渐被其他方法所取代。近年来随着内窥镜的临床应用，已普遍采用腹腔镜直视下输卵管通液检查、宫腔镜下经输卵管口插管通液试验和腹腔镜联合检查等方法。

一、输卵管通液术

输卵管通液术是检查输卵管是否通畅的一种方法,并具有一定的治疗功效。即通过导管向宫腔内注入液体,根据注液阻力大小、有无回流及注入液体量和患者感觉等判断输卵管是否通畅。由于操作简便,无须特殊设备,广泛应用于临床。

(一)适应证

(1)不孕症,男方精液正常,疑有输卵管阻塞者。

(2)检验和评价输卵管绝育术、输卵管再通术或输卵管成形术的效果。

(3)对输卵管黏膜轻度粘连有疏通作用。

(二)禁忌证

(1)内外生殖器急性炎症或慢性炎症的急性或亚急性发作者。

(2)月经期或有不规则阴道流血者。

(3)可疑妊娠期者。

(4)严重的全身性疾病,如心、肺功能异常等,不能耐受手术者。

(5)体温高于 37.5 ℃者。

(三)术前准备

(1)月经干净 3~7 天,禁止性生活。

(2)术前半小时肌内注射阿托品 0.5 mg 解痉。

(3)患者排空膀胱。

(四)方法

1.器械

阴道窥器、宫颈钳、长弯钳、宫颈导管、20 mL 注射器、压力表、Y 形管等。

2.常用液体

生理盐水或抗生素溶液(庆大霉素 8 万 U、地塞米松 5 mg、透明质酸酶 1 500 U,注射用水 20~50 mL),可加用 0.5% 的利多卡因 2 mL,以减少输卵管痉挛。

3.操作步骤

(1)患者取膀胱截石位,外阴、阴道、宫颈常规消毒,铺无菌巾,双合诊了解子宫的位置及大小。

(2)放置阴道窥器充分暴露子宫颈,再次消毒阴道穹隆部及宫颈,以宫颈钳钳夹宫颈前唇。沿宫腔方向置入宫颈导管,并使其与宫颈外口紧密相贴。

(3)用 Y 形管将宫颈导管与压力表、注射器相连,压力表应高于 Y 形管水平,以免液体进入压力表。

(4)将注射器与宫颈导管相连,并使宫颈导管内充满生理盐水,缓慢推注,压力不可超过 21.3 kPa(160 mmHg)。观察推注时阻力大小、经宫颈注入的液体是否回流,患者下腹部是否疼痛。

(5)术毕取出宫颈导管,再次消毒宫颈、阴道,取出阴道窥器。

(五)结果评定

1.输卵管通畅

顺利推注 20 mL 生理盐水无阻力,压力维持在 8.0~10.7 kPa(60~80 mmHg);或开始稍有阻力,随后阻力消失,无液体回流,患者也无不适感,提示输卵管通畅。

2.输卵管阻塞

勉强注入 5 mL 即感有阻力,压力表见压力持续上升而不见下降,患者感下腹胀痛,停止推注后液体又回流至注射器内,表明输卵管阻塞。

3.输卵管通而不畅

注射液体有阻力,再经加压注入又能推进,说明有轻度粘连已被分离,患者感轻微腹痛。

(六)注意事项

(1)所用无菌生理盐水温度以接近体温为宜,以免液体过冷造成输卵管痉挛。

(2)注入液体时必须使宫颈导管紧贴宫颈外口,防止液体外漏。

(3)术后 2 周禁盆浴及性生活,酌情给予抗生素预防感染。

二、子宫输卵管造影

子宫输卵管造影(HSG)是通过导管向子宫腔及输卵管注入造影剂,X 线下透视及摄片,根据造影剂在输卵管及盆腔内的显影情况了解输卵管是否通畅、阻塞的部位及子宫腔的形态。该检查损伤小,能对输卵管阻塞作出较正确诊断,准确率可达 80%,且具有一定的治疗作用。

(一)适应证

(1)了解输卵管是否通畅及其形态、阻塞部位。

(2)了解宫腔形态,确定有无子宫畸形及类型,有无宫腔粘连、子宫黏膜下肌瘤、子宫内膜息肉及异物等。

(3)内生殖器结核非活动期。

(4)不明原因的习惯性流产,于排卵后做造影了解宫颈内口是否松弛,宫颈及子宫是否畸形。

(二)禁忌证

(1)内、外生殖器急性或亚急性炎症。

(2)严重的全身性疾病,不能耐受手术者。

(3)妊娠期、月经期。

(4)产后、流产、刮宫术后 6 周内。

(5)碘过敏者。

(三)术前准备

(1)造影时间以月经干净 3～7 天为宜,术前 3 天禁止性生活。

(2)做碘过敏试验,阴性者方可造影。

(3)术前半小时肌内注射阿托品 0.5 mg 解痉。

(4)术前排空膀胱,便秘者术前行清洁灌肠,以使子宫保持正常位置,避免出现外压假象。

(四)方法

1.设备及器械

X 线放射诊断仪、子宫导管、阴道窥器、宫颈钳、长弯钳、20 mL 注射器。

2.造影剂

目前国内外均使用碘造影剂,分油溶性与水溶性两种。油剂(40%碘化油)密度大,显影效果好,刺激小,过敏少,但检查时间长,吸收慢,易引起异物反应,形成肉芽肿或形成油栓;水剂(76%泛影葡胺液)吸收快,检查时间短,但子宫输卵管边缘部分显影欠佳,细微病变不易观察,有的患者在注药时有刺激性疼痛。

3.操作步骤

(1)患者取膀胱截石位,常规消毒外阴、阴道,铺无菌巾,检查子宫位置及大小。

(2)以窥器扩张阴道,充分暴露宫颈,再次消毒宫颈及阴道穹隆部,用宫颈钳钳夹宫颈前唇,探查宫腔。

(3)将40%碘化油充满宫颈导管,排出空气,沿宫腔方向将其置入宫颈管内,徐徐注入碘化油,在X线透视下观察碘化油流经输卵管及宫腔情况并摄片,24小时后再摄盆腔X线片,以观察腹腔内有无游离碘化油。若用泛影葡胺液造影,应在注射完后立即摄片,10~20分钟后第二次摄片,观察泛影葡胺液流入盆腔情况。

(4)注入碘油后子宫角圆钝而输卵管不显影,则考虑输卵管痉挛,可保持原位,肌内注射阿托品0.5 mg或针刺合谷、内关穴,20分钟后再透视、摄片;或停止操作,下次摄片前先使用解痉药物。

(五)结果评定

1.正常子宫、输卵管

宫腔呈倒三角形,双侧输卵管显影形态柔软,24小时后摄片,盆腔内见散在造影剂。

2.宫腔异常

患宫腔结核时子宫失去原有的倒三角形态,内膜呈锯齿状不平;患子宫黏膜下肌瘤时可见宫腔充盈缺损;子宫畸形时有相应显示。

3.输卵管异常

患输卵管结核时显示输卵管形态不规则、僵直或呈串珠状,有时可见钙化点;有输卵管积水时输卵管远端呈气囊状扩张;24小时后盆腔X线摄片未见盆腔内散在造影剂,说明输卵管不通;输卵管发育异常,可见过长或过短的输卵管、异常扩张的输卵管、输卵管憩室等。

(六)注意事项

(1)碘化油充盈宫颈导管时,必须排尽空气,以免空气进入宫腔造成充盈缺损,引起误诊。

(2)宫颈导管与子宫内口必须紧贴,以防碘油流入阴道内。

(3)导管不要插入太深,以免损伤子宫或引起子宫穿孔。

(4)注入碘化油时用力不可过大,推注不可过快,防止损伤输卵管。

(5)透视下发现造影剂进入异常通道,同时患者出现咳嗽,应警惕发生油栓,立即停止操作,取头低脚高位,严密观察。

(6)造影后2周禁止盆浴及性生活,可酌情给予抗生素预防感染。

(7)有时可因输卵管痉挛而造成输卵管不通的假象,必要时重复进行造影。

三、妇产科内镜输卵管通畅检查

近年来,随着妇产科内镜的大量采用,为输卵管通畅检查提供了新的方法,包括腹腔镜直视下输卵管通液检查、宫腔镜下经输卵管口插管通液试验和腹腔镜联合检查等方法,其中腹腔镜直视下输卵管通液检查准确率可达90%~95%。但由于内镜手术对器械要求较高,且腹腔镜仍是创伤性手术,故并不推荐作为常规检查方法。通常在对不孕、不育患者行内镜检查时例行输卵管通液(加用亚甲蓝染液)检查。内镜检查注意事项同上。

（孙　慧）

第六节　宫腔镜检查

宫腔镜检查直接检视宫腔内病变,并可以定位取材,较传统的诊刮、子宫输卵管碘油造影及 B 超检查更为直观、准确,明显提高了诊断的准确率,被誉为宫腔内病变诊断的金标准。

一、术前评估与准备

宫腔镜检查前应先对患者进行全面评估并完善各项术前检查。

(1)确认检查指征。

(2)询问病史:尤其是有无糖尿病、高血压及重要脏器疾病,有无出血倾向,能否耐受较长时间的膀胱截石位,能否耐受检查术造成的不适,宫颈松弛程度,有无发生并发症的高危因素等,决定是否采取麻醉及麻醉方式,选择适合的手术器械及是否预防性应用抗生素。

(3)查体:常规测量体温、血压、脉搏,妇科检查有无生殖道急性炎症。

(4)化验检查:血、尿常规,凝血功能,肝、肾功能,乙肝表面抗原,HIV 等多项指标检查,阴道分泌物检查。

(5)充分沟通:向患者讲解宫腔镜检查的必要性及操作过程,以取得患者的理解及配合。签署检查术协议书。

(6)检查时间选择:除特殊情况外,一般以月经干净 5 天内为宜。此时子宫内膜薄,黏液少,不易出血,观察效果满意。对于不规则流血患者可在血止后任何时间进行检查。在子宫出血时如有必要检查,可酌情给予抗生素后进行。

二、适应证与禁忌证

(一)适应证

对任何疑有宫腔内病变或要对宫腔内病变作出诊断及治疗的患者,均为宫腔镜检查的适应证。

(1)异常子宫出血(abnormal uterine bleeding,AUB)是宫腔镜检查的主要适应证,包括生育期、围绝经期及绝经后的异常子宫出血。对于怀疑子宫内膜癌的患者,因宫腔镜检查可能造成癌细胞向腹腔内扩散,实施检查时膨宫压力不宜过高。

(2)怀疑宫腔内占位性病变,如息肉、肌瘤等。

(3)怀疑子宫畸形,如单角子宫、子宫中隔等。

(4)宫腔粘连的诊断及分型。

(5)检查不孕症的宫内因素。

(6)检查习惯性流产及妊娠失败的子宫颈管及子宫内原因。

(7)宫内异物。

(8)诊断及纠正节育器位置异常,节育器嵌顿、断裂等。

(9)检查与妊娠有关的疾病,如多次清宫后仍考虑不全流产者、胎盘或胎骨残留、葡萄胎、绒癌等。

(10)检查幼女阴道异物及恶性肿瘤。

(11)判定子宫颈癌的范围及放疗的效果。

(12)宫腔镜手术后的疗效观察。

(13)经宫腔镜放置输卵管镜检查输卵管异常。

(14)评估药物对子宫内膜的影响。

（二）禁忌证

(1)体温达到或超过 37.5 ℃时,应暂缓手术。

(2)严重心、肺、肝、肾疾病,难以耐受宫腔镜检查者。

(3)血液系统疾病无后续治疗措施。

(4)急性、亚急性生殖道炎症。

(5)近期子宫穿孔史。

(6)子宫大量出血。

(7)宫颈过硬,难以扩张,宫腔过度狭小难以膨宫影响观察。

(8)浸润性宫颈癌。

(9)早孕欲继续妊娠者。

三、宫腔镜检查操作

（一）麻醉及镇痛

麻醉及镇痛对于保障手术安全至关重要,可减少迷走神经功能亢进的发生,避免心脑综合征等并发症的发生。

常用的镇痛、麻醉方法如下。

1.吲哚美辛栓

检查前 20 分钟将吲哚美辛栓 50～100 mg 塞入肛门深处。

2.扶他林

检查前 30 分钟口服扶他林 25～50 mg。

3.宫颈管黏膜表面麻醉

用长棉签浸 2%利多卡因插入宫颈管内,上达内口水平,保留 1 分钟。

4.子宫内膜喷淋麻醉

将利多卡因凝胶经宫颈管喷注于子宫内膜表面,5 分钟后检查。

5.宫颈旁神经阻滞麻醉

于两侧宫颈旁各注入 1%普鲁卡因 5～10 mL 或 0.5%利多卡因 5～10 mL。

6.静脉麻醉

静脉注入异丙酚等药物。

（二）检查方法

(1)体位:截石位;双合诊或 B 超检查确定子宫位置、大小。

(2)常规消毒外阴、阴道,铺无菌巾,外阴部覆盖带袋的粘贴手术巾;暴露宫颈,宫颈管内置入无痛碘长棉签消毒。

(3)接通宫腔镜:确认宫腔镜检查设备连接正确,置镜前必须排空注水管及鞘套、光学视管间的空气;膨宫压力设定为 9.3～13.3 kPa(70～100 mmHg),液体流速为 200～300 mL/min。

（4）宫颈局部麻醉：将宫颈扩张至大于检查镜镜鞘直径 0.5～1.0 mm 为宜。

（5）检查顺序：①镜体自宫颈沿宫颈管、宫腔自然腔道方向缓慢、轻柔推入，避免推起子宫内膜或形成假道，观察宫颈管。②镜体缓慢进入宫腔，观察整个宫腔形态。边观察边转动镜轴柄，顺序观察宫腔前壁、左侧宫壁、后壁、右侧宫壁。观察内膜有无发育异常、宫内占位、宫腔粘连等异常情况。③镜体到达宫底，转动镜轴柄将检查镜分别对向宫腔两侧，观察双侧宫角及输卵管子宫开口。对于有生育要求的患者，可调节膨宫压力，观察输卵管开口蠕动情况。④检查完毕，在退出镜体时再次观察宫颈管。

（6）对无性生活女性进行宫腔镜检查，可不放置阴道窥器及宫颈钳，保留处女膜的完整性，满足患者需要。

（三）宫腔镜检查中的常见问题及处理

1.宫腔镜进入困难

宫颈狭窄、宫颈管粘连及子宫曲度过大均可导致宫腔镜进入困难。如宫颈管粘连、子宫曲度过大，可使用探针探寻宫腔方向；如宫颈狭窄，可使用 Hegar 扩张器扩张宫颈。必要时可使用麻醉。

2.宫腔内有血凝块或出血

可加大膨宫压力及液体流速将血块及血液冲出。

3.膨宫不良导致视野不清

多因宫颈过松，膨宫液外漏造成。可调整宫颈钳，钳闭宫颈外口，加大膨宫压力及液体流速。

四、宫腔镜检查的并发症及预防

（一）损伤

1.原因

在扩宫及插入宫腔镜时，由于子宫曲度过大、动作粗暴可能发生宫颈撕裂、子宫穿孔。子宫穿孔的发生率约为 0.1%，镜体进入宫颈内口，发生子宫穿孔的机会明显减少。因膨宫压力过高导致已闭塞的输卵管破裂，极为罕见。

2.预防措施

（1）警惕发生子宫穿孔、宫颈裂伤的高危因素，如哺乳期、绝经后妇女及子宫曲度过大、疑有恶性肿瘤的患者。高危患者可于检查前放置宫颈扩张棒，或阴道放置米索前列醇 200 μg，促使宫颈软化，防止损伤。

（2）注意膨宫压力设置，一般在 13.3 kPa（100 mmHg）以下。

（3）B 超监护引导下置镜可减少因置镜方向错误导致的损伤。

（4）如有出血增多或患者有剧烈腹痛时，应用 B 超全面扫查盆腔，注意子宫周围有无游离液体，结合镜下图像，判断有无子宫穿孔及假道形成。

（二）心脑综合征

扩张宫颈及膨胀宫腔可导致迷走神经张力增加，表现出与人工流产时相同的心脑综合征，临床出现眩晕、胸闷、流汗、恶心、呕吐，脉搏、心率减慢等症状，一般给予阿托品 0.5～1.0 mg 肌内注射或静脉推注后症状均可缓解。术前对患者的心理护理、术中轻柔操作、避免过度牵拉宫颈及快速膨宫可减少心脑综合征的发生。

(三)气体栓塞

膨宫时注水管内空气未排净,可能引起空气栓塞,表现为胸闷、气急、呛咳等,应立即停止操作,对症处理。

(四)出血

一般宫腔镜检查后均可有少量出血,多在术后1周内干净。出血较多可对症处理。

(五)感染

若严格按照正规程序操作,感染发生率很低。据报道发生率约为0.2%。偶发病例均有慢性盆腔炎史。因此,术前应详细询问病史、盆腔检查,必要时术中及术后酌情给予抗生素。

(骆　丽)

第七节　腹腔镜检查

妇科腹腔镜是融现代妇科手术和内镜诊治技术为一体的微创妇科诊治技术,也是当今妇科医师必备的一种手术技巧。腹腔镜手术是在密闭的盆、腹腔内进行检查或治疗的内镜手术。将接有冷光源照明的腹腔镜经腹壁进入腹腔,连接摄像系统,将盆腔、腹腔内脏器官显示于监视屏幕上。手术医师通过监视屏检查、诊断疾病称为诊断性腹腔镜;在腹腔外操纵进入盆、腹腔的手术器械,在屏幕直视下对疾病进行手术治疗称为手术性腹腔镜。

一、适应证

(一)诊断性腹腔镜

(1)怀疑盆腔子宫内膜异位症,腹腔镜检查是最佳的方法。

(2)盆腔粘连伴有腹痛症状。

(3)治疗无效及不明原因急、慢性腹痛和盆腔痛。

(4)不孕、不育。可明确或排除盆腔疾病及了解输卵管外观、判断输卵管通畅程度。

(5)绝经后或青春期前持续存在的<5 cm的盆腔肿块。

(6)进行辅助生育技术治疗前了解输卵管阻塞与否。

(7)治疗无效的痛经。

(二)手术性腹腔镜

FIGO(国际妇产科联盟)提出应有60%以上的妇科手术在内镜下完成。以下疾病是目前国内可用腹腔镜手术治疗的适应证。

(1)输卵管妊娠:可进行输卵管切除术或行切开输卵管去除胚胎及妊娠囊,局部注射药物治疗的手术。

(2)输卵管系膜囊肿切除手术。

(3)输卵管因素的不孕症(输卵管粘连、积水等):行输卵管粘连分离和整形、输卵管造口手术。

(4)卵巢良性肿瘤:可行卵巢肿瘤剥除术、患侧卵巢或附件切除术。

(5)多囊卵巢综合征:有生育要求患者由于排卵障碍,在药物治疗无效或在氯米芬治疗出现药物抵抗时行卵巢打孔治疗以替代卵巢楔形切除。

(6)子宫肌瘤:行子宫肌瘤切除术、子宫切除术及腹腔镜辅助的阴式子宫切除手术。也可行肌瘤消融术、子宫动脉阻断等手术。

(7)盆腔子宫内膜异位症:进行盆腔腹膜病灶电凝或切除,剥除卵巢子宫内膜异位囊肿,分离粘连、深部浸润型子宫内膜异位症病灶切除手术等。

(8)输卵管卵巢囊肿或盆腔脓肿:可在腹腔镜下行输卵管卵巢囊肿或盆腔脓肿切开引流、开窗或切除术,以增加抗生素疗效,缩短应用抗生素的时间及减少盆腔粘连。

(9)早期子宫内膜癌和早期宫颈癌:可在腹腔镜下行筋膜外全子宫切除或广泛全子宫切除术、保留子宫的宫颈根治手术及腹主动脉旁、盆腔淋巴结切除手术。

(10)生殖道畸形:明确诊断后行有功能内膜的残角子宫切除、人工阴道成形等手术治疗。

(11)优生优育:节育环外游取出、子宫穿孔创面修补、绝育术、绝育术后输卵管复通治疗——输卵管端端吻合手术。

(12)盆底功能障碍与妇科泌尿手术:子宫骶韧带折叠术、子宫骶骨固定术、阴道骶骨固定术、骶棘韧带固定术、阴道旁侧修补术、耻骨后膀胱尿道悬吊术或 Burch 手术。

(13)剖宫产憩室修补手术。

二、禁忌证

(1)严重心血管疾病及呼吸系统疾病不能耐受麻醉者。

(2)Ⅱ度以上的心脏左束支传导阻滞。

(3)凝血系统功能障碍。

(4)膈疝。

三、术前准备

(一)详细采集病史
准确掌握诊断性或手术性腹腔镜指征。

(二)术前检查
行全身体格检查、盆腔检查。辅助检查包括阴道分泌物检查、宫颈刮片细胞学检查,术前一周内心电图及胸部 X 线检查除外心血管疾病,术前 3 个月内肝、肾功能检查示正常,常规进行血生化检查及乙肝病毒抗原、抗体检测。卵巢肿瘤患者常规进行 CA125、CA199、CA153、CEA、AFP、HCG 等肿瘤标志物测定。

(三)肠道、泌尿道、阴道准备
诊断性手术或无明显盆腔粘连的治疗性腹腔镜术前一天肥皂水灌肠或口服 20% 甘露醇 250 mL 及 2 000 mL 生理盐水或聚乙二醇电解质散溶液清洁肠道。疑有盆腔粘连的治疗性腹腔镜手术前 3 天行肠道准备:无渣、半流质饮食 2 天,手术前一天双份流质或禁食并根据情况补液 2 000～3 000 mL,清洁灌肠;手术当日禁食。术前留置导尿管。拟行阴道操作者,术前行阴道冲洗。

(四)腹部皮肤准备
注意脐孔的清洁。

（五）体位、麻醉

在手术时取头低臀高（脚高）并倾斜 15°～25°，使肠管滑向上腹部，暴露盆腔手术野。诊断性腹腔镜可在硬膜外麻醉＋静脉辅助用药或全身麻醉下进行。手术性腹腔镜应选择全身麻醉为宜。

四、操作步骤

（一）腹腔镜检查

1.人工气腹

距脐孔旁 2 cm 处用布巾钳向上提起腹壁，可直接纵向切开脐孔中央皮肤放置腹腔套管，也可用气腹针于脐孔正中处与腹部皮肤呈 90°穿刺进入腹腔；连接自动 CO_2 气腹机，以 CO_2 充气流量 1～2 L/min 的速度充入 CO_2，腹腔压力达 1.9～2.0 kPa(14～15 mmHg)，机器自动停止充气，拔去气腹针。

2.放置腹腔套管

根据套管针外鞘直径，切开脐孔正中皮肤 10～12 mm，布巾钳提起腹壁，与腹部皮肤呈 90°用套管针从切开处穿刺进入腹腔；去除套管针芯，将腹腔镜自套管鞘进入腹腔，确认腹腔镜已经进入腹腔后连接好 CO_2 气腹机，并开始充气，打开冷光源，即可见盆腔内器官。

3.置举宫器

有性生活者常规消毒外阴、阴道后，放置举宫器。

4.盆腔探查

认识正常盆腔内各器官是辨别盆腔内器官疾病和进行腹腔镜手术的基础。取头低臀高（脚高）并倾斜 15°～25°，使肠管滑向上腹部，暴露盆腔手术野，按顺序常规检查盆腔内各器官。探查后根据盆腔内各器官疾病进行输卵管通液、卵巢活检等进一步检查。

（二）腹腔镜手术

人工气腹及进入腹腔方法同诊断性腹腔镜操作。进行腹腔镜下治疗性手术需要在腹壁不同部位穿刺形成 2～3 个放置手术器械的操作孔，其步骤如下。

1.操作孔穿刺

常规妇科腹腔镜手术需要进行第二、第三穿刺，一般选择在脐孔中央做 10 mm 纵形切口置入腹腔镜，在左右下腹部相当于麦氏切口位置的上下。根据手术需要还可以在耻骨联合上正中 2～4 cm 部位进行第四穿刺。将腹腔镜直视下对准穿刺部位，通过透光，避开腹壁血管，特别是腹壁下动脉，根据手术器械直径切开皮肤 5 mm 或 10 mm，垂直于腹壁用 5 mm 或 10 mm 的套管穿刺针在腹腔镜的监视下穿刺进入盆腔。耻骨联合上的穿刺一定在膀胱空虚的条件下进行穿刺以防损伤膀胱。

2.手术操作基础

必须具备以下操作技术方可进行腹腔镜手术治疗：①用腹腔镜跟踪、暴露手术野；②熟悉腹腔镜下组织解剖结构；③组织分离；④注水分离；⑤组织切开；⑥止血；⑦套圈结扎；⑧腔内打结、腔外打结；⑨缝合；⑩掌握各种电能源手术器械及其他能源使用技术，如激光、超声刀、血管闭合系统等。

3.手术操作原则

按经腹手术的操作步骤进行腹腔镜下手术。

4.手术结束

用生理盐水冲洗盆腔,检查无出血,无内脏损伤,停止充入 CO_2 气体,并放尽腹腔内 CO_2 气体,取出腹腔镜及各穿刺点的套管鞘,10 mm 以上的穿刺切口需要缝合。

五、术后处理

(一)穿刺口

用无菌创可贴覆盖。

(二)导尿管

手术当日需要留置导尿管,根据手术方式决定术后留置导尿管时间。

(三)饮食

术后数小时后恢复正常饮食。

(四)抗生素

根据手术类型决定应用抗生素,预防感染。盆腔炎及盆腔脓肿引流者可适当延长抗生素使用时间。

六、并发症及其防治

(一)大血管损伤

妇科腹腔镜手术穿刺部位临近腹膜后腹主动脉、下腔静脉和髂血管,损伤这些大血管,可能危及患者生命,应该严格避免此类并发症发生。一旦发生,应立即开腹止血,修补血管。

(二)腹壁血管损伤

腹壁下动脉损伤是较严重的并发症。第二或第三穿刺应在腹腔镜直视下避开腹壁血管进行。对腹壁血管损伤应及时发现,并在腹腔镜监视下电凝或进行缝合止血。

(三)术中出血

出血是手术性腹腔镜手术中最常见的并发症,特别是进行腹腔镜全子宫切除时容易发生。手术者应熟悉盆腹腔解剖,熟练掌握手术操作技术、应用各种腹腔镜手术能源。

(四)脏器损伤

主要指与内生殖器官邻近的脏器损伤,如膀胱、输尿管及直肠损伤,多在手术操作不熟练或由于组织粘连导致解剖结构异常时容易发生。未能在手术中发现的肠道损伤,特别是脏器电损伤将导致术后数天发生肠瘘、腹膜炎,严重者可导致全身感染、中毒性休克。患者预后差。

(五)与 CO_2 气腹相关的并发症

皮下气肿、术后上腹部不适及肩痛是常见的与腹腔 CO_2 气腹有关的并发症。上腹部不适及右肩疼痛,是由于 CO_2 气腹对膈肌刺激所致,术后数天内症状减轻或消失。如术中发现胸壁上部及颈部皮下气肿,应该及时检查各穿刺孔是否存在腹腔气腹皮下泄漏,并及时降低气腹压力,以防 CO_2 气体蓄积体内。

(六)其他术后并发症

穿刺口不愈合、穿刺口痛、术后尿潴留可发生于术后,但较少出现。

（刘菲菲）

第八节　阴道镜检查

阴道镜是一种体外双目立体放大镜式的光学窥镜,可将局部放大 10～40 倍。其用于外阴、阴道和宫颈上皮结构及血管形态的观察,可以发现与癌有关的异型上皮、异型血管,指导可疑病变部位的定位活组织检查,辅助诊断宫颈上皮内瘤变(CIN)及早期宫颈癌,也用于外阴皮肤和阴道黏膜的相应病变和相关疾病的观察,以提高宫颈疾病及外阴阴道疾病的确诊率。阴道镜分为 3 种:光学阴道镜、电子阴道镜和光-电一体的阴道镜,均可与计算机和监视器相连。现代电子阴道镜由摄像机、监视屏、冷光源、支架及一些辅助配件构成,可将被检查的部位显示在监视屏上进行观察。阴道镜观察不到宫颈管,对鳞-柱状上皮交界处位于宫颈管内者(多发生在绝经后)的应用受到限制。

一、适应证

(1)宫颈刮片细胞学检查巴氏 Ⅱ 级以上、TBS 示 LSIL 及以上、ASCUS 伴 HPV DNA 阳性或 AGC 者。

(2)HPV DNA 检测 16 或 18 阳性者。

(3)临床可疑病史或体征:如接触性出血、异常排液;宫颈外观异常,如慢性宫颈炎(宫颈假性糜烂或不对称糜烂、息肉)、白斑、红区或可疑癌等。

(4)宫颈锥切术前确定病变范围。

(5)可疑病变处指导性活检。

(6)宫颈糜烂、尖锐湿疣等。

(7)慢性宫颈炎长期治疗无效。

(8)阴道和外阴病变:阴道和外阴上皮内瘤样变、早期阴道癌、阴道腺病、梅毒、结核、尖锐湿疣等。

(9)宫颈、阴道及外阴疾病治疗后的复查和评估。

(10)其他,如 CIN 及早期宫颈癌术前了解阴道壁受累情况等。

二、操作步骤

阴道镜检查前应排除阴道毛滴虫、假丝酵母菌、淋病奈瑟菌等感染。检查部位出血或阴道、子宫颈急性炎症,不宜进行检查,应先治疗。检查前 24 小时内应避免阴道、宫颈操作及治疗(冲洗、上药、妇科检查、活检、性交等),以减少对检查部位的刺激和干扰。遇有检查部位出血或阴道、宫颈急性炎症,不宜进行检查。

(1)患者取膀胱截石位,用生理盐水湿润阴道窥器(不使用润滑剂),暴露宫颈穹隆部及阴道穹隆部。首先肉眼检查宫颈形态、大小、色泽,有无糜烂、白斑、赘生物及分泌物性质等。棉球轻轻擦除宫颈分泌物。

(2)调整阴道镜和检查台高度以适合检查,将镜头放置距外阴 10 cm 的位置(镜头距宫颈 15～20 cm 处),镜头对准宫颈或病变部位,打开光源(使用电子阴道镜,连接好监视器),调节阴道镜物镜焦距使物像清晰。先用低倍镜观察宫颈外形、颜色、血管及有无白斑。必要时用绿色滤光镜片并放大 20 倍观察，使血管图像更清晰；进行更精确的血管检查时，可加红色滤光镜片。

（3）为区分正常与异常、鳞状上皮和柱状上皮，可借助于以下溶液。①3％醋酸溶液（蒸馏水 97 mL＋纯冰醋酸 3 mL）：即醋酸白试验，用 3％醋酸棉球浸湿宫颈表面，使柱状上皮迅速肿胀、发白，呈葡萄状改变，数秒钟后，鳞-柱状上皮交界处非常清晰。有上皮内瘤变时，细胞含蛋白质较多，涂醋酸后蛋白质凝固，上皮变白。②碘溶液（蒸馏水 100 mL＋碘 30 g＋碘化钾 0.6 g）：即碘试验，用复方碘溶液棉球浸湿宫颈，使富含糖原的成熟鳞状上皮被碘染成棕褐色，称为碘试验阳性；未成熟化生上皮、角化上皮及非典型增生上皮、癌变上皮内不含糖原而均不被碘着色，柱状上皮因雌激素水平低也不着色，称为碘试验阴性。观察不着色区域的分布，在异常图像部位或可疑病变部位取多点活检送病理检查。③40％三氯醋酸（蒸馏水 60 mL＋纯三氯醋酸 40 mL）：使尖锐湿疣呈刺状突起，与正常黏膜界限清楚。

（4）观察内容：宫颈大小、糜烂样组织范围、宫颈黏膜有无外翻；上皮有无异常、病变范围；血管形态、毛细血管间距离等。

三、检查注意事项

（1）签署知情同意书。

（2）阴道镜检查前应有细胞学检查结果，至少 48 小时内不宜做阴道冲洗、细胞学刮片、妇检、用药及性生活，以免影响阴道镜观察。

（3）宫颈阴道有严重炎症时，应先行抗感染治疗。

（4）宜在月经干净 3～4 天后进行，月经期前不宜做。

（5）检查时应全面观察宫颈、颈管下段、阴道或外阴和肛周，以防遗漏病变。

（6）注重时间量化，包括醋酸反应和观察的时间，行动态观察；应用 5％醋酸 30～60 秒后，观察宫颈上皮和血管变化，至少观察 3～5 分钟。若观察时间太短，则会影响阴道镜的评价；必要时 3～4 分钟后重复用醋酸。

（7）细胞学持续可疑或阳性，或高危 HPV（16/18）持续阳性，阴道镜检查未发现异常或未见鳞-柱状上皮交界（或未见整个转化区时），除宫颈四象限随机活检外，应常规做颈管内膜刮术（ECC），必要时做诊断性锥切，协助诊断。

（8）根据阴道镜所见图像中多方面特征，结合临床有关信息加以综合评估。若难以诊断时，将病变区上皮和血管与周围正常黏膜进行对比观察，力求获得与组织学较为一致的阴道镜诊断。最后确诊需根据病理检查。

（9）妊娠期妇女除怀疑浸润癌时需取宫颈活检处，一般延期至产后 6～8 周，复查细胞学后决定是否阴道镜检查。妊娠期禁止宫颈管刮术（ECC）。

（10）充分认识阴道镜检查的局限性。

四、诊断标准

(一)正常图像

1.正常上皮

（1）鳞状上皮：粉红色，光滑。醋酸白试验上皮不变色，碘试验阳性。

（2）柱状上皮：原始鳞-柱状上皮交界处位于宫颈管外口（柱状上皮外移），镜下明显呈微小乳头状。醋酸白试验后,乳头肿胀呈葡萄状,涂碘不着色。乳突合并炎症时,可见表面血管增多、水肿,临床上将这种柱状上皮称为假性糜烂(pseudo erosion)。绝经后,女性激素减少,原始鳞-柱状上皮交界处回缩至宫颈管内,一般在镜下无法见到。

(3)正常转化区:又称移行带区,是原始鳞-柱状上皮交界处与生理鳞-柱状上皮交界处之间的化生区。阴道镜下见毛细血管丰富,形态规则,呈树枝状;由化生上皮环绕柱状上皮形成葡萄状小岛,厚度不等的新生鳞状上皮,呈粉红色;在化生上皮区内可见针眼状的凹陷为腺体开口,常被新生上皮覆盖致黏液潴留而形成潴留囊肿(宫颈腺囊肿),呈环形灰色斑。醋酸白试验后化生上皮与圈内的柱状上皮界限明显。涂碘后,碘着色深浅不一。病理学检查为鳞状上皮化生。

2.正常血管

血管图像为均匀分布的微小血管点。

(二)异常图像

包括上皮及血管的异形改变,几乎均出现在转化区内,碘试验均为阴性。

1.上皮变化

(1)白斑:又称单纯性白斑、真性白斑、角化病。呈白色斑片,边界清楚,略隆起,表面无血管,不涂醋酸也可见;病理学检查为角化不全或角化过度,故又称角化病,有时为人乳头瘤病毒感染。在白斑深层或周围可能有恶性病变,应常规取活组织检查。

(2)白色上皮:涂醋酸后呈白色斑块,边界清楚,无血管区多为化生上皮或棘上皮。白色上皮越厚,细胞不典型性越明显。有时,HPV亚临床感染亦呈白色上皮改变。病理学检查可能为化生上皮或上皮内瘤变。

(3)角化腺开口分5型:Ⅰ型为腺口凹凸无白环;Ⅱ型为腺口周围呈细白环;Ⅲ型为腺口边界模糊不隆起的白环;Ⅳ型为腺口周围粗大明显隆起的白环;Ⅴ型为腺口呈明显实性白点(白色腺体)。白色腺体及其开口处白环主要见于炎症及不典型增生,大而成堆的白色腺体结合其他异常图像应考虑原位癌及早期浸润癌。

2.血管改变

(1)点状血管:血管异常增生的早期变化,是位于乳头中的毛细血管,表现为醋酸白背景下有极细的红色小点(点状毛细血管),常与上皮性质有关。细点状血管与低级别上皮内瘤变或炎症有关;粗点状血管常与高级别上皮内瘤变和原位癌有关。

(2)镶嵌(mosaic):又称白斑镶嵌。由与表面平行的血管构成,血管之间为病变上皮,形成不规则镶嵌。醋酸白试验呈白色,边界清。若表面呈不规则突出,将血管推向四周,提示细胞增生过速,应注意癌变。病理学检查常为上皮内瘤变。

(3)异型血管:血管管径、大小、形态、分支、走向及排列等极不规则,血管间距离明显增大,分布紊乱,形态各异,可呈螺旋形、逗点形、发夹形、树叶形、线球形、杨梅形等改变。病理学检查可以为各种级别的宫颈上皮内瘤变及浸润癌。

(三)早期宫颈浸润癌

常见醋白上皮、点状血管、镶嵌的"三联征"。醋白上皮浓厚,呈灰白色或牡蛎白,表面结构不清,呈云雾、脑回、猪油状,表面稍高或稍凹陷。醋白上皮出现快,持续时间长,常＞3分钟,病变广泛。点状血管和/或镶嵌粗大而不规则。局部血管异常增生,血管扩张,失去正常血管分支形态,间距增加,走向紊乱,形态特殊,血管突破镶嵌结构是早期的先兆征象,可见异型血管呈螺旋形、发夹或逗点形、蝌蚪形等。醋酸白试验后,表面呈玻璃样水肿或熟肉状,常合并有异形上皮。

碘试验阴性或着色极浅。

五、优势与局限

(一)主要优势

(1)发现肉眼不能识别的宫颈病变,与细胞学检查合用,CIN 和早期宫颈癌的早诊率高达 98.0%～99.4%。

(2)阴道镜直视下定位活检比盲目活检的命中率高,其活检的准确率高达 83.6%～99.5%。

(3)迅速鉴别良、恶性肿瘤,减少或避免不必要的活检,对妊娠期妇女尤为重要。

(4)阴道镜下多点活检＋颈管刮术可减少锥切率,妊娠期阴道镜检查满意,看到整个病变及完整 SCJ 排除浸润癌时,可避免诊断性锥切。

(5)对临床处理宫颈病变有一定的指导意义:①阴道镜图像可综合评估病变的大小、范围、程度及选择合适的诊断方法;②根据阴道镜下转化区类型,为临床医师选择治疗模式提供参考依据;③CIN 和早期宫颈癌治疗前行阴道镜检查,有助于了解宫颈病变是否累及阴道或合并阴道/外阴病变,以免漏诊。

(6)用于 CIN 和早期宫颈癌等治疗后随诊。

(7)用于宫颈、阴道和外阴上皮内瘤变(CIN、VaIN、VIN)的动态观察。

(8)与细胞学和/或 HPV 检测联合用于宫颈癌筛查。

(二)局限性

(1)阴道镜不能观察颈管内病变,假阴性率可达 14%,中国医学科学院肿瘤医院报道的假阴性率为 9.5%。且不易鉴别有无宫颈间质浸润,30%的镜下浸润被漏诊。

(2)对阴道镜图像的解释有一定的主观性,有报道阴道镜诊断 CIN 1、2 级与病理的符合率低于无 CIN 或 CIN 3 级的病变。近年报道,阴道镜下活检病理为 CIN 1 级的漏诊率≥CIN 2 级。

(3)掌握阴道镜检查技术须经专门培训,应具有相关学科如细胞学、病理学的知识。

六、临床应用价值

(1)阴道镜最主要的临床应用价值是进一步评价异常细胞学。由于阴道镜检查不能观察细胞的细微结构,只能观察病变引起的局部上皮及血管的形态学改变,因此,不能确诊病变性质,只能提供可能的病变部位。凡阴道镜下怀疑宫颈、阴道癌变,均应在阴道镜指导下行活组织检查,根据病理学明确诊断,提高活检的阳性率。

(2)宫颈刮片细胞学检查和阴道镜检查的联合应用,可以提高宫颈癌的早期诊断水平,对指导宫颈活检、早期诊断宫颈癌有重要临床价值。细胞学检查阳性而活检阴性者,应做阴道镜检查。

(吴立惠)

第三章

女性生殖系统发育异常

第一节　阴道发育异常

一、先天性无阴道

先天性无阴道为双侧副中肾会合后未能向尾端伸展形成管道所致,多数伴无子宫或只有始基子宫,但极少数也可有发育正常的子宫。半数伴泌尿系统畸形。一般均有正常的卵巢功能,第二性征发育也正常。

(一)临床表现

(1)先天性无阴道几乎均合并无子宫或仅有痕迹子宫,卵巢一般均正常。

(2)青春期后一直无月经,或婚后性生活困难而就诊。

(3)第二性征发育正常。

(4)无阴道口或仅在阴道外口处见一浅凹陷窝,或有 2 cm 短浅阴道盲端。

(5)极少数先天性无阴道者仍有发育正常的子宫,至青春期因宫腔积血出现周期性腹痛,直肠腹部联合诊可扪及增大子宫。

(二)诊断

(1)原发性闭经。

(2)性生活困难。

(3)周期性腹痛:有子宫或残留子宫及卵巢者,可有周期性腹痛,症状同处女膜闭锁。

(4)全身检查:第二性征正常,常伴有泌尿系统和骨骼系统的畸形。

(5)妇科检查:外阴发育正常,无阴道和阴道短浅,肛查无子宫颈和子宫,或只扪到发育不良的子宫。

(6)卵巢功能检查:卵巢性激素正常。

(7)染色体检查:为 46,XX。

(8)B超检查:无阴道,多数无子宫,双侧卵巢存在。

(9)腹腔镜:可协助诊断有无子宫,卵巢多正常。

(三)鉴别诊断

(1)阴道短而无子宫的睾丸女性化,染色体检查异常。

(2)阴道横隔：多伴有发育良好的子宫，横隔左侧多见一小孔。

(四)治疗

1.压迫扩张法

此法适用于阴道下段有一定深度者。从光而圆的小棒沿阴道轴方向加压，每天2次，每次20分钟，2～3个月为1个疗程，可使局部凹陷加深。

2.阴道成形术

(1)手术时间的选择：无阴道无子宫者，术后只能解决性生活问题，故最好在婚前或婚后不久进行，有正常子宫者，在初潮年龄尽早手术，以防经血潴留。

(2)手术方法的选择。①Willian法：术后2个月即可结婚。②羊膜或皮瓣法：应在婚前半年手术。

(3)手术注意点：①避免损伤直肠与尿道。②术后注意外阴清洁，防止感染。③坚持佩戴模型，防止阴道塌陷。④皮肤移植，应于术后取出纱布后全日放模型3个月，然后每晚坚持直到结婚，婚后如分居仍应间断放置模型。⑤羊膜移植后，一般放模时间为6～12个月。

(五)注意事项

(1)阴道成形术并不复杂，但由于瘢痕再次手术更为困难，故应重视术后防止感染、粘连及瘢痕形成，否则会前功尽弃。

(2)副中肾管缺如者半数伴泌尿系统畸形，故于术前须做静脉肾盂造影。

二、阴道闭锁或狭窄

胚胎发育时两侧副中肾管下端与泌尿生殖窦未能形成空腔，或空腔贯通后发育不良，则发生阴道闭锁或狭窄。后天性发病多由药物腐蚀或创伤引起。

(一)临床表现

(1)症状与处女膜闭锁相似。

(2)处女膜无孔，但表面色泽正常，亦不向外膨隆。

(3)直肠指诊扪及向直肠凸出的阴道积血肿块，其位置较处女膜闭锁者为高。

(二)诊断

(1)青春期后无月经来潮，并有逐渐加重的周期性下腹痛。如阴道狭窄，可有经血外流不畅。

(2)性生活困难。

(3)妇科检查：处女膜完整，但无阴道，仅有陷窝，肛门指检于闭锁以上部分扪及积血所形成的包块。阴道窄狭者，阴道壁僵硬，窥器放置困难。

(4)B超检查：闭锁多为阴道下段，上段可见积液包块，子宫及卵巢正常。

(三)鉴别诊断

主要通过B超、妇科检查与先天性无阴道及处女膜闭锁相鉴别。

(四)治疗

(1)尽早手术治疗，切开闭锁阴道段阴道并游离阴道积血段阴道黏膜，再切开积血段阴道黏膜，再切开积血肿块，排出积血。

(2)利用已游离的阴道黏膜覆盖创面。

(五)注意事项

手术治疗应充分注意阴道扩张问题，以防挛缩。

三、阴道横隔

胚胎发育时由双侧副中肾管会合后的尾端与泌尿生殖窦未贯通,或部分性贯通所致。横隔位于阴道上、中段交界处为多见,完全性横隔较少见。

(一)临床表现

(1)常由偶然或因不育检查而发现,也有少数因性生活不满意而就诊时发现。

(2)横隔大多位于阴道上、中段交界处,其厚度约1 cm。

(3)月经仍可正常来潮。

(二)诊断

1.腹痛

完全性横隔可有周期性腹痛,大多表现为经血外流不畅的痛经。

2.不孕

因横隔而致不孕或受孕率低。

3.闭经

完全性横隔多有原发性闭经。

4.妇科检查

月经来潮时可寻找到横隔的小孔,如有积血可扪及包块。

5.横隔后碘油造影

通过横隔上小孔注入碘油,观察横隔与子宫颈的距离及厚度。

6.B超检查

子宫及卵巢正常,如有积血可呈现积液影像。

(三)鉴别诊断

注意与阴道上段不完全阴道闭锁鉴别:通过肛诊或B超探查,观察有无子宫及上段阴道腔可确诊。

(四)治疗

1.手术治疗

行横隔切开术。若横隔薄,只需行"X"形切口;横隔厚,应考虑植羊膜或皮片。

2.妊娠期处理

分娩时发现横隔,如薄者可切开横隔,由阴道分娩;如厚者,应行剖宫产,并将横隔上的小孔扩大,以利恶露排出。

(五)注意事项

(1)术后应注意预防感染和瘢痕挛缩。

(2)横隔患者经阴道分娩时,要注意检查横隔有无撕裂出血,如有则应及时缝合以防产后出血。

四、阴道纵隔

本病由双侧副中肾管会合后,其中隔未消失或未完全消失所致,分为完全纵隔、不完全纵隔。完全纵隔形成双阴道,常合并双子宫颈及双子宫。如发育不等,也可以一侧大而一侧小,有时则可成为斜隔。

(一)临床表现

(1)绝大多数阴道纵隔无临床症状。

(2)有些因婚后性生活困难才被发现。

(3)也有在做人工流产时发现,一些晚至分娩时产程进展缓慢才发现。

(4)临床有完全纵隔和不全纵隔两种,前者形成双阴道、双宫颈、双子宫。

(5)有时纵隔偏向一侧,形成斜隔,以致该侧阴道闭锁而有经血潴留。

(二)诊断

1.完全性阴道纵隔

一般无症状,少数人有性交困难,或分娩时造成产程进展缓慢。

2.阴道斜隔

因宫腔、宫分泌物引流不畅可出现阴道流恶臭脓样分泌物。

3.妇科检查

妇科检查可确诊,但要注意双阴道在进入一侧时常难发现畸形。

4.B超检查

子宫、卵巢正常。

(三)鉴别诊断

1.阴道囊性肿物

斜隔检查时阴道一侧隔易与阴道囊性肿物相混淆,可行碘油造影鉴别。

2.继发性阴道狭窄

有外伤、炎症、局部使用腐蚀药史。

(四)治疗

1.完全阴道纵隔

一般无须特殊处理。

2.部分性阴道纵隔

影响性生活、经血排出不畅时,可于非孕时行纵隔切除术。

3.分娩时发现阴道纵隔阻碍分娩时

宫口开大 4～5 cm 后,将纵隔中央切断,胎儿娩出后再检查处理伤口。

4.阴道斜隔合并感染

斜隔切开术,引流通畅,并用抗生素治疗。

(1)首选青霉素:每次 80 万 U,每天 3 次,肌内注射,皮试阴性后用。

(2)氨苄西林:每天 6 g,分 3 次静脉推注,皮试阴性后用;或氨苄西林每次 1.5 g 加入 5％葡萄糖 100 mL 静脉滴注,每天 4 次,皮试阴性后用。

耐药菌株可选用以下两种:①头孢呋,每天 2～8 g。分 4 次静脉注射或静脉滴注。②头孢哌酮,每天 3～6 g,分 3～4 次静脉注射。

如对青霉素过敏者可选用以下 3 种:①庆大霉素,每次 8 万 U,每天 2～3 次,肌内注射。②复方磺胺甲噁唑,每次 2 片,每天 2 次,口服。③林可霉素,每天 1.2 g,静脉滴注。

(刘菲菲)

第二节 子宫发育异常

子宫发育异常由副中肾管产生的器官,以子宫最易发生畸形。副中肾管发生、发育异常越早出现,它所造成的畸形越严重。绝大多数的子宫畸形为双角子宫、双输卵管、单子宫颈,占70%;最危险的子宫畸形是双子宫,其中一侧为残角子宫,占5%。其之所以严重是因为残角子宫不易被发现,一旦宫外孕破裂,容易导致死亡。

一、分类及临床表现

(一)子宫未发育或发育不全

1.先天性无子宫

先天性无子宫为两侧副中肾管中段及尾段未发育,未能在中线会合形成子宫。常合并无阴道,但卵巢发育正常,临床表现为原发性闭经,第二性征正常,肛诊触不到子宫,偶尔在膀胱后触及一横行的索条状组织。

2.始基子宫

始基子宫又称痕迹子宫,为双侧副中肾管向中线横行伸展会合后不久停止发育所致。子宫极小,仅长1~3 cm,无宫腔,多数因无子宫内膜而无月经。

3.子宫发育不良

子宫发育不良又称幼稚型子宫,是因两侧副中肾管融合后在短时间内即停止发育。子宫发育小于正常,子宫颈相对较长而外口小,宫体和宫颈之比为1∶1或2∶3,有时子宫体呈极度的前屈或后屈。临床表现为月经量过少,婚后不孕,直肠-腹部诊可扪及小而活动的子宫。

(二)子宫发育畸形

各子宫发育畸形类型见图3-1。

1.双子宫

双子宫为两侧副中肾管完全未融合,各自发育形成双子宫、双宫颈及双阴道。左右侧子宫各有单一的卵巢和输卵管。患者多无自觉症状,不影响生育,常在产前检查、人工流产或分娩时被发现。偶有双子宫单阴道,或双子宫伴阴道纵隔,常因性交困难或经血不畅而就诊。妊娠晚期胎位异常率增加,产程中难产机会增多,以子宫收缩乏力、胎先露下降受阻为常见。

2.双角子宫及鞍状子宫

两副中肾管中段的上部未完全融合而形成双角子宫,轻者仅子宫底部下陷而呈鞍状或弧形。一般无症状,妊娠后易发生流产及胎位异常。

3.单角子宫

仅一侧副中肾管发育而成为单角子宫,常偏向一侧,仅有一条输卵管及一个卵巢,未发育侧的输卵管及卵巢多缺如。单角子宫一旦妊娠,多发生流产或早产。

4.残角子宫

残角子宫为一侧副中肾管发育正常,另一侧发育不全形成残角子宫,正常子宫与残角子宫各有一条输卵管和一个卵巢。多数残角子宫与对侧的正常子宫腔不相通仅有纤维带相连,若残角子宫内膜无功能,多无自觉症状,若残角子宫内膜有功能,可因宫腔积血而引起痛经,甚至并发子宫内膜异位症。偶有残角子宫妊娠至16～20周时发生破裂,出现典型输卵管妊娠破裂的症状和体征,若不及时手术治疗可因大量内出血而危及生命。

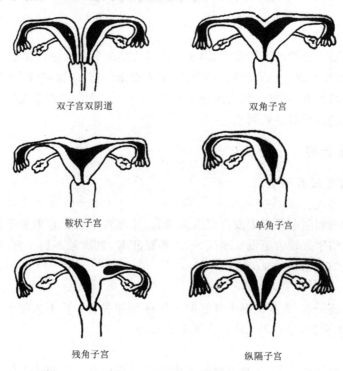

双子宫双阴道　　　　　　　　　　双角子宫

鞍状子宫　　　　　　　　　　单角子宫

残角子宫　　　　　　　　　　纵隔子宫

图 3-1　各种子宫发育畸形

5.纵隔子宫

纵隔子宫为两侧副中肾管已完全会合,但纵隔未完全退化所致。子宫外形正常,由宫底至宫颈内口将宫腔完全隔为两部分为完全纵隔,仅部分隔开者为不全纵隔。纵隔子宫易发生流产、早产及胎位异常。子宫输卵管造影及子宫镜检查是诊断纵隔子宫的可靠方法。

二、诊断

由于某些子宫畸形不影响生理功能,若无症状可终生不被发现。而部分患者由于生殖系统功能受到不同程度的影响,到了月经初潮、婚后、妊娠期、分娩期出现临床症状或人工流产并发症时才被发现。先天性无子宫患者无月经,因往往同时合并有先天性无阴道,致婚后性交困难;幼稚子宫、残角子宫等可表现为月经过少、痛经、经期不规律;双子宫、双角子宫可表现月经过多及经期延长。患者常有不育。如有妊娠,常有并发症。往往引起流产、早产、胎膜早破、胎位异常,其中臀位、横位发生率高。发育畸形之子宫围生病率、新生儿死亡率均增高。

近年来,由于腔道造影、内镜、超声、CT、MRI等诊断技术的广泛应用,发现女性生殖道畸形这类疾病已非少见,上述畸形的诊断并不困难,关键是要想到这些异常的存在。如患者有原发性闭经、痛经、不孕、习惯性流产、流产不全史、重复胎位不正、难产等病史,家属或姐妹中有子宫畸形史,应考虑到子宫畸形的可能,须做仔细的妇科检查,用探针探测宫腔大小、方向、有无隔的存在,必需时选择下列检查。

(一)B 超检查

其特点是简便、直观、无损伤、可重复多次检查。能清晰显示子宫形态、大小、位置及内部解剖结构。近年逐渐普及的阴道超声,可更清楚地显示子宫内膜、宫颈和子宫底部。在对纵隔子宫与双子宫或双角子宫的诊断中,应把 B 超检查作为首要的选择方法。但子宫 B 超检查难以了解纵隔子宫、双角子宫、残角子宫与阴道的畸形衔接及子宫腔之间相通的情况。

(二)X 线造影

X 线造影是利用一定的器械将造影剂从子宫内口注入子宫、输卵管的检查方法。能较好地显示子宫内腔的形态、输卵管通畅及异常的子宫通道情况,是诊断先天性子宫畸形最常用、最有效的方法之一。但是不能发现Ⅱ型和Ⅲ型残角子宫,改用盆腔充气造影可以发现。

(三)腹腔镜检查

可以直接观察子宫、卵巢及输卵管的发育情况。通过对腹腔的窥视,对各类生殖器畸形能做出全面的了解和评估。腹腔镜检查亦有不足之处,因为它只能看到盆腔表面的情况,也就是说只有子宫表面的畸形才能够准确地诊断,并不能了解到宫腔内情况。

(四)宫腔镜检查

可证实或发现子宫畸形,但是,它不能提供子宫浆膜表面的情况,有时不能区别纵隔子宫和双角子宫。如果纵隔延伸到宫颈,且宫腔镜仅插入一侧,有时可能误诊为单角子宫。如果宫腔镜和腹腔镜联合运用,即更有利于评价先天性子宫异常,特别是对纵隔子宫和双角子宫的区别。结合宫腔镜,通过腹腔镜对宫底表面轮廓的评价,对区分纵隔子宫和双角子宫有较大价值,同时亦可弥补宫腔镜检查的不足。

宫腔镜检查的一个很大优点是可以施行某些矫治手术。

(五)静脉肾盂造影

生殖系统和泌尿系统的先天性畸形常常并存,如 70%~90%单肾合并子宫畸形,而 15%先天性无阴道合并肾脏畸形,因此,有必要常规做静脉肾盂造影以排除泌尿系畸形。

(六)其他

可行染色体核型分析,H-Y 抗原检测,SRY 基因检测,酶、性激素测定及性腺活检等,以明确有无遗传性疾病或性分化异常。

三、手术治疗

对子宫畸形常用的手术矫治方法有下列四种。

(一)子宫吻合术(双子宫的合并术)

子宫吻合术适宜于双子宫、纵隔子宫及双侧子宫角发育相称的双角子宫患者。子宫畸形经过整形手术后宫腔成为一较大的整体,有利于胚胎发育,减少流产和早产的发生。

(二)子宫纵隔切除术

子宫纵隔切除术适宜于完全或部分子宫纵隔者,有 3 种手术途径。①经腹部手术。②宫腔镜下切除子宫纵隔;手术时间选在卵泡期。③经阴道切除子宫纵隔:在腹腔镜或 B 超监视下施行手术。

(三)残角子宫切除术

临床上,残角子宫多是由于残角子宫妊娠时被发现,一经确诊,及时切除;在剖宫产或妇科手术时发现残角子宫,亦应切除。若粘连重难以切除时,应将患侧输卵管结扎。

（四）宫腔积血的人工通道术

部分双子宫、双宫颈患者，一侧宫颈流出道受阻于起自两侧宫颈之间、斜行附着于同侧阴道壁的隔膜，这称为阴道斜隔综合征。结果是受阻侧宫腔积血，继发感染即形成积脓，一般在初潮后不久即出现进行性痛经。由于隔后的阴道子宫腔积血或积脓，妇科检查时在一侧穹隆或阴道侧壁触到囊性肿物，该侧子宫颈暴露不清，其上子宫有时误诊为包块。一经确诊，即行斜隔切开术。关于患侧子宫去留问题，意见不一。有学者主张开腹切除患侧子宫，而有的学者则持相反意见。因患者都是未婚或尚未生育者，保留积血侧子宫有可能提高受孕能力。

（刘菲菲）

第三节　输卵管发育异常

输卵管是两个苗勒管上端各自分离的一段，因此，输卵管较子宫、阴道发生畸形的机会少得多。

一、分类

（一）输卵管未发育

尚未见双侧输卵管未发育单独出现的报道。这种畸形多伴有其他严重畸形而不能存活，往往与同侧的子宫不发育合并存在。输卵管不发育的原因，有原发性和继发性两种。前者原因不明，是指整个一侧的苗勒管都未形成，不但没有输卵管，同侧的子宫、子宫颈也不发育。后者如真两性畸形，一侧有卵巢，另一侧有睾丸或卵睾。在有睾丸或卵睾的一侧不形成输卵管，甚至不形成子宫。

（二）输卵管发育不全

实性的输卵管、索状的输卵管及发育不良的输卵管，都属于输卵管发育早期受到程度不同的抑制或阻碍使其不能完全发育所致。有时与发育不良的子宫同时存在。

（三）小副输卵管

小副输卵管是一个比较短小的输卵管，它有完整的伞端（单侧或双侧），附着于正常输卵管的上面。有的副输卵管腔与正常的输卵管腔沟通，有的不沟通而在其附着处形成盲端。

（四）单侧双输卵管或双侧双输卵管

双输卵管均有管腔通于子宫腔，发生机制不明。

（五）输卵管憩室

憩室较易发生于输卵管的壶腹部，容易造成宫外孕而危及生命。

（六）输卵管中段缺如

类似输卵管绝育手术后的状态，缺失段组织镜下呈纤维肌性。

（七）输卵管位置异常

在胎儿的分化发育过程中因发育迟缓未进入盆腔，使之位置异常（包括卵巢）。

二、临床表现

无明显临床表现，临床上多因检查不孕症、子宫畸形腹腔镜检查、剖腹探查、宫外孕破裂时才被发现。

三、辅助检查

(一)子宫输卵管碘油造影

子宫输卵管碘油造影可提示小副输卵管、单侧或双侧双输卵管、输卵管憩室。但不能鉴别输卵管缺如与输卵管梗阻。

(二)腹腔镜

腹腔镜可在直视下发现输卵管发育异常(包括位置异常,图3-2)。

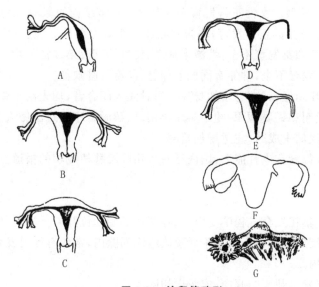

图 3-2　输卵管畸形

A.单侧输卵管及单侧子宫;B.小副输卵管(左侧);C.双侧双输卵管
D.实管输卵管;E.输卵管发育不良(左);F.中段节断性输卵管;G.输卵管憩室

四、诊断

输卵管先天性畸形不易被发现,原因首先是常与生殖道先天畸形同时存在而被忽略,其二是深藏在盆腔侧方。常用的诊断方法:子宫输卵管造影术后可发现单角子宫单侧输卵管,双侧双输卵管;腹腔检查可能发现各种畸形;剖腹术可予较明确的诊断。

五、治疗

对由于输卵管异常引起不孕者,在腹腔镜或剖腹术行输卵管整形术。发生输卵管妊娠破裂或流产者,术中认真检查,对可修复的输卵管畸形不要轻易切除,应采取显微手术技巧进行整复输卵管,以保留功能。

(刘菲菲)

第四节　卵巢发育异常

一、卵巢发育不全

原发性卵巢发育不全多发生于性染色体畸变女性,以 45,XO 为最常见,亦可见于 XO 核型的镶嵌体或单纯的多 X 核型。女性正常发育必须有两条正常结构的 X 性染色体,缺失一条或多一条 X 性染色体即影响卵巢的正常发育,均为双侧性。卵巢为细长形、淡白色、质硬、呈条索状。其表现可为女性,但由于卵巢发育不全,性激素缺乏,使性器官及第二性征均不发育,往往伴有其他畸形。可有单侧卵巢发育不全,常伴有同侧输卵管,甚至肾脏缺如。

治疗原则:主要治疗闭经,其次为增加身高。对骨骺未闭合者,均先给予蛋白同化类激素,以促进体内蛋白质合成代谢和钙质蓄积,约半年后再用雌、孕激素序贯疗法做人工周期诱导使月经来潮,同时辅以调整月经的中成药,注意增加营养。

此类患者绝大多数都没有生育能力,国内已有采用胚胎移植成功的报道。

二、卵巢异位

卵巢异位是由于卵巢在发育过程中受阻,仍停留在胚胎期位置未下降至盆腔,位置即高于正常卵巢部位。如位于肾脏下极附近,或位于后腹膜组织间隙内,常伴有卵巢发育不良。如下降过度,可位于腹股沟疝囊内。

所有异位卵巢都有发生肿瘤的倾向,应予以切除。

三、额外卵巢

额外卵巢罕见,除正常位置的卵巢外,尚可在他处发现额外的卵巢组织,其部位可在腹膜后、乙状结肠系膜及盆腔等处。这些额外卵巢是由于胚胎发生的重复而形成的,大小不一,小者仅数毫米,大者可达正常大小。因其他原因行剖腹手术时,若偶然发现,应予以切除。

四、副卵巢

副卵巢即在正常卵巢附近出现多余的卵巢组织,一般<1 cm,偶有 2~3 个副卵巢出现,常呈结节状,易误认为淋巴结,需病理检查才能确诊。

五、单侧卵巢缺失和双侧卵巢缺失

单侧卵巢缺失和双侧卵巢缺失均少见,前者可见于单角子宫,后者可见于 45,XO Turner 综合征患者。

治疗:异位卵巢和多余卵巢,一经发现应予切除。双侧卵巢缺如,可行性激素替代疗法。

疗效标准与预后:异位卵巢和多余卵巢有发生肿瘤的倾向。双侧卵巢缺如施行性激素替代疗法,有助于内外生殖器及第二性征发育,对精神有安慰作用,但对性腺发育无作用,不可恢复生育功能。

(刘菲菲)

第四章

女性生殖系统内分泌疾病

第一节 性 早 熟

一、性早熟的发生机制和分类

对女孩来说,8岁之前出现第二性征就称为性早熟。根据发病机制,性早熟可分为 GnRH 依赖性性早熟和非 GnRH 依赖性性早熟两大类。

(一)正常的青春期启动机制

了解正常的青春期启动机制是理解性早熟发生机制的基础。正常女孩的青春期启动发生在8岁以后,临床上表现为8岁以后开始出现第二性征的发育。性早熟患儿在8岁前就出现青春期启动。

正常青春期启动是由两个生理过程组成,它们分别被称为性腺功能初现和肾上腺皮质功能初现。女性性腺功能初现是指青春期下丘脑-垂体-卵巢轴(H-P-O 轴)被激活,卵巢内有卵泡的发育,卵巢性类固醇激素分泌显著增加,临床上表现为乳房发育和月经初潮。肾上腺皮质功能初现是指肾上腺皮质雄激素分泌显著增加,临床上主要表现为血脱氢表雄酮(DHEA)和硫酸脱氢表雄酮(DHEAS)水平升高及阴毛出现,青春期阴毛出现称为阴毛初现。目前认为性腺功能初现和肾上腺功能初现是两个独立的过程,两者之间不存在因果关系。对女性来讲,青春期启动主要是指卵巢功能被激活。

青春期出现的最主要的生理变化是第二性征的发育和体格生长加速。女性第二性征的发育表现为乳房发育、阴毛生长和外阴发育。乳房是雌激素的靶器官,乳房发育反映的是卵巢的内分泌功能,Tanner 把青春期乳房发育分成5期(表4-1)。阴毛生长是肾上腺皮质分泌的雄激素作用的结果,因此反映的是肾上腺皮质功能初现,Tanner 把青春期阴毛发育也分成5期。Tanner 2期为青春期启动的标志。一般来说,肾上腺皮质功能初现的时间较性腺功能初现的时间早,月经初潮往往出现在乳房开始发育后的2~3年内。

表 4-1　女孩青春发育分期（Tanner 分期）

女性	乳房发育	阴毛发育	同时的变化
1 期	青春前	无阴毛	
2 期	有乳核可触及,乳晕稍大	有浅黑色阴毛稀疏地分布在大阴唇	生长速度开始增快
3 期	乳房和乳晕继续增大	阴毛扩展到阴阜部	生长速度达高峰,阴道黏膜增厚角化,出现腋毛
4 期	乳晕第二次凸出于乳房	类似成人,但范围小,阴毛稀疏	月经初潮(在 3 期或 4 期时)
5 期	成人型	成人型	骨骺闭合,生长停止

青春期体格生长加速又称为生长突增,女孩青春期生长突增发生的时间与卵巢功能初现发生的时间一致,临床上表现为生长突增发生在乳房开始发育的时候。青春期启动前女孩生长速度约为每年 5 cm,生长突增时可达 9～10 cm。生长突增时间持续 2～3 年,初潮后生长速度明显减慢,整个青春期女孩身高可增加 25 cm。

(二)性早熟的发生机制及病因分类

GnRH 依赖性性早熟又称为真性性早熟或中枢性性早熟(CPP),是由下丘脑-垂体-卵巢轴提前激活引起的。其中未发现器质性病变的 GnRH 依赖性性早熟,称为特发性GnRH依赖性性早熟。非 GnRH 依赖性性早熟又称为假性性早熟或外周性性早熟,该类性早熟不是由下丘脑-垂体-卵巢轴功能启动引起的,患者体内性激素水平的升高与下丘脑 GnRH 的作用无关。所谓同性性早熟是指提前出现的第二性征与患者的性别一致,如女性提前出现乳房发育等女性第二性征。异性性早熟是指提前出现的第二性征与其性别相反或不一致,如女性提前出现男性的第二性征。不完全性性早熟又称为部分性性早熟。单纯乳房早发育可以认为是正常的变异,其中一部分可以发展为中枢性性早熟,因此需要长期随访。单纯性阴毛早现是由肾上腺皮质功能早现引起的,多数单纯的月经初潮早现与分泌雌激素的卵巢囊肿自然消退有关。

1.GnRH 依赖性性早熟

(1)特发性性早熟。

(2)中枢性神经系统异常。①先天性:如下丘脑错构瘤、中隔神经发育不良、蛛网膜囊肿等;②获得性:化疗、放疗、炎症、外伤、手术等;③肿瘤。

(3)原发性甲状腺功能减退。

2.非 GnRH 依赖性性早熟

(1)女性同性性早熟:①McCune-Albright 综合征;②自律性卵泡囊肿;③分泌雌激素的卵巢肿瘤;④分泌雌激素的肾上腺皮质肿瘤;⑤异位分泌促性腺激素的肿瘤;⑥外源性雌激素。

(2)女性异性性早熟:①先天性肾上腺皮质增生症;②分泌雄激素的卵巢肿瘤;③分泌雄激素的肾上腺皮质肿瘤;④外源性雄激素。

3.不完全性性早熟

(1)单纯性乳房早发育。

(2)单纯性阴毛早现。

(3)单纯性月经初潮早现。

McCune-Albright 综合征是一种少见的 G 蛋白病,临床上以性早熟、多发性骨纤维异常增殖及皮肤斑片状色素沉着为最常见的症状,病因是胚胎形成过程中的鸟嘌呤核苷酸结合蛋白(G 蛋白)α亚基(Gsα)基因发生突变,使 α 亚基的 GTP 酶活性增加,引起腺苷酸环化酶活性持续被激活,导致 cAMP 水平升高,最后出现卵巢雌激素分泌。McCune-Albright 综合征是一个典型的假性性早熟,它还可以有其他内分泌异常:结节性甲状腺增生伴甲状腺功能亢进、甲状旁腺腺瘤、多发性垂体瘤伴巨人症或高催乳素血症、肾上腺结节伴库欣综合征等。

原发性甲状腺功能减退引起性早熟的机制与促甲状腺素释放激素(TRH)有关。一般认为,TRH 水平升高时不仅使促甲状腺激素(TSH)和催乳素分泌增加,也可使 FSH 和 LH 分泌增加,这可能是原发性甲状腺功能减退引起性早熟的原因。有学者认为,原发性甲状腺功能减退引起性早熟的机制与过多的 TSH 和 FSH 受体结合,导致雌激素分泌有关。

(三)诊断及鉴别诊断

8 岁之前出现第二性征就可以诊断为性早熟。为区别性早熟的类型和病因,临床上要做一系列辅助检查。

1.骨龄测定

骨龄超过实际年龄 1 年或 1 年以上就视为提前,是判断骨质成熟度最简单的指标。

2.超声检查

可了解子宫和卵巢的情况。卵巢功能启动的标志是卵巢容积大于 1 mL,并有多个直径大于 4 mm 的卵泡。另外盆腔超声可鉴别卵巢肿瘤,肾上腺超声可鉴别肾上腺肿瘤。

3.头颅 MRI 检查

对 6 岁以下的女性性早熟者应常规做头颅 MRI 检查,目的是除外中枢神经系统病变。

4.激素测定

性早熟儿体内的雌激素水平明显升高,升高程度与 Tanner 分期相关。另外,肿瘤患者体内的激素水平异常升高,21-羟化酶患者体内的睾酮水平常≥6.24 mmol/L,17-羟孕酮水平超过正常水平的数十倍或数百倍。

非 GnRH 依赖性性早熟患者体内的促性腺激素水平通常不升高,但异位分泌促性腺激素的肿瘤患者例外。从理论上讲,GnRH 依赖性性早熟患者体内的促性腺激素水平升高,但临床上测定时却可能发现GnRH依赖性性早熟患者体内的促性腺激素水平并无升高。这与青春期启动早期促性腺激素分泌存在昼夜差别有关,在青春期早期促性腺激素分泌增加只出现在晚上,因此,白天测定出来的促性腺激素水平并无增加。

测定甲状腺功能对鉴别甲状腺功能减退是必要的。

5.促性腺激素释放激素(GnRH)兴奋试验

该试验是鉴别 GnRH 依赖性性早熟和非 GnRH 依赖性性早熟的重要方法:GnRH 50～100 μg 或 2.5～3.0 μg/kg 静脉注射,于 0、30、60 和 90 分钟分别采集血样,测定血清 FSH 和 LH 浓度。如果 LH 峰值>12 U/L,且 LH 峰值/FSH 峰值>1,则考虑诊断为 GnRH 依赖性性早熟。

(四)性早熟的处理原则

性早熟的处理原则是祛除病因,抑制性发育,减少不良心理影响,改善最终身高。对由中枢神经系统病变引起的 GnRH 依赖性性早熟,有手术指征者给予手术治疗,无手术指征者治疗原则同特发性 GnRH 依赖性性早熟。特发性 GnRH 依赖性性早熟主要使用 GnRH 类似物(GnRH-a)治疗,目的是改善成年身高,防止性早熟和月经早初潮带来的心理问题。甲状腺功能减退者需补充甲状腺素。

二、特发性 GnRH 依赖性性早熟的治疗

特发性 GnRH 依赖性性早熟的治疗目的是阻止性发育,使已发育的第二性征消退;抑制骨骺愈合,提高成年身高;消除不良心理影响,避免过早性交。目前,临床上常用的药物有孕激素、GnRH 类似物、达那唑和生长激素等,首选 GnRH 类似物。

(一)孕激素

用于治疗特发性 GnRH 依赖性性早熟的孕激素有甲羟孕酮、甲地孕酮和环丙孕酮。

1.甲羟孕酮

主要作用机制是通过抑制下丘脑-垂体轴抑制促性腺激素的释放,另外,甲羟孕酮还可以直接抑制卵巢类固醇激素的合成,可使用口服或肌内注射给药。口服 10～40 mg/d;肌内注射 100～200 mg/m²,每周 1 次或每 2 周 1 次。临床上多选口服制剂。

长期大量使用甲羟孕酮的主要不良反应:①皮质醇样作用,能抑制 ACTH 和皮质醇的分泌。②增加食欲,使体重增加。③可引起高血压和库欣综合征样表现。

2.甲地孕酮

其作用机制和不良反应与甲羟孕酮相似。用法:甲地孕酮 10～20 mg/d 口服。

3.环丙孕酮

环丙孕酮有抗促性腺激素、孕激素活性,作用机制和不良反应与甲羟孕酮相似。环丙孕酮最大的特点是有抗雄激素活性。用法:每天 70～100 mg/m² 口服。

由于孕激素无法减缓骨龄增加速度,因此对改善最终身高没有益处。另外,许多患儿不能耐受长期大量使用孕激素。目前,临床上更主张用 GnRH 类似物米代替孕激素。

(二)达那唑

达那唑能抑制下丘脑-垂体-卵巢轴,增加体内雌二醇的代谢率,因此能降低体内的雌激素水平。临床上常用达那唑治疗雌激素依赖性疾病,如子宫内膜异位症、子宫内膜增生和月经过多等。有作者用达那唑治疗 GnRH 依赖性性早熟也取得了不错的疗效。研究者用 GnRH 激动剂治疗特发性 CPP1～2 年后,改用达那唑治疗 1 年,剂量为 8～10 mg/kg,结果发现达那唑药物治疗可以促进骨龄超过 12 岁的性早熟患儿身高生长。另外,达那唑还可以作为 GnRH 激动剂停药后继续用药的选择(表 4-2)。

表 4-2　GnRH 激动剂治疗最后 1 年与达那唑治疗 1 年后的比较

项目	GnRH 激动剂治疗最后 1 年	达那唑治疗 1 年后
生物年龄(CA)(岁)	(9.76±1.70)	(10.6±1.7)
骨龄(BA)(岁)	(11.85±0.99)	(12.81±0.78)
△BA/△CA	(0.58±0.36)	(0.95±0.82)
身高增长速度(厘米/年)	(4.55±2.63)	(6.78±3.11)
预测身高(PAH)(cm)	(156.79±7.30)	(158.01±6.66)

达那唑的主要不良反应:①胃肠道反应,恶心、呕吐等不适。②雄激素过多的表现,皮脂增加、多毛等。③肝功能受损。

由于达那唑的不良反应比较明显,因此许多患儿无法耐受。事实上,在临床上达那唑也很少用于治疗性早熟。

（三）GnRH 类似物

根据作用机制可以将 GnRH 类似物分为 GnRH 激动剂和 GnRH 拮抗剂两种,它们均可用于治疗 GnRH 依赖性性早熟。目前,临床上最常用的是长效 GnRH 激动剂,如亮丙瑞林、曲普瑞林、戈舍瑞林等,一般每 4 周肌内或皮下注射 1 次。长效 GnRH 激动剂对改善第二性征、抑制下丘脑-垂体-卵巢轴有非常好的疗效。另外,由于它能延缓骨龄增加速度,增加骨骺愈合时间,所以能改善最终身高。

1.GnRH 激动剂治疗规范

关于 GnRH 激动剂的使用,中华医学会儿科学分会内分泌遗传代谢学组提出以下建议供参考。

（1）GnRH 激动剂的使用指征。为改善成年身高,建议使用指征:①骨龄,女孩≤11.5 岁,骨龄＞年龄 2 岁或以上。②预测成年身高,女孩＜150 cm。③骨龄/年龄＞1,或以骨龄判断身高的标准差积分（SDS）≤-2 。④发育进程迅速,骨龄增长/年龄增长＞1。

（2）慎用指征。有以下情况时,GnRH 激动剂改善成年身高的疗效差,应酌情慎用。①开始治疗时骨龄:女孩＞11.5 岁。②已有阴毛显现。③其靶身高低于同性别、同年龄正常身高平均值 2 个标准差（$\overline{x}-2S$）。

（3）不宜使用指征。有以下情况不宜应用 GnRH 激动剂,因为治疗几乎不能改善成年身高。①骨龄:女孩≥12.5 岁。②女孩月经初潮。

（4）不需应用的指征:因性发育进程缓慢（骨龄进展不超越年龄进展）而对成年身高影响不大的 CPP 不需要治疗,但须定期复查身高和骨龄变化。

（5）GnRH 激动剂使用方法。①剂量:首剂为 80～100 μg/kg,2 周后加强 1 次,以后每 4 周1 次,剂量为 60～80 μg/kg,根据性腺轴功能抑制情况（包括性征、性激素水平和骨龄进展）而定,抑制差者可参照首次剂量,最大剂量为每次3.75 mg。为确切了解骨龄进展的情况,临床医师应自己对治疗前后的骨龄进行评定和对比,不宜只按放射科的报告。②治疗监测:首剂 3 个月末复查 GnRH 激发试验,LH 激发值在青春前期水平说明剂量合适,以后对女孩只需定期复查基础血清雌二醇（E_2）浓度判断性腺轴功能抑制状况。治疗过程中每 2～3 个月测量身高和检查第二性征。每 6 个月复查骨龄,同时超声复查子宫和卵巢。③疗程:为改善成年身高,GnRH 激动剂的疗程至少需要 2 年。一般在骨龄 12.0～12.5 岁时可停止治疗。对年龄较小开始治疗者,在年龄已追赶上骨龄,且骨龄已达正常青春期启动年龄时可停药,使其性腺轴功能重新启动。④停药后监测:治疗结束后第 1 年内应每 6 个月复查身高、体重和第二性征。

2.GnRH 激动剂的不良反应

GnRH 激动剂没有明显的不良反应。少部分患者有变态反应及注射部位硬结或感染等。临床上人们最关心的是 GnRH 激动剂对患者的远期影响,目前的研究表明,长期使用 GnRH 激动剂不会给下丘脑-垂体-卵巢轴造成永久性的抑制。一旦停用 GnRH 激动剂,受抑制的下丘脑-垂体-卵巢轴会很快恢复活动。另外,有患者担心使用 GnRH 激动剂可造成将来的月经失调,目前尚无证据说明患者以后的月经失调与 GnRH 激动剂治疗之间存在着联系。

3.GnRH 拮抗剂

GnRH 拮抗剂也可用于治疗 GnRH 依赖性性早熟,它与 GnRH 激动剂的区别在于开始使用时就会对下丘脑-垂体-卵巢轴产生抑制作用。

(四)生长激素

生长激素(GH)是由垂体前叶生长激素细胞产生的一种蛋白激素,循环中的生长激素可以单体、二聚体或聚合体的形式存在。80%为相对分子质量 $22×10^3$ 单体,含有 191 个氨基酸,20%为相对分子质量 $20×10^3$ 单体,含有 176 个氨基酸。GH 对正常的生长是必需的。青春期性激素和 GH 的水平同步增加提示这两类激素之间存在着相互调节作用,一般认为是性激素驱动 GH 的分泌和促生长作用。

GnRH 激动剂可以减慢生长速率及骨骼成熟,提高患儿最终身高,但一部分患儿生长速率过缓,以致不能达到成年预期身高。近年来,为了提高 CPP 患者的最终身高,采取了与生长激素联合治疗的方案。研究者用曲普瑞林治疗 20 例 CCP 2～3 年后发现这些患儿的身高比正常同龄儿童低 25 个百分点,随后他们把这些患儿平均分成两组:一组继续单用曲普瑞林,而另一组同时加用 GH 继续治疗 2～4 年后发现,GnRH 激动剂加生长激素组的平均成年身高比治疗前预期成年身高高($7.9±1.1$)cm,而单用GnRH激动剂组只比治疗前预期成年身高高($1.6±1.2$)cm。国内一些学者的研究也得出了类似的结果。这说明 GnRH 激动剂联合生长激素治疗可提高患者的成年身高。

临床上使用的生长激素是用基因重组技术合成的,与天然生长激素具有完全相同的药效学和药代学的人生长激素(HGH)。HGH 半衰期为 3 小时,皮下注射后 4～6 小时出现 GH 峰值。用法:每周皮下注射 0.6～0.8 U/kg,分 3 次或 6 次给药,晚上注射。一般连续治疗 6 个月以上才有意义。

不良反应:①注射部位脂肪萎缩,每天更换注射部位可避免。②亚临床型甲状腺功能减退,约 30%的用药者会出现,此时需要补充甲状腺素。③少数人会产生抗 rGH 抗体,但在多数情况下抗体不会影响生长速度。

(五)心理教育

青春期过早启动可能会对儿童的心理产生不利影响。为了避免这种情况的发生,家长和医师应告诉患儿有关知识,让她们对性早熟产生正确的认识。另外,还应对患儿进行适当的性教育。

三、其他性早熟的治疗

对于除特发性 GnRH 依赖性性早熟以外的性早熟来说,治疗的关键是去除原发病因。

(一)颅内疾病

颅内疾病包括颅内肿瘤、脑积水及炎症等。颅内肿瘤主要是下丘脑和垂体部位的肿瘤,这些肿瘤可以引起GnRH依赖性性早熟,治疗主要采用手术、放疗或化疗。脑积水者应行引流减压术。

(二)自律性卵泡囊肿

自律性卵泡囊肿是非 GnRH 依赖性性早熟的常见病因。青春期前儿童卵巢内看到生长卵泡属于正常现象,但这些卵泡直径通常小于 10 mm。个别情况下,卵泡增大成卵泡囊肿,直径可超过 5 cm。如果这些卵泡囊肿反复存在且分泌雌激素,就会导致性早熟的出现。

自律性卵泡囊肿发生的具体机制尚不清楚,有研究提示部分患者可能与 FSH 受体或 LH 受体基因突变,导致受体被激活有关。

自律性卵泡囊肿有时需要与卵巢颗粒细胞瘤相鉴别。另外,自律性卵泡囊肿与其他卵巢囊肿一样,也可出现扭转或破裂,临床上表现为急腹症,此时需要手术治疗。

自律性卵泡囊肿的处理:可以在超声监护下行卵泡囊肿穿刺术。另外,也可口服甲羟孕酮抑制雌激素的合成。

(三)卵巢颗粒细胞瘤

青春期儿童可以发生卵巢颗粒细胞瘤,由于卵巢颗粒细胞瘤能分泌雌激素,因此这些儿童会发生性早熟。一旦诊断为卵巢颗粒细胞瘤,应立即手术,术后需要化疗。

卵巢颗粒细胞瘤能分泌抑制素和抗苗勒管激素(AMH),这两种激素被视为卵巢颗粒细胞瘤的肿瘤标志物,可用于诊断和治疗后随访。

(四)McCune-Albright 综合征

McCune-Albright 综合征的发病机制和临床表现见前面所述。治疗为对症处理。对性早熟可用甲羟孕酮治疗。

(五)先天性肾上腺皮质增生症

导致肾上腺皮质雄激素分泌过多的先天性肾上腺皮质增生症患者会发生女性异性性早熟,临床上表现为女性儿童有男性化体征。这些疾病中最常见的是 21-羟化酶缺陷。

(六)芳香化酶抑制剂的使用

芳香化酶是合成雌激素的关键酶,其作用是将雄激素转化成雌激素。芳香化酶抑制剂可以抑制芳香化酶的活性,阻断雌激素的合成,从而降低体内的雌激素水平。目前临床上有作者认为,可用芳香化酶抑制剂(如来曲唑)治疗非 GnRH 依赖性性早熟,如 McCune-Albright 综合征等。

(董　晖)

第二节　高催乳素血症

高催乳素血症是指各种原因导致的外周血清催乳素(prolactin,PRL)水平持续高于正常值的状态(正常女性 PRL 水平通常低于 78 nmol/L)。

高催乳素血症的原因包括生理性、病理性或药物性等,常见的临床表现有月经紊乱或闭经、溢乳、不孕等。高催乳素血症在一般人群中的患病率为 0.4%,在生殖功能失调患者中可达 9%~17%。

一、PRL 生理基础

(一)分子特性

PRL 是一种主要由垂体前叶 PRL 合成细胞分泌的多肽激素,由 198 个氨基酸构成的大小为 23 kD 单链多肽,通过 3 个分子内二硫键连接 6 个半胱氨酸残基。由于蛋白质翻译后修饰作用(磷酸化、糖基化等),体内的 PRL 以多种形式存在,以 PRL 单体(23 kD)为主(80%),生物活性及免疫活性最高,二聚体(大分子 PRL,>100 kD)与多聚体(大大分子 PRL,>100 kD)各占 8%~10% 及 1%~5%,生物活性减低,免疫活性不变。因此,血 PRL 水平与临床表现可不一致。

PRL 与其受体结合发挥效应,PRL 受体(prolactin receptor,PRL-R)是一种属于造血细胞因子受体超家族的跨膜蛋白,结构与生长激素(growth hormone,GH)受体、白介素(interleukin,IL)受体等类似。

(二)调节因素

生理情况下,垂体 PRL 分泌受下丘脑 PRL 抑制因子(prolactin inhibiting factor,PIF)和PRL 释放因子(prolactin releasing factor,PRF)双向调节,以 PIF 占优势。下丘脑弓状核和室旁核释放的多巴胺作用于 PRL 合成细胞表面的多巴胺 D_2 受体,抑制 PRL 的合成分泌;而促甲状腺素释放激素(TRH)、雌二醇、催产素、抗利尿激素、血管活性肠肽(vasoactive intestinal peptide,VIP)等神经肽可促进 PRL 分泌。

(三)生理功能

PRL 的主要生理功能是促进乳腺组织生长发育,启动并维持产后泌乳。妊娠期女性雌激素水平升高,促进 PRL 合成细胞增殖,从而使 PRL 分泌增多,PRL 与雌孕激素、人胎盘催乳素、胰岛素等共同作用,刺激乳腺生长发育,为产后哺乳做准备。同时,高雌激素水平抑制了 PRL 的促乳腺泌乳作用;分娩后雌激素水平下降,这种抑制作用随之解除,哺乳时婴儿吮吸乳头通过神经体液调节,短期内刺激 PRL 大量分泌。

PRL 能直接或间接影响卵巢功能。PRL 能直接降低卵巢促黄体生成素(luteinizing hormone,LH)与促卵泡生成素(follicle stimulating hormone,FSH)受体的敏感性;还可抑制下丘脑促性腺激素释放激素(gonadotropin releasing hormone,GnRH)脉冲式分泌,抑制垂体 LH、FSH 分泌,从而导致排卵障碍。

PRL 的生理功能广泛而复杂,还对心血管系统、中枢神经系统、免疫功能、渗透压等有不同程度的调节作用。

(四)生理变化

1.月经周期中的变化

月经周期中期血 PRL 可有升高,黄体期较卵泡期略有上升。

2.妊娠期的变化

孕 8 周血中 PRL 值仍为 62.4 nmol/L,随着孕周的增加,雌激素水平升高刺激垂体 PRL 细胞增殖和肥大,导致垂体增大及 PRL 分泌增多。在妊娠末期血清 PRL 水平可上升 10 倍,超过 624 nmol/L。自然临产时血 PRL 水平下降,于分娩前 2 小时左右最低。

3.产后泌乳过程中的变化

分娩后 2 小时血 PRL 升至高峰,并维持在较高水平,不哺乳的女性产后 2 周垂体恢复正常大小,血清 PRL 水平下降,产后 3～4 周降至正常;哺乳者由于乳头经常接受吸吮刺激,触发垂体 PRL 释放,产后 4～6 周内哺乳妇女基础血清 PRL 水平持续升高。产后 6～12 个月恢复正常,延长哺乳时间则高 PRL 状态相应延长,出现生理性闭经。

4.昼夜变化

PRL 的分泌有昼夜节律,入睡后 60～90 分钟血 PRL 开始上升,早晨睡醒前 PRL 可达到一天 24 小时峰值,醒后迅速下降,上午 9～11 时进入低谷,睡眠时间改变时 PRL 分泌节律也随之改变。

5.饮食结构

进餐 30 分钟内 PRL 分泌增加 50%～100%,尤其是进食高蛋白、高脂肪饮食。

6.应激导致 PRL 的变化

PRL 的分泌还与精神状态有关,应激状态如激动或紧张、寒冷、麻醉、低血糖、性生活及运动时 PRL 明显增加,通常持续时间不到 1 小时。乳房及胸壁刺激通过神经反射使 PRL 分泌增加。

二、病因

(一)下丘脑疾病

下丘脑分泌的 PIF 对 PRL 分泌有抑制作用,PIF 主要是多巴胺。颅咽管瘤压迫第三脑室底部,影响 PIF 输送,导致 PRL 过度分泌。其他肿瘤如胶质细胞瘤、脑膜炎症、颅外伤引起垂体柄被切断、脑部放疗治疗破坏、下丘脑功能失调性假孕等影响 PIF 的分泌和传递都可引起 PRL 的增高,另外,下丘脑功能失调如假孕也可引起 PRL 升高。

(二)垂体疾病

垂体疾病是高 PRL 血症最常见的原因。高催乳素血症中 20%～30%有垂体瘤,其中垂体泌乳细胞肿瘤最多见,其他有生长激素(GH)瘤、促肾上腺皮质激素(ACTH)瘤及无功能细胞瘤。按肿瘤直径大小分为垂体微腺瘤(肿瘤直径<1 cm)和大腺瘤(肿瘤直径≥1 cm)。空蝶鞍综合征、肢端肥大症、垂体腺细胞增生都可致 PRL 水平的异常增高。

(三)胸部疾病

如胸壁的外伤、手术、烧伤、带状疱疹等也可能通过反射引起 PRL 升高。

(四)其他内分泌、全身疾病

原发性和/或继发性甲状腺功能减退症,如假性甲状旁腺功能减退、桥本甲状腺炎等,甲状腺释放激素(TRH)水平升高因此 PRL 细胞增生,垂体增大,约 40%的患者 PRL 水平增高。多囊卵巢综合征,异位 PRL 分泌增加如未分化支气管肺癌、胚胎癌、子宫内膜异位症及肾癌可能有 PRL 升高。肾功能不全、肝硬化影响到全身内分泌稳定时也会出现 PRL 升高。乳腺手术、乳房假体手术后、长期乳头刺激、妇产科手术如人工流产、引产、死胎、子宫切除术、输卵管结扎术、卵巢切除术等 PRL 也可异常增高。

(五)药物影响

通过拮抗下丘脑多巴胺或增强 PRL 刺激引起高 PRL 血症的药物有多种。多巴胺受体拮抗剂如吩噻嗪类镇静药:氯丙嗪、奋乃静。儿茶酚胺耗竭剂抗高血压药:利血平、甲基多巴。甾体激素类:口服避孕药、雌激素。鸦片类药物:吗啡。抗胃酸药:H_2-R 拮抗剂——西咪替丁、多潘立酮。以上药物均可抑制多巴胺转换,促进 PRL 释放。药物引起的高催乳素血症多数血清 PRL 水平在 100 $\mu g/L$ 以下,但也有报道长期服用一些药物使血清 PRL 水平升高达 500 $\mu g/L$,而引起大量泌乳、闭经。

(六)特发性高催乳素血症

特发性高催乳激素血症指血 PRL 水平轻度增高并伴有症状,多为 187.2～312.0 nmol/L,但未发现任何原因,可能为下丘脑-垂体功能紊乱,PRL 分泌细胞弥漫性增生所致,有报道,本症随访 6 年 20%自然痊愈,10%～15%发展为微腺瘤,发展为大腺瘤罕见。部分患者可能是大分子或大大分子催乳素血症,这种 PRL 有免疫活性而无生物活性。临床上当无病因可循时,包括 MRI 或 CT 等各种检查后未能明确 PRL 异常增高原因的患者可诊断为特发性高催乳素血症,但应注意对其长期随访,对部分伴月经紊乱而 PRL 高于 312 nmol/L 者,需警惕潜隐性垂体微腺瘤的可能。

三、临床表现

(一)闭经或月经紊乱

高催乳素血症患者90％有月经紊乱,以继发性闭经多见,也可为月经量少、稀发或无排卵月经;原发性闭经、月经频发、月经量多及不规则出血较少见。高水平的PRL可影响下丘脑-垂体-卵巢轴的功能,导致黄体期缩短或无排卵性月经失调、月经稀发甚至闭经,闭经与溢乳症状合称为闭经-溢乳综合征。

(二)溢乳

患者在非妊娠和非哺乳期出现溢乳或挤出乳汁,或断奶数月仍有乳汁分泌,轻者挤压乳房才有乳液溢出,重者自觉内衣有乳渍。分泌的乳汁通常是乳白、微黄色或透明液体,非血性。仅出现溢乳的占27.9％,同时出现闭经及溢乳者占75.4％。这些患者血清PRL水平一般都显著升高。部分患者PRL水平较高但无溢乳表现,可能与其分子结构有关。

(三)肿瘤压迫症状

1.神经压迫症状

微腺瘤一般无明显症状;大腺瘤可压迫蝶鞍隔出现头痛、头胀等;当腺瘤向前侵犯或压迫视交叉或影响脑脊液回流时,也可出现头痛、呕吐和眼花,甚至视野缺损和动眼神经麻痹。肿瘤压迫下丘脑可以表现为肥胖、嗜睡、食欲异常等。

2.其他垂体激素分泌减低

如GH分泌减低引起儿童期生长迟缓、闭经、青春期延迟。

(四)不孕或流产

卵巢功能异常、排卵障碍或黄体发育不良可导致不孕或流产。

(五)性功能改变

部分患者因卵巢功能障碍,表现低雌激素状态,阴道壁变薄或萎缩,分泌物减少,性欲减低。

四、辅助检查

(一)血清学检查

血清PRL水平持续异常升高,大于78 nmol/L,需排除由于应激引起的PRL升高。测定血PRL时,采血有严格的要求:早晨空腹或进食纯碳水化合物早餐,于上午9～11时到达,先清醒静坐半小时,然后取血,力求"一针见血",尽量减少应激。FSH及LH水平正常或偏低。为鉴别高催乳素血症病因,需测定甲状腺功能、其他垂体激素及肝、肾功能等,行盆腔B超及骨密度等检查。

(二)影像学检查

当血清PRL水平高于312 nmol/L时,应注意是否存在垂体腺瘤,CT和MRI可明确下丘脑、垂体及蝶鞍情况,是有效的诊断方法。其中MRI对软组织的显影较CT清晰,因此对诊断空蝶鞍症最为有效,也可使视神经、海绵窦及颈动脉清楚显影。

(三)眼底、视野检查

垂体肿瘤增大可侵犯和/或压迫视交叉,引起视盘水肿;也可因肿瘤损伤视交叉不同部位而有不同类型视野缺损,因而眼底、视野检查有助于确定垂体腺瘤的部位和大小。

五、诊断

根据血清学检查 PRL 持续异常升高,同时出现溢乳、闭经及月经紊乱、不育、头痛、眼花、视觉障碍及性功能改变等临床表现,可诊断为高催乳素血症。诊断时若血 PRL<312 nmol/L 时,应排除某些生理状态如妊娠、哺乳、夜间睡眠、长期刺激乳头、性交、过饱或饥饿、运动和精神应激等,药理性因素及甲状腺、肝肾病变引起的高催乳素血症。当 PRL 测定结果在正常上限 3 倍以下时至少检测 2 次,以确定有无高催乳素血症。若 PRL 持续高于 312 nmol/L,有临床症状者应行鞍区 MRI 平扫加增强检查明确有无占位性病变。

六、治疗

应该遵循对因治疗原则。控制高催乳素血症、恢复女性正常月经和排卵功能、减少乳汁分泌及改善其他症状(如头痛和视功能障碍等)。

(一)随访

对特发性高催乳素血症、PRL 轻微升高、月经规律、卵巢功能未受影响、无溢乳且未影响正常生活时,可不必治疗,应定期复查,观察临床表现和 PRL 的变化。

(二)药物治疗

垂体 PRL 大腺瘤及伴有闭经、泌乳、不孕不育、头痛、骨质疏松等表现的微腺瘤都需要治疗。

1.药物治疗的种类

药物治疗首选多巴胺激动剂治疗,常用有溴隐亭、α 二氢麦角隐亭、卡麦角林等。

(1)甲磺酸溴隐亭片:为麦角类衍生物,多巴胺 D_1、D_2 受体激动剂,与多巴胺受体结合,抑制垂体腺瘤增殖,从而抑制 PRL 的合成分泌,是治疗高催乳素血症最常用的药物。临床报道溴隐亭治疗可使 60%～80%的患者血 PRL 降至正常,异常泌乳消失或减少,80%～90%的患者恢复排卵,70%的患者生育。大腺瘤患者视野改变,瘤体缩小 50%以上。溴隐亭不良反应主要有恶心、呕吐、眩晕、疲劳和直立性低血压等,为了减少药物不良反应,溴隐亭治疗从小剂量开始渐次增加,初始剂量为每天 1.25 mg,餐中服用,每 3～7 天增加 1.25 mg/d,直至常用剂量每天 5～7.5 mg,分 2～3 次服用。剂量的调整依据是血催乳素水平。达到疗效后可分次减量到维持量,若 PRL 大腺瘤在多巴胺激动剂治疗后血 PRL 正常而垂体大腺瘤不缩小,应重新审视诊断是否为非 PRL 腺瘤或混合性垂体腺瘤、是否需改用其他治疗(如手术治疗)。溴隐亭治疗是可逆性的,只是使垂体 PRL 腺瘤可逆性缩小,长期治疗后肿瘤出现纤维化,但停止治疗后垂体 PRL 腺瘤会恢复生长,导致高催乳素血症再现,因此需长期用药维持治疗。10%～18%的患者对溴隐亭不敏感或不耐受,可更换其他药物或手术治疗。

新型溴隐亭长效注射剂克服了因口服造成的胃肠道功能紊乱,用法是 50～100 mg,每 28 天一次,是治疗 PRL 大腺瘤安全有效的方法,可长期控制肿瘤的生长并使瘤体缩小,不良反应较少,用药方便。

(2)甲磺酸 α-二氢麦角隐亭:是高选择性多巴胺 D_2 受体激动剂及 α-肾上腺素能拮抗剂。有报道,5 mg α-二氢麦角隐亭与 2.5 mg 溴隐亭的药效动力学曲线相同,血 PRL 水平均于服药后 5 小时达低谷,至少可维持 12 小时。初始治疗患者从 5 mg(1/4 片)每天 2 次开始,餐中服用,1～2 周后加量,并根据患者血 PRL 水平变化,逐步调整至最佳剂量维持,一般为 20～40 mg/d。疗效与溴隐亭相仿,心血管不良反应少于溴隐亭,无直立性低血压出现,长期耐受性高。

（3）卡麦角林：是具有高度选择性的多巴胺 D_2 受体激动剂，卡麦角林，是溴隐亭的换代药物，抑制 PRL 的作用更强大而不良反应相对减少，且作用时间更长。对溴隐亭抵抗（每天 15 mg 溴隐亭效果不满意）或不耐受溴隐亭治疗的 PRL 腺瘤患者改用这些新型多巴胺激动剂仍有 50% 以上有效。卡麦角林每周只需服用 1～2 次，常用剂量 0.5～2.0 mg（1～4 片），患者顺应性较溴隐亭更好。作用时间的延长是由于从垂体组织中的清除缓慢，与垂体多巴胺受体的亲和力高，广泛的肝肠循环，口服后 3 小时就可检测到 PRL 降低，然后逐渐下降，在 48～120 小时之间效应达到平台期；坚持每周给药，PRL 水平持续下降，不良反应少。

（4）维生素 B_6：作为辅酶在下丘脑中多巴向多巴胺转化时可加强脱羟及氨基转移，与多巴胺受体激动剂起协同作用。临床用量可达 60～100 mg，每天 2～3 次。

2.药物治疗时的随诊

（1）治疗 1 个月起定期测定血 PRL 及雌二醇水平，根据生化指标和卵泡发育情况调整药物剂量。

（2）每 1～2 年重复鞍区 MRI 检查，大腺瘤患者每 3 个月复查。其他接受多巴胺受体激动剂治疗的患者，如血 PRL 水平不降反升、出现新症状（视野缺损、头痛等）也应行 MRI 检查。大腺瘤患者在多巴胺受体激动剂治疗后血 PRL 水平正常而瘤体不缩小，应重新核对诊断。

（3）有视野缺损者、可能压迫到视交叉的大腺瘤患者在初始治疗时可每周复查 2 次视野，疗效满意者常在 2 周内显效。如无改善或不满意应在治疗后 1～3 周内复查 MRI，决定是否需手术治疗减压。

（4）其他垂体激素、骨密度测定等。

3.药物减量及维持

在初始治疗时，血 PRL 水平正常、月经恢复后原剂量可维持不变 3～6 个月。微腺瘤患者即可开始减量；大腺瘤患者此时复查 MRI，确认 PRL 肿瘤已明显缩小（通常肿瘤越大，缩小越明显），PRL 正常后也可开始减量。

减量应缓慢分次（2 个月左右一次）进行，通常每次 1.25 mg，用保持血 PRL 水平正常的最小剂量为维持量。每年至少 2 次血 PRL 随诊，以确认其正常。在维持治疗期间，一旦再次出现月经紊乱或 PRL 不能被控制，应查找原因，如药物的影响、怀孕等，必要时复查 MRI，决定是否调整用药剂量。对小剂量溴隐亭维持治疗 PRL 水平保持正常、肿瘤基本消失的病例 5 年后可试行停药，若停药后血 PRL 水平又升高者，仍需长期用药，只有少数病例在长期治疗后达到临床治愈。

（三）手术治疗

若溴隐亭等药物治疗效果欠佳者，有观点认为由于多巴胺激动剂能使肿瘤纤维化形成粘连，可能增加手术的困难和风险，一般建议用药 3 个月内实施手术治疗。经蝶窦手术是最为常用的方法，开颅手术少用。

1.手术适应证

（1）药物治疗无效或效果欠佳者。

（2）药物治疗反应较大不能耐受者。

（3）巨大垂体腺瘤伴视交叉压迫有明显视力视野障碍急需减压者；药物治疗一段时间后无明显改善者。

（4）血 PRL 水平正常但瘤体无改变，疑为无功能瘤。

（5）侵袭性垂体腺瘤伴有脑脊液鼻漏者。

（6）拒绝长期服用药物治疗者。

（7）复发的垂体腺瘤也可以手术治疗。

全身器官功能差不能耐受手术者为相对禁忌证。手术后,需要进行全面的垂体功能评估,存在垂体功能低下的患者需要给予相应的内分泌激素替代治疗。

2.手术治疗后随访问题

手术后 3 个月应行影像学检查,结合内分泌学变化,了解肿瘤切除程度。视情况每半年或一年再复查一次。手术成功的关键取决于手术者的经验和肿瘤的大小,微腺瘤的手术效果较大腺瘤好,60%～90%的微腺瘤患者术后 PRL 水平可达到正常,而大腺瘤患者达到正常的比例则较低。手术后仍有肿瘤残余的患者,手术后 PRL 水平正常的患者中,长期观察有 20%的患者会出现复发,需要进一步采用药物或放射治疗。

（四）放射治疗

放射治疗主要适用于大的侵袭性肿瘤、术后残留或复发的肿瘤;药物治疗无效或不能坚持和耐受药物治疗不良反应的患者;有手术禁忌或拒绝手术的患者及部分不愿长期服药的患者。放射治疗疗效评价应包括肿瘤局部控制及异常增高的 PRL 下降的情况。传统放射治疗后 2～10 年,有 12%～100%的患者出现垂体功能低下;1%～2%的患者可能出现视力障碍或放射性颞叶坏死。部分可能会影响瘤体周围的组织而影响垂体的其他功能,甚至诱发其他肿瘤,损伤周围神经等,因此,传统放疗可加溴隐亭联合治疗,约 1/3 的患者血 PRL 水平正常,但显效时间可长达 20 年以上。即使近年来采用的立体定向放射外科治疗,2 年内也仅有 25%～29%的患者 PRL 恢复正常,其余患者可能需要更长时间随访或需加用药物治疗。

（五）其他治疗

由于甲状腺功能减退、肾功能衰竭、手术、外伤、药物等因素引起的高催乳素血症,则对因进行治疗。

（董　晖）

第三节　经前期综合征

经前期综合征(premenstrual syndromes,PMS)又称经前紧张症或经前紧张综合征(premenstrual tension syndrome,PMTS),是育龄妇女常见的问题。PMS 是指月经来潮前 7～14 天(即在月经周期的黄体期),周期性出现的躯体症状(如乳房胀痛、头痛、小腹胀痛、水肿等)和心理症状(如烦躁、紧张、焦虑、嗜睡、失眠等)的总称。PMS 症状多样,除上述典型症状外,自杀倾向、行为退化、嗜酒、工作状态差,甚至无法工作等也常出现于 PMS。由于 PMS 临床表现复杂且个体差异巨大,因此,诊断的关键是症状出现的时间及严重程度。伴有严重情绪不稳定者称为经前焦虑障碍(premenstrual dysphoric disorder,PMDD)。

PMS 的临床特点必须考虑:①在大多数月经周期的黄体期,再发性或循环性出现症状;②症状于经至不久缓解,在卵泡期持续不会超过一周;③招致情绪或躯体苦恼或日常功能受累或受损;④症状的再发,循环性和定时性,症状的严重性和无症状期均可通过前瞻性逐日评定得到证实。

PMS 的患病率各地报道不一,这与评定方法(回顾性或前瞻性)、调查者的专业、调查样本人群、症状严重水平不一,以及一些尚未确定的因素有关。在妇女生殖阶段可发生,初潮后未婚少女的患病率低,产后倾向出现 PMS。虽然 50%~80% 的生育期妇女普遍存在轻度以上的经前症状,30%~40% 有 PMS 症状的妇女需要治疗,3%~8% 的妇女受到符合 DSM-IV 标准的 PMDD 的困扰。然而,大多数有经前症状的女性没有得到诊断或治疗。

一、病因与发病机制

近年研究表明,PMS 病因涉及诸多因素的联合,如社会心理因素、内分泌因素及神经递质的调节等。但 PMS 的准确机制仍不明,一些研究结果尚有矛盾之处,进一步的深入研究是必要的。

(一)社会-心理因素

情绪不稳定及神经质、特质焦虑者容易体验到严重的 PMS 症状。应激或负性生活事件可加重经前症状,而休息或放松可减轻,均说明社会心理因素在 PMS 的发生或延续上发挥作用。

(二)内分泌因素

1.孕激素

这一疾病仅出现于育龄女性,青春期前、妊娠期、绝经后期均不会出现,且仅发生于排卵周期的黄体期。给予外源性孕激素可诱发此病,在激素替代疗法(hormone replace therapy,HRT)中使用孕激素建立周期引发的抑郁情绪和生理症状同 PMS 相似;曾患有严重 PMS 的女性,行子宫加双附件切除术后给予 HRT,单独使用雌激素不会诱发 PMS,而在联合使用雌孕激素时 PMS 复发。相反,卵巢内分泌激素周期消失,如双卵巢切除或给予促性腺激素释放激素激动剂(gonadotropin releasing hormone antagonist,GnRHa)均可抑制原有的 PMS 症状。因此,卵巢激素尤其是孕激素可能与 PMS 的病理机制有关,孕激素可增加女性对甾体类激素的敏感性,使中枢神经系统受激素波动的影响增加。

2.雌激素

(1)雌激素降低学说:正常情况下雌激素有抗抑郁效果,经前雌激素水平下降可能与 PMS,特别是经前心境恶劣的发生有关。

(2)雌激素过多学说:雌激素水平绝对或相对高,或者对雌激素的特异敏感性可招致 PMS。具有经前焦虑的妇女,雌激素/黄体酮比值较高。雌孕激素比例异常可能与 PMS 发生有关。

3.雄激素

妇女雄激素来自卵巢和肾上腺。在排卵前后,血中睾酮水平随雌激素水平的增高而上升,且由于大部分来自肾上腺,故于围月经期并不下降,其时睾酮/雌激素及睾酮/孕激素之比处于高值。睾酮作用于脑可增强两性的性驱力和攻击行为,而雌激素和孕酮可对抗之。经前期雌激素和孕酮水平下降,脑中睾酮失去对抗物,这至少与一些人 PMS 的发生有关,特别是心境改变和其他精神病理表现。

(三)神经递质

研究表明,在 PMS 女性中血清性激素的浓度表现为正常,这表明除性激素外还可能有其他因素作用。PMS 患者常伴有中枢神经系统某些神经递质及其受体活性的改变,这种改变可能与中枢对激素的敏感性有关。一些神经递质可受卵巢甾体激素调节,如 5-羟色胺(5-hydroxytryptamine,

5-HT)、乙酰胆碱、去甲肾上腺素、多巴胺等。

1.乙酰胆碱(Acetylcholine,Ach)

Ach 单独作用或与其他机制联合作用与 PMS 的发生有关。在人类 Ach 是抑郁和应激的主要调节物,引起脉搏加快和血压上升,负性情绪,肾上腺交感胺释放和止痛效应。

2.5-HT 与 γ-氨基丁酸

某些神经递质在经前期综合征中发挥关键作用。PMDD 患者与患 PMS 但无情绪障碍者及正常对照组相比,5-HT 在卵泡期增高,黄体期下降,波动明显增大。5-羟色胺能系统对情绪、睡眠、性欲、食欲和认知具有调节功能,在抑郁的发生发展中起到重要作用。雌激素可增加 5-HT 受体的数量及突触后膜对5-HT的敏感性,并增加 5-HT 的合成及其代谢产物 5-羟吲哚乙酸的水平。有临床研究显示,选择性 5-HT 再摄取抑制剂(selective serotonin reuptake inhibitors,SSRIs)可增加血液中 5-HT 的浓度,对治疗PMS/PMDD有较好的疗效。

另外,有研究认为在抑郁、PMS、PMDD 的患者中 γ-氨基丁酸(γ-aminobutyric acid,GABA)活性下降,认为 PMDD 患者可能存在 GABA 受体功能的异常。

3.类鸦片物质与单胺氧化酶

目前认为在性腺类固醇激素影响下,过多暴露于内源性鸦片肽并继之脱离接触可能参与 PMS 的发生。持单胺氧化酶(monoamine oxidase,MAO)学说则认为 PMS 的发生与血小板 MAO 活性改变有关,而这一改变是受孕酮影响的。正常情况下,雌激素对 MAO 活性有抑制效应,而黄体酮对组织中 MAO 活性有促进作用。MAO 活性增强被认为是经前抑郁和雌激素/孕激素不平衡发生的中介。MAO 活性增加可以减少有效的去甲肾上腺素,导致中枢神经元活动降低和减慢。MAO 学说可解释经前抑郁和嗜睡,但无法说明其他众多的症状。

4.其他

前列腺素可影响钠潴留,以及精神、行为、体温调节及许多 PMS 症状,前列腺素合成抑制剂能改善 PMS 躯体症状。一般认为,此类非甾体抗炎药可降低引起 PMS 症状的中介物质的组织浓度起到治疗作用。维生素 B_6 是合成多巴胺与五羟色胺的辅酶,维生素 B_6 缺乏与 PMS 可能有关,一些研究发现,维生素 B_6 治疗似乎比安慰剂效果好,但结果并非一致。

二、临床表现

近年研究提出,大约 20 类症状是常见的,包括躯体、心理和行为 3 个方面。其中恒定出现的是头痛、疼痛、肿胀、嗜睡、易激惹和抑郁、行为笨拙、渴望食物。但表现有较大的个体差异,取决于躯体健康状态,人格特征和环境影响。国际经前期紊乱协会将上述的经前期症状分为以下两类:核心 PMD,其特点为通常伴有自发性排卵的月经周期;可变 PMD,与核心 PMD 相比较为复杂。变异 PMD 在经前期加重,是在无排卵周期中出现的症状,在排卵周期和孕激素作用周期中类似症状中不会发生。

(一)躯体症状

1.水潴留

经前水潴留一般多见于踝、小腿、手指、腹部和乳房,可导致乳房胀痛、体重增加、面部虚肿和水肿,腹部不适或胀满或疼痛,排尿量减少。这些症状往往在清晨起床时明显。

2.疼痛

头痛较为常见,背痛、关节痛、肌肉痛、乳房痛发生率也较高。

3.自主神经功能障碍

常见恶心、呕吐、眩晕、潮热、出汗等。可出现低血糖，许多妇女渴望摄入甜食。

(二)心理症状

主要为负性情绪或心境恶劣。

1.抑郁

心境低落、消极悲观、空虚孤独，甚至有自杀意念。

2.焦虑、激动

烦躁不安，似感到处于应激之下。

3.运动共济和认知功能改变

可出现行动笨拙、运动共济不良、记忆力差、自感思路混乱。

(三)行为改变

可表现为社会退缩，回避社交活动；社会功能减低，判断力下降，工作时失误；性功能减退或亢进等改变。

三、诊断与鉴别诊断

(一)诊断标准

PMS 具有三项属性（经前期出现；在此以前无同类表现；经至消失），诊断一般不难。美国国立精神卫生研究院的工作定义：一种周期性的障碍，其严重程度是以影响一个妇女生活的一些方面（如为负性心境，经前一周心境障碍的平均严重程度较之经后一周加重 30%），而症状的出现与月经有一致的和可以预期的关系。这一定义规定了 PMS 的症状出现与月经有关，对症状的严重程度制定出定量化标准。

(二)诊断方法

严重问题的每天评定记录表（daily record of severity of problems，DRSP）可让 PMS 诊断更明确。这个图表是用来记录情绪和身体与月经周期相关的症状。要求患者在没有任何前瞻性治疗下，至少连续 2 个月描述他们的症状。医师通过了解症状发生的时间、每个月经周期症状的变化，月经后 1～2 天症状消失来进行判断。

(三)鉴别诊断

1.月经周期性精神病

PMS 可能是在内分泌改变和心理-社会因素作用下起病的，而月经周期性精神病则有着更为深刻的原因和发病机制。PMS 的临床表现是以心境不良和众多躯体不适组成，不致发展为重性精神病形式，可与月经周期性精神病区别。

2.抑郁症

PMS 妇女有较高的抑郁症发生风险及抑郁症患者较之非情感性障碍患者有较高的 PMS 发生率。根据 PMS 和抑郁症的诊断标准，可作出鉴别。

3.其他精神疾病经前恶化

根据 PMS 的诊断标准与其他精神疾病经前恶化进行区别。

四、治疗

PMS 的治疗应针对躯体、心理症状、内在病理机制和改变正常排卵性月经周期等方面。此外,心理治疗和家庭治疗亦受到较多的重视。轻症 PMS 病例采取环境调整、适当膳食、身体锻炼、改善生活方式、应激处理和社会支持等措施即可,重症患者则需实施以下治疗。

(一)非药物治疗

1.调整生活方式

主要包括合理的饮食与营养,适当的身体锻炼、戒烟、限制盐和咖啡的摄入。可改变饮食习惯,增加钙、镁、维生素 B_6、维生素 E 的摄入等,但尚没有确切、一致的研究表明以上维生素和微量元素治疗的有效性。体育锻炼可改善血液循环,但其对 PMS 的预防作用尚不明确,多数临床专家认为每天锻炼 20~30 分钟有助于加强药物治疗和心理治疗。

2.心理治疗

心理因素在 PMS 发生中所起的作用是不容忽视的。精神刺激可诱发和加重 PMS。要求患者日常保持乐观情绪、生活有规律、参加运动锻炼、增强体质,行为疗法曾用以治疗 PMS,放松技术有助于改善疼痛症状。生活在经前综合征妇女身边的人,如父母、丈夫、子女等,要多关心患者,对她们在经前出现的心境烦躁、易激惹等给以容忍和同情。工作周围的人也应体谅她们经前发生的情绪症状,在各方面予以照顾,避免在此期间从事驾驶或其他具有危险性的作业。

3.膳食补充

膳食补充剂已被证明是对 PMS 症状有积极作用。与安慰剂组相比,每天服用 1 200 mg 碳酸钙的 PMDD 妇女,可减少 48% 与情感和身体相关的 PMS 症状。另一项研究表明,每天服用 80 mg 的维生素 B_6 与安慰剂组相比,可减少情绪相关的 PMS 症状,但对躯体相关症状无效。大剂量(>300 mg)维生素 B_6 可能与外周神经病变相关;然而,中等剂量的维生素 B_6 可在不良反应最小的情况下,缓解 PMS 症状。

(二)药物治疗

1.精神药物

(1)抗抑郁药:5-羟色胺再摄取抑制剂(selective serotonergic reuptake inhibitors,SSRIs)对 PMS 有明显疗效,达 60%~70% 且耐受性较好,目前认为是一线药物。如氟西汀 20 mg 每天 1 次,经前口服至月经第 3 天。减轻情感症状优于躯体症状。

舍曲林剂量为每天 50~150 mg。三环类抗抑郁药氯米帕明是一种三环类抑制 5-羟色胺和去甲肾上腺素再摄取的药物,每天 25~75 mg 对控制 PMS 有效,黄体期服药即可。SSRIs 与三环类抗抑郁药物相比,无抗胆碱能、低血压及镇静等不良反应,并具有无依赖性和无特殊的心血管及其他严重毒性作用的优点。SSRIs 除抗抑郁外也有改善焦虑的效应,目前应用明显多于三环类。

(2)抗焦虑药:苯二氮䓬类用于治疗 PMS 已有很长时间,如阿普唑仑为抗焦虑药,也有抗抑郁性质,用于 PMS 获得成功,起始剂量为 0.25 mg,每天 2~3 次,逐渐递增,每天剂量可达 2.4 mg 或 4 mg,在黄体期用药,经至即停药,停药后一般不出现戒断症状。

2.抑制排卵周期

(1)口服避孕药:作用于 H-P-O 轴可导致不排卵,常用以治疗周期性精神病和各种躯体症状。口服避孕药对 PMS 的效果不是绝对的,因为一些亚型用本剂后症状不仅未见好转反而恶化。就一般病例而论复方短效单相口服避孕药均有效。国内多选用复方炔诺酮或复方甲地孕酮。

(2)达那唑:一种人工合 17α-炔孕酮的衍生物,对下丘脑-垂体促性腺激素有抑制作用。

100～400 mg/d 对消极情绪、疼痛及行为改变有效,200 mg/d 能有效减轻乳房疼痛。但其雄激素活性及致肝功能损害作用,限制了其在 PMS 治疗中的临床应用。

(3)促性腺激素释放激素激动剂:在垂体水平通过降调节抑制垂体促性腺激素分泌,造成低促性腺激素水平及低雌激素水平,达到药物切除卵巢的疗效。有随机双盲安慰剂对照研究证明,促性腺激素释放激素激动剂治疗 PMS 有效。单独应用促性腺激素释放激素激动剂应注意低雌激素血症及骨量丢失,故治疗第 3 个月应采用反加疗法克服其不良反应。

(4)手术切除卵巢或放射破坏卵巢功能:虽然此方法对重症 PMS 治疗有效,但卵巢功能破坏导致绝经综合征及骨质疏松性骨折、心血管疾病等风险增加,应在其他治疗均无效时酌情考虑。对中、青年女性患者不宜采用。

3.其他

(1)利尿剂:PMS 的主要症状与组织和器官水肿有关。醛固酮受体阻滞剂螺内酯不仅有利尿作用,对血管紧张素功能亦有抑制作用。剂量为 25 mg,每天 2～3 次,可减轻水潴留,并对精神症状亦有效。

(2)抗前列腺素制剂:经前子宫内膜释放前列腺素,改变平滑肌张力,免疫功能及神经递质代谢。抗前列腺素如甲芬那酸 250 mg,每天 3 次,于经前 12 天起服用。餐中服可减少胃刺激。如果疼痛是 PMS 的标志,抗前列腺素有效。除对痛经、乳胀、头痛、痉挛痛、腰骶痛有效,对紧张易怒症状也有报告有效。

(3)多巴胺拮抗剂:高催乳素血症与 PMS 关系已有研究报道。溴隐亭为多巴胺拮抗剂,可降低 PRL 水平并改善经前乳房胀痛。剂量为 2.5 mg,每天 2 次,餐中服药可减轻不良反应。

五、临床特殊情况的思考和建议

月经前周期性发生躯体精神及行为症状影响妇女日常生活和工作,称为经前期综合征,伴有严重情绪不稳定者称为经前焦虑障碍。病因涉及心理、激素、大脑神经系统之间的相互作用,但确切作用机制尚未明了。轻症 PMS 病例通过调整环境、改善生活方式、提供社会支持等予以治疗。重症患者尤其伴有明显负性情绪或心境恶劣如焦虑、抑郁、甚至有自杀意念等,应及时与精神疾病科联系,协作管理治疗,包括采用抗抑郁、抗焦虑药物的治疗。

（董　晖）

第四节　围绝经期综合征

围绝经期综合征是指妇女在自然绝经前或因其他原因丧失卵巢功能,而出现一系列性激素减少所致的症状,包括自主神经功能失调的表现。

一、病因及病理生理

更年期的变化包括两个方面:一方面是卵巢功能衰退,此时期卵巢逐渐趋于排卵停止,雌激素分泌减少,体内雌激素水平低落;另一方面是机体老化,两者常交织在一起。神经血管功能不稳定的综合征主要与性激素水平下降有关,但发生机制尚未完全阐明。

二、诊断

（一）临床表现

临床表现主要根据患者的自觉症状，而无其他器质性疾病。

（1）血管舒缩综合征：潮热、面部发红、出汗，瞬息即过，反复发作。

（2）精神神经症状：情绪不稳定、易激动，自己不能控制，忧郁失眠，精力不集中等。

（3）生殖道变化：外阴与阴道萎缩，阴道干燥疼痛，外阴瘙痒。子宫萎缩、盆底肌松弛导致子宫脱垂及阴道膨出。

（4）尿频急或尿失禁；皮肤干燥、弹性消失；乳房萎缩、下垂。

（5）心血管系统：胆固醇、三酰甘油和致动脉粥样化脂蛋白增高，抗动脉粥样硬化脂蛋白降低，可能与冠心病的发生有关。

（6）全身骨骼发生骨质疏松。

（二）鉴别诊断

必须排除心血管、神经精神和泌尿生殖器各处的病变；潮热、出汗、精神症状、高血压等需与甲状腺功能亢进症和嗜铬细胞瘤相鉴别。

（三）辅助检查

（1）血激素测定：FSH 及 LH 增高、雌二醇下降。

（2）X 线检查：脊椎、股骨及掌骨可发现骨质疏松。

三、治疗

（一）一般治疗

加强卫生宣教，消除不必要的顾虑，保证劳逸结合与充分的睡眠。轻症者不必服药治疗，必要时可选用适量镇静药，如地西泮 2.5～5.0 mg/d 或氯氮䓬 10～20 mg/d 睡前服，谷维素 20 mg，每天 3 次。

（二）性激素治疗

绝经前主要用孕激素或雌孕激素联合调节月经异常；绝经后用替代治疗。

1.雌激素

对于子宫已切除的妇女，可单纯用妊马雌酮 0.625 mg 或 17β-雌二醇 1 mg，连续治疗 3 个月。对于存在子宫的妇女，可用尼尔雌醇片每次 5 mg，每月 1 次，症状改善后维持量 1～2 mg，每月 2 次，对稳定神经血管舒缩活动有明显的疗效，而对子宫内膜的影响少。

2.雌激素、孕激素序贯疗法

雌激素用法同上，后半期加用 7～10 天快诺酮，每天 2.5～5.0 mg 或黄体酮 6～10 mg，每天 1 次或甲羟孕酮 4～8 mg，每天 1 次，可减少子宫内膜癌的发生率。但周期性子宫出血的发生率高。

3.雌激素、雄激素联合疗法

妊马雌酮 0.625 mg 或 17β-雌二醇 1 mg，每天 1 次，加甲睾酮 5～10 mg，每天 1 次，连用 20 天，对有抑郁型精神状态患者较好，且能减少对子宫内膜的增殖作用，但有男性化作用，而且常用雄激素有成瘾可能。

4.雌激素替代治疗应注意的几点

(1)HRT 应该是维持围绝经期和绝经后妇女健康的全部策略(包括关于饮食、运动、戒烟和限酒)中的一部分。在没有明确应用适应证时,比如雌激素不足导致的明显症状和身体反应,不建议使用 HRT。

(2)绝经后 HRT 不是一个给予标准女性的单一的疗法,HRT 必须根据临床症状,预防疾病的需要,个人及家族病史,相关实验室检查,女性的偏好和期望做到个体化治疗。

(3)没有理由强制性限制 HRT 使用时限。她们也可以有几年时间中断 HRT,但绝经症状可能会持续许多年,她们应该给予最低有效的治疗剂量。是否继续 HRT 治疗取决于具有充分知情权的医患双方的审慎决定,并视患者特殊的目的或对后续的风险与收益的客观评估而定。只要女性能够获得症状的改善,并且了解自身情况及治疗可能带来的风险,就可以选择 HRT。

(4)使用 HRT 的女性应该至少 1 年进行 1 次临床随访,包括体格检查,更新病史和家族史,相关实验室和影像学检查,与患者进行生活方式和预防及减轻慢性病策略的讨论。

(5)总体来说,在有子宫的所有妇女中,全身系统雌激素治疗中应该加入孕激素,以防止子宫内膜增生或是内膜癌。无子宫者,无须加用孕激素。用于缓解泌尿生殖道萎缩的低剂量阴道雌激素治疗,可被全身吸收,但雌激素还达不到刺激内膜的水平,无须同时给予孕激素。

(6)乳腺癌与绝经后 HRT 的相关性程度还存在很大争议。但与 HRT 有关的可能增加的乳腺癌风险是很小的(每年小于 0.1%),并小于由生活方式因素如肥胖、酗酒所带来的风险。

(7)禁忌证,如血栓栓塞性疾病、镰状细胞贫血、严重肝病、脑血管疾病、严重高血压等。

(董　晖)

第五节　卵巢过度刺激综合征

卵巢过度刺激综合征(ovarian hyperstimulation syndrome,OHSS)是一种以促排卵为目的而进行卵巢刺激时,特别在体外受精(IVF)辅助生育技术中,所发生的医源性疾病,是辅助生殖技术最常见且最具潜在危险的并发症,严重时可危及生命,偶有死亡病例报道。

OHSS 为自限性疾病,多发生于超促排卵周期中的黄体期与早妊娠期,发病与 HCG 的应用密不可分。按发病时间分为早发型与晚发型两种:早发型多发生于 HCG 应用后的 3～9 天内,其病情严重程度与卵泡数目、E_2 水平有关。如无妊娠,10 天后缓解,如妊娠则病情加重。晚发型多发生于 HCG 应用后 10～17 天,与妊娠尤其是多胎妊娠有关。

一、流行病学

大多数 OHSS 病例的发生与应用促性腺激素进行卵巢刺激有关,尤其发生在体外受精助孕技术应用促性腺激素进行卵巢刺激后;也有病例在应用氯米芬后被观察到;非常个别的病例报道发生在未行卵巢刺激而自然受孕的早孕期,称为自发性 OHSS。

(一)OHSS 的高危因素

OHSS 的高危因素包括原发性高危因素和继发性高因素。

1.原发性高危因素

(1)年龄＜35 岁。

(2)身体瘦弱。

(3)多囊卵巢综合征(PCOS)患者或 B 超下卵巢表现为"项链"征的患者。

(4)既往有 OHSS 病史。

2.继发性高危因素

(1)血 E_2＞9.36 nmol/L。

(2)取卵日卵泡数＞20 个。

(3)应用 HCG 诱导排卵与黄体支持。

(4)妊娠。

(二)发病率

OHSS 发病率的不同依赖于患者因素、监测方法与治疗措施。轻度 20％～33％;中度 3％～6％;重度 0.1％～2.0％。轻度病例的发生在用促性腺激素进行控制性卵巢刺激的 IVF 中将近 30％或更多,但由于症状与体征的温和往往不被认识。通常 IVF 中少于 5％的患者将可能发展为中度症状,1％患者将发展为重度症状。妊娠患者的发病率是非妊娠患者的 4 倍。

二、病理生理学

OHSS 是在促排卵后卵泡过度反应的结果,但发生在黄体期 LH 峰后或外源性 HCG 应用后。其严重性与持续时间因为应用外源性 HCG 进行黄体支持及内源性 HCG 水平的升高而加重与延长。其病理生理机制于 1983 年由 Haning 等首次提出,现已认为促排卵后卵巢内生成一种或几种由黄体颗粒细胞分泌的血管活性因子,其释放入血,可以引起血管通透性升高、液体渗出,导致第三腔隙液体积聚,从而形成胸腔积液、腹水,继而导致血液浓缩与血容量减少,甚至血栓形成(图 4-1)。

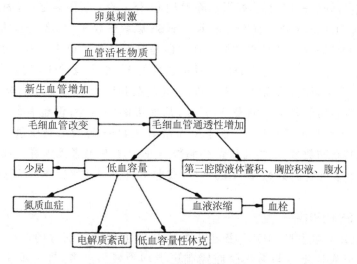

图 4-1　OHSS 的病生理改变

可能参与 OHSS 病理生理的因子目前研究认为有肾素-血管紧张素系统(RAS)中的活性肾素与血管紧张素Ⅱ、血管内皮生长因子(VEGF)、其他细胞因子家族与内皮素等。这些因子较多文献报道参与了卵泡与黄体生成的正常生理过程。促排卵后过多卵泡被刺激生长,HCG 应用后形成的黄体使这些血管活性因子生成量增加,它们直接或间接进入血循环甚至腹腔,引起广泛的血管内皮通透性增加从而形成胸腔积液与腹水,偶有严重者发生心包积液、全身水肿。胸腔、腹腔穿刺后这些物质的减少有助于毛细血管通透性的降低,临床上可改善病情。

文献报道表明,血管紧张素 Ⅱ 在 OHSS 患者的血清、卵泡液中含量比促排卵未发生 OHSS 者显著升高,并且随着病情好转明显降低;免疫组化显示排卵前卵泡的颗粒细胞与黄体细胞内均存在血管紧张素 Ⅱ 与其两型受体 AT_1、AT_2;动物试验中应用 ACEI 阻断血管紧张素 Ⅱ 生成,降低了 OHSS 的发生率。因此,我们的研究提示卵巢内 RAS 以自分泌的形式引起或参与了 OHSS 的发病。

与 OHSS 发生的相关因子还包括 VEGF。过多的 VEGF 引起的血管过度新生导致血管通透性增加。颗粒细胞生成的 VEGF 可被 HCG 升调节,血与腹水中非结合性 VEGF 的水平随 OHSS 的发展而升高,因此有学者认为非结合性 VEGF 的水平与 OHSS 的严重性相关。VEGF 的作用是通过 VEGFR-2 完成的,动物试验中应用 VEGFR-2 的特异抗体可以阻断 VEGFR-2 的细胞内磷酸化而致血管通透性降低,从而抑制 OHSS 的发展。

家族自发性 OHSS 可能是由于 FSH 受体的变异,导致其对 HCG 的过度敏感所致,因此,本病多在同一患者重复发生,或同一家族中多人发病。发病与妊娠相关,其中最多一例患者 6 次妊娠均发病。与医源性 OHSS 不同,其发病时间多在妊娠 8~14 周,亦即内源性 HCG 升高之后,作用于变异的 FSH 受体,引发卵巢内窦卵泡生长发育,之后 HCG 又作用于 LH 受体,而致卵泡黄素化,启动 OHSS 的病理生理过程。

三、对母儿的影响

(一)OHSS 与妊娠

1.OHSS 对妊娠率的影响

OHSS 的发生与妊娠密切相关,妊娠是晚发型 OHSS 的发病因素之一,因此在 OHSS 人群妊娠率往往高于非 OHSS 人群。有资料显示,OHSS 患者妊娠率约 82.8%,明显高于非 OHSS 人群 32.5%,符合 OHSS 的发患者群的倾向性。但是对于早发型 OHSS 对移植后是否影响胚胎着床一直存在争议。有学者认为,OHSS 患者中过高的 E_2 水平及 P/E_2 比例的改变,尤其是后者对内膜的容受性产生影响,从而降低妊娠率;过高的细胞因子如 IL-6 也将降低妊娠率;OHSS 患者的卵细胞与胚胎质量较非 OHSS 患者差,从而影响妊娠率;但也有研究发现相反结论:OHSS 妊娠患者与未妊娠患者相比 E_2 水平反而略高;OHSS 患者虽高质量卵细胞比例低于非 OHSS 患者,但因其获卵数多,最终高质量胚胎数与非 OHSS 患者无差异。而也有学者观察到早发型 OHSS 患者移植后的妊娠率为 60.5%,较非 OHSS 人群 32.5% 的妊娠率高,支持后者观点。

2.妊娠对 OHSS 的影响

有研究发现妊娠与晚发型 OHSS 密切相关,并影响了 OHSS 病程的长短;妊娠与病情轻重虽无显著性相关,但病情重者与多次腹腔穿刺患者均为妊娠患者,进一步说明了妊娠影响了 OHSS 病情的发展与转归。

(二)中重度 OHSS 对孕期流产的影响

中重度 OHSS 是否会增加妊娠流产率,文献报道较少。多数研究认为,过高的 E_2 水平,血管活性因子包括肾素-血管紧张素、细胞因子、前列腺素水平改变,以及 OHSS 病程中的血流动力学变化、血液浓缩、低氧血症、肝肾功能异常等,都将增加早期妊娠流产率。有学者对同期 OHSS 与非 OHSS 患者进行了对比分析,两组总体流产率(早期流产＋晚期流产)相近,分别为 16.9％与 18.7％,与 Mathur 的结果相同。我们同时观察到妊娠丢失与患者的继发妊娠所致病情加重、病程延长有一定的相关性,但并未改变总体流产率。这一点可能与我们在发病早期就积极进行扩容治疗有关,扩容后改变了原先的血液浓缩状态,甚至降低了妊娠期的血液浓缩状态,减轻了因高凝状态、低氧血症等对妊娠的不良影响,因此中度、病程短的患者妊娠丢失率降低,而病情越重、病程越长,引起的血液改变、肝酶升高等持续时间延长,相应地增加了流产率。

(三)中重度 OHSS 对远期妊娠的影响

有文献报道,OHSS 患者因血液浓缩,血栓素与肾素-血管紧张素水平升高,孕期并发症如子痫前期与妊娠期糖尿病的发生率升高;但 Wiser 的研究显示 OHSS 患者中子痫前期与妊娠期糖尿病的发病率与对照组无差异。也有研究发现妊娠期并发症包括 PIH、GDM 与前置胎盘的发病率略高于对照组,但无统计学差异,支持后者观点;且与对照组相比正常分娩比例、出生缺陷率相同;早产与低体重儿比例略高于对照组,但无统计学差异,这点可能与 OHSS 组双胎率略高有关;发病早晚、病情轻重、病程长短也均未影响早产率与低体重儿比例,而双胎与早产、双胎与低体重儿均显著性相关,此结果与常规妊娠结局相同。因此我们认为 OHSS 的发生并未影响远期的妊娠发展,未增加妊娠期并发症,对妊娠的分娩结局(包括早产率与低体重儿率)也未产生不良影响。

四、临床表现

(一)胃肠道症状

轻度患者可有恶心、呕吐、腹泻,因卵巢增大与腹水增多,腹胀逐渐加重。

(二)腹水

腹胀加重,腹部膨隆,难以平卧;腹壁紧绷即称为张力性腹水,有腹痛感;膈肌被压迫上抬可出现呼吸困难。

(三)胸腔积液

多数单独发生,30％患者合并有腹水;胸腔积液可单侧或双侧发生;表现为咳嗽,胸腔积液加重致肺组织萎缩出现呼吸困难。

(四)呼吸系统症状

胸腔积液与大量腹水可致胸闷、憋气、呼吸困难;发生肺栓塞或成人呼吸窘迫综合征(ARDS)时出现呼吸困难,并有低氧血症。

(五)外阴水肿

张力性腹水致腹部压力增大,特别是久坐或久立后,压迫下腔血管使其回流受阻,甚至引起整个大阴唇水肿。

(六)肝功能异常

液体渗出可致肝水肿,约 25％患者出现肝酶升高,AST 升高,ALT 升高,ALP 往往处于正常值上限,肝功升高水平与 OHSS 病情轻重相关,并随病情的好转恢复正常。

(七)肾功能异常

血容量减少或因大量腹水致腹腔压力增大,导致肾灌注减少,出现少尿、低钠血症、高钾血症与酸中毒,严重时出现 BUN 升高,Cr 升高,也随病情好转恢复正常。

(八)电解质紊乱

液体渗出同时入量不足,出现少尿甚至无尿;另外,可能出现低钠、高钾血症或酸中毒表现。

(九)低血容量性休克

液体渗出至第三腔隙,血容量减少可发生低血容量性休克。

(十)血栓

发病率在重度 OHSS 患者中约占 10%,多发生于下肢、脑、心脏与肺,出现相应部位症状,发病时间甚至出现在 OHSS 好转后的数周。血栓形成是 OHSS 没有得到及时正确的治疗而发生的极严重后果,危及患者生命,甚至可留下永久性后遗症,必须予以积极防治。

OHSS 具有自限性,如未妊娠它将在月经来潮时随着黄体溶解自然恢复。表现为腹水的进行性减少与尿量的迅速增多。如果妊娠,在排卵后的第 2 周,由于升高的内源性 HCG,症状与体征将进一步持续或加重,如果胚胎停育,OHSS 症状也可自行缓解。临床处理经常需要持续 2～4 周时间,一般在孕 6 周后逐渐改善。

五、诊断

依据促排卵史、症状与体征,结合 B 超下腹水深度与卵巢大小的测量,检测血细胞比容(HCT)、WBC、电解质、肝功能、肾功能等,以诊断 OHSS 及其分度,并确定病情严重程度。

六、临床分级

1989 年,Golan 等研究者根据临床症状、体征、B 超及实验室检查将其分为轻、中、重三度及五个级别(表 4-3)。

表 4-3　OHSS 的 Golan 分级

等级	轻	中	重
Ⅰ	仅有腹胀及不适		
Ⅱ	Ⅰ＋恶心、呕吐,腹泻卵巢增大 5～12 cm		
Ⅲ		Ⅱ＋B 超下有腹水	
Ⅳ			Ⅲ＋临床诊断胸腔积液/腹水,呼吸困难
Ⅴ			Ⅳ＋低血容量改变,血液浓缩,血液黏度增加,凝血异常,肾血流减少,少尿,肾功能异常,低血容量休克

Navot 等研究者于 1992 年又将重度 OHSS 分为严重与危重 2 组,其依据更为重视实验室检查(表 4-4)。

表 4-4　OHSS 的 Navot 分级

重度症状	严重	危重
卵巢增大	≥12 cm	≥12 cm
腹水、呼吸困难	大量腹水伴或不伴呼吸困难	大量腹水致腹部胀痛伴或不伴呼吸困难
血液浓缩	Hct＞45%,WBC＞15×10⁹/L	HCT＞55%,WBC＞25×10⁹/L

续表

重度症状	严重	危重
少尿	少尿	少尿
血肌酐	0~133 μmol/L	≥133 μmol/L
重度症状	严重	危重
肌酐清除率	≥50 mL/min	<50 mL/min
低蛋白血症	重度	重度
	肝功能异常	肾衰竭
	全身水肿	血栓
		AIDS

2010 年，Peter Humaidan 等研究者根据 OHSS 各项客观与主观指标将其分为轻、中、重三度，这一分度临床应用似更简便、明晰(表 4-5)。

表 4-5　OHSS 的 Peter Humaidan 分级

指标	轻	中	重
客观指标			
直肠窝积液	√	√	√
子宫周围积液(盆腔)		√	√
肠间隙积液			√
Hct>45%		√[a]	√
WBC>15×10^9/L		±[a]	√
低尿量<600 mL/d		±[a]	√
Cr>133 μmol/L		±[a]	±
肝功能升高		±[a]	±
凝血异常			±[c]
胸腔积液			±[c]
主观指标			
腹胀	√	√	√
盆腔不适	√	√	√
呼吸困难	±[b]	±[b]	√
急性疼痛	±[b]	±[b]	±[b]
恶心、呕吐	±	±	±
卵巢增大	√	√	√
妊娠	±	±	√

注：±可有可无；a≥2 次，住院；b≥1 次，住院；c≥1 次，加强监护。

七、治疗

(一)治疗原则

OHSS 为医源性自限性疾病,OHSS 的病情发展与体内 HCG 水平相关,未妊娠患者随着月经来潮病情好转;妊娠患者早孕期病情加重。

1.轻度 OHSS

被认为在超促排卵中几乎不可避免,患者无过多不适,可不予处理,但需避免剧烈活动以防止卵巢扭转,也应警惕长期卧床休息而致血栓。

2.中度 OHSS

可在门诊观察,记 24 小时尿量,称体重,测腹围。鼓励患者进食,多饮水,尿量应不少于 1 000 mL/d,2 000 mL/d 以上最佳,必要时可于门诊静脉滴注扩容。

3.重度 OHSS

早期与中度 OHSS 相同,可在门诊观察与治疗,适时监测血常规、电解质与肝、肾功能,静脉滴注扩容液体,必要时行腹腔穿刺;病情加重后应住院治疗。

(1)住院指征:①严重的腹痛与腹膜刺激征。②严重的恶心呕吐,以致影响每天食水摄入。③严重少尿(<30 mL/h),甚至无尿。④张力性腹水。⑤呼吸困难或急促。⑥低血压、头昏眼花或晕厥。⑦电解质紊乱(低钠,血钠<135 mmol/L;高钾,血钾>5.5 mmol/L)。⑧血液浓缩(Hct>45%,WBC>15×10⁹/L)。⑨肝功能异常。

(2)病情监护:每天监测 24 小时出入量、腹围、体重,监测生命体征,检查腹部或肺部体征;每天或隔天检测血细胞比容(HCT)、WBC、尿渗透压;每 3 天或 1 周监测电解质、肝功能、肾功能,B 超监测卵巢大小、胸腔积液及腹水变化,必要时监测 D-Dimer 或血气分析,以了解治疗效果,病情危重时随时复查。

(二)治疗方法

1.扩容

OHSS 因液体外渗第三腔隙致血液浓缩,扩容是最主要的治疗。扩容液体包括晶体液与胶体液。晶体液可选用 5%葡萄糖、10%葡萄糖、5%葡萄糖盐或乳酸林格液,但避免使用盐林格液;一般晶体液用量 500~1 500 mL。只用晶体液不能维持体液平衡,因此需加用胶体液,如清蛋白、贺斯、低分子右旋糖苷、冰冻血浆等胶体液扩容。

(1)清蛋白:为低分子量蛋白质,由肝产生,75%的胶体渗透压由其维持,50 g 的清蛋白可以使大约 800 mL 液体 15 分钟内回流至血循环中;同时可以结合并运送大分子物质如一些激素、脂肪酸、药物等,以减少血中血管活性物质的生物浓度。OHSS 患者因液体外渗,血中清蛋白浓度降低,因此最初选用清蛋白作为扩容药物,可用 10~20 g/d 静脉滴注,如病情加重,最大剂量可用至 50 g/d。但因清蛋白为血液制品,有传播病毒等风险,现在临床应用已严格控制,因此仅用于低蛋白血症的患者。

(2)羟乙基淀粉:平均分子量为 200 000,半衰期>12 小时,可有效降低血液黏度、血细胞比容,减少红细胞聚集;因其为糖原结构,在肝内分解,因此不影响肝、肾功能,并可显著改善肌酐清除率;因无抗原性,是血浆代用品中变态反应率最低的一种。静脉滴注剂量为 500~1 000 mL/d,应缓慢静脉滴注以避免肺部充血。因其价格低于清蛋白,且为非血液制品,现已作为中重度 OHSS 时首选扩容药物。

(3)低分子右旋糖苷:可以增加肾灌注量、尿量,降低血液黏滞度,改善微循环,防止血栓形成;但低分子右旋糖苷有降低血小板黏附的作用,有出血倾向者禁用,个别患者存在变态反应,且有临床死亡病例报道。因此,临床使用应慎重,一般应用剂量为 500 mL/d。

2.保肝治疗

肝酶升高者需用保肝药物治疗,轻度升高者可用葡醛内酯 400~600 mg/d、维生素 C 2~3 g/d 静脉滴注;ALT>100 U/L 时,可加用古拉定 0.6~1.2 g/d 静脉滴注。经治疗后肝功能异常一般不会进一步恶化,并随 OHSS 症状的好转而恢复。

3.胸腔、腹腔穿刺

适应证:①中等量以上胸腔积液伴明显呼吸困难;②重度腹水伴呼吸困难;③纠正血液浓缩后仍少尿(<30 mL/h);④张力性腹水。但是在有腹腔内出血或血流动力学不稳定的情况下禁忌腹腔穿刺;腹腔穿刺放水可采用经腹与经阴道两途径。一般多采用经腹途径。穿刺应在扩容后进行,要在 B 超定位下施行,避免损伤肿大的卵巢。穿刺不仅可以减少腹腔压力,增加肾血流灌注,从而增加尿量。同时减少了与发病相关的血管活性因子而缩短病程,腹水慢放至不能留出为止,有研究表明最多增放至约 6 000 mL;穿刺后症状明显缓解,且不增加流产率。有学者认为,穿刺后临床治疗效果好于扩容效果,故建议适应证适宜时应尽早穿刺。

4.多巴胺

肾衰竭或扩容并腹腔穿刺后仍少尿的患者可应用低剂量多巴胺静脉滴注,用法为 20 mg+5%葡萄糖250 mL静脉滴注,速度为 0.18 mg/(kg·h),不影响血压和心率,同时监测中心静脉压、肺楔压。但应注意的是大剂量多巴胺静脉滴注作用于 α 受体,有收缩外周血管作用;而低剂量多巴胺作用于 β_1 受体与 DA 受体,具有扩血管作用,特别是直接扩张肾血管,增加肾血流,同时抑制醛固酮释放,减少肾小管上皮细胞对水钠的重吸收,从而起到排钠利尿的作用。

也有文献报道,口服多卡巴胺 750 mg/8 h,临床症状与腹水逐渐好转。也有人曾于腹腔穿刺时于腹腔内应用多巴胺,同样起到增加尿量作用。

5.利尿剂

已达到血液稀释仍少尿(Hct<38%)的患者可静脉应用呋塞米 20 mg。血液浓缩、低血容量、低钠血症时禁用。过早、过多应用利尿剂,将加重血液浓缩与低血容量而致血栓,视为禁忌。

6.肝素

个人或家族血栓史或确诊血栓者可静脉应用肝素 5 000 U/12 h,另外也有学者认为 48 小时扩容后仍不能纠正血液高凝状态,也应该静脉滴注肝素。如妊娠则肝素用至早孕末,或依赖于 OHSS 病程及高危因素的存在与否。为了防止血栓栓塞综合征,对于各种原因需制动的患者,可以应用低剂量阿司匹林,但是腹腔穿刺时有出血风险。

7.卵巢囊肿抽吸

B 超下抽吸卵巢囊肿可以减少卵巢内血管活性物质的生成,但有引起囊肿破裂、出血可能,因此原则上不建议囊肿抽吸。促排卵后多个卵泡未破裂但妊娠的患者,如病情危重,卵巢大于 12 cm,放腹水后病情无改善时,可行 B 超指引下卵巢囊肿抽吸,术后应严密观察有无腹腔内出血征象。

8.终止妊娠

合并严重并发症,如血栓、ARDS、肾衰竭或多脏器衰竭,在持续扩容并反复多次放腹水后仍不能缓解症状时,也可考虑终止妊娠。终止妊娠是 OHSS 不得已而行的有效治疗方法,随着

HCG 的下降,OHSS 症状迅速好转。终止妊娠的方法首选人工流产术,同时应监测中心静脉压、肺楔压、尿量、血肌酐,以及肌酐清除率、血气分析。

八、预防

(一)个体化刺激方案

首先确认 OHSS 高危人群。对于瘦小、年轻、有 PCOS 卵巢表现的患者,以及既往发生过 OHSS 的高危人群,在刺激方案上应慎重。对于 PCOS 患者多采用 r-FSH 75～150 U 起始,同时可用去氧孕烯炔雌醇片等避孕药物抑制卵巢反应性。促排卵后一定要 B 超监测卵泡生长,并应根据个体对药物的敏感性不同及时调整药物剂量。需注意长方案、短方案与拮抗剂方案都可能发生 OHSS,即使氯米芬促排卵也有可能。

(二)HCG 的应用

因 OHSS 与 HCG 密切相关,故 HCG 的应用与否、应用剂量及使用时间与 OHSS 的发生密切相关。

1.不用 HCG 促卵细胞成熟

在高危人群中不用 HCG,可抑制排卵与卵泡黄素化,避免 OHSS 的发生;但是未应用 GnRH 激动剂降调节的患者,停用 HCG 并不能避免自发性 LH 峰的出现,不能完全防止 OHSS 的发生。

2.减少 HCG 量

HCG 剂量减至 5 000 U,甚至 3 000 U,与 10 000 U 相同,均可达到促卵泡成熟效果,并可减少 OHSS 的发病率并减轻病情,但不能完全避免 OHSS 的发生。

3.GnRH-a 替代 HCG 促排

对未用 GnRH 激动剂降调节患者,或应用 GnRH 拮抗剂的患者,可用短效 GnRH-a 代替 HCG 激发内源性 LH 峰,促卵泡成熟。因其作用持续时间明显短于 HCG,从而减少 OHSS 的发生。但 GnRH-a 有溶黄体作用,未避免临床妊娠率下降,应相应补充雌、孕激素,同时监测血中 E_2 与 P 水平,及时调整雌孕激素剂量,维持 $E_2 > 734$ pmol/L,$P > 62.4$ nmol/L,文献报道临床妊娠率较 HCG 组无显著性降低。也有文献报道在使用 GnRH-a 同时加用小剂量 HCG 1 000～2 000 U,使得临床妊娠率可不受影响。GnRH-a 可用醋酸曲普瑞林 0.2～0.4 mg,或布舍瑞林 200 mg×3 次。

4.缓刺激(Coasting)

对于 OHSS 高危人群,当有 30% 卵泡直径超过 15 mm,血 $E_2 > 1.1 \times 10^4$ pmol/L,总卵泡数超过 20 个时,停止促性腺激素的使用,而继用 GnRH-a,此后每天测定血中 E_2 浓度,当 E_2 再次降到 1.1×10^4 pmol/L 以下时,再应用 HCG,可明显降低 OHSS 的发生率。其理论是根据 FSH 阈值学说,停用促性腺激素后,部分小卵泡因为“饥饿”而闭锁,但大卵泡生长不受影响,从而使得活性卵泡数量减少,以及生成血管活性因子的颗粒细胞数量减少,因而 OHSS 发生率降低。缓刺激的时间如过长则会影响卵母细胞质量、受精率、胚胎质量及妊娠率,因此一般不超过 3 天。

(三)GnRH 拮抗剂方案

对易发生 OHSS 高危人群,促排卵可采用 GnRH 拮抗剂方案,因为此方案可用短效 GnRH-a 代替 HCG 促卵泡成熟,以降低 OHSS 发生。

（四）黄体支持

HCG 的应用增加了 OHSS 的发病率，因而对于高危人群不用 HCG 支持黄体，仅用孕激素支持黄体，可降低 OHSS 发病率。

（五）静脉应用清蛋白

对于高危患者在取卵时静脉应用有渗透活性的胶体物质可以降低 OHSS 的危险与严重程度。对于雌激素峰值达到 1.1×10^4 pmol/L 的患者，或大量中小卵泡的患者，推荐在取卵时或取卵后即刻静脉应用清蛋白（25 g）。基于 meta 分析，估计每 18 个清蛋白治疗的患者，有 1 例患者将避免 OHSS。然而对高危患者预防性应用清蛋白仍存在争议，就像关于它的花费与安全性问题存在争议一样。

（六）静脉应用贺斯

取卵后应用贺斯 500～1 000 mL 替代清蛋白静脉滴注，同样可以减少 OHSS 的发生。在我们的随机对照研究中，取卵后静脉滴注贺斯 1 000 mL×3 d，与静脉滴注清蛋白 20 g×3 d，同样起到了减少 OHSS 发病的作用。因其为非生物制品，可避免应用清蛋白所致的感染问题。

（七）选择性一侧卵泡提前抽吸术（ETFA）

应用 HCG 后 10～12 小时行选择性一侧卵泡提前抽吸，可降低 OHSS 发生率，但因结果的不确定性并不过多推荐使用。

（八）多巴胺激动剂

文献报道，VEGF 是参与 OHSS 病理生理机制的重要血管活性因子，内皮细胞上的 VEGFR-2 是其引起血管通透性增加的作用受体；经研究证实多巴胺激动剂可以减少 VEGFR-2 酪氨酸位点的磷酸化，而磷酸化对于 VEGFR-2 的下游信号传导至关重要。因此，多巴胺激动剂通过抑制了 VEGF 的生物学活性而起到减少 OHSS 发病的作用。因此，文献报道高危患者自 HCG 应用日开始使用多巴胺激动剂卡麦角林 0.5 mg/d×8 d，OHSS 的发病率、腹水与血液浓缩显著性降低，而着床率与妊娠率并未受影响。

（九）二甲双胍

对于有胰岛素抵抗的 PCOS 患者，口服二甲双胍 1 500 mg/d，可以降低胰岛素与雄激素水平，相应地降低了 OHSS 发病率。

（十）腹腔镜 PCOS 患者卵巢打孔

对于 OHSS 高危的 PCOS 患者可以采用腹腔镜进行双侧卵巢打孔的方法，术后血中雄激素与 LH 水平下降，从而在超促排卵后 OHSS 的发病率得以下降，且妊娠率增加，流产率降低，打孔时应注意控制打孔操作的时间与电功率，避免过度损伤卵巢组织。

（十一）单囊胚移植

对于已有中度 OHSS 的患者可以观察到取卵后 5～6 天，如症状未加重，可行单囊胚移植，以避免多胎妊娠对 OHSS 发病的影响。

（十二）未成熟卵体外成熟培养（IVM）

此技术最早于 1991 年由 Cha 等提出并报道了妊娠个案。其将卵巢中不成熟卵母细胞取出，使之脱离高雄激素环境于体外培养，成熟后应用 ICSI 技术使之受精，从而避免了超排卵所致 OHSS 的发生。

（十三）冷冻胚胎

OHSS 高危者可冷冻胚胎，从而避免因妊娠产生的内源性 HCG 的作用，避免了晚发型

OHSS 的发生。虽然不可以完全避免早发型 OHSS 的发生，但因其避免了妊娠致病情的进一步加重，从而缩短了病程。

（董　晖）

第六节　功能失调性子宫出血

功能失调性子宫出血（简称功血）是因下丘脑-垂体-卵巢轴内分泌功能调节失衡所导致的大量的子宫出血，而没有器质性原因。功血可发生在青春期至绝经期之间的任何年龄，表现为周期的缩短、经期的延长和/或月经量的增多，是妇产科的常见病和多发病之一。临床上一般分为无排卵型和有排卵型两大类，85% 的患者为无排卵型，其中绝大部分发生在绝经前期。

功血出血所涉及的机制各不相同，但每个机制均与类固醇激素的刺激相关。临床治疗的关键是要识别或确定发生机制。各式各样的内外生殖道病理都可以表现成无排卵性出血。仔细询问月经病史和体格检查，通常可提供区别于其他异常出血的原因的大部分信息。当强烈怀疑有器质性改变或经验治疗失败时，需额外的评估。

一、病理生理机制

（一）正常月经出血的生理

月经期的阴道流血是子宫内膜在卵巢周期的调控下发生规律性剥脱的结果。它的正常周期的范围应是 25～35 天，平均 28～30 天。月经期的时间范围应是 2～7 天，平均 3～5 天。月经量平均是每周期 80 mL 左右。子宫内膜在卵巢周期的卵泡期中受雌激素的影响，发生增生期改变；排卵后，黄体形成分泌大量的孕激素和雌激素，子宫内膜发生分泌期改变。如果排出的卵母细胞没有发生受精，黄体的寿命为 10～12 天，当黄体自然萎缩造成雌孕激素的水平骤然下降到一定的水平，子宫内膜的血管破裂出血，形成黏膜下血肿和出血，内膜组织崩解，月经来潮。

1.月经的出血机制

经典的关于月经期出血的机制认为，一个月经周期的子宫内膜变化，是由于雌孕激素的撤退诱导子宫内膜基底层中的螺旋小动脉血管痉挛，引起内膜缺氧的凝固性坏死，导致月经的开始。而持续更强烈的血管收缩导致子宫内膜萎缩坏死脱落，月经血止。在下一个周期中产生的雌激素作用下子宫内膜上皮再生。

但是较近期的调查结果不支持经典的月经缺氧学说。在月经前，经过灌注研究未能证明子宫内膜血流减少，人类在处于月经前期子宫内膜并未测到经典的缺氧诱导因子。组织学证明，月经早期的子宫内膜是呈灶性坏死、炎症和凝血改变，而不是血管收缩和缺氧引起的弥漫性透明变性或凝固性坏死。过去十年中，月经发生机制的理论已经有所改变。可能不能完全用"血管事件"来解释，推测是延伸到子宫内膜基底层螺旋动脉系统上的子宫内膜功能层的毛细血管丛的酶的自身消化引发月经。月经止血的经典机制没有发生变化，包括了凝血机制、局部的血管收缩和上皮细胞再形成。血管事件在月经止血中发挥重要的作用。

2.月经出血机制相关的酶活性

由雌孕激素的撤退引起的子宫内膜酶降解机制，包括细胞内溶酶体酶的释放数量，炎性细胞的浸润蛋白酶和基质金属蛋白酶。在分泌早期,酸性磷酸酶和其他溶解酶只限于细胞内溶酶体内,孕激素抑制溶酶体膜的稳定,抑制酶的释放。由于雌激素和孕激素水平在经前下降,溶酶体膜破坏,酶释放到上皮细胞和间质细胞的胞质中,最终进入细胞间隙。完好的子宫内膜表层和桥粒可以阻碍这些蛋白酶对自身的消化降解,桥粒的溶解也就破坏了这个防御功能,造成内膜细胞连接的崩解导致血管内皮细胞中血小板沉积,前列腺素释放,血管栓塞,红细胞渗出和组织坏死。

3.月经出血时内膜的炎性反应

孕激素撤退也会刺激子宫内膜的炎性反应。在月经前期,子宫内膜白细胞总数显著增加,较血浆增加高达40%,子宫内膜中炎性细胞浸润(包括中性粒细胞、嗜酸性粒细胞巨噬细胞和单核细胞),趋化因子合成的白细胞介素-8(IL-8)等细胞因子增加。月经时,白细胞产生一系列细胞分子活化,包括细胞因子、趋化因子及一系列的酶,有助于降解细胞外基质,直接或间接地激活其他蛋白酶。

基质金属蛋白酶是蛋白水解酶家族的一种,可降解细胞外基质和基膜。基质金属蛋白酶包括了可降解细胞间质和基膜的胶原酶,进一步消化胶原的胶原酶,可连接纤维蛋白、层粘连蛋白和糖蛋白的纤维连接蛋白。每个家族成员都需要酶作用底物和以酶原形式存在,能被纤维蛋白酶、白细胞蛋白酶或其他金属蛋白酶激活。在月经前期子宫内膜酶原被广泛激活并显著增加。总之,孕激素抑制子宫内膜金属蛋白酶的表达,孕激素的撤退促进了细胞外基质的金属蛋白的酶的分泌,局部子宫内膜上皮细胞,基质和血管内皮细胞和局部组织的基质金属蛋白酶抑制了酶的活化。在正常月经后因为增加的雌激素水平,金属蛋白酶的表达也是被抑制的。

4.月经的内膜毛细血管出血机制

由于子宫内膜内逐渐增加的酶的降解,最终扰乱了内膜下毛细血管和静脉血管系统,导致间质出血;内膜的表面破溃,血液流入子宫内膜腔。最终内膜的改变延伸到功能层,基底动脉破裂导致增厚、水肿和松懈的内膜间质出血。子宫内膜脱落开始并逐步延伸至宫底。

月经血包括子宫内膜碎片、大量的炎症细胞、血红细胞和蛋白水解酶。由于纤维蛋白溶解酶对纤维蛋白的溶解作用,使月经血呈不凝固,并促进蜕变组织排出。纤维蛋白酶原(纤维蛋白溶酶原激活剂)常出现在分泌晚期和月经期内膜中,激活了蛋白激酶导致出血。在一定程度上,月经出血量是由纤维蛋白溶解和凝固之间的平衡所决定的。子宫内膜间质细胞组织因子和纤溶酶原激活物抑制物(PAI)-1促进凝血纤维溶解之间的平衡。月经早期,血管内血小板及血栓形成自限性地减少出血量。血小板减少症及血友病的妇女月经量多,可以推断在月经止血中血小板和凝血因子的重要作用。然而,最终的月经出血停止依赖于血管收缩反应,有可能是子宫内膜基底层螺旋动脉,或子宫肌层的动脉的收缩。内皮素是强有力的长效血管收缩剂,月经期子宫内膜含有高浓度的内皮素和前列腺素,两者共同作用导致螺旋动脉收缩。

5.受内分泌和免疫系统各种因子的调节

(1)前列腺素(prostaglandins,PGs):PGs在全身分布广泛。子宫内膜不仅是PGs的合成场所,也是作用部位。主要的种类是$PGF_{2\alpha}$和$PGE_{2\alpha}$。PGs在月经周期各个阶段都有分泌,但在月经期含量最高。PGs对血管平滑肌有强收缩作用,在雌孕激素的调控下,使月经期子宫内膜血管发生痉挛、出血。

(2)血管内皮素(endothelin,ET):内皮素-1是一种强血管收缩剂,在子宫内膜中合成和释放。它能够促使$PGF_{2\alpha}$的合成,对月经后内膜修复起重要的作用。

(3)雌激素受体和孕激素受体:雌激素受体有ERα和ERβ两个亚型,在内膜中以ERα为主。

孕激素受体亦有 PRα 和 PRβ 两个亚型,位于子宫内膜的受体以 PRα 为主。雌孕激素通过其受体分别作用在子宫内膜上,使子宫内膜产生周期性改变。雌激素促使子宫内膜腺体和腺上皮增生,而孕激素则促使子宫内膜间质水肿,使间质中的酸性黏多糖结构崩解,便于内膜的剥脱。

(4)溶酶体酶:在月经周期中的子宫内膜,受雌孕激素调节,合成许多溶酶体,包含很多种水解酶。当雌孕激素水平下降或撤退时,溶酶体膜释放大量水解酶和胶质酶,使子宫内膜崩解,刺激 PGs 的大量合成,使螺旋小动脉痉挛性收缩,继而破裂出血。

(5)基质金属蛋白酶(matrix metalloproteinase,MMPs):MMPs 包括胶原酶、明胶酶、间质溶解素等,月经期子宫内膜中分泌增多,这些酶对细胞外基质有强的降解作用,可能参与月经内膜的溶解和破坏的机制。

6.正常月经出血的自限性模式

(1)在雌孕激素同时撤退时,子宫内膜脱落产生月经。由于月经周期中的雌孕激素均匀作用于整个子宫内膜,导致内膜功能层脱落和基底上皮层血管收缩、血液凝固、上皮重建等机制有效地限制出血的量和时间。

(2)随着雌孕激素序贯刺激子宫内膜,使上皮细胞增殖、间质细胞和微血管的结构稳定,避免了内膜的突破性出血。

7.子宫内膜对类固醇激素的生理和药理反应

正常月经出血是由一个排卵周期结束后雌孕激素同时撤退引起的。同样的出血机制也出现在黄体酮撤退时或激素剂量不足时,包括绝经后雌孕激素替代治疗后和规律口服避孕药后的阴道出血。在这种情况下,出血一般是可预测的,量和时间都是可控的。

(1)雌激素撤退性出血:卵巢去势,即双侧卵巢切除术后的妇女或绝经后妇女接受单一的雌激素替代治疗时或停药时可发生出血,或某些患者排卵前雌激素短暂下降时可引起月经间期出血。

(2)雌激素突破性出血:发生在各种原因的长期持续性无排卵的妇女。雌激素突破性出血的量和持续时间取决于子宫内膜雌激素作用的剂量和持续时间。相对较低的长时间的雌激素刺激通常出血量少或点滴出血,但持续时间较长。而持续的高水平雌激素刺激常在时间不等的闭经后,发生急剧的大量出血。

(3)孕激素撤退性出血:发生在外源性孕激素治疗停止后。孕激素撤退性出血通常只发生在已经有一定外源性或内源性雌激素的子宫内膜中。出血量和持续时间差别很大,一般与既往雌激素刺激子宫内膜的时间和量有关。雌激素水平作用或闭经时间很短时,出血程度轻,量很少,甚至可能不会发生出血。雌激素高水平持续作用或闭经很长时间时,出血可能量大,持续时间长,但仍然是自限性的。在接受外源性雌激素和孕激素治疗的妇女,即使雌激素持续应用,孕激素撤退仍然可以发生出血;当雌激素水平提高 10 倍时,孕激素撤退性出血可能会延长。

(4)孕激素突破性出血:发生在孕激素和雌激素的比值较高时,特别是单独使用孕激素避孕药或其他长效孕激素(孕激素植入物,甲羟孕酮)时,除非有足够的雌激素水平与孕激素对抗才能止血。非常类似于雌激素水平低时的突破性出血。使用结合雌孕激素口服避孕药的妇女有时也会有突破性出血。尽管所有的口服避孕药含有标准药理学上雌激素和孕激素的剂量,但孕激素始终是主导成分。

(二)功血的出血机制

1.无排卵性功血

因排卵障碍,下丘脑-垂体-卵巢轴的功能紊乱,卵巢自然周期丧失,子宫内膜没有周期性的雌孕激素的作用,而为单一的雌激素刺激,不规则地发生雌激素突破性出血。因为雌激素对内膜的增生作用,间质缺少孕激素所诱导的溶解酶生成和基质的降解,子宫内膜常常剥脱不完全,修复不同步,使阴道出血淋漓不尽。内膜组织反复剥脱,组织破损使纤维溶解酶活化,子宫内膜纤溶亢进,局部凝血功能缺陷,出血不止;但如果雌激素水平较高,对内膜的作用较强,子宫内膜持续增厚而不发生突破性出血,临床上出现闭经。一旦发生突破性出血,血量将会很大,甚至出现失血性贫血和休克。最严重的无排卵性出血往往发生在雌激素水平持续刺激,而无孕激素作用的妇女。临床上多见的是多囊卵巢综合征、肥胖女性、青春期和绝经期妇女。青少年可出现贫血,老年妇女则担心的是患癌症的风险。

无排卵性妇女的卵巢类固醇激素对子宫内膜刺激的模式是混乱和不可预测的。根据定义,无排卵女性总是处于卵巢周期的卵泡期和子宫内膜增生期。子宫内膜唯一接受的卵巢激素是雌激素,子宫内膜受雌激素持续刺激,异常增生但高度脆弱。持续性增生和局灶增殖的子宫内膜近基质层表面的细胞小血管多灶破裂,基质细胞内毛细血管的血小板和/或纤维蛋白血栓形成脱落。因此,功血的发生不仅与异常增生的上皮和基质细胞组成的子宫内膜密切相关,还与内膜表面的微循环有关。

在持续增生和增殖的子宫内膜中毛细血管非正常增加、扩张,超微结构的研究揭示了这种非正常的结构使得组织变脆弱。微血管异常也可能是导致不正常出血的直接原因。从组织学和分子生物学研究表明,增生的异常血管结构脆弱、易破裂,引起溶酶体蛋白水解酶的释放,周围上皮细胞、基质细胞、迁徙白细胞和巨噬细胞聚集,导致了无排卵性出血。一旦启动,这个过程进一步加剧了局部前列腺素的释放尤其是前列腺素 E_2(PGE$_2$),其他分子抑制毛细血管血栓和降低毛细血管静脉丛的形成。因为局部浅表组织破损,子宫内膜基底层和肌层血管不发生收缩。正常月经的止血机制是子宫上皮细胞修复重建和内膜增生。然而,在异常月经出血中多个局灶上皮细胞修复、脱落出血和局灶性脱落。

2.有排卵性功血

有排卵性功血的子宫内膜虽然有周期性的雌孕激素刺激,但其规律和调节机制的缺陷,使子宫内膜不能正常剥脱。

(1)黄体萎缩不全是由于溶黄体因子功能不良或缺陷,使黄体萎缩的时间过长,孕激素持续分泌,子宫内膜呈不规则剥脱,出现阴道持续流血不止。

(2)黄体功能不足也是一种常见的内分泌紊乱,卵泡缺乏足够的FSH的刺激,卵泡颗粒细胞增生不良,不能分泌足够的雌激素,并且卵泡不能成熟,因而无法具备正常的颗粒黄体细胞来提供孕酮的分泌。还可以因为下丘脑-垂体分泌促性腺激素LH的频率和幅度的异常,使得卵泡黄体细胞不能产生足够的孕酮,子宫内膜的分泌相对滞后和缩短,月经周期变短和频繁,出血量增多。

二、诊断

一般视月经周期短于 21 天,月经期长于 7 天或经量多于每个周期 80 mL,为异常子宫出血,经临床检查排除器质性的病变,如子宫肌瘤、凝血机制障碍等,方能作出功血的诊断。如果出血量较多,可能伴随失血性贫血的临床症状和体征。

(一)病史

月经史是区别无排卵性子宫出血和其他异常出血最简单而重要的方法。详细记录月经周期时间(天数,规律性)、月经量(多,少或变化)、持续时间(正常或延长,一致的或变化的)、月经异常的发病特点(初潮前,突然的,渐进的)、发生时间(性交后,产后,体重增加或减少)、伴随症状(经前期不适,痛经,性交困难,溢乳,多毛)、全身性疾病(肾,肝,造血系统,甲状腺)和药物(激素,抗凝血剂)等均可以快速帮助评估出血原因,是否需要治疗。

(二)体检

体格检查应发现贫血的全身表现,应排除明显的阴道或宫颈病变,确定子宫的大小(正常或增大)、轮廓(光滑,对称或不规则)、质地(硬或软)和触痛。

(三)辅助检查

对大多无排卵性子宫出血的妇女,根据月经史便可以制订治疗方案,不需要额外的实验室或影像学检查。

1.妊娠试验

可以迅速排除任何与妊娠相关或妊娠并发症导致的异常子宫出血。

2.血常规

对于经期延长或经量增多的妇女,血常规可排除贫血和血小板减少症。

3.内分泌激素

(1)在黄体期血清孕酮测定可鉴别有无排卵,当数值＞9.36 nmol/L 均提示有排卵可能。但出血频繁时很难确定检查孕激素的适当时机。

(2)血清促甲状腺激素(TSH)水平可迅速排除甲状腺疾病。

4.凝血机制检测

对那些有可疑的个人史或家族史的青少年,出现不明原因月经过多,凝血筛选试验可排除出血性疾病。对于血友病患者凝血因子的检测是最好的筛查指标,同时须咨询血液病学家。

5.子宫内膜活组织检查

可以排除子宫内膜增生过长或癌症。年龄 40 岁以上是子宫内膜疾病的危险因素,所以须进行子宫内膜活检。在绝经前妇女的子宫内膜组织学异常的比例相对较高(14%),而月经规则者则较低(＜1%)。目前,广泛应用的宫腔吸引管较传统的方法可减少患者痛苦。除了可以发现任何子宫内膜疾病,活检有助于对子宫异常出血进一步诊断或直接止血。在异常出血,近期没有服用外源性孕激素的妇女,"分泌期子宫内膜"给排卵提供可靠的证据,就须进一步检查其他器质性病变。

6.子宫影像学检查

可以帮助区分无排卵性和器质性病变所致子宫出血,最常见的是子宫肌瘤、子宫内膜息肉。标准的经阴道超声检查可以检测子宫平滑肌瘤大小、位置,可以解释因肌瘤所致的异常出血或月经量过多。还可发现宫腔损坏,或薄或厚的子宫内膜。子宫内膜很薄(＜5 mm)时,内膜活检可能根本取不到组织。在围绝经期和绝经后妇女子宫异常出血时,如果子宫内膜厚度＜4 mm,则认为没有必要进行子宫内膜活检,因为此时子宫内膜发生增生或癌症的风险很小。同样适用于绝经前期异常出血的妇女。但是否活检取决于临床证据和危险因素,而不是超声检测子宫内膜的厚度,一旦子宫内膜厚度增厚(＞12 mm),就增加了疾病的危险。抽样研究表明,即使在临床病理诊断疾病风险低时也需行内膜活检;特别是当临床病史提示有长期雌激素作用史时,即使子宫内膜厚度正常,都应进行活检;当子宫内膜厚度>12 mm,即使临床没有发现病变时都应该行活检。

宫腔声学造影经阴道超声下,导管灌注无菌生理盐水充盈宫腔显示宫腔轮廓,显现子宫内小占位,敏感性和特异性均高于经阴道超声和宫腔镜检查。宫腔镜检查同时能诊断和治疗宫腔内病变。磁共振成像(MRI)方法可以诊断子宫内膜病变的性质,是否向基层浸入。

7.宫腔镜检查

在治疗疾病中较其他方法入侵最小,现代宫腔镜手术直径仅有 2 mm 或 3 mm,对可疑诊断进行直观的诊断和精细手术操作。目前在各级医院已经相当的普及。

三、分类诊断标准

(一)无排卵性功血

1.诊断的依据

各项排卵功能的检查结果为无排卵发生:①基础体温(basic body temperature,BBT)测定为单相。②闭经时、不规则出血时、经期 6 小时内或经前诊断性刮宫提示子宫内膜组织学检查无分泌期改变。③B 超动态监测卵巢无优势卵泡可见。④激素测定提示孕激素分泌始终处于基础低值水平。⑤宫颈黏液始终呈单一雌激素刺激征象。

2.病理诊断分类

(1)子宫内膜增生过长。①简单型增生过长:即囊腺型增生过长。腺体增生有轻至中度的结构异常。子宫内膜局部或全部增厚,或呈息肉样增生。镜下为腺体数目增多,腺腔囊性扩大,犹如瑞士干酪样外观。腺上皮细胞高柱状,可形成假复层排列,无分泌表现。②复杂型增生过长:即腺瘤型增生过长。腺体增生拥挤且结构复杂。子宫内膜腺体高度增生,形成子腺体或突向腺腔,腺体数目明显增多,出现背靠背现象。腺上皮细胞呈复层或假复层排列,细胞核大、深染,有核分裂,但无不典型病变。③非典型增生过长:即癌前病变,10%~15%可转化为子宫内膜癌。腺上皮出现异型改变,增生层次增多,排列紊乱,细胞核大,深染有异型性。

(2)增生期子宫内膜:与正常月经周期的增生期子宫内膜完全一样,但不发生分泌期改变。

(3)萎缩型子宫内膜:子宫内膜萎缩,腺体少而小,腺管狭而直,腺上皮为单层立方形或低柱状细胞。

3.常见的临床分类

(1)青春期功血:是指初潮后 1~2 年内,一般≤18 岁,由于下丘脑-垂体-卵巢轴发育不完善,雌激素对下丘脑和垂体的反馈机制不健全,不能形成血 LH 的峰值诱发排卵,使子宫内膜缺乏孕激素作用而长期处于雌激素的刺激之下,继而出现子宫内膜不能同步脱落引发的子宫多量的不规则出血。

(2)围绝经期功血:该类患者由于卵巢功能衰退,雌激素分泌显著减少,不能诱导垂体的 LH 峰值发生排卵,出现周期、经期和经量不规则的子宫出血。

(3)育龄期的无排卵性功血:该组患者常常由于下丘脑-垂体-卵巢轴及肾上腺或甲状腺等内分泌系统功能紊乱造成。例如,多囊卵巢综合征造成的慢性无排卵现象,在临床上除了闭经、月经稀发外,也常常表现为功血。

(二)有排卵型功血

1.诊断依据

卵巢功能检测表明有排卵发生而出现的子宫异常出血：①基础体温（BBT）测定为双相。②经期前诊断性刮宫提示子宫内膜组织学检查呈分泌期改变。③B超动态监测卵巢可见优势卵泡生长。④黄体中期孕酮测定≥3.2 nmol/L。⑤宫颈黏液呈周期性改变。

2.常见的临床分类

(1)黄体功能不足：因不良的卵泡发育和排卵及垂体FSH、LH分泌，导致的黄体期孕激素分泌不足造成的子宫异常出血。表现：①经期缩短和经期延长。②基础体温高温相持续短于12天。③黄体期子宫内膜病理提示分泌相有2天以上的延迟，或分泌反应不良。④黄体中期的孕酮值持续5～15 nmol/L。

(2)子宫内膜不规则脱落：发育良好的黄体萎缩时间过长，雌、孕激素下降缓慢，使子宫内膜不能同步剥脱，出现异常子宫出血。表现：①经期延长，子宫出血淋漓不净。②基础体温高温下降缓慢，伴有子宫不规则出血。③月经期第5天子宫内膜病理，提示仍可见到分泌期子宫内膜，并呈残留的分泌期子宫内膜和新增生的子宫内膜混合现象。

(三)子宫异常出血的其他类型鉴别

并非所有的不规则或月经过多或经期延长都是因为不排卵。妊娠并发症可通过一个简单的怀孕测试排除。任何可疑的子宫内膜癌和生殖道肿瘤都需要做宫颈和子宫内膜活检。

1.慢性子宫内膜炎

慢性子宫内膜炎很少单独引起出血，但往往可能是一个间接的或促使异常出血的原因。炎症细胞释放蛋白水解酶，破坏上皮的毛细血管丛和表面上皮细胞，组织变脆弱。蛋白酶阻止内膜修复和血管的再生。此外，白细胞和巨噬细胞释放血小板活化因子和前列腺素使血管扩张，出血增加。

慢性炎症相关的异物反应，几乎可以肯定是导致月经增多的原因，这与带铜宫内节育器（IUD）导致异常子宫出血的机制相同。组织学研究提示，慢性子宫内膜炎也与黏膜下肌瘤或肌壁间肌瘤、子宫内膜息肉引起的异常出血有关。

2.子宫肌瘤

子宫异常出血最常见的临床原因是子宫肌瘤，特别是导致排卵女性持续大量出血的主要病因，大多数患子宫肌瘤的妇女有正常月经。子宫肌瘤发病率高，首先需鉴别异常出血的原因是否为排卵异常或有其他原因。因此，肌瘤在不能排除其他明显因素导致异常出血，特别是当肌瘤不凸出在宫体外或脱出在子宫腔内的时候。经阴道超声通常提供关于肌瘤大小、数量和位置。

宫腔声学造影更清楚地显示肌瘤与子宫腔的关系，因此可帮助诊断无症状的肌瘤。肌瘤导致子宫异常出血的机制不是很清楚，可能主要取决于肌瘤的位置。组织学研究表明，黏膜下肌瘤和大而深的壁间肌瘤导致子宫内膜拉长和受压。受压迫的上皮细胞可能会导致慢性炎症，甚至溃烂、出血。在压迫或损坏的子宫内膜，血小板等其他止血机制也可能受到损害，进一步导致经期延长和大量出血。远离子宫内膜的多发的大肌瘤使患者宫腔表面积严重扩大，导致月经过多。

对有些妇女，内科治疗可以降低由子宫肌瘤导致的异常出血。黏膜下肌瘤的妇女使用口服避孕药可减少月经量和持续时间。非甾体抗炎药和促性腺激素释放激素激动剂对控制出血也有益处。

对造成异常出血的子宫肌瘤的手术治疗必须考虑到个性化，肌瘤大小、数量及位置、相对风险、手术利益和不同手术方案,以及年龄和生育要求。一般来说,对于单个黏膜下小肌瘤,不论年龄和生育要求宫腔镜下肌瘤切除术是合适的选择。对于多个黏膜下大肌瘤,宫腔镜下黏膜下肌瘤手术需要更多的技术和更大的风险,这些更适于有生育要求的妇女。位置较深的黏膜下子宫肌瘤根据手术技巧和生育要求选择宫腔镜下子宫肌瘤切除术、腹式子宫肌瘤切除术或子宫切除术。对于经验丰富的医师,腹腔镜子宫肌瘤切除术为未生育妇女提供了更多选择。对于多个子宫大肌瘤,没有生育要求的妇女首选的治疗是子宫切除术。

3.子宫内膜息肉

子宫内膜息肉是因慢性炎症和表面侵蚀等造成血管脆性增加的异常出血,较大的有蒂息肉在其顶部毛细血管缺血坏死,阻止血栓形成。阴道超声或子宫声学造影可发现息肉,宫腔镜手术是一种简单高效治疗方法。

4.子宫内膜异位症

子宫内膜异位症是非子宫肌瘤而因月经过多行子宫切除最常见的病因。超声见到子宫肌层出现特异性回声可帮助诊断。磁共振成像也可用于鉴别子宫腺肌病和子宫肌瘤,主要表现局部厚度增加>12 mm或与肌层厚度比<40%,为最有价值的诊断标准,但是性能价格比是否合适还是需要考虑。带孕酮宫内避孕器是一种有效的治疗方法。在80%的患者子宫腺肌病和子宫肌瘤是同时发生的,增生的肌层多在子宫内膜异位灶附近,发生的机制可能类似于肌瘤。

5.出血性疾病

许多研究已提示月经过多与遗传的凝血功能障碍有关。当出现不能解释的月经过多时需要查凝血功能。血管性血友病是最常见的女性遗传性出血的疾病。血管性血友病在血液循环中缺少凝血因子Ⅷ,以致在血管损伤部位的血小板黏附蛋白和血栓形成减少。这种疾病有几个亚型,出血倾向在个人和家庭之间有很大的差异。

四、治疗原则

(一)无排卵性功血

1.支持治疗

对长期出血造成贫血的患者,要适当补充铁剂和其他造血营养成分;对急性大出血的患者,要及时扩容,补充血液成分,防止休克发生;对已经发生休克的患者,在争分夺秒止血的同时,应积极抗休克治疗,防止重要器官的衰竭;对长期出血的患者,要适当给予预防感染的治疗。去氨升压素是一种精氨酸升压素合成类似物,可用于治疗子宫异常出血的凝血功能障碍,特别是血管性血友病患者。该药物可静脉注射和可作为高度集中的鼻腔喷雾剂(1.5 mg/mL)使用。鼻腔喷雾制剂一般建议血友病的预防性治疗。

2.止血

(1)刮宫:适用于绝经前和育龄期出血的患者,可以同时进行子宫内膜的病理诊断;如果青春期功血在充分的药物治疗无效和生命体征受到威胁时,也可在麻醉下进行刮宫;雌激素低下的患者在刮宫后可能出现淋漓不净的子宫出血,须补充雌激素。

(2)甾体激素:常用的有雌激素、孕激素、雄激素等。

1)雌激素:适用于内源性雌激素不足的患者,过去常用于青春期功血,现已较少用。①苯甲酸雌二醇 2 mg,每 6 小时 1 次,肌内注射,共 3～4 天血止;之后每 3 天减少 1/3,直至维持量 2 mg,每天 1 次,总时间 22～28 天。②结合雌激素 1.25～2.50 mg,每 6 小时 1 次,血止后每 3 天减量

1/3,直至维持量每天 1.25 mg,共 22～28 天。③雌二醇 1～2 mg,每 6 小时 1 次,血止后每 3 天减量 1/3,直至维持量每天 1 mg,共 22～28 天。

2)孕激素:适用于有一定内源性雌激素水平的无排卵性功血患者。炔诺酮 2.5 mg,每 6 小时 1 次,3～4 天血止后;以后每 3 天减量 1/3,直至维持量 2.5 mg,每天 2 次,总时间 22～28 天。近年来,在国际上因为性能价格比优越被广泛使用。由于孕酮可使子宫内膜转化,可使月经量减少 75%。与非甾体抗炎药或抗纤溶药物相比,宫内节育器更有效。手术可以更显著地减少出血量,但闭经发生率高,这两种治疗方案在临床的满意度最高。

3)雌孕激素联合止血:是最常用和推荐的方法。具体如下:①在孕激素止血的基础上,加用结合雌激素 0.625～1.250 mg,每天 1 次,共 22～28 天。②在雌激素止血的基础上,于治疗第 2 天起每天加用甲羟孕酮 10 mg 左右,共 22～28 天。③短效避孕药 2～4 片,每天 1 次,共 22～28 天。无论有无器质性病变,口服避孕药明显减少月经量。在不明原因的月经过多者,预计将减少约 40% 的出血量。

4)雄激素:适用于绝经前功血。甲睾酮 25 mg,每天 3 次。每月总量不超过 300 mg。

5)其他药物:①非甾体抗炎药,抗前列腺素制剂氟芬那酸 200 mg,每天 3 次;在月经周期的人类子宫内膜中 PGE_2 和 $PGF_{2\alpha}$ 逐渐增加,月经期含量最高。非甾体抗炎药可以抑制 PG 的形成,减少月经失血量甾体抗感染药也可改变血栓素 A_2(血管收缩剂和血小板聚集促进剂)和前列环素(血管扩张剂和血小板聚集抑制剂)的水平。一般情况下,类固醇抗感染药减少了约 20% 的失血量。非甾体抗炎药可被视为无排卵性和功能性子宫大量出血的一线治疗方案。不良反应很少,通常开始出血时使用并持续 3 天。在正常月经中,甾体抗感染药可改善痛经症状。②一般止血药:如纤溶药物氨甲苯酸、卡巴克洛等。③促性腺激素释放激素激动剂(GnRH-α):可以短期止血,经常作为异常出血术前辅助治疗。月经过多伴严重贫血者术前使用 GnRH-α 暂时控制出血,可使血红蛋白恢复正常,减少手术输血的可能性。GnRH-α 治疗也往往减少子宫肌瘤和子宫的体积。在因为大肌瘤的子宫切除术前使用可以缩小子宫便于经阴道手术,并减少手术难度。GnRH-α 可以减少在器官移植后免疫抑制剂物降低性激素造成的毒性作用。然而,由于价格昂贵和低雌激素不良反应,使其不能作为长期治疗方案。

3.调整周期

止血治疗后调整周期的治疗是提高治愈效果的关键。止血周期撤药性出血后即开始周期治疗,共连续 4～6 个周期。对无生育要求的患者,可以长期周期性用药。

(1)对子宫内膜增生过长的患者,可给甲羟孕酮 10 mg,每天 1 次,共 22～28 天。

(2)对高雄激素血症,长期无排卵的患者,可给半量或全量短效避孕药周期用药。

(3)对雌激素水平较低的患者,可给雌孕激素序贯治疗调整周期,结合雌激素 0.625 mg,或雌二醇 2 mg 于周期第 5 天起,每天 1 次,共 22～28 天,于用药第 12～15 天起,加用甲羟孕酮 8～10 mg,每天 1 次共 10 天,两药同时停药。

4.诱导排卵

对要求生育的患者,在调整周期后,进行诱导排卵治疗。

(1)氯米芬:50～100 mg,于周期第 3～5 天起,每天 1 次共 5 天;B 超监测卵泡生长。

(2)促性腺激素(HMG 或 FSH):于周期第 3 天起,每天 0.5～2.0 支(每支 75 U),直至卵泡生长成熟;也可和氯米芬合用,于周期第 5～10 天,氯米芬 50 mg,每天 1 次,于周期第 2～3 天开始,每天或隔天 1 次肌内注射 HMG 或 FSH 75 U,直至卵泡成熟。

(3)人绒毛膜促性腺激素(HCG):于卵泡生长成熟后,肌内注射 HCG 5 000 U,模拟内源性 LH 峰值促进卵母细胞的成熟分裂,发生排卵。

(4)促性腺激素释放激素(LHRH):对下丘脑性功能失调的患者,可给 LHRH 泵式脉冲样静脉注射 25～50 μg,每 90～120 分钟的频率,促使垂体分泌 FSH 和 LH 刺激卵巢排卵。

5.手术治疗

对药物治疗无效,并且已经没有生育要求的患者,可以行手术治疗。

(1)子宫内膜去除术:现有的子宫内膜去除术包括热球法、微波法、电切法、热疗法、滚球法等。可以有效地破坏子宫内膜的基底层结构,起到止血的目的。这些操作大多在宫腔镜下进行,需要有经验的医师进行很细致的手术,防止子宫穿孔。热球法较为方便安全,但是内膜有可能残留,造成出血淋漓不净,也有个别手术后怀孕的病例。

(2)子宫血管选择性栓塞术:在大出血的急诊情况下,或黏膜下和肌壁间肌瘤,子宫肌腺病患者,可以在 X 线下进行放射介入的选择性子宫血管栓塞术。能够紧急止血,并减少日后的出血量。有报道术后的患者似乎仍然可能妊娠。

(3)子宫切除术:对合并子宫器质性病变、不能或不愿行子宫内膜去除术的患者,可行子宫次全或全切术。

(4)子宫内膜消融术:是另一种日益流行的治疗月经过多的方法,尤其是药物治疗失败、效果不佳或耐受性的。有多种子宫内膜射频消融的方法,宫腔镜下 Nd:YAG(钕:yttrIUm-铝-garnet)激光气液化治疗现已超过几十年的历史;虽然许多患者消融治疗后还需要后续治疗,使治疗费用升高,但获得的满意率高近期有一些新的不需要宫腔镜的子宫内膜消融技术,与传统的宫腔镜相比,在技术上更容易掌握,需要更短的时间。新设备和新技术仍在发展和完善中。

接受子宫内膜消融术后,80%的患者减少了出血量,闭经占 25%,痛经减少了 70%,75%对手术满意,80%的不需要在 5 年之内行后续治疗。有证据显示,子宫内膜消融术后可能发生子宫内膜癌,往往能在宫腔残余部分的孤立的子宫内膜发展成腺癌,因为没有出血不易被发现。因此,应充分强调术前评估的重要性,其中包括子宫内膜活检,消融的规范和患者的选择。不建议对子宫内膜癌高风险的患者使用子宫内膜消融术。

(二)有排卵型功血

针对患者的不同病因,采用个体化的治疗方案。

1.黄体功能不足

主要是促排卵治疗以促进黄体功能,通常采用氯米芬方案刺激卵泡生长,并辅以黄体酮 20 mg 或口服孕激素,或 3 天 1 次肌内注射 HCG 2 000 U,每 3 天 1 次肌内注射的健黄体治疗。

2.子宫内膜不规则脱落

于排卵后开始,黄体酮 20 mg 每天肌内注射,或甲羟孕酮 10 mg 每天 1 次口服,共 10～14 天,促使黄体及时萎缩。

3.排卵期出血

雌孕激素序贯疗法可以改善症状,一般需要连续治疗 4～6 个月。

4.月经过多

在不需要生育的情况下可以使用口服短效避孕药,或进行子宫内膜去除术,减少月经量。

(三)疗效评估

治愈标准:①恢复自发的有排卵的规则月经者。②月经周期长于 21 天,经量少于 80 mL,经期短于7天者。

(四)治疗原则

考虑到异常月经出血是最常见的就诊原因,所有医师都必须在治疗前有能力给出充分的合乎逻辑的评估和处理问题的方法。

(1)某一个月经周期突然的异常出血,最常见的原因是偶然的妊娠及其并发症。

(2)无排卵性子宫出血通常是不规则的,不可预测的,月经量不定,时间长短和性质不定,最常见于青少年和老年妇女、肥胖妇女、有多囊卵巢综合征的妇女。

(3)规则的、逐渐加重的或长时间的出血往往是子宫结构异常的原因,而不是因为无排卵。

(4)从月经初潮开始就出现、创伤或手术时失血过多,月经过多未见其他原因,往往警惕出血性疾病的可能性。一般常发生在自月经初潮以来月经过多的青少年和不明原因重度或长期月经过多的妇女,检查凝血试验即可明确诊断。

(5)当临床病史和检查显示无排卵性出血时,可行经验性治疗,不需要额外的实验室或影像学检查。但怀孕测试和全血细胞计数是合理的和必需的。

(6)当不确定是否为无排卵性出血时,测定血清孕酮的水平帮助诊断。TSH 检查可以排除无排卵患者的甲状腺疾病。

(7)无论年龄如何,长期暴露于雌激素的患者在治疗前需行子宫内膜活检,除非子宫内膜很薄(<5 mm)时。子宫内膜异常增厚(>12 mm),无论如何都应该行子宫内膜活检。

(8)当病史(出血周期、持续时间,新发的月经间期出血)、实验室检查(血清孕酮大于9.36 nmol/L),或子宫内膜活检(分泌期)均显示有排卵时,经验性治疗失败,须行子宫声学造影与超声显像检查,以发现子宫异常大小或轮廓。

(9)宫腔声学造影及子宫内膜活检组合是一个高灵敏度的、预测子宫内膜癌和子宫结构异常的指标。

(10)孕激素治疗对于异常出血的无排卵妇女是合适的,但没有避孕目的,此时雌孕激素避孕药是更好的选择。

(11)对长期大量无排卵性出血的患者,通常最佳的治疗是口服避孕药,必要时增加起始剂量(1 次1 片,2 次/天,持续 5～7 天),然后逐渐变成标准避孕药的剂量。治疗失败时须进一步的评估。

(12)当子宫内膜脱落不全或萎缩不全时雌激素是最好的治疗药物。临床上雌激素治疗对象包括组织活检数量极少、长期接受孕激素治疗和子宫内膜较薄的妇女。治疗失败时须进一步的评估。

(13)当须立即止血的或来不及使用止血药物的患者需要行诊刮术时,宫腔镜检查下诊刮更有助于协助诊断。

(14)长期无排卵妇女,因为无孕激素作用会导致子宫内膜增生,往往没有细胞学异型性改变。除了少数例外,可使用周期孕激素疗法或雌孕激素避孕药。

(15)有细胞学异型性的子宫内膜增生是一种癌前病变,除了有生育要求的妇女,最佳治疗方案是手术。非典型子宫内膜增生需要高剂量孕激素治疗,须定期行子宫内膜活检和长期的密切随访。

(16)子宫肌瘤是常见病,如没有排除其他明显原因的阴道异常出血,特别当肌瘤不凸进子宫腔。宫腔声学造影明确界定肌瘤的位置,帮助区分无害的肌瘤。

（17）非甾体抗炎药、雌激素、孕激素避孕药，以及宫内节育器，可有效地治疗子宫腺肌症、宫腔扩张与多个肌壁间肌瘤和其他不明原因的月经过多。

（18）宫腔镜下子宫内膜消融，在异常子宫出血患者中替代治疗时，尤其是药物治疗被拒绝、失败或效果不佳，不能耐受药物时采用。

功血，特别是长期的无排卵性功血，不仅有出血、不孕的近期问题，长期单一的内源性雌激素的刺激会带来子宫内膜癌、冠心病、糖尿病、高脂血症等一系列远期并发症，造成致命的健康损害。适当合理的药物治疗可以改善和治愈部分患者的功血，但对有些患者的治疗周期可能会较长。一般坚持周期性的治疗可以较好地改善出血，保护子宫内膜，甚至妊娠，但药物治疗也有一定的不良反应；对顽固不愈的患者，或合并有其他疾病的患者，可以选择手术治疗。

功能失调性子宫出血是妇科一种常见的疾病，是一种内分泌系统的功能紊乱。它的临床类型和发病原因非常复杂，在诊断和治疗功血的问题时，一定要非常清楚地理解月经生理和雌孕激素的治疗原理和机制，治疗一定要针对病因，并且采用个体化的方案，才能得到较为有效和合理的治疗。

（吴立惠）

第五章

女性生殖系统炎症

第一节 外 阴 炎

外阴与阴道、尿道、肛门相毗邻,经常受到阴道分泌物、经血、尿液和粪便的刺激,若不注意局部清洁,常诱发外阴皮肤与黏膜的炎症。

一、非特异性外阴炎

凡由一般化脓性细菌引起的外阴炎称为非特异性外阴炎,大多为混合性细菌感染,常见病原菌有金黄色葡萄球菌、乙型溶血性链球菌、大肠埃希菌、变形杆菌、厌氧菌等。临床上可分为单纯性外阴炎、毛囊炎、外阴脓疱病、外阴疖病、蜂窝织炎及汗腺炎等。

(一)单纯性外阴炎

1.病因

当宫颈或阴道发炎时,阴道分泌物流出刺激外阴可引起外阴炎;穿着透气性差的化纤内裤、外阴皮肤经常湿润或尿瘘、粪瘘患者外阴长期被尿液、大便浸渍均可继发感染而导致外阴炎。

2.临床表现

炎症多发生于小阴唇内、外侧或大阴唇甚至整个外阴部,急性期表现为外阴发红、肿胀、灼热、疼痛,亦可发生外阴糜烂、表皮溃疡或成片湿疹样变。有时并发腹股沟淋巴结肿大、压痛。慢性患者由于长期刺激可出现皮肤增厚、粗糙、皲裂,有时呈苔藓化或色素减退。

3.治疗

(1)去除病因:积极治疗宫颈炎、阴道炎;改穿棉质内裤;有尿瘘或粪瘘者行修补术;糖尿病尿液刺激引起的外阴炎,则应治疗糖尿病。

(2)局部用药:1∶5 000 高锰酸钾温热水坐浴,每天 2 次,清洁外阴后涂 1‰硫酸新霉素软膏或金霉素软膏。

(3)物理疗法:红外线、微波或超短波局部治疗,均有一定的疗效。

(二)外阴毛囊炎

1.病因

外阴毛囊炎为细菌侵犯毛囊及其所属皮脂腺引起的急性化脓性感染。病原体多为金黄色葡萄球菌,其次为白色葡萄球菌。全身抵抗力下降,外阴局部不洁或肥胖使表皮摩擦受损均可诱发此病。屡发者应检查有无糖尿病。

2.临床表现

最初出现一个红、肿、痛的小结节,逐渐增大,呈锥状隆起,数天后结节中央组织坏死变软,出现黄色小脓栓,再过数天脓栓脱落,排出脓液,炎症逐渐消退,但常反复发作。

3.治疗

(1)保持外阴清洁,勤换内裤,勤洗外阴,避免进食辛辣食物或饮酒。

(2)出疹较广泛时,可口服头孢类大环内酯类抗生素。已有脓疱者,可用消毒针刺破,并局部涂上1%新霉素软膏或2%莫匹罗星软膏。

(三)外阴疖病

1.病因

由金黄色葡萄球菌或白色葡萄球菌引起。屡发者应检查有无糖尿病。

2.临床表现

开始时毛囊口周围皮肤轻度充血肿痛,逐渐形成高于周围皮肤的紫红色硬结,皮肤表面紧张,有压痛,硬结边缘不清楚,常伴腹股沟淋巴结肿大;以后疖肿中央变软,表面皮肤变薄,并有波动感,继而中央顶端出现黄白色点,不久溃破,脓液排出后,疼痛减轻,红肿消失,逐渐愈合。

3.治疗

保持外阴清洁,早期用1:5 000高锰酸钾温热水坐浴后涂敷抗生素软膏,以促使炎症消散或局限化,亦可用红外线照射以促使疖肿软化。有明显炎症或发热者应口服抗生素,有人主张用青霉素20万～40万U溶于0.5%普鲁卡因10～20 mL做封闭治疗,封闭时应在疖肿边缘外2～3 cm处注射。当疖肿变软,有波动感时,应切开引流。切口要适当大,以便脓液及坏死组织能顺利排出。但切忌挤压,以免炎症扩散。

(四)外阴急性蜂窝织炎

1.病因

外阴急性蜂窝织炎为外阴皮下、筋膜下、肌间隙或深部蜂窝组织的一种急性弥漫性炎症。致病菌以溶血性链球菌为主,其次为金黄色葡萄球菌及厌氧菌。炎症由皮肤或软组织损伤引起。

2.临床表现

特点是病变不易局限化,迅速扩散,与正常组织无明显界限。表浅的急性蜂窝织炎局部明显红肿、剧痛,并向四周扩大,病变中央常因缺血而坏死。深部的蜂窝织炎,局部红肿不明显,只有局部水肿和深部压痛,疼痛较轻,但病情较严重,有高热、寒战、头痛、全身乏力、白细胞计数升高,压迫局部偶有捻发音。蜂窝组织和筋膜有坏死,以后可有进行性皮肤坏死,脓液恶臭。

3.治疗

早期采用头孢类或青霉素类抗生素口服或静脉滴注。局部可采用热敷或中药外敷,若不能控制,应多处切开引流(切忌过早引流),去除坏死组织,伤口用3%过氧化氢溶液冲洗和湿敷。

(五)外阴汗腺炎

1.病因

青春期外阴部汗腺分泌旺盛,分泌物黏稠,加上继发性葡萄球菌或链球菌感染,致使腺管堵塞导致外阴汗腺炎。

2.临床表现

外阴部有多个瘙痒的皮下小结节,若不及时治疗则会形成脓疱,最后穿破。

3.治疗

保持外阴清洁,宣传外阴清洁的重要性,避免穿尼龙内裤。早期治疗可用 1：5 000 高锰酸钾液温热坐浴,每天 2～3 次。外阴清洁后保持干爽。严重时口服或肌内注射抗生素,形成脓疱时切开排脓。

二、婴幼儿外阴炎

(一)病因

由于婴幼儿卵巢功能尚未成熟,外阴发育较差,自我防御机制不健全,因而外阴易受到各种病原体感染导致婴幼儿外阴炎。常见病原体为大肠埃希菌、葡萄球菌、链球菌、淋病奈瑟菌、假丝酵母菌、滴虫或蛲虫等。传播方式为母亲或保育员的手、衣物、毛巾、浴盆等间接传播;也可由于自身大便污染或外阴不洁等。

(二)临床表现

局部皮肤红肿、疼痛或瘙痒致使婴幼儿烦躁不安及哭闹。检查发现外阴、阴蒂部红肿,尿道口或阴道口充血、水肿或破溃,严重时可致小阴唇粘连,因阴唇粘连覆盖尿道口,尿液由粘连部上方或下方裂隙排出,婴幼儿排尿时因尿液刺激致使疼痛加重而哭闹。

(三)治疗

(1)注意卫生,不穿开裆裤,减少外阴受污染机会。婴幼儿大小便后尤其大便后应清洗外阴,避免用刺激性强的肥皂。保持外阴清洁、干燥。

(2)急性炎症时,用 1：5 000 高锰酸钾液坐浴,每天 2～3 次。坐浴后擦干外阴,可选用下列药物涂敷:①40％紫草油纱布;②炉甘石洗剂;③15％氧化锌粉;④瘙痒明显者可用 10％氢化可的松软膏。

(3)阴唇粘连时,粘连处可用两大拇指将两侧阴唇向外、向下轻轻按压使粘连分离。分离后创面用 40％紫草油涂敷,以免再度粘连,也可涂擦 0.1％雌激素软膏。

(4)口服或静脉滴注抗生素治疗。

三、老年性外阴炎

(一)病因

绝经后,雌激素水平明显降低,外阴脂肪减少,大小阴唇变平,皮肤变薄,弹性消失,阴毛稀疏,腺体减少,容易出现老年性外阴炎。

(二)临床表现

外阴因干枯发痒而搔抓,抓破后易导致感染,轻度摩擦均会引起外阴皮肤损伤。若外阴萎缩范围达肛门周围,导致肛门括约肌张力降低而发生轻度大便失禁,亦可因粪便污染而致炎症。

(三)治疗

保持外阴清洁。外阴瘙痒时可用氢化可的松软膏外涂以缓解瘙痒,而且软膏的润滑作用可使皮肤不会因干燥而发生磨损。症状严重者,如无禁忌证可给予雌激素治疗,口服倍美力 0.625 mg,每晚 1 次,亦可用倍美力阴道软膏局部涂搽。

四、慢性肥厚性外阴炎

(一)病因

慢性肥厚性外阴炎又称外阴象皮肿。病原体为丝虫。其微丝蚴寄生于外阴淋巴系统中,引起淋巴管炎性阻塞,导致皮肤增厚。

(二)临床表现

外阴部皮肤(阴蒂、大小阴唇)呈局限性或弥漫性增厚,表面粗糙,有时凹凸不平呈结节状、乳头状或疣状。因外阴皮肤肥厚肿大,导致患者坐立不安、大小便困难、性生活受影响。病变局部瘙痒,抓破后容易引起继发性感染,出现溃疡、渗液、疼痛等。患者可有丝虫感染史或乳糜尿。

(三)治疗

乙胺嗪,4~6 mg/kg,每天 3 次,7 天为 1 个疗程,也有人主张用短程疗法,即每天 1.5 g 分 2 次口服,连服 2 天。局部病灶要注意干燥清洁,预防继发性感染,病灶增大及肥厚严重者,可考虑手术切除。

五、前庭大腺炎

(一)病因

前庭大腺为一对管泡状结构的腺体,位于两侧大阴唇下 1/3 深部,腺管开口于处女膜与小阴唇之间。因解剖部位的特点,在性交、流产、分娩等情况污染外阴时,病原体易侵入引起前庭大腺炎。炎症一般发生于生育年龄妇女。病原体多为金黄色葡萄球菌、大肠埃希菌、厌氧菌(类杆菌)或淋病奈瑟菌等混合感染。

(二)临床表现

前庭大腺炎可分为 3 种类型:前庭大腺导管炎、前庭大腺脓肿和前庭大腺囊肿。

1.前庭大腺导管炎

初期感染阶段多为导管炎,局部红肿、疼痛及性交痛,检查可见患侧前庭大腺开口处呈白色小点,有明显压痛。

2.前庭大腺脓肿

导管开口处闭塞,脓性分泌物不能排出,积聚于导管及腺体中,并逐渐扩大形成前庭大腺脓肿。脓肿直径达 3~6 cm,多为单侧,局部有红肿热痛,皮肤变薄,触痛明显,有波动感,脓肿继续增大,壁薄,可自行破溃,症状随之减轻,若破口小,脓液引流不畅,症状可反复发作。全身症状可有发热,白细胞计数增高,患侧腹股沟淋巴结肿大。

3.前庭大腺囊肿

前庭大腺导管因非特异性炎症阻塞,使腺体内分泌物积聚,形成囊性扩张所致,但腺体无炎症。小者长期存在而无自觉症状,大者囊肿阻塞阴道口,导致患者行动不便,有肿胀感。检查可见大阴唇下方有囊性块物,椭圆形,肿物大小不等,囊肿内含清澈透明液体,感染时可呈脓性。

(三)治疗

1.前庭大腺导管炎

多卧床休息;口服青霉素类、头孢菌素类、喹诺酮类抗生素;局部可用 1:5 000 高锰酸钾液坐浴。

2.前庭大腺脓肿

待脓肿成熟有波动感时行切开引流术。消毒外阴后,在脓肿表面皮肤最薄处(大阴唇内侧)做一半弧形切口,切口不宜过小,便于脓液充分引流排出,术后应置纱条于脓腔内引流,防止切口过早闭合。切开引流术后症状可迅速消除,但愈合后有可能反复发作,故可在炎症消除后,行前庭大腺摘除术。

3.前庭大腺囊肿

有感染时,按前庭大腺脓肿处理。无继发感染,则可行囊肿造口术。于大阴唇内侧皮肤与黏膜交界处行半弧形切口,剪去菱形状黏膜及囊壁一小块,然后将黏膜与囊壁间断缝合。由于前庭大腺开口未闭塞,故腺体仍有正常分泌功能。亦可采用 CO_2 激光造口术,复发率较低。

六、外阴前庭炎

外阴前庭炎为一慢性持续性临床综合征,其特点为外阴前庭部发红,性交时阴道口有剧痛不适,或触摸、压迫前庭时局部疼痛。

(一)病因

尚不清楚。可能与感染尤其是人乳头瘤病毒(HPV)感染、尿中尿酸盐刺激及心理因素有关。

(二)临床表现

好发于性生活活跃的妇女。主要症状为性交时阴道口剧痛或长期阴道口处烧灼感,可伴有尿痛、尿频,严重者导致性交畏惧感。检查见前庭部充血、肿胀,压痛明显。

(三)治疗

由于病因不明,治疗效果不理想。对症状较轻者,可采用药物治疗;对病变严重或药物治疗无效者,可采用手术治疗。

1.药物治疗

1：5 000 高锰酸钾温水坐浴,性交前液状石蜡润滑前庭部,1％氢化可的松或 0.025％氟轻松软膏局部外涂,亦可同时应用 2％～5％利多卡因溶液外涂。近年报道,前庭局部黏膜下注射 α-干扰素有一定疗效,有效率为50％。

2.手术治疗

切除前庭部疼痛处黏膜层,然后潜行游离部分阴道黏膜予以覆盖。前庭大腺开口处被切除后仍能自行重建。

七、外阴接触性皮炎

(一)病因

外阴皮肤直接接触某些刺激性物质或变应原而发生的炎症,如接触消毒剂、卫生巾、肥皂、阴茎套、紧身内裤等。

(二)临床表现

外阴接触刺激物或变应原后,局部有灼热感、疼痛、瘙痒,检查见皮肤潮红、皮疹、水肿、水疱,甚至坏死、溃疡。

(三)治疗

去除病因,避免用刺激性物质。可口服赛庚啶、阿司咪唑或肾上腺皮质激素,局部用 3％硼酸溶液冲洗后,涂抹炉甘石洗剂。若有继发感染时,可给予 1％新霉素软膏涂抹。

(吴立惠)

第二节　阴　道　炎

女性阴道及其特定的菌群共同形成了一个巧妙的平衡生态体系,当此平衡被破坏时,即可导致阴道炎。改变阴道生态平衡的药物和其他因素有抗生素、激素、避孕药、阴道冲洗、阴道用药、性交、性传播疾病、紧张和多性伴侣等。

阴道内主要需氧菌有革兰氏阳性乳酸杆菌、类白喉杆菌、革兰氏阳性表皮葡萄球菌、链球菌、肠球菌和革兰氏阴性大肠埃希菌及阴道杆菌。主要厌氧菌有革兰氏阳性消化球菌属及消化链球菌属、革兰氏阴性类杆菌属、梭状芽孢杆菌。除细菌外尚有衣原体、支原体、病毒、原虫、真菌等。

阴道炎主要病因:①外阴阴道假丝酵母菌病;②滴虫性阴道炎;③细菌性阴道病;④老年性阴道炎;⑤阿米巴性阴道炎;⑥婴幼儿阴道炎;⑦过敏性阴道炎。

一、外阴阴道假丝酵母菌病

外阴阴道假丝酵母菌病是由假丝酵母菌引起的一种常见外阴阴道炎,约75％妇女一生中至少患过1次外阴阴道假丝酵母菌病。

(一)病因

假丝酵母菌呈卵圆形,有芽生孢子及细胞发芽伸长而形成的假菌丝,80％～90％病原体为白色假丝酵母菌,10％～20％为光滑假丝酵母菌、近平滑假丝酵母菌、热带假丝酵母菌等。假丝酵母菌为阴道内常驻菌种,也可由肠道传染来,其繁殖、致病、发病取决于宿主抵抗力及阴道内环境的变化。当阴道内糖原增多,酸度增高时,最适宜假丝酵母菌繁殖而引起炎症。妊娠、避孕药、抗生素、激素和免疫抑制剂的使用均有利于假丝酵母菌繁殖,阴道和子宫颈有病理改变时,假丝酵母菌发病率亦增高,肥胖及甲状旁腺、甲状腺和肾上腺功能减退等均影响假丝酵母菌的繁殖和生长且与发病有关,亦与大量雌激素应用、糖尿病、穿紧身化纤内裤、性交过频、性传播、偏嗜甜食有关。

(二)临床表现

主要表现为外阴阴道瘙痒,严重时抓破外阴皮肤,可有外阴烧灼感、阴道痛、性交疼痛及排尿灼热感,排尿或性交可使症状加剧,阴道分泌物增多,典型的白带为白色豆渣样,稠厚,无臭味。

检查时可见阴道黏膜被白色膜状豆渣样分泌物覆盖,擦除后见黏膜充血、水肿或为表浅糜烂面,外阴因搔抓或分泌物刺激可出现抓痕、表皮剥脱、肿胀和红斑。

(三)诊断

典型病例不难诊断,若在分泌物中找到假丝酵母菌的芽孢及菌丝即可确诊。检查时可用悬滴法(加1滴生理盐水或10％氢氧化钾)在显微镜下找芽孢和假菌丝。若有症状而多次检查阴性时,可改用培养法。顽固病例应检查尿糖,必要时查血糖,并详细询问有无服用大量皮质激素和长期应用抗生素的病史,以寻找发病的可能诱因。

(四)治疗

1.去除诱因

及时了解存在的诱因并及时消除,如停服广谱抗生素、雌激素等。合并糖尿病时要同时予以治疗,宜选用棉质内裤,患者的毛巾、内裤等衣物要隔离洗涤,用开水烫,以免传播。假丝酵母菌培养阳性但无症状者无须治疗,因为 10%～20% 妇女阴道内有假丝酵母菌寄生。

2.改变阴道酸碱度

假丝酵母菌在 pH 5.5～6.5 环境下最适宜生长繁殖,因此,可改变阴道酸碱度造成不利于其生长的环境。方法是用碱性溶液如 2%～4% 碳酸氢钠溶液冲洗阴道或坐浴,每天 2 次,10 天为 1 个疗程。

3.药物治疗

(1)制霉菌素栓(米可定泡腾阴道片):每枚 10 万 U,每晚置阴道内 1 枚,10～14 天为 1 个疗程;怀疑为肠道假丝酵母菌传播致病者,应口服制霉菌素片剂,每次 50 万～100 万 U,每天 3 次,7～10 天为 1 个疗程,以消灭自身的感染源。

(2)咪唑类药物:布康唑、咪康唑、克霉唑、酮康唑、益康唑、伊曲康唑、特康唑、氟康唑等,已成为治疗外阴阴道假丝酵母菌病的推荐疗法。①布康唑:阴道霜,5 g/d,睡时阴道内用,共 3 天。②咪康唑:阴道栓剂,每晚 1 粒,每粒 200 mg,共 7 天或每粒 400 mg,共 3 天。2% 咪康唑乳膏,5 g/d,睡时阴道内用,共 7 天。③克霉唑:又称三苯甲咪唑,克霉唑阴道片 100 mg,每晚 1 次,7 天为 1 个疗程,或 200 mg,每晚 1 次,3 天为 1 个疗程;亦有用 1% 克霉唑阴道乳膏 5 g 每晚涂于阴道黏膜上,7～14 天为 1 个疗程。油膏亦可涂在外阴及尿道口周围,以减轻瘙痒症状及小便疼痛。克霉唑 500 mg 单剂阴道给药,疗效与上述治疗方案相近。④酮康唑:是一种新型口服吸收的抗真菌药物,200 mg,每天 1 次或 2 次口服,5 天为 1 个疗程,疗效与克霉唑或咪康唑阴道给药相近。对于复发性外阴阴道假丝酵母菌病患者,现主张用酮康唑口服治疗。⑤益康唑:系咪唑类药物,抗菌谱较广、对深部或浅部真菌均有效,制剂有 50 mg 或 150 mg 的阴道栓剂,1% 的阴道霜剂,3 天为 1 个疗程。⑥伊曲康唑:每片 200 mg,口服每天 2 次,每次 1 片即可,也可 200 mg 口服,每天 1 次,共 3 天。⑦特康唑:0.4% 霜剂,5 g/d,阴道内给药,共 7 天;0.8% 霜剂,5 g/d,阴道内给药,共 3 天;阴道栓剂 80 mg/d,共 3 天。⑧氟康唑:唯一获得 FDA 许可的治疗假丝酵母菌感染的口服药物,每片 150 mg,仅服用 1 片即可。

(3)顽固病例的治疗:外阴阴道假丝酵母菌病患者经过治疗,临床症状及体征消失,真菌学检查阴性后,又出现症状,真菌学检查阳性,并且一年内发作 4 次或 4 次以上者,称为复发性外阴阴道假丝酵母菌病,复发原因可能与性交传播或直肠假丝酵母菌感染有关。①查尿糖、血糖,除外糖尿病。②月经期间不能中断治疗,治疗期间不能性交。③最佳方案尚未确定,推荐一开始给予积极治疗 10～14 天,随即维持治疗 6 个月。如酮康唑每次 100 mg,每天 1 次,维持 6 个月;或者治疗 1 个疗程结束后 6 个月内,每次经前用阴道栓剂,共 3 天。④应用广谱抗生素治疗其他感染性疾病期间,应同时用抗真菌软膏涂抹阴道,以防复发。⑤口服氟康唑、伊曲康唑、制霉菌素治疗直肠假丝酵母菌感染。⑥当与滴虫性阴道炎并存时,应注意同时治疗。

(4)妊娠期感染的治疗:为避免新生儿感染,应进行局部治疗。目前,认为制霉菌素或咪康唑妊娠期局部用药对胎儿无害,可用 2% 碳酸氢钠溶液冲洗外阴后,阴道置上述栓剂,孕中期阴道给药时不宜塞入过深。

二、滴虫性阴道炎

(一)病因

滴虫性阴道炎由阴道毛滴虫引起。阴道毛滴虫为厌氧可活动的原虫,梨形,全长15～20 μm,虫体前端有4根鞭毛,在pH 5.5～6.0时生长繁殖迅速。月经前后阴道pH发生变化时,隐藏在腺体及阴道皱襞中的滴虫常得以繁殖,引起炎症发作。滴虫能消除或吞噬阴道细胞内的糖原,阻碍乳酸的生成。本病可因性交引起,也与使用不洁浴具或穿着污染衣裤、接触污染便盆、被褥等有关。

(二)临床表现

20％～50％患者无症状,称为带虫者。滴虫单独存在时可不导致炎症反应。但由于滴虫消耗阴道细胞内糖原,改变阴道酸碱度,破坏其防御机制,故常在月经前后、妊娠期或产后等阴道pH改变时,继发细菌感染,引起炎症发作。

临床症状表现为阴道分泌物异常增多,常为稀薄泡沫状,有臭味,当混合细菌感染时分泌物呈脓性。10％患者诉外阴、阴道口瘙痒,有时伴性交痛、尿频、尿痛、血尿。

检查可见阴道黏膜呈散在红色点状皮损或草莓状宫颈,后穹隆有较多的泡沫状分泌物。单纯带虫者阴道黏膜可无异常发现。

(三)诊断

采用悬滴法在阴道分泌物中找到滴虫即可确诊。阴道分泌物涂片可见大量白细胞而未能从镜下检出滴虫者,可采用培养法。采集分泌物前24～48小时应避免性交、阴道冲洗或局部用药,且不宜行双合诊检查,窥阴器不涂抹润滑剂。近来开始运用荧光标记单克隆抗体检测、酶联免疫吸附法和多克隆抗体乳胶凝集法诊断,敏感度为76％～95％。

(四)治疗

1.甲硝唑

传统治疗方案:200 mg口服,每天3次,7天为1个疗程,或400 mg口服,每天2次,5天为1个疗程。亦可2 g单次口服。单剂量治疗的好处是总药量少,患者乐意接受,但因剂量大,可出现不良反应,因此,选用单剂量疗法一定要慎重。用药期间或用药后24小时内不能饮用含酒精的饮料,配偶亦需同时采用甲硝唑口服治疗。

2.替代方案

(1)替硝唑500 mg,每天2次,连服7天。

(2)甲苯达唑100 mg,每天2次,连服3天。

(3)硝呋拉太200 mg,每天3次,连服7天。

3.阴道局部用药

阴道局部用药症状缓解相对较快,但不易彻底杀灭滴虫,停药后易复发。先采用0.5％醋酸清洗阴道后,将甲硝唑200 mg置入阴道内,每晚1次,7天为1个疗程,或用甲硝唑泡腾片200 mg,滴维净(每片含乙酰胂胺250 mg、硼酸30 mg),卡巴胂200 mg,曲古霉素栓10万U,每晚1枚置阴道内,7天为1个疗程。

4.治疗中的注意事项

月经干净后阴道pH偏碱性,利于滴虫生长,因而可能在月经干净后复发,故应在下次月经净后再治疗1个疗程,以巩固疗效。

三、细菌性阴道病

(一)病因

细菌性阴道病为阴道内正常菌群失调所致的一种混合感染。以往曾称非特异性阴道炎、嗜血杆菌性阴道炎、棒状杆菌性阴道炎、加德纳菌性阴道炎、厌氧性阴道病,1984 年被正式命名为细菌性阴道病。此病非单一致病菌引起,而是多种致病菌大量繁殖导致阴道生态系统失调的一种阴道病理状态,因局部无明显炎症反应,分泌物中白细胞少,故而称作阴道病。

细菌性阴道病为生育妇女最常见的阴道感染性疾病。有统计在性传播疾病门诊的发生率为 $15\%\sim64\%$,年龄在 $15\sim44$ 岁,妊娠妇女发病率 $16\%\sim29\%$。正常阴道内以产生过氧化氢的乳杆菌占优势,细菌性阴道病时,乳杆菌减少而其他细菌大量繁殖,主要有加德纳菌、动弯杆菌、普雷沃菌、类杆菌等厌氧菌及人型支原体,其数量可增加 $100\sim1\,000$ 倍。阴道生态环境和 pH 的改变,是加德纳菌等厌氧菌大量繁殖的致病诱因,其发病与妇科手术、既往妊娠数、性伴侣数目有关。口服避孕药有支持乳杆菌占优势的阴道环境的作用,对细菌性阴道病起到一定防护作用。

(二)临床表现

$20\%\sim50\%$ 患者无症状,有症状者表现为阴道分泌物增多,呈灰白色或灰黄色,稀薄,腥臭味,尤其是性交后更为明显,因碱性黏液可使阴道 pH 升高,促进加德纳菌等厌氧菌的生长,引起胺类释放所致。少数患者可有外阴瘙痒及灼热感。细菌性阴道炎可引起宫颈上皮非典型增生、子宫内膜炎、输卵管炎、盆腔炎、异位妊娠与不孕。孕期细菌性阴道炎感染可引起早产、胎膜早破、绒毛膜羊膜炎、产褥感染、新生儿感染。

检查见阴道口有分泌物流出,可闻到鱼腥味,分泌物稀薄并黏着于阴道壁,易擦掉,阴道黏膜无充血等炎症改变。

(三)诊断

根据临床特征和阴道分泌物镜检多能明确诊断。临床上如按滴虫性阴道炎、外阴阴道假丝酵母菌病治疗无效时,应考虑细菌性阴道炎。细菌性阴道炎诊断的 4 项标准,有其中的 3 项即可诊断:①阴道分泌物增多,均匀稀薄。②阴道 pH>4.5。③胺试验阳性,取阴道分泌物少许置玻片上,加入 10%氢氧化钾溶液 $1\sim2$ 滴,立即可闻及一种鱼腥味即为阳性。这是由于厌氧菌产生的胺遇碱释放氨所致,但非细菌性阴道炎患者性生活后由于碱性精液的影响,胺试验也可为阳性。④线索细胞阳性,取少许阴道分泌物置玻片上,加 1 滴生理盐水于高倍镜下观察,视野中见到 20%以上的线索细胞即为阳性。线索细胞是阴道壁脱落的表层细胞,于细胞边缘吸附大量颗粒状物质,即各种厌氧菌尤其加德纳菌,以致细胞边缘不清,呈锯齿状。

(四)治疗

治疗目的是缓解阴道症状和体征。治疗原则:①无症状者无须治疗;②性伴侣不必治疗;③妊娠期细菌性阴道炎应积极治疗;④经阴道手术如子宫内膜活检、宫腔镜、节育环放置、子宫输卵管碘油造影检查、刮宫术等应在术前积极治疗。

1.全身治疗

(1)首选药物为甲硝唑,有助于细菌性阴道炎患者重建正常阴道内环境。美国疾病控制中心的推荐方案是甲硝唑 500 mg 口服,每天 2 次,或 400 mg 口服,每天 3 次,共 7 天,治愈率达 $82\%\sim97\%$。备用方案是甲硝唑 2 g 单次顿服,治愈率 $47\%\sim85\%$。

(2)克林霉素对厌氧菌及加德纳菌均有效。用法:300 mg 口服,1 天 2 次,共 7 天,治愈率

97%,尤其适用于妊娠期细菌性阴道炎患者及甲硝唑治疗失败或不能耐受者。不良反应有腹泻、皮疹、阴道刺激症状,均不严重,无须停药。

2.局部治疗

(1)甲硝唑 500 mg 置于阴道内,每晚 1 次,7～10 天为 1 个疗程,或 0.75%甲硝唑软膏(5 g)阴道涂布,每天 2 次,5～7 天为 1 个疗程。

(2)2%克林霉素软膏 5 g 阴道涂布,每天 1 次,7 天为 1 个疗程,治愈率 80%～85%,适于妊娠期细菌性阴道炎治疗。

(3)乳酸(pH 3.5)5 mL 置入阴道内,每天 1 次,7 天为 1 个疗程。

(4)3%过氧化氢冲洗阴道,每天 1 次,7 天为 1 个疗程。

(5)对于混合感染,如合并滴虫性阴道炎、外阴阴道假丝酵母菌病患者,可采用聚甲酚磺醛阴道栓 1 枚,每天 1 次,或保菌清阴道栓(含硫酸新霉素、多黏菌素 B、制霉菌素、乙酰胂胺)1 枚,每天 1 次,6 天为 1 个疗程。

3.妊娠期细菌性阴道炎的治疗

推荐方法为甲硝唑 200 mg,每天 3 次,共 7 天。替代疗法为甲硝唑 2 g 顿服或克林霉素 300 mg,每天 2 次,共 7 天。妊娠期不宜阴道内给药,有可能增加早产的危险。

四、老年性阴道炎

(一)病因

绝经后妇女由于卵巢功能衰竭,雌激素水平下降,阴道黏膜变薄,皱褶消失,细胞内缺乏糖原,阴道内 pH 多呈碱性,杀灭病原菌能力降低;加之血供不足,当受到刺激或被损伤时,毛细血管容易破裂,出现阴道不规则点状出血,如细菌侵入繁殖,可引起老年性阴道炎。

(二)临床表现

阴道分泌物增多,水样、脓性或脓血性。可有下腹坠胀不适及阴道灼热感。由于分泌物刺激,患者感外阴及阴道瘙痒。

检查见阴道呈老年性改变,皱襞消失,上皮菲薄,阴道黏膜充血,有点状出血,严重时形成表浅溃疡。若溃疡面相互粘连,阴道检查分离时可引起出血,粘连严重者可导致阴道闭锁,闭锁段上端分泌物不能排出可形成阴道或宫腔积脓。长期炎性刺激后可因阴道黏膜下结缔组织纤维化,致使阴道狭窄。

(三)诊断

根据临床表现不难诊断,但必须除外滴虫性阴道炎或外阴阴道假丝酵母菌病。此外,发现血性白带时还须警惕子宫恶性肿瘤的存在,必要时应行分段诊断性刮宫或局部活检予以确诊。

(四)治疗

治疗原则为增强阴道抵抗力和抑制细菌生长。

1.保持外阴清洁和干燥

分泌物多时可用 1%乳酸或 0.5%醋酸或 1:5 000 高锰酸钾坐浴或冲洗阴道。

2.雌激素制剂全身给药

尼尔雌醇,每半月 2～4 mg 口服;结合雌激素,每天 0.625 mg 口服;戊酸雌二醇,每天 1～2 mg 口服;克龄蒙(每片含戊酸雌二醇 2 mg,醋酸环丙孕酮 1 mg),每天 1 片;诺更宁(每片含雌二醇 2 mg,醋酸炔诺酮 1 mg),每天 1 片。以上药物可任意选用一种。

3.雌激素制剂局部给药

己烯雌酚 0.5 mg,每晚 1 次,7 天为 1 个疗程;或结合雌激素阴道软膏 0.5～2.0 g/d,7 天为 1 个疗程。

4.抗生素软膏或粉剂局部给药

甲硝唑、氧氟沙星、磺胺异唑、氯霉素局部涂抹,隔天 1 次,7 次为 1 个疗程。

五、婴幼儿阴道炎

(一)病因

婴幼儿卵巢尚未发育,阴道细长,黏膜仅由数层立方上皮组成,阴道上皮糖原很少,阴道 pH 6.0～7.5,故对细菌的抵抗力弱,阴道内乳杆菌极少,而杂菌较多,这些细菌作用于抵抗力较弱或受损的阴道时,极易产生婴幼儿阴道炎。婴幼儿阴道炎常与外阴炎并存,多见于 1～5 岁的幼女。80％为大肠埃希菌属感染,葡萄球菌、链球菌、变形杆菌、淋病奈瑟菌、滴虫、假丝酵母菌、蛲虫也可引起感染。年龄较大儿童阴道内异物亦常致继发性感染。

(二)临床表现

主要症状为阴道口处见脓性分泌物,味臭。由于阴道分泌物刺激可导致外阴瘙痒,患者常用手搔抓外阴,甚至哭闹不安。检查可见外阴红肿、破溃、前庭黏膜充血。慢性外阴炎可致小阴唇粘连,慢性阴道炎可致阴道闭锁。

(三)诊断

根据症状、体征,临床诊断并不困难。应取分泌物找滴虫、假丝酵母菌或涂片染色找致病菌,必要时做细菌培养。还应做肛门检查以排除阴道异物及肿瘤。

(四)治疗

(1)保持外阴清洁、干燥,不穿开裆裤。如阴道分泌物较多,可在尿布内垫上消毒棉垫并经常更换棉垫与尿布。

(2)婴幼儿大小便后用 1∶5 000 高锰酸钾温热水冲洗外阴,年龄较大的小儿可用 1∶5 000 高锰酸钾温水坐浴,每天 3 次。外阴擦干后,可用下列药物:15％氧化锌粉、15％滑石粉、炉甘石洗剂、紫草油。瘙痒剧烈时可用制霉菌素软膏或氢化可的松软膏,外阴及阴道口可适量涂抹雌激素霜剂或软膏,也可口服己烯雌酚 0.1 mg,每晚 1 次,连服 7 天。

(吴立惠)

第三节　子 宫 颈 炎

子宫颈炎(简称宫颈炎)是妇科常见疾病之一。正常情况下,宫颈具有多种防御功能,包括黏膜免疫、体液免疫及细胞免疫,是阻止病原菌进入上生殖道的重要防线,但宫颈也容易受分娩、性交及宫腔操作的损伤,且宫颈管柱状上皮抗感染能力较差,易发生感染。临床上一般将宫颈炎分为急性和慢性两种类型。

一、急性宫颈炎

(一)病因

急性宫颈炎常发生于不洁性交后,分娩、流产、宫颈手术等亦可导致宫颈损伤而继发感染。此外,接触高浓度刺激性液体、药物,阴道内异物如遗留的纱布、棉球也是引起急性宫颈炎的原因。最常见病原体为淋病奈瑟菌和沙眼衣原体,淋病奈瑟菌感染时45%～60%常合并沙眼衣原体感染,其次为一般化脓菌,如链球菌、葡萄球菌、肠球菌、大肠埃希菌及假丝酵母菌、滴虫、阿米巴原虫等。淋病奈瑟菌及沙眼衣原体主要侵犯宫颈管柱状上皮,如直接向上蔓延可导致上生殖道黏膜感染,亦常侵袭尿道移行上皮、尿道旁腺和前庭大腺。一般化脓菌则侵入宫颈组织较深,并可沿两侧宫颈淋巴管向上蔓延导致盆腔结缔组织炎。

(二)临床表现

主要表现为白带增多,呈脓性或脓血性,常伴有下腹坠痛、腰背痛、性交疼痛和尿路刺激症状,体温可轻微升高。妇科检查见宫颈充血、红肿,颈管黏膜水肿,宫颈黏膜外翻,宫颈触痛,脓性分泌物从宫颈管内流出,若尿道、尿道旁腺、前庭大腺感染,则可见尿道口、阴道口黏膜充血、水肿及多量脓性分泌物。沙眼衣原体性宫颈炎则症状不典型或无症状,有症状者表现为宫颈分泌物增多,点滴状出血或尿路刺激症状,妇科检查宫颈口可见黏液脓性分泌物。

(三)诊断

根据病史、症状及妇科检查,诊断急性宫颈炎并不困难,关键是确定病原体。疑为淋病奈瑟菌感染时,应取宫颈管内分泌物做涂片检查(敏感性50%～70%)或细菌培养(敏感性80%～90%),对培养可疑的菌落,可采用单克隆抗体免疫荧光法检测。检测沙眼衣原体感染时,可取宫颈管分泌物涂片染色找细胞质内包涵体,但敏感性不高,培养法技术要求高,费时长,难以推广,目前推荐的方法是直接免疫荧光法或酶免疫法,敏感性为89%～98%。注意诊断时要考虑是否合并上生殖道感染。

(四)治疗

采用抗生素全身治疗。抗生素选择、给药途径、剂量和疗程则根据病原体和病情严重程度决定。目前,淋菌性宫颈炎推荐的首选药物为头孢曲松钠,备用药物有大观霉素、青霉素、氧氟沙星、左旋氧氟沙星、依诺沙星等,治疗时需同时加服多西环素。沙眼衣原体性宫颈炎推荐的首选药物为阿奇霉素或多西环素,备用药物有米诺环素、氧氟沙星等。一般化脓菌感染最好根据药敏试验进行治疗。急性宫颈炎的治疗应力求彻底,以免形成慢性宫颈炎。

二、慢性宫颈炎

(一)病因

慢性宫颈炎常由于急性宫颈炎未予治疗或治疗不彻底转变而来。急性宫颈炎容易转为慢性的原因主要是宫颈黏膜皱褶较多,腺体呈葡萄状,病原体侵入腺体深处后极难根除,导致病程反复、迁延不愈。阴道分娩、流产或手术损伤宫颈后继发感染亦可表现为慢性过程,此外,不洁性生活、雌激素水平下降、阴道异物均可引起慢性宫颈炎。病原体一般为葡萄球菌、链球菌、沙眼衣原体、淋病奈瑟菌、厌氧菌等。

(二)病理

1.宫颈糜烂

宫颈外口处的宫颈阴道部外观呈细颗粒状的红色区,称为宫颈糜烂。目前,已废弃宫颈糜烂这一术语,而改称为宫颈柱状上皮异位,并认为其不是病理改变,而是宫颈生理变化。在此沿用宫颈糜烂一词,专指病理炎性糜烂。宫颈糜烂是慢性宫颈炎最常见的一种表现,糜烂面呈局部细小颗粒状红色区域,其边界与正常宫颈上皮的界限清楚,甚至可看到交界线呈现一道凹入的线沟,有的糜烂可见到毛细血管浮现在表面上,表现为局部慢性充血。镜下见黏膜下有白细胞及淋巴细胞浸润,间质有小圆形细胞和浆细胞浸润。

根据糜烂面外观和深浅常分为3种类型:①单纯型糜烂,糜烂面仅为单层柱状上皮覆盖,浅而平坦,外表光滑。②颗粒型糜烂,由于腺体和间质增生,糜烂表面凹凸不平,呈颗粒状。③乳突型糜烂,糜烂表面组织增生更明显,呈乳突状。

根据糜烂区所占宫颈的比例可分为3度。①轻度糜烂:糜烂面积占整个宫颈面积的1/3以内。②中度糜烂:糜烂面积占宫颈的1/3~2/3。③重度糜烂:糜烂面积占宫颈的2/3以上。

宫颈糜烂愈合过程中,柱状上皮下的基底细胞增生,最后分化为鳞状上皮。邻近的鳞状上皮也可向糜烂面的柱状上皮生长,逐渐将腺上皮推移,最后完全由鳞状上皮覆盖而痊愈。糜烂的愈合呈片状分布,新生的鳞状上皮生长于炎性糜烂组织的基础上,故表层细胞极易脱落而变薄,稍受刺激又可恢复糜烂。因此,愈合和炎症的扩展交替发生,不容易彻底治愈。

2.宫颈肥大

由于慢性炎症的长期刺激,宫颈组织充血、水肿,腺体和间质增生,纤维结缔组织增厚,导致宫颈肥大,但表面仍光滑,严重者较正常宫颈增大1倍以上。

3.宫颈息肉

慢性炎症长期刺激,使宫颈管局部黏膜增生并向宫颈外口突出而形成一个或多个息肉,直径在1 cm左右,色红,舌形,质软而脆,血管丰富易出血,蒂长短不一,蒂根附着于宫颈外口或颈管壁内。镜检特点为息肉表面被柱状上皮覆盖,中心为充血、水肿及炎性细胞浸润的结缔组织。息肉的恶变率不到1%,但极易复发。

4.宫颈腺囊肿

宫颈糜烂愈合过程中,宫颈腺管口被新生的鳞状上皮覆盖,腺管口堵塞,导致腺体分泌物排出受阻,液体潴留而形成囊肿。检查时见宫颈表面突出数毫米大小的青白色囊泡,内含无色黏液。

5.宫颈管内膜炎

炎症局限于宫颈管黏膜及黏膜下组织,宫颈口充血,有脓性分泌物,而宫颈阴道部外观光滑。

(三)临床表现

主要症状为白带增多,常刺激外阴引起外阴不适和瘙痒。由于病原体种类、炎症的范围、程度和病程不同,白带的量、颜色、性状、气味也不同,可为乳白色黏液状至黄色脓性,可有血性白带或宫颈接触性出血。若白带增多,似白色干酪样,应考虑可能合并假丝酵母菌感染;若白带呈稀薄泡沫状,有臭味,则应考虑滴虫性阴道炎。严重感染时可有腰骶部疼痛、下腹坠胀,由于慢性宫颈炎可直接向前蔓延或通过淋巴管扩散,当波及膀胱三角区及膀胱周围结缔组织时,可出现尿路刺激症状。较多的黏稠脓性白带有碍精子上行,可导致不孕。妇科检查可见宫颈不同程度的糜烂、肥大,有时可见宫颈息肉、宫颈腺囊肿等,宫颈口多有分泌物,亦可有宫颈触痛和宫颈触血。

（四）诊断

宫颈糜烂诊断并不困难,但必须除外宫颈上皮内瘤样病变、早期宫颈癌、宫颈结核、宫颈尖锐湿疣等,因此应常规进行宫颈细胞学检查。目前已有电脑超薄细胞检测系统,准确率显著提高。必要时须做病理活检以明确诊断,电子阴道镜辅助活检对提高诊断准确率很有帮助。宫颈息肉、宫颈腺囊肿可根据病理活检确诊。

（五）治疗

局部治疗为主,方法有物理治疗、药物治疗及手术治疗。

1.物理治疗

目的在于使糜烂面坏死、脱落,原有柱状上皮为新生鳞状上皮覆盖。

(1)电灼(熨)治疗:采用电灼器或电熨器对整个病变区电灼或电熨,直至组织呈乳白色或微黄色为止。一般近宫口处稍深,越近边缘越浅,深度为 2 mm 并超出病变区 3 mm,深入颈管内 0.5～1.0 cm,治愈率 50%～90%。术后涂抹磺胺粉或呋喃西林粉,用醋酸冲洗阴道,每天 1 次,有助于创面愈合。

(2)冷冻治疗:利用液氮快速达到超低温(－196 ℃),使糜烂组织冻结、坏死、变性、脱落,创面修复而达到治疗目的。一般采用接触冷冻法,选择相应的冷冻头,覆盖全部病变区并略超过其范围 2～3 mm,根据快速冷冻、缓慢复温的原则,冷冻 1 分钟、复温 3 分钟、再冷冻 1 分钟。进行单次或重复冷冻,治愈率 80% 左右。

(3)激光治疗:采用 CO_2 激光器使糜烂部分组织炭化、结痂,痂皮脱落后,创面修复而达到治疗目的。激光头距离糜烂面 3～5 cm,照射范围应超出糜烂面 2 mm,轻症的烧灼深度为 2～3 mm,重症可达 4～5 mm,治愈率 70%～90%。

(4)微波治疗:微波电极接触局部病变组织时,瞬间产生高热效应(44～61 ℃)而达到组织凝固的目的,并可出现凝固性血栓形成而止血,治愈率 90% 左右。

(5)波姆光治疗:采用波姆光照射糜烂面,直至变为均匀灰白色为止,照射深度为 2～3 mm,治愈率可达 80%。

(6)红外线凝结法:红外线照射糜烂面,局部组织凝固、坏死,形成非炎性表浅溃疡,新生鳞状上皮覆盖溃疡面而达到治愈,治愈率 90% 以上。

(7)高强度聚焦超声治疗:高强度聚焦超声是治疗宫颈糜烂的一种新方法,通过超声波在焦点处产生的热效应、空化效应和机械效应,破坏病变组织。与传统物理治疗方法有所不同的是,利用聚焦超声良好的组织穿透性和定位性,将声波聚焦在宫颈病变深部,对宫颈组织的损伤部位是在表皮下的一定深度,而不是直接破坏表面黏膜层,深部病变组织被破坏后,由深及浅,促进健康组织的再生和表皮的重建。

物理治疗的注意事项:①治疗时间应在月经干净后 3～7 天进行。②排除宫颈上皮内瘤样病变、早期宫颈癌、宫颈结核和急性感染期后方可进行。③术后阴道分泌物增多,甚至有大量水样排液,有时呈血性,脱痂时可引起活动性出血,如量较多先用过氧化氢清洗伤口,用消毒棉球局部压迫止血,24 小时后取出。④物理治疗的次数、持续时间、强度、范围应严格掌握。⑤创面愈合需要一段时间(2～8 周),在此期间禁止盆浴和性生活。⑥定期复查,随访有无宫颈管狭窄。

2.药物治疗

药物治疗适用于糜烂面积小和炎症浸润较浅的病例。

(1)硝酸银或重铬酸钾液:为强腐蚀剂,局部涂擦进行治疗,方法简单,但因疗效不佳,现基本已弃用。

(2)聚甲酚磺醛浓缩液或栓剂:目前临床上应用较多,聚甲酚磺醛是一种高酸物质,可使病变组织的蛋白质凝固脱落,对健康组织无损害且可增加阴道酸度,有利于乳酸杆菌生长。用法是将浸有聚甲酚磺醛浓缩液的棉签插入宫颈管,转动数次取出,然后将浸有浓缩液的纱布块轻轻敷贴于病变组织,纱布块应稍大于糜烂面,浸蘸的药液以不滴下为度,持续1～3分钟,每周2次,一个月经周期为1个疗程;聚甲酚磺醛栓剂为每隔天晚阴道放置一枚,12次为1个疗程。

(3)免疫治疗:采用重组人α-干扰素栓,每晚一枚,6天为1个疗程。近年报道用红色奴卡放线菌细胞壁骨架 N-CWs 菌苗治疗宫颈糜烂,该菌苗具有非特异性免疫增强及消炎作用,能促进鳞状上皮化生,修复宫颈糜烂病变达到治疗效果。

(4)宫颈管内膜炎时,根据细菌培养和药敏试验结果,采用抗生素全身治疗。

3.手术治疗

对于糜烂面积广而深,或用上述方法久治不愈的患者可考虑行宫颈锥形切除术,多采取宫颈环形电切除术。锥形切除范围从病灶外缘 0.3～0.5 cm 开始,深入宫颈管 1～2 cm,锥形切除,术后压迫止血。宫颈息肉可行息肉摘除术或电切术。

(刘菲菲)

第四节　盆腔炎性疾病

一、概述

盆腔炎性疾病是妇女常见疾病,包括子宫内膜炎、附件炎、盆腔腹膜炎、盆腔结缔组织炎、女性生殖器结核等。既往盆腔炎性疾病多因产后、剖宫产后、流产后及妇科手术后细菌进入创面感染而致病,近年来则多由下生殖道的性传播疾病及细菌性阴道病上行感染造成。发病可局限于一个部位、几个部位或整个盆腔脏器。

(一)发病率

盆腔炎性疾病在一些性生活紊乱及性病泛滥的国家中是最常见的疾病。在工业化国家中,生育年龄组妇女每年盆腔炎性疾病的发生率可达2%,美国每年估计有高达 100 万人患此病,其中需住院治疗者约 20 万人。我国盆腔炎性疾病发病率亦有升高的趋势,但尚无此方面确切的统计数字。

(二)病原体

通过对上生殖道细菌培养的研究,明确证明盆腔炎性疾病的发生为多重微生物感染所致,且许多细菌为存在于下生殖道的正常菌群。常见的致病菌有以下几种。

1.需氧菌

(1)葡萄球菌:属革兰氏阳性球菌,其中以金黄色葡萄球菌致病力最强,多于产后、剖宫产后、流产后或妇科手术后细菌通过宫颈上行感染至子宫、输卵管黏膜。葡萄球菌对一般常用的抗生素可产生耐药,根据药物敏感试验用药较为理想,耐青霉素的金黄色葡萄球菌对头孢唑林钠、万古霉素、克林霉素及第三代头孢菌素敏感。

（2）链球菌：也属革兰氏阳性球菌，其中以乙型链球菌致病力最强，能产生溶血素及多种酶，使感染扩散。本菌对青霉素敏感，患病后只要及时、足量、足疗程治疗基本无死亡。此菌可在成年女性阴道长期寄居，有报道，妊娠后期此类菌在阴道的携带率为5％～29％。

（3）大肠埃希菌：为肠道的寄生菌，一般不致病，但在机体抵抗力下降，或因外伤等侵入肠道外组织或器官时可引起严重的感染，甚至产生内毒素休克，常与其他致病菌混合感染。本菌对卡那霉素、庆大霉素、头孢唑林钠、羧苄西林敏感，但易产生耐药菌株，可在药敏试验指导下用药。

此外，尚有肠球菌、克雷伯杆菌属、奈瑟淋病双球菌、阴道嗜血杆菌等。

2.厌氧菌

厌氧菌是盆腔感染的主要菌种。厌氧菌主要来源于结肠、直肠、阴道及口腔黏膜，肠腔中厌氧菌与需氧菌的数量比为100：1，阴道内两者的比例为10：1。女性生殖道内常见的厌氧菌有以下几种。

（1）消化链球菌：属革兰氏阳性菌，易滋生于产后子宫内坏死的蜕膜碎片或残留的胎盘中，其内毒素毒力低于大肠埃希菌，但能破坏青霉素的β-内酰胺酶，对青霉素有抗药性，还可产生肝素酶，溶解肝素。促进凝血，导致血栓性静脉炎。

（2）脆弱类杆菌：属革兰氏阴性菌，为严重盆腔感染中的主要厌氧菌，这种感染易造成盆腔脓肿，恢复期长，伴有恶臭。本菌对甲硝唑、克林霉素、头孢菌素、多西环素敏感，对青霉素易产生耐药。

（3）产气荚膜梭状芽孢杆菌：属革兰氏阴性菌，多见于创伤组织感染及非法堕胎等的感染，分泌物恶臭，组织内有气体，易产生中毒性休克、弥散性血管内凝血及肾衰。对克林霉素、甲硝唑及三代头孢菌素敏感。

除上述3种常见的厌氧菌外，二路拟杆菌和二向拟杆菌也是常见的致病菌，对青霉素耐药，对抗厌氧菌抗生素敏感。

3.性传播的病原体

如淋球菌、沙眼衣原体、支原体等。是工业化国家中导致盆腔炎性疾病的主要病原体，占60％～70％。性传播病原体与多种微生物感染导致的盆腔炎性疾病常可混合存在，且在感染过程中可相互作用。淋球菌、衣原体所造成的宫颈炎、子宫内膜炎为阴道内的细菌上行感染创造了条件，也有人认为在细菌性阴道病时，淋球菌及衣原体更易进入上生殖道。

（三）感染途径

盆腔炎性疾病主要由病原体经阴道、宫颈的上行感染引起。其他途径尚以下几种。

1.经淋巴系统蔓延

细菌经外阴、阴道、宫颈裂伤、宫体创伤处的淋巴管侵入内生殖器及盆腔腹膜、盆腔结缔组织等部分，可形成产后感染，流产后感染或手术后感染。

2.直接蔓延

盆腔中其他脏器感染后，直接蔓延至内生殖器。如阑尾炎可直接蔓延到右侧输卵管，发生右侧输卵管炎。盆腔手术损伤后的继发感染亦可引起严重的盆腔炎。

3.经血液循环传播

病原体先侵入人体的其他系统，再经过血液循环达内生殖器，如结核菌感染，由肺或其他器官的结核灶可经血液循环而传至内生殖器，菌血症也可导致盆腔炎症。

(四)盆腔炎性疾病的预防

盆腔炎性疾病可来自产后、剖宫产、流产及妇科手术操作后。因此必须做好宣传教育,注意孕期的体质,分娩时减少局部的损伤,对损伤部位的操作要轻,注意局部的消毒。月经期生殖器官抵抗力较弱,宫颈口开放,易造成上行感染,故应避免手术。手术前应详细检查患者的体质,有无贫血及其他脏器的感染灶,如有应予以治疗。此外,也存在一些盆腔手术后发生的盆腔炎性疾病,妇科围术期应选用广谱类抗生素,常用的有氨苄西林、头孢羟氨苄、头孢唑林钠、头孢西丁钠、头孢噻肟钠、头孢替坦、头孢曲松钠等。多数学者主张抗生素应在麻醉诱导期,即术前30分钟1次足量静脉输注,20分钟后组织内抗生素浓度可达高峰。必要时加用抗厌氧菌类抗生素如甲硝唑、替硝唑、克林霉素等。如手术操作60～90分钟,在4小时内给第2次药。剖宫产术可在钳夹脐带后给药,可选用抗厌氧菌类药物,如甲硝唑、替硝唑、克林霉素等。给药剂量及次数还需根据病变种类、手术的复杂性及患者情况而定。

可导致盆腔炎性疾病常见的其他手术,有各类须将器械伸入宫腔的操作,如人工流产,放、取环术,子宫输卵管造影等。我国在进行宫腔的计划生育手术前,须常规检查阴道清洁度、滴虫、真菌等,发现有阴道炎症者先给予治疗,有助于预防术后盆腔炎性疾病的发生。

性乱史是导致盆腔炎性疾病的重要因素。应加强对年轻妇女及其性伴侣的性传播疾病教育工作,包括延迟初次性交的时间、限制性伴侣的数量、避免与有性传播疾病者进行性接触、坚持使用屏障式的避孕工具、积极诊治无并发症的下生殖道感染等。

二、子宫内膜炎

子宫内膜炎是妇科常见的疾病,多与子宫体部的炎症并发,有急性子宫内膜炎及慢性子宫内膜炎两种。

(一)急性子宫内膜炎

1.概述

急性子宫内膜炎多发生于产后、剖宫产后、流产后及宫腔内的手术后。一些妇女在月经期、身体抵抗力虚弱时性交,或医务人员在不适当的情况下(如宫腔或其他部位的脏器已有感染)进行刮宫术,宫颈糜烂的电熨术,输卵管通液或造影术等均可导致急性子宫内膜炎。感染的细菌最常见者为链球菌、葡萄球菌、大肠埃希菌、淋球菌、衣原体及支原体、厌氧菌等,细菌可突破子宫颈的防御功能侵入子宫内膜发生急性炎症。

(1)病理表现:子宫内膜炎时子宫内膜充血、肿胀,有炎性渗出物,可混有血,也可为脓性渗出物;重症子宫内膜炎内膜坏死,呈灰绿色,分泌物可有恶臭。镜下见子宫内膜有大量多核白细胞浸润,细胞间隙内充满液体,毛细血管扩张,严重者细胞间隙内可见大量细菌,内膜坏死脱落形成溃疡。如果宫颈开放,引流通畅,宫腔分泌物清除可自愈;但也有炎症向深部侵入导致子宫肌炎、输卵管炎;如宫颈肿胀,引流不畅则形成子宫腔积脓。

(2)临床表现:急性子宫内膜炎患者可见白带增多,下腹痛,白带呈水样、黄白色、脓性,或混有血,如为厌氧菌感染,则分泌物带有恶臭。下腹痛可向双侧大腿放射,疼痛程度根据病情而异。发生在产后、剖宫产后或流产后者则有恶露长时间不净,如炎症未治疗,可扩散至子宫肌层及输卵管、卵巢、盆腔结缔组织,症状可加重,高热可达39～40 ℃,下腹痛加剧,白带增多。体检子宫可增大,有压痛,全身体质衰弱。

2.诊断要点

主要根据病史和临床表现来诊断。

3.治疗方案

(1)全身治疗:本病全身治疗较重要,须卧床休息,给以高蛋白流质或半流质饮食,在避免感冒情况下,开窗通风,体位以头高脚低位为宜,以利于宫腔分泌物引流。

(2)抗生素治疗:在药物敏感试验无结果前给以广谱抗生素,如青霉素;氨基糖苷类抗生素,如庆大霉素、卡那霉素等对需氧菌有效;而甲硝唑对厌氧菌有效。细菌培养药物敏感试验结果得出后,可更换敏感药物。①庆大霉素:80 mg 肌内注射,每 8 小时 1 次。②头孢菌素:可用第三代产品,对革兰氏阳性、阴性菌,球菌及杆菌均有效,急救情况下,可将此药 1 g 溶于 0.9% 盐水 100 mL 中同时加入地塞米松 5~10 mg,静脉点滴,每天 1~2 次,经 3 天治疗后体温下降病情好转时,可改服头孢唑林钠 0.25 g 每天 4 次,皮质激素也应逐渐减量至急性症状消失。如对青霉素过敏,可换用林可霉素 300~600 mg,静脉滴注,每天 3 次,体温平稳后,可改口服用药,每天 1.5~2.0 g,分 4 次给药,持续 1 周,病情稳定后停药。③诺氟沙星片:对变形杆菌、铜绿假单胞菌具有强大的抗菌作用,可抑制细菌 DNA 合成,服药后可广泛分布于全身,对急性子宫内膜炎有良好的治疗作用。每次 0.2 g,每天 3 次,连服 10~14 天,或氧氟沙星 200 mg 静脉滴注,每天 2~3 次,对喹诺酮类药物过敏者最好不用。④有条件者可对急性子宫内膜炎患者进行住院治疗,以解除症状及保持输卵管的功能。可选择抗生素方案:头孢西丁 2 g 静脉注射,每 6 小时 1 次,或头孢替坦 2 g 静脉注射,每 12 小时 1 次,加强力霉素 100 mg 每 12 小时 1 次口服或静脉注射,共 4 天,症状改善后 48 小时,继续使用多西环素 100 mg,每天 2 次,共 10~14 天。此方案对淋球菌及衣原体感染均有效。克林霉素 900 mg 静脉注射,每 8 小时 1 次,庆大霉素 2 mg/kg 静脉或肌内注射,此后约 1.5 mg/kg,每 8 小时 1 次,共 4 天,用药 48 小时后,如症状改善,继续用多西环素 100 mg,每天 2 次口服,共给药 10~14 天,此方案对厌氧菌及兼性革兰氏阴性菌有效。使用上述方案治疗后,体温下降或症状消失 4 小时后患者可出院,继续服用多西环素 100 mg,每 12 小时 1 次,共 10~14 天,对淋球菌及衣原体感染均有效。

(3)手术治疗:一般急性子宫内膜炎不行手术治疗,以免引起炎症扩散,但如宫腔内有残留物、宫颈引流不畅或老年妇女宫腔积脓时,须在给大量抗生素、病情稳定后,清除宫腔残留物及取出宫内避孕器,或扩张宫颈使宫腔分泌物引流通畅,尽量不做刮宫。

(二)慢性子宫内膜炎

1.概述

慢性子宫内膜炎常因宫腔内分泌物通过子宫口流出体外,症状不甚明显,仅有少部分患者因防御机制受损,或病原体作用时间过长,对急性炎症治疗不彻底而形成。其病因如下。

(1)分娩、产后、剖宫产术后:有少量胎膜或胎盘残留于子宫腔,子宫复旧不全,引起慢性子宫内膜炎。

(2)宫内避孕器:宫内避孕器的刺激常可引起慢性子宫内膜炎。

(3)更年期或绝经期:体内雌激素水平降低,子宫内膜菲薄,易受细菌感染,发生慢性子宫内膜炎。

(4)宫腔内有黏膜下肌瘤、息肉、子宫内膜腺癌:子宫内膜易受细菌感染发生炎症。

(5)子宫内膜下基底层炎症:常可感染子宫内膜功能层而发生炎症。

(6)老年性子宫内膜炎:常可与老年性阴道炎同时发生。

（7）细菌性阴道病：病原体上行感染至子宫内膜所致。

2.病理表现

其内膜间质常见有大量浆细胞及淋巴细胞，内膜充血、肿胀，有时尚可见到肉芽组织及纤维性变。

3.临床表现

慢性子宫内膜炎患者常诉有不规则阴道流血或月经不规则，有时有轻度下腹痛及白带增多。妇科检查子宫可增大，有触痛。少数子宫内膜炎可导致不孕。

4.诊断要点

主要依据患者病史和临床表现来诊断。

5.治疗方案

慢性子宫内膜炎在治疗上应去除原因，如在产后、剖宫产后、人工流产后疑有胎膜、胎盘残留者，如无急性出血，可给抗生素3～5天后做刮宫术；如因宫内避孕器而致病者，可取出宫内避孕器；如有黏膜下息肉、肌瘤或内膜腺癌者，可做相应的处理；如合并有输卵管炎、卵巢炎等则应做相应的处理；同时存在细菌性阴道病者，抗生素中应加用抗厌氧菌药物。

三、附件炎、盆腔腹膜炎

（一）概述

附件炎和盆腔腹膜炎，目前本病仍为多发病，国外以淋球菌及沙眼衣原体感染为最多，占60%～80%，其他为厌氧菌及需氧菌多种微生物的混合感染；国内以后者感染为主，但由性传播疾病引起者亦有增加趋势。主要原因有以下几种。

1.产后、剖宫产后及流产后感染

内在及外来的细菌上行通过剥离面或残留的胎盘、胎膜、子宫切口等至肌层、输卵管、卵巢及盆腔腹膜发生炎症，也可经破损的黏膜、胎盘剥离面通过淋巴、血行播散到盆腔。通过对上生殖道细菌培养的研究，明确证明盆腔炎性疾病是多重微生物感染，包括阴道的需氧菌、厌氧菌、阴道加德纳菌、流感嗜血杆菌等，其中厌氧菌占70%～80%。厌氧菌中以各类杆菌及脆弱类杆菌最常见。

2.月经期性交

月经期宫颈口开放，子宫内膜剥脱面有扩张的血窦及凝血块，均为细菌的上行及滋生提供了良好的环境。如在月经期性交或使用不洁的月经垫，可使细菌侵入发生炎症。

3.妇科手术操作

任何通过宫颈黏液屏障的手术操作导致的盆腔感染，都称医源性盆腔炎性疾病，如放置宫内避孕器、人工流产、输卵管通液、造影等。其他妇科手术如宫颈糜烂电熨术、腹腔镜绝育术、人工流产导致子宫穿孔，盆腔手术误伤肠管等均可导致急性炎症。

4.邻近器官炎症的蔓延

邻近器官的炎症最常见者为急性阑尾炎、憩室炎、腹膜炎等。

5.盆腔炎性疾病

再次急性发作盆腔炎性疾病所造成的盆腔粘连、输卵管积水、扭曲等后遗症，易造成盆腔炎性疾病的再次急性发作，尤其是在患者免疫力低下、有不洁性交史等情况下。

6.全身性疾病

如败血症、菌血症等,细菌也可波及输卵管及卵巢发生急性盆腔炎性疾病。

7.淋球菌及沙眼衣原体

多为上行性急性感染,病原体多来自尿道炎、前庭大腺炎、宫颈炎等。

（二）病理表现

1.附件炎

当多重微生物造成产后、剖宫产后、流产后的急性输卵管炎、卵巢炎、输卵管卵巢脓肿时,病变可通过子宫颈的淋巴播散至子宫颈旁的结缔组织,首先侵及输卵管浆膜层再达肌层,输卵管内膜受侵较轻,或可不受累。病变是以输卵管间质炎为主,由于输卵管管壁增粗,可压迫管腔变窄,轻者管壁充血、肿胀,重者输卵管肿胀明显,且弯曲,并有纤维素性渗出物,引起周围组织粘连。炎症如经子宫内膜向上蔓延,首先引起输卵管内膜炎,使输卵管内膜肿胀、间质充血、肿胀及大量中性多核白细胞浸润,重者输卵管内膜上皮可有退行性变或成片脱落,引起输卵管管腔粘连闭塞或伞端闭锁,如有渗出物或脓液积聚,可形成输卵管积脓,与卵巢粘连形成炎性包块。卵巢表面有一层白膜包被,很少单独发炎,卵巢多与输卵管伞端粘连,发生卵巢周围炎,进一步形成卵巢脓肿,如脓肿壁与输卵管粘连贯通则形成输卵管卵巢脓肿。脓肿可发生于初次感染之后,但往往是在反复发作之后形成。脓肿多位于子宫后方、阔韧带后叶及肠管间,可向阴道、直肠间贯通,也可破入腹腔,发生急性弥漫性腹膜炎。

2.盆腔腹膜炎

病变腹膜充血、肿胀,伴有含纤维素的渗出液,可形成盆腔脏器粘连,渗出物聚集在粘连的间隙内,形成多个小脓肿,或聚集在子宫直肠窝形成盆腔脓肿,脓肿破入直肠,症状可减轻;如破入腹腔则可引起弥漫性腹膜炎,使病情加重。

（三）临床表现

视病情及病变范围大小,表现的症状不同,轻者可以症状轻微或无症状。重者可有发热及下腹痛,发热前可先有寒战、头痛,体温可高达39～40 ℃,下腹痛多为双侧下腹部剧痛或病变部剧痛,可与发热同时发生。如疼痛发生在月经期则可有月经的变化,如经量增多、月经期延长;在非月经期发作则可有不规则阴道出血、白带增多、性交痛等。由于炎症的刺激,少数患者也可有膀胱及直肠刺激症状,如尿频、尿急、腹胀、腹泻等。体格检查患者呈急性病容,脉速,唇干。妇科检查见阴道充血,宫颈充血有分泌物,呈黄白色或黏液脓性,有时带恶臭,阴道穹隆有触痛,宫颈有举痛,子宫增大,压痛,活动受限,双侧附件有增厚,或触及包块,压痛明显。下腹部剧痛常拒按,或一侧压痛,摆动宫颈时更明显,炎症波及腹膜时呈现腹膜刺激症状。如已发展为盆腔腹膜炎,则整个下腹部有压痛及反跳痛。

（四）诊断要点

重症及典型的盆腔炎性疾病病例根据病史、临床及实验室检查所见,诊断不难,但此部分患者只占盆腔炎性疾病的4%左右。临床上绝大多数盆腔炎性疾病为轻到中度及亚临床感染者。这部分患者可无明确病史,临床症状轻微,或仅表现有下腹部轻微疼痛,白带稍多,给临床诊断带来困难。有研究显示,因感染造成的输卵管性不孕患者中,30%～75%无盆腔炎性疾病病史,急性盆腔炎性疾病有发热者仅占30%,有下腹痛、白带多、宫颈举痛者仅占20%。鉴于此,美国疾病控制与预防中心提出了新的盆腔炎性疾病诊断标准:①至少必须具备下列3项主要标准,下腹痛、宫颈举痛、附件区压痛。②此外,下列标准中具备一项或一项以上时,增加诊断的特异性。体温＞38 ℃、异常的宫颈或阴道排液、沙眼衣原体或淋病双球菌的实验室证据、血沉加快或 C 反应蛋白升高。③对一些有选择的病例必须有下列的确定标准。阴道超声或其他影像诊断技术的阳性发现如输卵管增粗、伴或不伴管腔积液、输卵管卵巢脓肿或腹腔游离液体、子宫内膜活检阳性、腹腔镜下有与盆腔炎性疾病一致的阳性所见。

盆腔炎性疾病中有 10％～20％伴有肝周围炎或局部腹膜炎，多在腹腔镜检查时发现，被认为是感染性腹腔液体直接或经淋巴引流到膈下区域造成，以沙眼衣原体引起者最多见，偶见有淋球菌及厌氧菌引起者。腹腔镜下见肝周充血，炎性渗出及肝膈面与上腹、横膈形成束状、膜状粘连带。此种肝周炎很少侵犯肝实质，肝功能多正常。

1.阴道分泌物涂片检查

此方法简便、经济、实用。阴道分泌物涂片检查中每个阴道上皮细胞中多于 1 个以上的多形核白细胞就会出现白带增多，每高倍视野有 3 个以上白细胞诊断盆腔炎性疾病的敏感性达87％，其敏感性高于血沉、C 反应蛋白，以及经过内膜活检或腹腔镜证实的有症状的盆腔炎性疾病所呈现出来的外周血的白细胞计数值。

2.子宫内膜活检

可得到子宫内膜炎的组织病理学诊断，被认为是一种比腹腔镜创伤小而又能证实盆腔炎性疾病的方法，因子宫内膜炎常合并有急性输卵管炎。子宫内膜活检与腹腔镜检查在诊断盆腔炎性疾病上有 90％的相关性。子宫内膜活检的诊断敏感性达 92％，特异性为 87％，并可同时取材做细菌培养，但有被阴道细菌污染的机会。

3.超声等影像学检查

在各类影像学检查方法中，B 超是最简便、实用和经济的方法，且与腹腔镜检查有很好的相关性。在急性、严重的盆腔炎性疾病时，经阴道超声可见输卵管增粗、管腔积液或盆腔有游离液体。B 超还可用于监测临床病情的发展，出现盆腔脓肿时，B 超可显示附件区肿块，伴不均匀回声。CT、MRI 有时也可显示出较清晰的盆腔器官影像，但由于其价值昂贵而不能普遍用于临床。对于早期、轻度的盆腔炎性疾病，B 超敏感性差。

4.腹腔镜检查

目前被认为是诊断盆腔炎性疾病的金标准，因可在直视下观察盆腔器官的病变情况，并可同时取材行细菌鉴定及培养而无阴道污染之虑。腹腔镜下诊断盆腔炎性疾病的最低标准为输卵管表面可见充血、输卵管壁肿胀及输卵管表面与伞端有渗出物，也可显示肝包膜渗出、粘连。

5.其他实验室检查

其他实验室检查包括白细胞计数增多、血沉增快、C 反应蛋白升高、血清 CA125 升高等，虽对临床诊断有所帮助，但均缺乏敏感性与特异性。

(五)治疗方案

盆腔炎性疾病治疗目的是缓解症状、消除当前感染及降低远期后遗症的危险。

1.全身治疗

重症者应卧床休息，给予高蛋白流食或半流食，体位以头高脚低位为宜，以利于宫腔内及宫颈分泌物排出体外，盆腔内的渗出物聚集在子宫直肠窝内而使炎症局限。补充液体，纠正电解质紊乱及酸碱平衡，高热时给以物理降温，并应适当给予止痛药，避免无保护性交。

2.抗生素治疗

近年来由于新的抗生素不断问世，细菌培养技术的提高及药物敏感试验的配合，使临床上得以合理使用抗生素,对急性炎症可达到微生物学的治愈(治愈率为 84%～98%),一般在药物敏感试验做出以前,先使用需氧菌、厌氧菌及淋球菌、沙眼衣原体兼顾的广谱抗生素,待药敏试验做出后再更换,一般是根据病因及发病后已用过何种抗生素作为参考来选择用药。急性附件炎、盆腔腹膜炎常用的抗生素如下。

(1)青霉素或红霉素与氨基糖苷类药物及甲硝唑联合:青霉素 G 每天 240 万～1 000 万 U,静脉滴注,病情好转后改为每天 120 万～240 万 U,每 4～6 小时 1 次,分次给药或连续静脉滴注。红霉素每天 0.90～1.25 g 静脉滴注,链霉素 0.75 g 肌内注射,每天 1 次。庆大霉素每天 16 万～32 万 U,分 2～3 次静脉滴注或肌内注射,一般疗程＜10 天。甲硝唑 500 mg 静脉滴注,每 8 小时 1 次,病情好转后改口服 400 mg,每 8 小时 1 次。

(2)第一代头孢菌素与甲硝唑合用:对第一代头孢菌素敏感的细菌有 β 溶血性链球菌、葡萄球菌、大肠埃希菌等。头孢噻吩每天 2 g,分 4 次肌内注射;头孢唑林钠每次 0.5～1.0 g,每天 2～4 次,静脉滴注;头孢拉定,静脉滴注每天量为 100～150 mg/kg,分次给予,口服每天 2～4 g,分 4 次空腹服用。

(3)克林霉素与氨基糖苷类药物联合:克林霉素每次 600 mg,每 6 小时 1 次,静脉滴注,体温降至正常后 24～48 小时改口服,每次 300 mg,每 6 小时 1 次。克林霉素对多数革兰氏阳性和厌氧菌(如类杆菌、消化链球菌等)及沙眼衣原体有效。与氨基糖苷类药物合用有良好的效果。但此类药物与红霉素有拮抗作用,不可与其联合。

(4)林可霉素:其作用与克林霉素相同,用量每次 300～600 mg,每天 3 次,肌内注射或静脉滴注。

(5)第二代头孢菌素:对革兰氏阴性菌的作用较为优越,抗酶性能强,抗菌谱广。临床用于革兰氏阴性菌。如头孢呋辛,每次 0.75～0.50 g,每天 3 次肌内注射或静脉滴注;头孢孟多轻度感染每次 0.5～1.0 g,每天 4 次静脉滴注,较重的感染每天 6 次,每次 1 g;头孢西丁对革兰氏阳性及阴性需氧菌与厌氧菌包括脆弱类杆菌均有效,每次 1～2 g,每 6～8 小时 1 次静脉注射或静脉滴注,可单独使用。

(6)第三代头孢菌素:对革兰氏阴性菌的作用较第二代头孢菌素更强,抗菌谱广,耐酶性能强,对第一、二代头孢菌素耐药的一些革兰氏阴性菌株常可有效。头孢噻肟对革兰氏阴性菌有较强的抗菌效能,但对脆弱杆菌较不敏感。一般感染每天 2 g,分 2 次肌内注射或静脉注射,中度或重度感染每天 3～6 g,分 3 次肌内注射或静脉注射。头孢曲松钠 1～2 g,每天 2 次静脉注射。

(7)哌拉西林:对多数需氧菌及厌氧菌均有效,每天 4～12 g,分 3～4 次静脉注射或静脉滴注,严重感染每天可用 16～24 g。

(8)喹诺酮类药物:如诺氟沙星、氧氟沙星、环丙沙星等,其抗菌谱广,对革兰氏阳性、阴性菌均有抗菌作用,且具有较好的组织渗透性,口服量每天 0.2～0.6 g,分 2～3 次服用。其中氟罗沙星由于其半衰期长,每天 1 次服 0.2～0.4 g 即可。

3.中药治疗

主要为活血化瘀、清热解毒,如用银翘解毒汤、清营汤、安宫牛黄丸、紫雪丹等。

4.手术治疗

(1)经药物治疗 48～72 小时,体温持续不降,肿块增大,出现肠梗阻、脓肿破裂或中毒症状时,应及时行手术处理。年轻妇女要考虑保留卵巢功能,对体质衰弱的患者,手术范围需根据具体情况决定。如为盆腔脓肿,可在 B 超、CT 等影像检查引导下经腹部或阴道切开排脓,也可在腹腔镜下行盆腔脓肿切开引流,同时注入抗生素。

(2)输卵管脓肿、卵巢脓肿,经保守治疗病情好转,肿物局限,也可行手术切除肿物。

(3)脓肿破裂,患者出现腹部剧痛,伴高热、寒战、恶心、呕吐、腹胀、拒按等情况时应立即剖腹探查。

四、盆腔结缔组织炎

(一)急性盆腔结缔组织炎

1.概述

盆腔结缔组织是腹膜外的组织,位于盆腔腹膜的后方,子宫两侧及膀胱前间隙处,这些部位的结缔组织间并无明显的界限。急性盆腔结缔组织炎是指盆腔结缔组织初发的炎症,不是继发于输卵管、卵巢的炎症,是初发于子宫旁的结缔组织,然后再扩展至其他部位。

本病多由于分娩或剖宫产时宫颈或阴道上端的撕裂,困难的宫颈扩张术时宫颈裂伤,经阴道的子宫全切除术时阴道残端周围的血肿及人工流产术中误伤子宫及宫颈侧壁等情况时细菌侵入发生感染。

本病的常见病原体多为链球菌、葡萄球菌、大肠埃希菌、厌氧菌、淋球菌、衣原体、支原体等。

2.病理表现

发生急性盆腔结缔组织炎后,局部组织出现肿胀、充血,并有多量白细胞及浆细胞浸润。炎症初起时多位于生殖器官受到损伤的部位,如自子宫颈部的损伤浸润至子宫颈一侧盆腔结缔组织,逐渐可蔓延至盆腔对侧的结缔组织及盆腔的前半部分。病变部分易化脓,形成大小不等的脓肿,如未能及时控制,炎症可通过淋巴向输卵管、卵巢或髂窝处扩散,由于盆腔结缔组织与盆腔内血管接近,可引起盆腔血栓性静脉炎。如阔韧带内已形成脓肿未及时切开引流,脓肿可向阴道、膀胱、直肠破溃,高位的脓肿也可向腹腔破溃引起弥漫性腹膜炎,脓毒血症使病情急剧恶化,但引流通畅后,炎症可逐渐消失。如排脓不畅,也可发生长期不愈的窦道。

3.临床表现

炎症初期患者可有高热,下腹痛,体温可达 39～40 ℃,下腹痛多与急性输卵管卵巢炎相似。如病史中在发病前曾有全子宫切除术、剖宫产术时有单侧壁或双侧壁损伤,诊断更易。如已形成脓肿,除发热、下腹痛外,常见有直肠、膀胱压迫症状如便意频数、排便痛、恶心、呕吐、尿频、尿痛等症状。

妇科检查在发病初期,子宫一侧或双侧有明显的压痛与边界不明显的增厚感,增厚可达盆壁,子宫略大,活动差,压痛,一侧阴道或双侧阴道穹隆可触及包块,包块上界常与子宫底平行,触痛明显。如已形成脓肿则因脓液向下流入子宫后方,阴道后穹隆常可触及较软的包块,且触痛明显。

4.诊断要点

根据病史、临床症状及妇科检查所见诊断不难,但须做好鉴别诊断。

(1)输卵管妊娠破裂:有停经史、下腹痛突然发生,面色苍白,急性病容,腹部有腹膜刺激症状,阴道出血少量、尿 HCG(＋)、后穹隆穿刺为血液。

(2)卵巢囊肿蒂扭转:有突发的一侧性下腹痛,有或无肿瘤史,有单侧腹膜刺激症状,触痛明显,妇科检查子宫一侧触及肿物及触痛,无停经史。

(3)急性阑尾炎:疼痛缓慢发生,麦氏点有触痛,妇科检查无阳性所见。

5.治疗方案

(1)抗生素治疗：可用广谱抗生素，如青霉素、头孢菌素、氨基糖苷类抗生素、林可霉素、克林霉素、多西环素及甲硝唑等。待细菌药物敏感试验出结果后，改用敏感的抗生素。

(2)手术治疗：急性盆腔结缔组织炎，轻症者一般不作手术治疗，以免炎症扩散或出血，但有些情况须手术处理。①宫腔内残留组织伴阴道出血：首先应积极抗感染，如无效或出血较多时，在用药物控制感染的同时，用卵圆钳清除宫腔内容物，而避免做刮宫术。②子宫穿孔：如无肠管损伤及内出血，可不必剖腹修补。③宫腔积脓：应扩张宫口使脓液引流通畅。④已形成脓肿者：根据脓肿的部位采取切开排脓手术，如为接近腹股沟韧带的脓肿，应等待脓肿扩大后再作切开；如脓肿位于阴道一侧则应自阴道做切开，尽量靠近中线，以免损伤输尿管或子宫动脉。

(二)慢性盆腔结缔组织炎

1.概述

慢性盆腔结缔组织炎多由于急性盆腔结缔组织炎治疗不彻底，或患者体质较差，炎症迁延而成慢性。由于宫颈的淋巴管直接与盆腔结缔组织相通，故也可因慢性宫颈炎发展至盆腔结缔组织炎。

2.病理表现

本病的病理变化多为盆腔结缔组织因充血、肿胀，转为纤维组织和增厚、变硬的瘢痕组织，与盆壁相连，子宫被固定不能活动，或活动受限，子宫常偏于患侧的盆腔结缔组织。

3.临床表现

轻度慢性盆腔结缔组织炎，一般多无症状，偶尔于身体劳累时有腰痛，下腹坠痛，重度者可有较严重的下腹坠痛，腰酸痛及性交痛。妇科检查，子宫多呈后倾后屈位，三合诊时触及宫骶韧带增粗呈索条状，有触痛，双侧宫旁组织肥厚，有触痛，如为一侧性者可触及子宫变位，屈向于患侧，如已形成冰冻骨盆，则子宫的活动完全受到限制。

4.诊断要点

根据有急性盆腔结缔组织炎史、临床症状与妇科检查，诊断不难，但需与子宫内膜异位症、结核性盆腔炎、卵巢癌及陈旧性异位妊娠等鉴别。

(1)子宫内膜异位症：多有痛经史，且进行性加重。妇科检查可能触及子宫骶韧带处有触痛结节，或子宫两侧有包块，B超及腹腔镜检查有助于诊断。

(2)结核性盆腔炎：多有其他脏器结核史，腹痛常为持续性，腹胀，偶有腹部包块，有时有闭经史，可同时伴子宫内膜结核，X线检查下腹部可见钙化灶，包块位置较慢性盆腔结缔组织炎高。

(3)卵巢癌：包块多为实质性，较硬，表面不规则，常有腹水，患者一般情况差，晚期患者有下腹痛，诊断时有困难，B超、腹腔镜检查、肿瘤标志物及病理活组织检查有助于诊断。

(4)陈旧性异位妊娠：多有闭经史及阴道出血，下腹痛偏于患侧，妇科检查子宫旁有境界不清的包块，触痛，B超及腹腔镜检查有助于诊断。

5.治疗方案

须积极治疗慢性宫颈炎及急性盆腔结缔组织炎。慢性宫颈炎的治疗包括物理治疗如超短波、激光、微波、中波、直流电离子导入、紫外线等。对慢性盆腔结缔组织炎可用物理治疗，以减轻疼痛。对急性盆腔结缔组织炎需积极彻底治疗，不使病原体潜伏于体内。应用抗生素治疗可取得一定的疗效，与物理治疗合用效果较好。慢性盆腔结缔组织炎经治疗后症状可减轻，但易复发，如月经期后、性交后及过度体力劳动后。

五、女性生殖器结核

(一)概述

由人型结核杆菌侵入机体后在女性生殖器引起的炎症性疾病称为女性生殖器结核,常继发于肺、肠、肠系膜淋巴结、腹膜等器官的结核,也有少数患者继发于骨、关节结核,多数患者在发现生殖器结核时原发病灶已愈。结核杆菌首先侵犯输卵管,然后下行传播至子宫内膜和卵巢,很少侵犯子宫颈,阴道及外阴结核更属罕见。由于本病病程缓慢,症状不典型,易被忽视。

(二)传播途径

生殖器结核是全身结核的一种表现,一般认为是继发性感染,主要来源于肺或腹膜结核。传播途径可有以下几种。

1.血行传播

血行传播最为多见。结核杆菌一般首先感染肺部,短时间即进入血液循环,传播至体内其他器官,包括生殖器官。有研究发现,肺部原发感染发生在月经初期时结核菌通过血行播散可被单核-吞噬细胞系统清除,但在输卵管内可形成隐性传播灶,处于静止状态可达 1~10 年,直至机体免疫功能低下时细菌重新激活发生感染。青春期时生殖器官发育,血供较为丰富,结核菌易借血行传播。

2.淋巴传播

淋巴传播较少见。多为逆行传播,如肠结核通过淋巴管逆行传播至生殖器官。

3.直接蔓延

结核性腹膜炎和肠系膜淋巴结核可直接蔓延到输卵管。腹膜结核与输卵管结核常并存,平均占生殖器结核的 50%,两处结核病灶可通过直接接触相互传染。

4.原发性感染

原发性感染极为少见。一般多为男性附睾结核的结核菌通过性交传染给女性。

(三)病理表现

女性生殖器结核绝大多数首先感染输卵管,其次为子宫内膜、卵巢、宫颈、阴道及外阴。

1.输卵管结核

输卵管结核占 90%~100%。多为双侧性。典型病变输卵管黏膜皱襞可有广泛的肉芽肿反应及干酪样坏死,镜下可见结核结节。由于感染途径不同,结核性输卵管炎初期大致有 3 种类型。

(1)结核性输卵管周围炎:输卵管浆膜面充血、肿胀,见散在黄白色粟米状小结节,可与周围器官广泛粘连,常为盆腔腹膜炎或弥漫性腹膜炎的一部分。可能出现少量腹水。

(2)结核性输卵管间质炎:由血行播散而来。输卵管黏膜下层或肌层最先出现散在小结节,后波及黏膜和浆膜。

(3)结核性输卵管内膜炎:多由血行播散所致,继发于结核性腹膜炎者较少见,结核杆菌可由输卵管伞端侵入。输卵管黏膜首先受累,发生溃疡和干酪样坏死,病变以输卵管远端为主,伞端黏膜肿胀,黏膜皱襞相互粘连,伞端可外翻呈烟斗状但并不一定闭锁。

输卵管结核随病情发展可有两种类型。①增生粘连型:较多见,此型病程进展缓慢,临床表现多不明显。输卵管增粗僵直,伞端肿大开放呈烟斗状,但管腔可发生狭窄或阻塞。切面可在黏膜及肌壁找到干酪样结节,慢性病例可见钙化灶。当病变扩展到浆膜层或整个输卵管被破坏后,可有干酪样物质渗出,随后肉芽组织侵入,使输卵管与邻近器官如卵巢、肠管、肠系膜、膀胱和直肠等广泛紧密粘连,形成难以分离的实性肿块,如有积液则形成包裹性积液。②渗出型:此型病程急性或亚急性。渗出液呈草黄色,澄清,为浆液性,偶可见血性液体,量多少不等。输卵管管壁有干酪样坏死,黏膜有粘连,管腔内有干酪样物质潴留而形成输卵管积脓。与周围器官可无粘连而活动,易误诊为卵巢囊肿。较大的输卵管积脓可波及卵巢而形成结核型输卵管卵巢脓肿。

2.子宫内膜结核

子宫内膜结核占50%～60%。多由输卵管结核扩散而来。由于子宫内膜有周期性脱落而使内膜结核病灶随之排出,病变多局限于子宫内膜,早期呈散在粟粒样结节,极少数严重者病变侵入肌层。宫体大小正常或略小,外观无异常。刮取的子宫内膜镜下可见结核结节,严重者出现干酪样坏死。典型的结核结节中央为1～2个巨细胞,细胞呈马蹄状排列,周围有类上皮细胞环绕,外侧有大量淋巴细胞和浆细胞浸润。子宫内膜结核结节的特点是结核结节周围的腺体对卵巢激素反应不敏感,表现为持续性增生或分泌不足。严重的内膜结核可出现干酪样坏死而呈表浅的溃疡,致使内膜大部分或全部被破坏,以后还可形成瘢痕,内膜的功能全部丧失而发生闭经。子宫内膜为干酪样组织或形成溃疡时可形成宫腔积脓;全部为干酪样肉芽肿样组织时可出现恶臭的浆液性白带,须排除子宫内膜癌。

3.卵巢结核

卵巢结核占20%～30%。病变多由输卵管结核蔓延而来,多为双侧性,卵巢表面可见结核结节或干酪样坏死或肉芽肿。卵巢虽与输卵管相邻较近,但因有白膜包裹而较少受累,常仅有卵巢周围炎。若由血行传播引起的感染可在卵巢深层间质中形成结节,或发生干酪样坏死性脓肿。

4.子宫颈结核

子宫颈结核占5%～15%。常由子宫内膜结核向下蔓延形成,或经血行淋巴播散而来。肉眼观病变呈乳头状增生或溃疡型而不易与宫颈癌鉴别,确诊须经病理组织学检查。宫颈结核一般有四种类型:溃疡型、乳头型、间质型和子宫颈黏膜型。

5.外阴、阴道结核

外阴、阴道结核占1%。多自子宫和子宫颈向下蔓延而来或血行传播。病灶表现为外阴和阴道局部单个或数个表浅溃疡,久治不愈可形成窦道。

(四)临床表现

1.病史

病史对本病的诊断极为重要。须详细询问家族结核史、本人结核接触史及本人生殖器以外的脏器结核史,生殖器结核患者中约有1/5的患者有结核家族史。

2.症状

患者的临床症状多为非特异性的。不少患者无不适主诉,而有的则症状严重。

(1)月经失调:为女性生殖器结核较常见的症状,与病情有关。早期患者因子宫内膜充血或形成溃疡而表现为月经量过多、经期延长或不规则阴道出血,易被误诊为功能失调性子宫出血。多数患者就诊时发病已久,此时子宫内膜已遭受不同程度的破坏,表现为月经量过少,甚至闭经。

(2)下腹坠痛:盆腔炎症和粘连,结核性输卵管卵巢脓肿等均可引起不同程度的下腹坠痛,经期尤甚。

(3)不孕:输卵管结核患者输卵管管腔可狭窄、阻塞,黏膜纤毛丧失或粘连,输卵管间质发生炎症者输卵管蠕动异常,输卵管失去正常功能而导致不孕。子宫内膜结核是引起不孕的另一主要原因。在原发性不孕患者中,生殖器结核常为主要原因之一。

(4)白带增多:多见于合并子宫颈结核者,尤其当合并子宫颈炎时,分泌物可呈脓性或脓血性,组织脆,有接触性出血,易误诊为癌性溃疡。

(5)全身症状:可有疲劳、消瘦、低热、盗汗、食欲下降或体重减轻等结核的一般症状。无自觉症状的患者临床亦不少见。有的患者可仅有低热,尤其在月经期比较明显,每次经期低热是生殖器结核的典型临床表现之一。生殖器结核常继发于肺、脑膜、肠和泌尿系统等脏器的结核,因而可有原发脏器结核的症状,如咯血、胸痛、血尿等。

3.体征

因病变部位、程度和范围不同而有较大差异。部分病例妇科检查子宫因粘连而活动受限,双侧输卵管增粗,变硬,如索条状。严重病例妇科检查可扪及盆腔包块,质硬,不规则,与周围组织广泛粘连,活动差,无明显触痛。包裹性积液患者可扪及囊性肿物,颇似卵巢囊肿。生殖器结核与腹膜结核并存者腹部可有压痛,腹部触诊腹壁揉面感,腹水征阳性。个别患者于子宫旁或子宫直肠窝处扪及小结节,易误诊为盆腔子宫内膜异位症或卵巢恶性肿瘤。生殖器结核患者常有子宫发育不良,子宫颈结核患者窥阴器检查时可见宫颈局部乳头状增生或小溃疡形成。

(五)诊断要点

症状、体征典型的患者诊断多无困难,多数因无明显症状和体征极易造成漏诊或误诊。有些患者仅因不孕行诊断性刮宫,经病理组织学检查才证实为子宫内膜结核。如有以下情况应首先考虑生殖器结核可能:①有家族性结核史,既往有结核接触史,或本人曾患肺结核、胸膜炎和肠结核者。②不孕伴月经过少或闭经,有下腹痛等症状,或盆腔有包块者。③未婚妇女,无性接触史,主诉低热、盗汗、下腹痛和月经失调,肛门指诊盆腔附件区增厚有包块者。④慢性盆腔炎久治不愈者。

由于本病患者常无典型临床表现,需依靠辅助诊断方法确诊。常用的辅助诊断方法有以下几种。

1.病理组织学检查

盆腔内见粟粒样结节或干酪样物质者一般必须做诊断性刮宫。对不孕及可疑患者也应取子宫内膜做病理组织学检查。诊刮应在月经来潮后12小时之内进行,因此时病变表现较为明显。刮宫时应注意刮取两侧子宫角内膜,因子宫内膜结核多来自输卵管,使病灶多首先出现在宫腔两侧角。刮出的组织应全部送病理检查,最好将标本做系统连续切片,以免漏诊。如在切片中找到典型的结核结节即可确诊。子宫内膜有炎性肉芽肿者应高度怀疑内膜结核。无结核性病变但有巨细胞体系存在也不能否认结核的存在。可疑患者需每隔2～3个月复查,如3次内膜检查均阴性者可认为无子宫内膜结核存在。因诊刮术有引起结核扩散的危险性,术前、术后应使用抗结核药物预防性治疗。其他如宫颈、阴道、外阴等病灶也须经病理组织学检查才能明确诊断。

2.结核杆菌培养、动物接种

取经血、刮取的子宫内膜、宫颈分泌物、宫腔分泌物、盆腔包块穿刺液或盆腔包裹性积液等做培养,到2个月时检查有无阳性结果。或将这些物质接种于豚鼠腹壁皮下,6～8周后解剖检查,如在接种部位周围的淋巴结中找到结核杆菌即可确诊。如果结果为阳性,可进一步做药敏试验以指导临床治疗。经血培养(取月经第1天的经血6～8 mL)可避免刮宫术引起的结核扩散,但阳性率较子宫内膜细菌学检查为低。一般主张同时进行组织学检查、细菌培养和动物接种,可提高阳性确诊率。本法有一定技术条件要求,而且需时较长,尚难推广使用。

3.X线检查

(1)胸部X线摄片:必要时还可做胃肠系统和泌尿系统X线检查,以便发现其原发病灶。但许多患者在发现生殖器结核时其原发病灶往往已经愈合,而且不留痕迹,故X线片阴性并不能排除盆腔结核。

(2)腹部X线摄片:如显示孤立的钙化灶,提示曾有盆腔淋巴结结核。

(3)子宫输卵管碘油造影:子宫输卵管碘油造影对生殖器结核的诊断有一定的价值。其显影特征:①子宫腔形态各不相同,可有不同程度的狭窄或变形,无刮宫或流产病史者边缘亦可呈锯齿状。②输卵管管腔有多发性狭窄,呈典型的串珠状或细小僵直状。③造影剂进入子宫壁间质、宫旁淋巴管或血管时应考虑有子宫内膜结核。④输卵管壶腹部与峡部间有梗阻,并伴有碘油进入物卵管间质中的灌注缺损。⑤相当于输卵管、卵巢和盆腔淋巴结部位有多数散在粟粒状透亮斑点阴影,似钙化灶。子宫输卵管碘油造影有可能将结核菌或干酪样物质带入盆腹腔,甚至造成疾病扩散而危及生命,因此应严格掌握适应证。输卵管有积脓或其他疾病时不宜行造影术。造影前后应给予抗结核药物,以防病情加重。造影适宜时间在经净后2~3天内。

4.腹腔镜检查

腹腔镜检查在诊断妇女早期盆腔结核上较其他方法更有价值。对于宫内膜组织病理学和细菌学检查阴性的患者可行腹腔镜检查。镜下观察子宫和输卵管的浆膜面有无粟粒状结节,输卵管周围有无膜状粘连,以及输卵管卵巢有无肿块等,同时可取可疑病变组织做活检,并取后穹隆液体做结核菌培养等。

5.聚合酶链反应检测

经血或组织中结核杆菌特异的荧光聚合酶链反应定量测定可对疾病作出迅速诊断,但判断结果时要考虑病程。

6.血清CA125值测定

晚期腹腔结核患者血清CA125水平明显升高。伴或不伴腹水的腹部肿块患者血清CA125值异常升高也应考虑结核的可能,腹腔镜检查结合组织活检可明确诊断,以避免不必要的剖腹手术。血清CA125值的检测还可用于监测抗结核治疗的疗效。

7.宫腔镜检查

宫腔镜检查可直接发现子宫内膜结核病灶,并可在直视下取活组织做病理检查。但有可能使结核扩散,且因结核破坏所致的宫腔严重粘连变形可妨碍观察效果,难以与外伤性宫腔粘连鉴别,故不宜作为首选。如必须借助宫腔镜诊断,镜检前应排除有无活动性结核,并应进行抗结核治疗。宫腔镜下可见子宫内膜因炎症反应而充血发红,病灶呈黄白色或灰黄色。轻度病变子宫内膜高低不平,表面可附着粟粒样白色小结节;重度病变子宫内膜为结核破坏,致宫腔粘连,形态不规则,腔内可充满杂乱、质脆的息肉状突起,瘢痕组织质硬,甚至形成石样钙化灶,难以扩张和分离。

8.其他检查

如结核菌素试验、血常规、血沉和血中结核抗体检测等,但这些检查对病变部位无特异性,仅可作为诊断的参考。

(六)治疗方案

1.一般治疗

增强机体抵抗力及免疫力对治疗有一定的帮助。活动性结核患者,应卧床休息,至少休息

3 个月。当病情得到控制后,可从事部分较轻工作,但需注意劳逸结合,加强营养,适当参加体育活动,增强体质。

    2.抗结核药物治疗

    (1)常用的抗结核药物:理想的抗结核药物具有杀菌、灭菌或较强的抑菌作用,毒性低,不良反应小,不易产生耐药菌株,价格低廉,使用方便,药源充足;经口服或注射后药物能在血液中达到有效浓度,并能渗入吞噬细胞、腹膜腔或脑脊液内,疗效迅速而持久。

    目前常用的抗结核药物分为 4 类:①对细胞内外菌体效力相仿者,如利福平、异烟肼、乙硫异烟胺和环丝氨酸等。②细胞外作用占优势者,如链霉素、卡那霉素、卷曲霉素和紫霉素等。③细胞内作用占优势者,如吡嗪酰胺。④抑菌药物,如对氨基水杨酸钠、乙胺丁醇和氨硫脲等。

    链霉素、异烟肼和对氨基水杨酸钠称为第一线药物;其他各药称为第二线药物。临床上一般首先选用第一线药物,在第一线药物产生耐药菌株或因毒性反应患者不能耐受时则可换用 1～2 种第二线药物。

    常用的抗结核药物:①异烟肼具有杀菌力强、可以口服、不良反应小、价格低廉等优点。结核杆菌对本药的敏感性很易消失,故多与其他抗结核药物联合使用。其作用机制主要是抑制结核菌脱氧核糖核酸(DNA)的合成,并阻碍细菌细胞壁的合成。口服后吸收快,渗入组织杀灭细胞内外代谢活跃或静止的结核菌,局部病灶药物浓度亦相当高。剂量:成人口服 1 次 0.1～0.3 g,1 天 0.2～0.6 g;静脉用药 1 次 0.3～0.6 g,加 5% 葡萄糖注射液或等渗氯化钠注射液 20～40 mL 缓慢静脉注射,或加入 250～500 mL 液体中静脉滴注;局部(子宫腔内、子宫直肠窝或炎性包块内)用药 1 次 50～200 mg;也可 1 天 1 次 0.3 g 顿服或 1 周 2 次,1 次 0.6～0.8 g 口服,以提高疗效并减少不良反应。本药常规剂量很少发生不良反应,大剂量或长期使用时可见周围神经炎、中枢神经系统中毒(兴奋或抑制)、肝脏损害(血清丙氨酸氨基转移酶升高)等。异烟肼急性中毒时可用大剂量维生素 B_6 对抗。用药期间注意定期检查肝功能。肝功能不良、有精神病和癫痫史者慎用。本品可加强香豆素类抗凝药、某些抗癫痫药、降压药、抗胆碱药、三环抗抑郁药等的作用,合用时须注意。抗酸药尤其是氢氧化铝可抑制本品吸收,不宜同时服用。②利福平是广谱抗生素。其杀灭结核菌的机制在于抑制菌体的 RNA 聚合酶,阻碍 mRNA 合成。对细胞内、外代谢旺盛及偶尔繁殖的结核菌均有作用,常与异烟肼联合应用。剂量:成人每天 1 次,空腹口服 0.45～0.60 g。本药不良反应轻微,除消化道不适、流感综合征外,偶有短暂性肝功能损害。与 INH、PAS 联合使用可加强肝毒性。用药期间检查肝功能,肝功能不良者慎用。长期服用本品可降低口服避孕药的作用而导致避孕失败。服药后尿、唾液、汗液等排泄物可呈橘红色。③链霉素为广谱氨基糖苷类抗生素,对结核菌有杀菌作用。其作用机制在于干扰结核菌的酶活性,阻碍蛋白合成。对细胞内的结核菌作用较小。剂量:成人每天 0.75～1.00 g,1 次或分 2 次肌内注射,50 岁以上或肾功能减退者用 0.50～0.75 g。间歇疗法每周 2 次,每次肌内注射 1 g。本药毒副作用较大,主要为第Ⅷ对脑神经损害,表现为眩晕、耳鸣、耳聋等,严重者应及时停药;对肾脏有轻度损害,可引起蛋白尿和管型尿,一般停药后可恢复,肾功能严重减损者不宜使用;其他变态反应有皮疹、剥脱性皮炎和药物热等,过敏性休克较少见。单独用药易产生耐药性。④吡嗪酰胺能杀灭吞噬细胞内酸性环境中的结核菌。剂量:35 mg/(kg·d),分 3～4 次日服。不良反应偶见高尿酸血症、关节痛、胃肠不适和肝损害等。⑤乙胺丁醇对结核菌有抑菌作用,与其他抗结核药物联用时可延缓细菌对其他药物产生耐药性。剂量:1 次 0.25 g,1 天 0.50～0.75 g,也可开始 25 mg/(kg·d),分 2～3 次口服,8 周后减量为 15 mg/(kg·d),分 2 次给予;长期联合用药方案中,可 1 周 2 次,每次

50 mg/kg。不良反应甚少为其优点,偶有胃肠不适。剂量过大或长期服用时可引起球后神经炎、视力减退、视野缩小和中心盲点等,一旦停药多能缓慢恢复。与 RFP 合用有加强视力损害的可能。糖尿病患者须在血糖控制基础上方可使用,已发生糖尿病性眼底病变者慎用本品。⑥对氨基水杨酸钠为抑菌药物。其作用机制可能在结核菌叶酸的合成过程中与对氨苯甲酸竞争,影响结核菌的代谢。与链霉素、异烟肼或其他抗结核药联用可延缓对其他药物发生耐药性。剂量:成人每天8～12 g,每次 2～3 g 口服;静脉用药每天 4～12 g(从小剂量开始),以等渗氯化钠或5％葡萄糖液溶解后避光静脉滴注,5 小时内滴完,1 个月后仍改为口服。不良反应有食欲减退、恶心、呕吐和腹泻等,饭后服用或与碳酸氢钠同服可减轻症状。忌与水杨酸类同服,以免胃肠道反应加重和导致胃溃疡。肝肾功能减退者慎用。能干扰 RFP 的吸收,两者同用时给药时间最好间隔 6～8 小时。

(2)用药方案:了解抗结核药物的作用机制并结合药物的不良反应是选择联合用药方案的重要依据。

长程标准方案:采用 SM、INH 和 PAS 三联治疗,疗程 1.5～2.0 年。治愈标准为病变吸收,处于稳定而不再复发。但因疗程长,部分患者由于症状消失而不再坚持正规用药导致治疗不彻底,常是诱发耐药变异菌株的原因。治疗方案为开始 2 个月每天用 SM、INH 和 PAS,以后 10 个月用 INH 和 PAS;或 2 个月用 SM、INH 和 PAS,3 个月每周用 SM 2 次,每天用 INH 和 PAS,7 个月用 INH 和 PAS。

短程方案:与长程标准方案对照,减少用药时间和药量同样可达到治愈效果。近年来倾向于短程方案,以达到疗效高、毒性低和价格低廉的目的。短程治疗要求:①必须含两种或两种以上杀菌剂。②INH 和 RFP 为基础,并贯穿疗程始末。③不加抑菌剂,但 EMB 例外,有 EMB 时疗程应为 9 个月。治疗方案有前 2 个月每天口服 SM、INH、RFP 和 PZA,然后每天用 INH、RFP 和 EMB 4 个月;每天用 SM、INH、RFP 和 PZA 2 个月,然后 6 个月每周 3 次口服 INH、RFP 和 EMB;每天给予 SM、INH 和 RFP 2 个月,然后每周 2 次给予 SM、INH 和 RFP 2 个月,再每周 2 次给予 SM、INH5 个月,每天给予 SM、INH、RFP 和 PZA 治疗 2 个月,以后 4～6 个月用氨硫脲(T)和 INH。

(3)抗结核药物用药原则:①早期用药。早期结核病灶中结核杆菌代谢旺盛,局部血供丰富,药物易杀灭细菌。②联合用药。除预防性用药外,最好联合用药,其目的是取得各种药物的协同作用,并降低耐药性。③不宜同时给予作用机制相同的药物。④选择对细胞内和细胞外均起作用的药物,如 INH、RFP、EMB。⑤使用不受结核菌所处环境影响的药物,如 SM 在碱性环境中起作用,在酸性环境中不起作用;PZA 则在酸性环境中起作用。⑥须考虑抗结核药物对同一脏器的不良影响,如 RFP、INH、乙硫异烟胺等对肝功能均有影响,联合使用时应注意检测血清谷丙转氨酶。⑦规则用药。中断用药是治疗失败的主要原因,可使细菌不能被彻底消灭,反复发作,出现耐药。⑧适量用药。剂量过大会增加不良反应;剂量过小则达不到治疗效果。⑨全程用药。疗程的长短与复发率密切相关,坚持合理全程用药,可降低复发率。⑩宜选用杀菌力强、安全性高的药物,如 INH、RFP 的杀菌作用不受各种条件影响,疗效高;SM、PZA 的杀菌作用受结核菌所在环境影响,疗效较差。

3.免疫治疗

结核病病程中可引起 T 细胞介导的免疫应答,也有 I 型超敏反应。结核患者处于免疫紊乱状态,细胞免疫功能低下,而体液免疫功能增强,出现免疫功能严重失调,对抗结核药物的治疗反应迟钝,往往单纯抗结核药物治疗疗效不佳。辅助免疫调节剂可及时调整机体的细胞免疫功能,提高治愈率,减少复发率。常用的结核免疫调节剂有以下几种。

(1)卡提素(PNS):PNS是卡介苗的菌体热酚乙醇提取物,含 BCG 多糖核酸等 10 种免疫活性成分,具有提高细胞免疫功能及巨噬核酸功能,使 T 细胞功能恢复,提高 H_2O_2 的释放及自杀伤细胞的杀菌功能。常用 PNS 1 mg 肌内注射,每周 2 次。与 INH、SM、RFP 并用作为短程化疗治疗初活动性肺结核。

(2)母牛分枝杆菌菌苗:其作用机制一是提高巨噬细胞产生 NO 和 H_2O_2 的水平杀灭结核菌,二是抑制变态反应。每 3~4 周深部肌内注射 1 次,0.1~0.5 mg,共用 6 次,并联合抗结核药物治疗初始和难治性肺结核,可缩短初治肺结核的疗程,提高难治性结核病的治疗效果。

(3)左旋咪唑:主要通过激活免疫活性细胞,促进淋巴细胞转化产生更多的活性物质,增强单核-吞噬细胞系统的吞噬能力,故对结核患者治疗有利,但对正常机体影响并不显著。LMS 作为免疫调节剂治疗某些难治性疾病已被临床日益重视。LMS 一般联合抗结核药物辅助治疗初始肺结核。用法:150 mg/d,每周连服 3 天,同时每天抗结核治疗,疗程 3 个月。

(4)γ-干扰素:可使巨噬细胞活化产生 NO,从而抑制或杀灭分枝杆菌。常规抗结核药物无效的结核患者在加用 γ-IFN 后可以缓解临床症状。25~50 $\mu g/m^2$,皮下注射,每周 2 次或 3 次。作为辅助药物治疗难治性播散性分枝杆菌感染的用量为 50~100 $\mu g/m^2$,每周至少 3 次。不良反应有发热、寒战、疲劳、头痛,但反应温和而少见。

4.耐药性结核病的治疗

耐药发生的结果必然是近期治疗失败或远期复发。一般结核杆菌对 SM、卡那霉素、紫霉素有单相交叉耐药性,即 SM 耐药的结核杆菌对卡那霉素和紫霉素敏感,对卡那霉素耐药者对 SM 也耐药,但对紫霉素敏感,对紫霉素耐药者则对 SM、卡那霉素均耐药。临床上应按 SM、卡那霉素、紫霉素的顺序给药。

初治患者原始耐药不常见,一般低于 2%,主要是对 INH 和/或 SM 耐药,而对 RFP、PZA 或 EMB 耐药者很少见。用药前最好做培养和药敏,以便根据结果调整治疗方案,要保证至少 2~3 种药敏感。如果患者为原发耐药,必须延长治疗时间,才能达到治疗目的。怀疑对 INH 和/或 SM 有原发耐药时,强化阶段应选择 INH、RFP、PZA 和 EMB,巩固阶段则用 RFP 和 EMB 治疗。继发耐药是最大也是最难处理的耐药形式,一般是由于药物联合不当、药物剂量不足、用药不规则、中断治疗或过早停药等原因引起。疑有继发耐药时,选用化疗方案前一定要做培养和药敏。如果对 INH、RFP、PZA 和 EMB 等多药耐药,强化阶段应选用 4~5 种对细菌敏感的药物,巩固阶段至少用 3 种药物,总疗程 24 个月。为防止出现进一步耐药,必须执行短程化疗法。

5.手术治疗

(1)手术适应证:①输卵管卵巢脓肿经药物治疗后症状减退,但肿块未消失,患者自觉症状反复发作。②药物治疗无效,形成结核性脓肿者。③已形成较大的包裹性积液。④子宫内膜广泛破坏,抗结核药物治疗无效。⑤结核性腹膜炎合并腹水者,手术治疗联合药物治疗有利于腹膜结核的痊愈。

(2)手术方法:手术范围应根据年龄和病灶范围决定。由于患者多为生育年龄妇女,必须手术治疗时也应考虑保留患者的卵巢功能。如患者要求保留月经来潮,可根据子宫内膜结核病灶已愈的情况予以保留子宫。对于输卵管和卵巢已形成较大的包块并无法分离者可行子宫附件切除术。盆腔结核导致的粘连多,极为广泛和致密,以致手术分离困难,若勉强进行可造成不必要的损伤,手术者应及时停止手术,术后抗结核治疗 3～6 个月,必要时进行二次手术。

(3)手术前后和手术时用药:一般患者在术前已用过 1 个疗程的化疗。手术如行子宫双侧附件切除者,除有其他脏器结核尚需继续正规药物治疗外,一般术后只需再予以药物治疗一个月左右即可。如果术前诊断未明确,术中发现结核病变,清除病灶引流通畅,术中可予 4～5 g SM 腹腔灌注,术后正规抗结核治疗。

(七)预防生殖器结核

原发病灶以肺最常见,预防措施与肺结核相同。加强防痨的宣传教育,增加营养,增强体质。加强儿童保健,防痨组织规定:体重在 2 200 g 以上的新生儿出生 24 小时后即可接种卡介苗;体重不足 2 200 g 或出生后未接种卡介苗者,3 个月内可补种;出生 3 个月后的婴儿需先作结核菌素试验,阴性者可给予接种。青春期少女结核菌素试验阴性者应行卡介苗接种。

生殖器结核患者的阴道分泌物和月经血内可有结核菌存在,应加强隔离,避免传染给接触者。

（刘菲菲）

第六章

女性盆底功能障碍性疾病

第一节 子宫脱垂

子宫脱垂是子宫从正常位置沿阴道下降,宫颈外口达坐骨棘水平以下,甚至子宫全部脱出阴道口以外。子宫脱垂常伴有阴道前壁和后壁脱垂。

一、临床分度与临床表现

(一)临床分度

我国采用 1981 年全国部分省、市、自治区"两病"科研协作组的分度,以患者平卧用力向下屏气时,子宫下降最低点为分度标准。将子宫脱垂分为 3 度(图 6-1)。

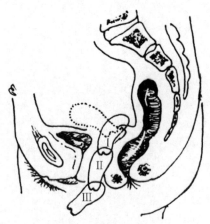

图 6-1 子宫脱垂

1. Ⅰ度

(1)轻型:宫颈外口距处女膜缘<4 cm,未达处女膜缘。

(2)重型:宫颈外口已达处女膜缘,阴道口可见子宫颈。

2. Ⅱ度

(1)轻型:宫颈已脱出阴道口外,宫体仍在阴道内。

(2)重型:宫颈及部分宫体脱出阴道口。

3.Ⅲ度

宫颈与宫体全部脱出阴道口外。

(二)临床表现

1.症状

(1)Ⅰ度:患者多无自觉症状。Ⅱ、Ⅲ度患者常有程度不等的腰骶区疼痛或下坠感。

(2)Ⅱ度:患者在行走、劳动、下蹲或排便等腹压增加时有块状物自阴道口脱出,开始时块状物在平卧休息时可变小或消失。严重者休息后块状物也不能自行回缩,常须用手推送才能将其还纳至阴道内。

(3)Ⅲ度:患者多伴Ⅲ度阴道前壁脱垂,易出现尿潴留,还可发生压力性尿失禁。

2.体征

脱垂子宫有的可自行回缩,有的可经手还纳,不能还纳的,常伴阴道前后壁脱出,长期摩擦可致宫颈溃疡、出血。Ⅱ、Ⅲ度子宫脱垂患者宫颈及阴道黏膜增厚角化,宫颈肥大并延长。

二、病因

分娩损伤,产后过早体力劳动,特别是重体力劳动;子宫支持组织疏松薄弱,如盆底组织先天发育不良;绝经后雌激素不足;长期腹压增加。

三、诊断

通过妇科检查结合病史很容易诊断。检查时嘱患者向下屏气或加腹压,以判断子宫脱垂的最大程度,并分度。同时注意观察有无阴道壁脱垂、宫颈溃疡、压力性尿失禁等,必要时做宫颈细胞学检查。如可还纳,须了解盆腔情况。

四、处理

(一)支持疗法

加强营养,适当安排休息和工作,避免重体力劳动,保持大便通畅,积极治疗增加腹压的疾病。

(二)非手术疗法

1.放置子宫托

该方法适用于各度子宫脱垂和阴道前后壁脱垂患者。

2.其他疗法

主要包括盆底肌肉锻炼、物理疗法和中药补中益气汤等。

(三)手术疗法

该疗法适用于国内分期Ⅱ度及以上子宫脱垂或保守治疗无效者。

1.阴道前、后壁修补术

该疗法适用于Ⅰ、Ⅱ度阴道前、后壁脱垂患者。

2.曼氏手术

手术包括阴道前后壁修补、主韧带缩短及宫颈部分切除术。适用于年龄较轻、宫颈延长、希望保留子宫的Ⅱ、Ⅲ度子宫脱垂伴阴道前、后壁脱垂患者。

3.经阴道子宫全切术及阴道前后壁修补术

该术式适用于Ⅱ、Ⅲ度子宫脱垂伴阴道前、后壁脱垂、年龄较大、无须考虑生育功能的患者。

4.阴道纵隔形成术或阴道封闭术

该术式适用于年老体弱不能耐受较大手术、不须保留性交功能者。

5.阴道、子宫悬吊术

可采用手术缩短圆韧带，或利用生物材料制成各种吊带，以达到悬吊子宫和阴道的目的。

五、预防

推行优生优育，提高助产技术，加强产后体操锻炼，产后避免重体力劳动，积极治疗和预防使腹压增加的疾病。

（王　慧）

第二节　压力性尿失禁

压力性尿失禁（stress urinary incontinence，SUI）是指由于腹压增高引起的尿液不自主流出。真性压力性尿失禁（genuine stress incontinence，GSI）指在膀胱肌肉无收缩状态下，由于膀胱内压大于尿道压而发生的不自主性尿流出，是由于压力差导致的尿流出。压力性尿失禁患者的常见主诉是当腹压增高时，如咳嗽、打喷嚏等，出现无法抑制的漏尿现象。急迫性尿失禁是由于膀胱无抑制性收缩使膀胱内压力增加导致的尿液自尿道口溢出。弄清这两种尿失禁区别的意义在于，真性压力性尿失禁可以通过手术恢复尿道及其周围组织的正常解剖关系，达到治疗的目的。而急迫性尿失禁主要依靠药物和行为的治疗，使膀胱的自发性收缩得到抑制。如果这2种尿失禁同时存在，那么诊断和治疗起来就比较复杂。

一、病因学

压力性尿失禁的病因复杂，主要的有年龄因素、婚育因素和既往妇科手术史等因素。其他可能的危险因素包括体质指数过高、类似的家族史、吸烟史、慢性便秘等。由于这些因素的复杂关系，很难预测出现尿失禁的概率。

二、控尿机制

GSI是由于腹部压力增加，这种压力又传递到膀胱所致，尽管此时膀胱无收缩，但突然升高的腹压传到膀胱，使膀胱内压的升高超过膀胱颈和尿道括约肌产生的阻力而导致漏尿。尿道闭合压力的异常有多方面的原因，但主要有以下3个方面，主动控尿机制缺陷、解剖损伤及尿道黏膜封闭不全。

（一）主动控尿功能

女性主动控尿功能由尿道括约肌和膀胱颈肌肉的主动收缩产生，这些肌肉的主动收缩提供了膀胱出口闭合的力量。这些收缩彼此独立并且和传递到近端尿道的力结合在一起，形成了尿道关闭压。正常情况下，尿道主动收缩发生在腹压内升高前250微秒，咳嗽或喷嚏导致腹压升高,首先主动提前收缩膀胱关闭膀胱出口,抵抗腹压压迫膀胱产生的排尿作用。分娩创伤和其他尿失禁的诱发因素可使的支配相关肌肉的神经受到损伤或肌肉本身的损伤后由瘢痕组织替代,这些可使盆底肌和括约肌的质量和数量发生变化,导致压力性尿失禁。

(二)维持控尿的解剖基础

女性尿道是膀胱闭合控制机制的功能部分,其本身并无真正的内括约肌。一般说只要上端一半尿道是完整的,且有适当的功能,排尿即可自行节制。膀胱控制良好的决定性因素是尿道膀胱颈和膀胱周围的韧带筋膜等支持组织,如解剖上这些支持组织完整,则尿道中上段是作为腹腔内器官存在。腹压增高时,在传递到膀胱表面时也以同样程度和大小传递到腹内的尿道近端;同时支持膀胱颈和尿道的韧带筋膜的韧性对腹压产生反作用力,从而挤压尿道,使得膀胱出口关闭。控尿正常的女性,这种传递来的挤压力在腹压传递到来后,或传递到膀胱颈部和尿道的同时就开始了。相反,患有压力性尿失禁女性的这些韧带较松弛和受到牵拉,造成膀胱颈下降,以致腹压不能传递到近端尿道和膀胱颈部(图 6-2)。因此,对于这类患者的咳嗽和喷嚏等增加的腹压仅作用于膀胱,不作用于膀胱颈部和尿道近端,产生较强的排尿力量。

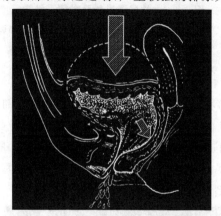

图 6-2 压力性尿失禁发生机制

膀胱尿道结合部支撑不良,腹内压增加时周围支撑组织失去对腹压的抵抗,发生漏尿

(三)尿道黏膜与黏膜下

柔软的尿道上皮和尿道黏膜下血管丛产生的黏膜密封作用是参与控尿的第三个机制。女性尿道平滑肌与上皮内层之间有丰富的血液供应,大大增厚并加强了黏膜层,使得尿道壁自然关闭,提高了尿道静压。尿道上皮黏膜血管丛对雌激素敏感,雌激素的作用使其血流丰富、黏膜柔软且厚实。如果尿道失去了柔软性或者由于手术、放疗、雌激素缺乏使黏膜下血液供应不良,也会影响尿道严密闭合(图 6-3)。

上述三种机制的同时作用维持控尿。这可以解释为什么当一个年轻女性经过多次生产,并有韧带损伤(控尿的解剖机制丧失),却无压力性尿失禁,直到绝经期后,雌激素水平下降(尿道黏膜的封闭机制减弱)才出现压力性尿失禁。这也可以解释为什么不是所有患尿道过度移动的女性都发生压力性尿失禁,因为增加主动机制的作用和尿道黏膜保持完好可以代偿解剖机制的丧失。在深入了解控尿机制的相互作用后,可以理解为什么有些女性对标准的膀胱悬吊术效果不佳。

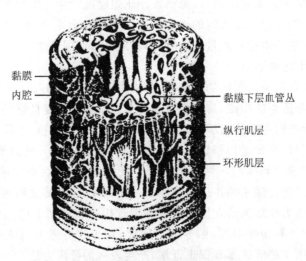

图 6-3　女性尿道黏膜及黏膜下结构

雌激素影响尿道黏膜及黏膜下血供,增加尿道血流及黏膜厚度

三、压力性尿失禁的分类

尿失禁的分类方法有许多种,但多数的分类方法都是依据解剖和生理学方面的变化。这些分类的意义在于能够预测手术的成功率。有学者注意到无尿失禁女性的尿道侧位观,其上部尿道与垂直线的夹角<30°(即尿道倾斜角为 10°~30°),膀胱尿道后角为 90°~100°。而尿失禁患者由于解剖支撑不良,尿道高活动性,有力时尿道旋转下降,使尿道倾斜角增大,如角度倾斜30°~45°,为压力性尿失禁Ⅰ型;>45°为Ⅱ型(图 6-4)。

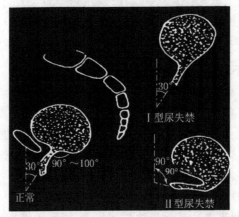

图 6-4　Ⅰ型和Ⅱ型真性压力性尿失禁膀胱颈及尿道后角形态改变

压力性尿失禁的概念包括尿道的解剖和功能。有学者把影像学诊断技术和流体力学技术结合起来。同时观察尿道的解剖和功能,提出固有括约肌缺损的概念,此类尿失禁属于Ⅲ型尿失禁。人们发现,膀胱颈悬吊术治疗Ⅲ型尿失禁不如尿道吊带术效果好,提出Ⅲ型尿失禁是压力性尿失禁的认识和诊断中的一项重要的进步。许多医师主张尿道悬吊治疗Ⅰ型和Ⅱ型尿失禁,对Ⅲ型尿失禁主张尿道吊带悬吊术。

（一）影像尿流动力学分型

1.0 型（type 0）SUI

典型 SUI 病史,但临床和尿动力学检查未能显示 SUI,影像尿动力学示膀胱颈后尿道位于耻骨联合下缘上方,应力状态下膀胱颈后尿道开放并有所下降。

2.Ⅰ型（typeⅠ）SUI

静止状态膀胱颈关闭并位于耻骨联合下缘上方,应力状态下膀胱颈开放并下移,但下移距离小于 2 cm。应力状态下常出现尿失禁,无或轻微膀胱膨出。

3.ⅡA 型（typeⅡA）SUI

静止状态膀胱颈关闭并位于耻骨联合下缘之上,应力状态下膀胱颈后尿道开放,尿道扭曲下移膀胱膨出。应力状态下通常会出现明显尿失禁。

4.ⅡB 型（typeⅡB）SUI

静止状态膀胱颈关闭并位于耻骨联合下缘或其之下,应力状态下膀胱颈可不下移,但颈部后尿道开放并出现尿失禁。

5.Ⅲ型（typeⅢ）SUI

静止状态逼尿肌未收缩时膀胱颈后尿道即处于开放状态。腹压轻微升高或仅重力作用即可出现明显的尿失禁。

（二）腹压漏尿点压（ALPP）分型

（1）Ⅰ型 SUI：ALPP≥8.8 kPa（90 cmH$_2$O）。

（2）Ⅱ型 SUI：ALPP 5.9～8.8 kPa（60～90 cmH$_2$O）。

（3）Ⅲ型 SUI：ALPP≤5.9 kPa（60 cmH$_2$O）。

（三）尿道压分型

1.尿道固有括约肌功能障碍（intrinsic sphincter dysfunction,ISD）型

最大尿道闭合压（maximum urethral close pressure,MUCP）≤2.0 kPa（20 cmH$_2$O）的压力性尿失禁患者［另一意见为＜2.9 kPa（30 cmH$_2$O）］。

2.解剖型

最大尿道闭合压（MUCP）＞2.0 kPa（20 cmH$_2$O）的压力性尿失禁患者［另一意为＞2.9 kPa（30 cmH$_2$O）］。

四、压力性尿失禁的分度

压力性尿失禁分轻、中、重三度。

（一）主观分度

（1）轻度：一般活动及夜间无尿失禁,腹压增加时偶发尿失禁,不需要佩戴尿垫。

（2）中度：腹压增加及起立活动时,有频繁的尿失禁,日常生活中需要佩戴尿垫。

（3）重度：起立活动或卧位体位变化时即有尿失禁。

（二）客观分度

以尿垫试验为基准,可有 24 小时尿垫、3 小时尿垫及 1 小时尿垫试验,因 24 小时、3 小时受时间、环境及患者依从性影响太大,目前较推荐 1 小时尿垫试验,但目前尚无统一标准,尚须积累经验。应用较多的 1 小时尿垫试验为依据的分度如下。

（1）轻度：1 小时尿垫试验＜2 g。

(2)中度:1 小时尿垫试验 2～10 g。

(3)重度:1 小时尿垫试验＞10 g。

五、压力性尿失禁的临床评估

(一)压力性尿失禁病史

1.与压力性尿失禁相关的症状和病史

病史和体检是尿失禁诊断的基础。详尽的病史能提供有关尿失禁病因的相关信息,也能为选择进一步的检查而提供依据。引起尿失禁的病因很多,如泌尿系统感染、萎缩性阴道炎、急性谵妄状态、运动受限、便秘等和各种药物可引起暂时性尿失禁。Resnick 曾归纳了几种引起暂时性尿失禁的最常见病因,创建了"DIAPPERS"记忆法。而女性压力性尿失禁与生育、肥胖、盆腔手术等因素有关;男性压力性尿失禁多为前列腺手术所致。

在病史采集中需对患者的主诉进行一定的分析。如主诉尿急,有可能指突然出现强烈的排尿感(常为急迫性尿失禁),或患者因担心尿液溢出而做出的过度反应(压力性尿失禁的表现),或患者憋尿时感觉下腹部严重不适或疼痛并无急迫排尿感或未曾出现过急迫性尿失禁(感觉型尿急或间质性膀胱炎表现)。尿频通常指每天排尿次数超过 7 次。尿频可为过多、服用利尿剂或咖啡因等能刺激利尿的饮料。但这种尿频为尿量过多所致,表现为排尿次数增加而排尿量基本正常,又称多尿。而因泌尿系统疾病产生的尿频为排尿次数增加的同时每次排尿量明显减少(24 小时平均每次排尿量＜200 mL)。原因有泌尿系统感染(感觉型尿急)、逼尿肌过度活动(运动型尿急)、膀胱排空障碍(残余尿增多或慢性尿潴留)等。其他膀胱内病理改变如膀胱内结石、膀胱结核和膀胱癌也会出现尿频症状。另外,泌尿系统外疾病如盆腔肿物、妊娠、盆腔炎、前列腺炎等也是造成尿频的常见原因。如须进一步了解尿频的原因,须询问以上所有疾病的病史才能做出准确的诊断。夜尿增多与多种因素有关,如逼尿肌过度活动,残余尿增多所致的膀胱有效容量减少和夜间尿量过多,也有可能与睡眠方面的疾病有关。白天尿频而夜间正常者常提示有精神因素作用,或与饮水过多、口服利尿药和饮食中有利尿成分(如咖啡因)等有关。

女性膀胱膨出者,常因膀胱颈后尿道下移出现压力性尿失禁,而膨出严重者则因尿道扭曲反而出现排尿困难,甚至充盈性尿失禁。

各种各样可能影响到膀胱尿道功能的神经系统疾病均可导致尿失禁的发生。如糖尿病早期可出现逼尿肌过度活动所致的急迫性尿失禁,而糖尿病性膀胱病变严重者因逼尿肌收缩无力而出现充盈性尿失禁。高位截瘫多因逼尿肌反射亢进导致急迫性尿失禁,而骶髓损伤则常导致充盈性尿失禁。

2.反映压力性尿失禁特征和严重程度的症状

女性压力性尿失禁为尿道功能障碍所致,根据其发病机制不同分为两型:解剖型压力性尿失禁,表现为膀胱颈后尿道明显下移;固有尿道括约肌缺陷型压力性尿失禁(intrinsic sphincter deficiency,ISD)。两种压力性尿失禁的鉴别极为重要,标准的膀胱颈悬吊术对 ISD 疗效极差。根据定义,ISD 的产生与尿道固有括约肌机制下降有关,产生或提示尿道固有括约肌功能受损的因素很多,在询问病史时应加以考虑。一般来说,解剖型压力性尿失禁多为轻或中度,而 ISD 者尿失禁严重;此外,还可以通过尿动力学检查[腹压型漏尿点压力低于 5.3 kPa(60 cmH$_2$O)]鉴别是否为 ISD。通过临床表现可以对压力性尿失禁的严重程度进行初步评估。有资料显示,Stamey分级系统与 ISD 的严重程度成正相关,如患者压力性尿失禁症状严重时应考虑 ISD 的可能性。

咳嗽、大笑或打喷嚏等出现轻至中度压力性尿失禁者多与膀胱颈后尿道下移有关,因此,须了解患者有无膀胱膨出及其严重程度。如询问下蹲时有无阴道口肿物膨出感,或下蹲时是否有明显的排尿困难等,这些症状均提示可能存在膀胱后壁膨出(膀胱颈后尿道随之下移)。同时,须了解有无生育、难产、子宫切除等可能损害盆底肌功能,造成膀胱后壁膨出的因素。如平卧有咳嗽漏尿,但下蹲确有排尿困难者常提示有严重的膀胱后壁膨出(或称阴道前壁膨出)。有时膀胱后壁膨出者常主诉排尿困难,并无明显压力性尿失禁症状,但并非无压力性尿失禁,一旦将膨出的阴道前壁复位后即可表现出典型的压力性尿失禁。

3.既往史

既往史应包括过去及现在疾病史、手术史、妇产科病史和目前药物史。神经系统状态会影响膀胱和括约肌功能,如多发性硬化症、脊柱损伤、腰椎疾病、糖尿病、脑卒中、帕金森病和脊柱发育不良等。应了解患者以前有否神经系统疾病,如肌肉萎缩、瘫痪、震颤、麻木、麻刺感。了解有否肌肉痛、瘫痪或不协调运动及双眼视力情况。前列腺手术、阴道手术或尿失禁手术可能导致括约肌损伤;直肠和根治性子宫切除术可能会造成神经系统损伤;放疗可以导致小容量低顺应性膀胱或放射性膀胱炎。

药物治疗可加重或导致尿失禁,如老年人常服用的利尿剂、α-受体激动剂和 α-受体阻滞剂(可影响到膀胱颈平滑肌的张力);抗胆碱能药物可通过阻断神经肌肉接头而抑制逼尿肌收缩,导致尿潴留,进而引起充溢性尿失禁。钙通道阻滞剂亦可抑制逼尿肌收缩。

妇女按激素水平分为绝经前期、绝经期和绝经后期。如果为绝经后期必须注意是否接受激素补充治疗,因为低雌激素导致的尿道黏膜萎缩对尿道结合部有不良影响。分娩史应当包括活产总数、最大胎儿体重、分娩方式及第二产程。胎儿高体重和第二产程延长可造成盆神经的损伤。应当询问患者尿失禁的出现与妊娠、分娩、绝经、手术的关系,为病理生理分析提供线索。

(二)体格检查

尿失禁患者的体格检查分为 3 个步骤:①腹部和背部检查;②盆底检查,女性检查内容包括有无器官膨出,阴道疾病应行阴道双合诊了解子宫和附件;③神经系统的评估。

1.初步评估

初步评估包括望诊有无肥胖、先前手术瘢痕或有无腹部和腹股沟疝。有无神经系统疾病的体表征象,如骶部皮肤凹陷、皮下脂肪瘤、毛发、色素沉着和隆起等。腹部触诊有无下腹部压痛和胀满等尿潴留体征。耻骨上叩诊可了解膀胱充盈程度。背部和脊柱检查了解有无骨骼畸形、外伤和手术瘢痕等。

2.女性盆底的检查

对病史及尿失禁严重程度的了解,可初步判断尿失禁的类型和产生原因。但女性尿失禁患者盆底的检查往往能提供有关的客观证据。如曾有膀胱颈悬吊术病史而症状复发者,经阴道检查发现阴道前壁支撑良好,提示该患者压力性尿失禁的类型为 ISD。

女性盆底检查最主要的目的是了解女性患者有无膀胱后壁、直肠和子宫的膨出或下垂。如存在严重的膀胱前后壁膨出或子宫下垂,单纯进行压力性尿失禁手术不但会造成压力性尿失禁手术的失败,还可因术后尿道扭曲造成排尿困难等,也会给日后进行生殖器官膨出或下垂的修补手术带来困难。

(1)阴道窥器检查:患者取截石位,先观察女性外生殖器有无异常,如小阴唇过度向后分开或肛门后移提示会阴体张力减退或去神经化。放入窥器之前应通过阴道口连接有无黏膜萎缩和阴道口狭窄。

放入阴道窥器后,应有次序地系统检查3个方面,阴道前壁、阴道顶部和阴道后壁,具体如下。①阴道前壁:采用阴道拉钩压住阴道后壁即可显示阴道前壁。观察有无尿道肉阜、尿道旁囊肿和尿道旁腺炎等,尿道硬结常提示尿道炎症,憩室或肿瘤。如有尿道憩室挤压之尿道口可见脓性分泌物。苍白、薄而发亮的阴道黏膜或黏膜皱襞消失则提示为缺乏雌激素所致的阴道炎。如曾有耻骨后阴道前壁悬吊术,阴道前壁留有瘢痕且固定,压力性尿失禁症状仍然严重提示为ISD。静止时阴道后壁平坦而前壁隆起则提示存在膀胱膨出,可根据患者屏气增加腹压是评估膀胱膨出的严重程度。目前,临床上将膀胱膨出分为4级:轻度或Ⅰ级膨出仅行膀胱颈悬吊术即可;Ⅱ级膨出选择膀胱四角悬吊术;Ⅲ级以上者应在行膀胱颈悬吊术同时行膀胱膨出修补(表6-1)。②阴道顶部:再用一阴道拉钩沿阴道前壁置入并向上提拉以暴露阴道顶部。观察子宫颈位置或子宫全切术后患者的阴道顶部位置。增加腹压时子宫颈下移提示子宫脱垂。如发现子宫颈位置异常或阴道黏膜病变,应进行详尽的妇科检查。③阴道后壁:子宫切除术后患者增加腹压时阴道顶部出现下移,提示可能存在肠道膨出或阴道穹隆脱垂。测量阴道后壁的长度可鉴别是否为肠道膨出或阴道穹隆脱垂,如为阴道穹隆脱垂,阴道后壁长度缩短;而阴道顶部膨出为肠道脱垂所致则阴道后壁长度可无明显变化。如为可疑肠道膨出,应同时进行直肠和阴道检查。患者取立位,检查者拇指和示指分别置入阴道和直肠内,嘱患者咳嗽或增加腹压,在两指间膨出疝囊处可感觉因咳嗽或增加腹压所产生的脉冲波动。

表 6-1　膀胱膨出临床分级

分级	表现
Ⅰ级	膀胱后壁轻度下移
Ⅱ级	增加腹压时膀胱后壁下移至阴道口
Ⅲ级	静止时膀胱后壁下移至阴道口
Ⅳ级	静止或腹压增加时膀胱膨出至阴唇处

用阴道拉钩固定后,如仍有阴道壁膨出(阴道前壁修补术后),则可能为直肠膨出(或称阴道后壁膨出)。阴道后壁膨出更接近阴道口。有时阴道后壁膨出严重或位置较高则难与阴道穹隆部膨出相鉴别,常在手术中才能区别。怀疑阴道后壁膨出者,还应了解患者会阴体的完整性,会阴中心腱会阴肌的张力。

(2)其他检查。①棉签试验:是判断膀胱颈后尿道有无下移的一项简便方法。患者取截石位,尿道内注入润滑剂,将一消毒棉签经尿道插入膀胱,嘱患者增加腹压,如膀胱颈后尿道下移,则棉签抬高,加压前后夹角变化超过30°则提示膀胱颈后尿道有下移。②诱发试验和膀胱颈抬举试验:患者憋足尿并取截石位,示指和中指分别置于阴道两侧穹隆部,嘱患者增加腹压,如同时有尿液流出,即为诱发试验阳性。在做诱发试验时应注意观察漏尿的时间和伴随症状,压力性尿失禁者在腹压增高的同时出现漏尿,无明显的伴随症状;而急迫性尿失禁者常在腹压增高后出现漏尿,该现象与腹压等活动诱发逼尿肌无抑制性收缩有关,患者在漏尿的同时常伴有尿急症状。如诱发试验阳性,再次嘱患者增加腹压,在出现漏尿后,再两指抬高,托起膀胱颈后尿道,如漏尿停止则膀胱颈抬举试验阳性。该结果提示压力性尿失禁与膀胱颈后尿道下移有关。注意在行膀胱颈抬举试验时阴道内手指不能直接压迫尿道,否则可造成假阳性。如抬高膀胱颈后尿道后仍漏尿,则有2种可能:一种为膀胱颈位置抬高不够所造成的假阴性,另一种提示患者尿道固有括约肌功能存在明显的缺陷。

3.神经系统的检查

详尽的神经系统检查应包括 4 个方面：①精神状态；②感觉功能；③运动功能；④反射的完整性。首先观察患者有无痴呆、麻痹性痴呆、瘫痪、震颤及有无不同程度的运动障碍。通过检查患者的方向感、语言表达能力、认知水平、记忆和理解能力等评估其精神状态。排尿障碍性疾病可与痴呆、脑卒中、帕金森病或多发硬化等所致的精神状态改变有关，也可与这类疾病所致的神经系统损伤有关。可根据不同皮区感觉的缺失了解神经损伤的水平。在检查某一特定皮区时应同时检查其位置感、震颤感、针刺感、轻触感和温度觉等。常用的脊髓水平皮区标志有乳头（$T_4 \sim T_5$），脐（T_{10}），阴茎底部、阴囊上部和大阴唇（L_1），阴囊中部和小阴唇（$L_1 \sim L_2$），膝前部（L_3），足底和足外侧面（S_1），会阴及肛周（$S_1 \sim S_5$）。

运动系统评估中首先应检查有无肌肉萎缩，运动功能的不完全丧失定义为"麻痹"，而功能完全丧失则定义为"瘫痪"。下肢应检查的肌肉有胫前肌（$L_4 \sim S_1$），腓肠肌（$L_5 \sim S_2$）、趾展肌（$L_4 \sim S_1$）。可通过背屈、跖屈和趾展活动来了解以上这些肌肉的功能。

通常采用一定部位的皮肤感觉评估了解骶皮神经反射功能。骶神经根（$S_2 \sim S_4$）主要分布于尿道外括约肌和肛门外括约肌，在临床上一般认为肛门外括约肌是会阴所有横纹肌的代表，因此，通过肛门外括约肌来预测尿道外括约肌的功能。最常用的反射是皮肤肛门反射（$S_2 \sim S_5$），即轻触肛门黏膜皮肤交界处可引起肛门外括约肌的收缩。该反射消失提示骶神经的损害，但有时正常老年人此反射也不甚明显。还应行直肠指诊，除了解有关前列腺的情况外，怀疑有神经系统疾病者应评估患者肛门括约肌张力和肛门自主收缩的能力。肛门自主收缩能力正常则提示盆底肌肉神经支配和骶髓圆锥功能的完整，如肛门括约肌张力和肛门自主收缩能力明显减弱或消失，则提示骶神经或外周神经受到损害，甚至圆锥功能完全丧失。而肛门括约肌张力存在，但不能自主收缩者常提示存在骶上神经的损伤。

尽管球海绵体肌反射专指球海绵体的反射性收缩，但该反射可用于检查所有会阴横纹肌的神经系统。球海绵体肌反射为反映骶髓（$S_2 \sim S_4$）活动的骶髓局部反射。球海绵体肌反射检查男女不同，检查者预先将右手示指置入患者的肛门内（通常在直肠指诊时进行），然后用左手突然挤压患者的阴茎头，如肛门括约肌出现收缩，提示球海绵体肌反射存在。女性患者则通常采用挤压阴蒂进行球海绵体肌反射检查。留着导尿管者可通过突然向外牵拉导尿管刺激膀胱颈来诱发球海绵体肌反射。球海绵体肌反射消失通常提示骶神经受到损害，但大约有 20％正常女性的球海绵体肌反射可缺失。

六、压力性尿失禁的治疗

当尿失禁的诊断、分类和严重程度被确定下来，就要选择治疗方法。以下是一些应用于压力性尿失禁的非手术和手术治疗方法。

（一）非手术治疗

一般认为，非手术治疗是 SUI 的第一线治疗方法，主要用于轻、中度患者，同时还可以作为手术治疗前后的辅助治疗。SUI 的非手术治疗方法主要包括生活方式干预、盆底肌肉锻炼、盆底电磁刺激、膀胱训练、佩戴止尿器、子宫脱和药物治疗等。

1.生活方式干预

主要包括减轻体重、戒烟、禁止饮用含咖啡因饮料、生活起居规律、避免强体力劳动和避免参加增加腹压的体育活动等。

2.盆底肌肉锻炼

盆底肌肉锻炼又称凯格尔运动,由德国医师 Arnold Kegel 在 1948 年提出,几十年以来一直在尿失禁的治疗中占据重要地位,目前仍然是 SUI 最常用和效果最好的非手术治疗方法。其主要内容是通过持续收缩盆底肌(提肛运动)2～6 秒,松弛休息 2～6 秒,如此反复 10～15 次。每天训练 3～8 次,持续 6～8 周为 1 个疗程。

3.盆底电磁刺激

从 1998 年开始,磁场刺激被用来治疗尿失禁。目前用于临床的神经肌肉刺激设备能产生脉冲式超低频地磁场,有固定式和便携式两种。便携式家庭装治疗仪的使用极为方便,可以穿戴于下腹部,无须脱去贴身衣服。盆底电磁刺激每次 20 分钟,一周 2 次,6 周为 1 个疗程。治疗 3 个月后,其有效率可达 50%,尿失禁的量和生活质量评分均明显提高。有资料表明,盆底电磁场刺激后盆底肌肉最大收缩压的改变程度高于 PFMT。盆底电磁刺激可能的不良反应主要为下腹部及下肢疼痛不适,但发生率很低。

4.射频治疗

利用射频电磁能的振荡发热使膀胱颈和尿道周围局部结缔组织变性,导致胶原沉淀、支撑尿道和膀胱颈的结缔组织挛缩,结果抬高了尿道周围阴道旁结缔组织,恢复并稳定尿道和膀胱颈的正常解剖位置,从而达到控尿的目的。该方法可靠、微创、无明显不良反应,但尚在探索应用阶段。

5.膀胱训练

(1)方法一:延迟排尿,逐渐使每次排尿量>300 mL。①治疗原理:重新学习和掌握控制排尿的技能;打断精神因素的恶性循环;降低膀胱的敏感性。②禁忌证:低顺应性膀胱,充盈期末逼尿肌压>3.9 kPa(40 cmH$_2$O)。③要求:切实按计划实施治疗。④配合措施:充分的思想工作;排尿日记;其他。

(2)方法二:定时排尿。①目的:减少尿失禁次数,提高生活质量。②适应证:尿失禁严重,且难以控制者。③禁忌证:伴有严重尿频。

6.佩戴止尿器

其作用原理是止尿器乳头产生的负压将尿道外口黏膜和远端尿道吸入使之对合,同时对尿道远端组织起稳定及支托作用。外用止尿器对轻、中度的 SUI 效果较好,对年轻患者,还具有使会阴肌肉张力恢复的效果,缺点是易引发尿路感染。另外,止尿器也可以置入尿道内,疗效优于外置止尿器,但其感染机会明显增加。使用阴道止尿器,可使得 24 小时失禁的尿液量明显减少,提高患者生活质量评分。

7.子宫托

其设计目的是为尿道和膀胱颈提供不同程度的支撑,以改善 SUI 的症状。对于配合 PFMT 依从性较差的患者或治疗无效的患者,尤其是不适合手术治疗者,可考虑使用子宫托。

8.药物治疗

主要适用于轻、中度女性压力性尿失禁患者。其主要作用原理在于增加尿道闭合压,提高尿道关闭功能,以达到控尿的目的,而对膀胱尿道解剖学异常无明显作用。目前主要有 3 种药物用于 SUI 的治疗:α-肾上腺素能激动剂、三环抗抑郁药和雌激素补充。

(1)α$_1$-肾上腺素能激动剂。①原理:激活尿道平滑肌 α$_1$ 受体及躯体运动神经元,增加尿道阻力。②不良反应：高血压、心悸、头痛和肢端发冷，严重者可并发脑卒中。③常用药物：米多君、甲氧明。米多君的不良反应较甲氧明更小。美国 FDA 禁止将苯丙醇胺用于压力性尿失禁治疗。④用法：1 次 2.5 mg，每天 2 次。⑤疗效：有效，尤其合并使用雌激素或盆底肌训练等方法时疗效较好。

（2）三环抗抑郁药。①原理：抑制肾上腺素能神经末梢的去甲肾上腺素和 5-羟色胺再吸收，增加尿道平滑肌的收缩力；并可以从脊髓水平影响尿道横纹肌的收缩功能；抑制膀胱平滑肌收缩，缓解急迫性尿失禁。②用法：50～150 mg/d。③疗效：尽管有数个开放性临床试验显示它可以缓解压力性尿失禁症状及增加尿道闭合压，其疗效仍需随机对照临床试验（RCT）研究加以证实。④不良反应：口干、视物模糊、便秘、尿潴留和直立性低血压等胆碱能受体阻断症状；镇静、昏迷等组胺受体-Ⅰ阻断症状；心律失常、心肌收缩力减弱；有成瘾性；过量可致死。目前，此类药物常用有丙米嗪。

（3）雌激素。①原理：促进尿道黏膜、黏膜下血管丛及结缔组织增生；增加 α 肾上腺素能受体的数量和敏感性。通过作用于上皮、血管、结缔组织和肌肉 4 层组织中的雌激素敏感受体来维持尿道的主动张力。②用法：口服或经阴道黏膜外用。③疗效：雌激素曾经广泛应用于压力性尿失禁的治疗，可以缓解尿频尿急症状，但不能减少尿失禁，且有诱发和加重尿失禁的风险。④不良反应：最新研究对雌性激素特别是过去常用的单纯性雌激素如己烯雌酚，在治疗女性压力性尿失禁中的作用提出了质疑，有资料显示，这类激素在应用的早期阶段有一定疗效，但如果长期应用不仅有较多的不良反应，如增加子宫内膜癌、乳腺癌和心血管病的风险，且有加重压力性尿失禁症状的可能性。

（二）手术治疗

女性压力性尿失禁患者治疗方法选择需考虑下列几个重要问题：①SUI 是单纯解剖性、内在括约肌失功能，还是两者混合所致；②SUI 伴有尿频、尿急的患者，是否存在 UUI 的病因，在手术纠正解剖因素后，尿频、尿急、尿失禁是否仍然存在；③SUI 患者伴有膀胱膨出，在施行尿道悬吊术后是否会发生排尿困难、残余尿甚至尿潴留。要解决上述问题，须进行全面检查。

1.Marshall 试验

用示、中指在膀胱颈下、尿道两旁将阴道壁抬高后，用腹压时可阻止尿液外流；作 Q-tip 试验将轻探针插入尿道深部，在使用腹压时探针与躯体水平抬高超过 30°。上述两个试验提示尿道过度活动所致的解剖性 SUI。

2.测量尿道长度

若短于 3 cm，外阴、阴道及尿道呈老年性萎缩，或曾有医源性膀胱尿道神经损伤史，应考虑为内在尿道括约肌失功能所致的尿失禁。

3.做尿液常规检查及尿道按摩后首段尿液检查

注意有无泌尿生殖道感染或炎症，必要时做尿动力学检查，以排除膀胱过度活动症及紧迫性尿失禁（UUI）。

4.妇科检查

注意有无膀胱膨出及子宫脱垂，必要时取站立抬高一侧股部，观察用腹压时阴道壁膨出及子宫脱垂的程度。

上述检查若证实合并膀胱过度活动综合征（OAB）、泌尿生殖系统感染或炎症，或明显有膀胱膨出、子宫脱垂等情况，应分别予以处理。伴有内在括约肌失功能的患者，尿道悬吊手术可能收效,病情严重者需要施行尿道括约肌假体手术。伴有尿频、尿急的解剖性压力性患者,若无导致急迫症状的病因,是否应实施尿道悬吊手术,是较难取舍的问题,此类患者经各种药物治疗、物理治疗及针灸治疗,若症状无改善,在取得患者理解及同意后,可以施行尿道悬吊术。Schrepferman 通过临床观察,发现 SUI 伴低压运动性急迫症状者〔尿动力学检查于膀胱内压<1.5 kPa(15 cmH$_2$O)时产生逼尿肌不稳定收缩的振幅〕,术后 91％患者急迫症状缓解;而在伴有高压运动性急迫症状者中仅 28％缓解,在感觉性急迫症状者仅 39％术后急迫症状缓解。提示术前伴有低压运动性急迫症状的妇女在施行膀胱颈悬吊术后,极少遗留尿急症状。

压力性尿失禁的手术有 150 多种术式,许多方法之间往往仅有很小的差异,而更多的是解剖学名词的纷繁和操作技巧的细微不同。目前用于压力性尿失禁的手术主要有以下四类。①泌尿生殖膈成形术:阴道前壁修补术和 Kelly 折叠术。②耻骨后尿道悬吊术:Burch 手术。③悬吊带术:悬吊带术可用自身筋膜(腹直肌、侧筋膜、圆韧带)或合成材料医用材料带(阴道无张力尿道中段悬吊术 TVT、经阴道悬吊带术 IVS、SPARC 悬吊术、经闭孔阴道无张力尿道中段悬吊术 TVTO/TOT等)。④膀胱颈旁填充剂注射:明胶醛交叉连接牛胶原蛋白及已被允许用于治疗 SUI。

经过实践检验,1997 年美国尿控协会对女性 SUI 治疗的临床规范上提出耻骨后尿道悬吊术和悬吊带术是治疗女性 SUI 的有效方法。

SUI 手术治疗的主要适应证:①非手术治疗效果不佳或不能坚持,不能耐受,预期效果不佳的患者。②中重度压力性尿失禁,严重影响生活质量的患者。③生活质量要求较高的患者。④伴有盆腔脏器脱垂等盆底功能病变须行盆底重建者,应同时行抗压力性尿失禁手术。

SUI 手术治疗的主要禁忌证:①伴尿道原因的排空困难;②膀胱逼尿肌不稳定;③严重的心、肝、肺、肾等疾病。

行手术治疗前应注意:①征询患者及家属的意愿,在充分沟通的基础上做出选择;②注意评估膀胱尿道功能,必要时应行尿动力学检查;③根据患者的具体情况选择术式,要考虑手术的疗效、并发症及手术费用,并尽量选择创伤小的术式;④尽量考虑到尿失禁的分类及分型;⑤对特殊病例应灵活处理,如多次手术或尿外渗导致的盆腔固定患者,在行抗尿失禁手术前应对膀胱颈和后尿道行充分的松解;对尿道无显著移动的Ⅲ型 ISD 患者,术式选择首推为经尿道注射,次为人工尿道括约肌及尿道中段吊带。

(王 慧)

第七章

子宫内膜异位症与子宫腺肌病

第一节　子宫内膜异位症

具有生长功能的子宫内膜组织(腺体和间质)出现在宫腔被覆黏膜以外的部位时称为子宫内膜异位症(EMT),简称内异症。

EMT以痛经、慢性盆腔痛、不孕为主要表现,是育龄妇女的常见病,该病的发病率近年有明显增高趋势,发病率占育龄妇女的10%～15%,占痛经妇女的40%～60%。在不孕患者中,30%～40%合并EMT,在EMT患者中不孕症的发病率为25%～67%。

该病一般仅见于生育年龄妇女,以25～45岁妇女多见。绝经后或切除双侧卵巢后异位内膜组织可逐渐萎缩吸收,妊娠或使用性激素抑制卵巢功能可暂时阻止此病的发展,故EMT是激素依赖性疾病。

EMT虽为良性病变,但具有类似恶性肿瘤远处转移、浸润和种植的生长能力。异位内膜可侵犯全身任何部位,最常见的种植部位是盆腔脏器和腹膜,以侵犯卵巢和宫底韧带最常见,其次为子宫、子宫直肠陷凹、腹膜脏层、直肠阴道隔等部位,故有盆腔EMT之称。

一、发病机制

本病的发病机制尚未完全阐明,关于异位子宫内膜的来源,目前有多种学说。

(一)种植学说

妇女在经期时子宫内膜碎片可随经血倒流,经输卵管进入盆腔,种植于卵巢和盆腔其他部位,并在该处继续生长和蔓延,形成盆腔EMT。但已证实90%以上的妇女可发生经血逆流,却只有10%～15%的妇女罹患EMT。剖宫产手术后所形成的腹壁瘢痕EMT,占腹壁瘢痕EMT的90%左右,是种植学说的典型例证。

(二)淋巴及静脉播散

子宫内膜可通过淋巴或静脉播散,远离盆腔部位的器官如肺、手或大腿的皮肤和肌肉发生的EMT可能就是通过淋巴或静脉播散的结果。

(三)体腔上皮化生学说

卵巢表面上皮、盆腔腹膜都是由胚胎期具有高度化生潜能的体腔上皮分化而来,在反复经血逆流、炎症、机械性刺激、异位妊娠或长期持续的卵巢甾体激素刺激下,易发生化生而成为异位症的子宫内膜。

(四)免疫学说

免疫异常对异位内膜细胞的种植、黏附、增生具有直接和间接的作用,表现为免疫监视、免疫杀伤功能减弱,黏附分子作用增强,协同促进异位内膜的移植。以巨噬细胞为主的多种免疫细胞可释放多种细胞因子,促进异位内膜的种植、存活和增殖。EMT 患者的细胞免疫和体液免疫功能均有明显变化,患者外周血和腹水中的自然杀伤细胞(NK)的细胞毒活性明显降低。病变越严重者,NK 细胞活性降低亦越明显。雌激素水平越高,NK 细胞活性则越低。血清及腹水中,免疫球蛋白 IgG、IgA 及补体 C_3、C_4 水平均增高,还出现抗子宫内膜抗体和抗卵巢抗体等多种自身抗体。因此,个体的自身免疫能力对异位内膜细胞的抑制作用,在本病的发生中起关键作用。

(五)在位内膜决定论

中国学者提出的"在位内膜决定论"揭示了在位子宫内膜在 EMT 发病中的重要作用,在位内膜的组织病理学、生物化学、分子生物学及遗传学等特质,与 EMT 的发生发展密切相关,其"黏附-侵袭-血管形成"过程,所谓的"三 A 程序"可以解释 EMT 的病理过程,又可以表达临床所见的不同病变。

二、病理

EMT 最常见的发生部位为靠近卵巢的盆腔腹膜及盆腔器官的表面。根据其发生部位不同,可分为腹膜 EMT、卵巢 EMT、子宫腺肌病等。

(一)腹膜 EMT

腹膜和脏器浆膜面的病灶呈多种形态。无色素沉着型为早期细微的病变,具有多种表现形式,呈斑点状或小泡状突起,单个或数个呈簇,有红色火焰样病灶,白色透明病变,黄褐色斑及圆形腹膜缺损。色素沉着型为典型的病灶,呈黑色或紫蓝色结节,肉眼容易辨认。病灶反复出血及纤维化后,与周围组织或器官发生粘连,子宫直肠陷凹常因粘连而变浅,甚至完全消失,使子宫后屈固定。

(二)卵巢子宫内膜异位症

卵巢 EMT 最多见,约 80% 的内异症位于卵巢。多数为一侧卵巢,部分波及双侧卵巢。初始病灶表浅,于卵巢表面可见红色或棕褐色斑点或小囊泡,随着病变发展,囊泡内因反复出血积血增多,而形成单个或多个囊肿,称为卵巢子宫内膜异位囊肿。因囊肿内含暗褐色黏糊状陈旧血,状似巧克力液体,故又称为卵巢巧克力囊肿,直径大多在 10 cm 以内。卵巢与周围器官或组织紧密粘连是卵巢子宫内膜异位囊肿的临床特征之一,并可借此与其他出血性卵巢囊肿相鉴别。

(三)子宫骶韧带、直肠子宫陷凹和子宫后壁下段的子宫内膜异位症

这些部位处于盆腔后部较低或最低处,与经血中的内膜碎屑接触机会最多,故为 EMT 的好发部位。在病变早期,子宫骶韧带、直肠子宫陷凹或子宫后壁下段有散在紫褐色出血点或颗粒状散在结节。由于病变伴有平滑肌和纤维组织增生,形成坚硬的结节。病变向阴道黏膜发展时,在阴道后穹隆形成多个息肉样赘生物或结节样疤痕。随着病变发展,子宫后壁与直肠前壁粘连,直肠子宫陷凹变浅,甚至完全消失。

(四)输卵管子宫内膜异位症

内异症直接累及黏膜较少,偶在其管壁浆膜层见到紫褐色斑点或小结节。输卵管常与周围

病变组织粘连。

（五）子宫腺肌病

子宫腺肌病分为弥漫型与局限型两种类型。弥漫型的子宫呈均匀增大，质较硬，一般不超过妊娠 3 个月大小。剖面见肌层肥厚，增厚的肌壁间可见小的腔隙，直径多在 5 mm 以内。腔隙内常有暗红色陈旧积血。局限型的子宫内膜在肌层内呈灶性浸润生长，形成结节，但无包膜，故不能将结节从肌壁中剥出。结节内也可见陈旧出血的小腔隙，结节向宫腔突出颇似子宫肌瘤。偶见子宫内膜在肌瘤内生长，称之为子宫腺肌瘤。

（六）恶变

EMT 是一种良性疾病，但少数可发生恶变，恶变率为 0.7％～1.0％，其恶变后的病理类型包括透明细胞癌、子宫内膜样癌、腺棘癌、浆液性乳头状癌、腺癌等。EMT 恶变78％发生在卵巢，22％发生在卵巢外。卵巢外最常见的恶变部位是直肠阴道隔、阴道、结肠、盆腹膜、大网膜、脐部等。

三、临床表现

（一）症状

1.痛经

痛经是常见而突出的症状，多为继发性，占 EMT 的 60％～70％。多于月经前 1～2 天开始，经期第 1～2 天症状加重，月经净后疼痛逐渐缓解。疼痛多位于下腹深部及直肠区域，以盆腔中部为多，多随局部病变加重而逐渐加剧，但疼痛的程度与病灶的大小不成正比。

2.性交痛

性交痛多见于直肠子宫陷凹有异位病灶或因病变导致子宫后倾固定的患者。当性交时由于受阴茎的撞动，可引起性交疼痛，以月经来潮前性交痛最明显。

3.不孕

EMT 不孕率为 25％～67％。EMT 可使盆腔内组织和器官广泛粘连，输卵管变硬僵直，影响输卵管的蠕动，从而影响卵母细胞的拣拾和受精卵的输送；严重的卵巢周围粘连，可妨碍卵细胞的排出。

4.月经异常

部分患者可因黄体功能不全或无排卵而出现月经期前后阴道少量出血、经期延长或月经紊乱。内在性 EMT 患者往往有经量增多、经期延长或经前点滴出血。

5.慢性盆腔痛

71％～87％的 EMT 患者有慢性盆腔痛，慢性盆腔痛患者中有 83％活检确诊为 EMT；常表现为性交痛、大便痛、腰骶部酸胀及盆腔器官功能异常等。

6.其他部位 EMT 症状

肠道 EMT 可出现腹痛、腹泻或便秘。泌尿道 EMT 可出现尿路刺激症状等。肺部 EMT 可出现经前咯血、呼吸困难和/或胸痛。

（二）体征

典型的盆腔 EMT 在盆腔检查时，可发现子宫后倾固定，直肠子宫陷凹、子宫骶韧带或子宫颈后壁等部位扪及 1～2 个或更多触痛性结节，如绿豆或黄豆大小，肛诊更明显。有卵巢 EMT 时，在子宫的一侧或双侧附件处扪到与子宫相连的囊性偏实不活动包块（巧克力囊肿），往往有轻压痛。若病变累及直肠阴道隔,病灶向后穹隆穿破时,可在阴道后穹隆处扪及甚至可看到隆起的紫蓝色出血点或结节,可随月经期出血。内在性 EMT 患者往往子宫胀大,但很少超过 3 个月妊娠,多为一致性胀大,也可能感到某部位比较突出犹如子宫肌瘤。如直肠有较多病变时,可触及一硬块,甚至误诊为直肠癌。

四、诊断

(一)病史

凡育龄妇女有继发性痛经进行性加重和不孕史、性交痛、月经紊乱等病史者,应仔细询问痛经出现的时间、程度、发展及持续时间等。

(二)体格检查

(1)妇科检查(三合诊)扪及子宫后位固定、盆腔内有触痛性结节或子宫旁有不活动的囊性包块,阴道后穹隆有紫蓝色结节等。

(2)其他部位的病灶如脐、腹壁瘢痕、会阴侧切瘢痕等处,可触及肿大的结节,经期明显。

临床上单纯根据典型症状和准确的妇检可以初步诊断 50% 左右的 EMT,但大约有 25% 的病例无任何临床症状,尚需借助下列辅助检查,特别是腹腔镜检查和活组织检查才能最后确诊。

(三)影像学检查

1.超声检查

超声检查可应用于各型内异症,通常用于 III～IV 期的患者,是鉴别卵巢子宫内膜异位囊肿、直肠阴道隔 EMT 和子宫腺肌症的重要手段。巧克力囊肿一般直径为 5～6 cm,直径＞10 cm 较少,其典型的声像图特征如下。

(1)均匀点状型:囊壁较厚,囊壁为结节状或粗糙回声,囊内布满均匀细小颗粒状的反光点。

(2)混合型:囊内大部分为无回声区,可见片状强回声或小光团,但均不伴声影。

(3)囊肿型:囊内呈无回声的液性暗区,多孤立分布,但与卵巢单纯性囊肿难以区分。

(4)多囊型:包块多不规则,其间可见隔反射,分成多个大小不等的囊腔,各囊腔内回声不一致。

(5)实体型:内呈均质性低回声或弱回声。

2.磁共振(MRI)

磁共振(MRI)对卵巢型、深部浸润型、特殊部位内异症的诊断和评估有意义,但在诊断中的价值有限。

(四)CA125 值测定

血清 CA125 浓度变化与病灶的大小和病变的严重程度呈正相关,CA125≥35 U/mL 为诊断 EMT 的标准,临床上可以辅助诊断并可监测疾病的转归和评估疗效,由于 CA125 在不同的疾病间可发生交叉反应,使其特异性降低而不能单独作为诊断和鉴别诊断的指标。CA125 在监测内异症方面较诊断内异症更有价值。

在 I～II 期患者中,血清 CA125 水平正常或略升高,与正常妇女有交叉,提示 CA125 阴性者亦不能排除内异症。而在 III～IV 期有卵巢子宫内膜异位囊肿、病灶侵犯较深、盆腔广泛粘连者,CA125 值多升高,但一般不超过 200 U/mL,腹腔液 CA125 的浓度可直接反映 EMT 病情,其浓度较血清高出 100 多倍,临床意义比血清 CA125 大;CA125 结合 EMAb、B 超、CT 或 MRI 可提高诊断准确率。

（五）抗子宫内膜抗体（EMAb）

EMT 是一种自身免疫性疾病，因为在许多患者体内可以测出抗子宫内膜的自身抗体。EMAb 是 EMT 的标志抗体，其产生与异位子宫内膜的刺激及机体免疫内环境失衡有关。EMT 患者血液中 EMAb 水平升高，经 GnRHa 治疗后，EMAb 水平明显降低。测定抗子宫内膜抗体对内异症的诊断与疗效观察有一定的帮助。

（六）腹腔镜检查

腹腔镜检查是诊断 EMT 的金标准，特别是对盆腔检查和 B 超检查均无阳性发现的不育或腹痛患者更是重要手段。在腹腔镜下对可疑病变进行活检，可以确诊和正确分期，对不孕的患者还可同时检查其他不孕的病因和进行必要的处理，如盆腔粘连分解术、输卵管通液及输卵管造口术等。

五、子宫内膜异位症的分期

（一）美国生殖学会子宫内膜异位症手术分期

目前，世界上公认并应用的子宫内膜异位症分期法是 RAFS 分期，即按病变部位、大小、深浅、单侧或双侧、粘连程度及范围，计算分值，定出相应期别。

（二）子宫内膜异位症的临床分期

Ⅰ期：不孕症未能找到不孕原因而有痛经者，或为继发痛经严重者。妇科检查后穹隆粗糙不平滑感，或骶韧带有触痛。B 超检查无卵巢肿大。

Ⅱ期：后穹隆可触及小于 1 cm 的结节，骶韧带增厚，有明显触痛。两侧或一侧可触及小于 5 cm 肿块或经 B 超确诊卵巢增大者，附件与子宫后壁粘连，子宫后倾尚活动。

Ⅲ期：后穹隆可触及大于 1 cm 结节，骶韧带增厚或阴道直肠可触及结节，触痛明显，两侧或一侧附件可触及大于 5 cm 肿块或经 B 超确诊附件肿物者。肿块与子宫后壁粘连较严重，子宫后倾活动受限。

Ⅳ期：后穹隆被块状硬结封闭，两侧或一侧附件可触及直径大于 5 cm 肿块与子宫后壁粘连，子宫后倾活动受限，直肠或输尿管受累。

对Ⅰ期、Ⅱ期患者选用药物治疗，如无效时再考虑手术治疗。对Ⅲ期、Ⅳ期患者首选手术治疗，对Ⅳ期患者行保守手术治疗预后较差。对此类不孕患者建议在术前药物治疗 2～3 个月后再行手术，以期手术容易施行，并可较彻底清除病灶。

六、EMT 与不孕

在不孕患者中，30%～40%合并 EMT，在 EMT 患者中不孕症的发病率为 25%～67%。EMT 合并不孕的患者治疗后 3 年累计妊娠率低于无 EMT 者；患内异症的妇女因男方无精子行人工授精，成功率明显低于无内异症的妇女。EMT 对生育的影响主要有以下因素。

（一）盆腔解剖结构改变

盆腔内 EMT 所产生的炎性反应及其所诱发的多种细胞因子和免疫反应，均可损伤腹膜表面，造成血管通透性增加，导致水肿、纤维素和血清血液渗出，经过一段时间后，发生盆腔内组织、器官粘连。其粘连的特点是范围大而致密，容易使盆腔内器官的解剖功能异常；一般 EMT 很少侵犯输卵管的肌层和黏膜层，故输卵管多为通畅。但盆腔内广泛粘连可导致输卵管变硬僵直，影响输卵管的蠕动，或卵巢与输卵管伞部隔离，从而影响卵母细胞的拣拾和受精卵的输送，严重者可导致输卵管阻塞。如卵巢周围的严重粘连或卵巢子宫内膜异位囊肿破坏正常卵巢组织,可妨碍卵细胞的排出。

(二)腹水对生殖过程的干扰

内异症患者腹水中的巨噬细胞数量增多且活力增强,不仅吞噬精子,还可释放白细胞介素-1(IL-1)、白细胞介素-2(IL-2)、肿瘤坏死因子(INF)等多种细胞因子,影响精子的功能和卵细胞的质量,不利于受精过程及胚胎着床。腹水中的巨噬细胞降低颗粒细胞分泌孕酮的功能,干扰卵巢局部的激素调节作用,使 LH 分泌异常、PRL 水平升高、前列腺素(PG)含量增加,影响排卵的正常进行,可能导致黄体期缺陷(LPD)、黄素化未破裂卵泡综合征(LUFS)、不排卵等。临床发现 EMT 患者 IVF-ET 的受精率降低。盆腔液中升高的 PG 可以干扰输卵管的运卵功能,并刺激子宫收缩,干扰着床和使自然流产率升高达 50%。

七、EMT 治疗

国际子宫内膜异位症学术会议(WEC)曾总结提出对于 EMT,腹腔镜、卵巢抑制、三期疗法、妊娠、助孕是最好的治疗。中国学者又明确提出,内异症的规范化治疗应达到 4 个目的:减灭和去除病灶、缓解和消除疼痛、改善和促进生育、减少和避免复发。

治疗时主要考虑的因素:①年龄;②生育要求;③症状的严重性;④既往治疗史;⑤病变范围;⑥患者的意愿。

(一)有生育要求的内异症治疗方案

对有生育要求的内异症患者,应首先行子宫输卵管造影(HSG),输卵管通畅者,可先采用抑制子宫内膜异位病灶有效的药物,如避孕药、内美通或 GnRHa 等药物 3~6 个周期,然后给予促排卵治疗,对排卵正常但不能受孕者应行腹腔镜检查以明确有无盆腔粘连或引起不孕的其他盆腔因素。若 HSG 提示病变累及输卵管影响输卵管通畅性或功能,则应行腹腔镜检查确诊病因,在检查的同时完成盆腔粘连分离、异位病灶去除及输卵管矫正手术。EMT 患者手术后半年为受孕的黄金时期,术后 1 年以上获得妊娠的机会大大下降。

有学者认为对 EMT Ⅰ~Ⅱ期不孕患者,首选手术治疗,在无广泛病变或经手术重建盆腔解剖结构后,此时期盆腔内环境最有利于受精,子宫内膜的容受性也最高,应积极促排卵尽早妊娠或促排卵后行人工授精(IUI)3 个周期,仍未成功则行 IVF。对Ⅲ~Ⅳ期内异症不孕患者手术后短期观察或促排卵治疗,如未妊娠,直接 IVF 或注射长效 GnRHa 2~3 支后行 IVF-ET。对病灶残留,内异症生育指数评分低者,术后可用 GnRHa 治疗 3 周期后行 IVF。

(二)无生育要求的治疗方案

对于无生育要求的内异症患者,治疗并控制病灶,以最简便、最小的代价来提高生活质量。治疗方法可分为手术治疗、药物治疗、介入治疗、中药治疗等。手术是第一选择,腹腔镜手术为首选。手术可以明确诊断,确定病变程度、类型、活动状态,进行切除、减灭病变,分离粘连,减轻症状,减少或预防复发。

子宫腺肌症症状较严重者,一般须行次全子宫切除或全子宫切除术。年轻且要求生育者,如病灶局限,可考虑单纯切除病灶,缓解症状,提高妊娠率,但子宫腺肌症的病灶边界不清又无包膜,故不宜将其全部切除。因此复发率较高。疼痛较轻者,可以药物治疗。

(三)手术治疗

手术的目的是切除病灶、恢复解剖。手术又分为保守性手术、半保守性手术及根治性手术。

1.保守性手术

保留患者的生育功能,手术尽量切除肉眼可见的病灶、剔除囊肿及分离粘连。适合年龄较轻、病情较轻又有生育要求者。

2.根治性手术

切除全子宫及双附件及所有肉眼可见的病灶。适合年龄 50 岁以上、无生育要求、症状重或者内异症复发经保守手术或药物治疗无效者。

3.半保守性手术

切除子宫,但保留卵巢。主要适合无生育要求、症状重或者复发经保守手术或药物治疗无效,但年龄较小希望保留卵巢内分泌功能者。

手术后的复发率取决于病情的严重程度及手术的彻底性。彻底切除或剥除病灶后 2 年复发率大约为 21.5％,5 年复发率为 40％～50％。手术后使用 GnRHa 类药物可用于治疗切除不完全的内异症患者的疼痛,尤其是重度内异症者术后盆腔痛。对于术后想受孕的患者可以不使用该类药物,因为这并不能提高受孕率,而且还会因治疗耽搁怀孕。术后使用促排卵药物,争取术后早日怀孕。如果术后需要使用 GnRHa 类药物,注射第 3 支后 28 天复查 CA125 及 CA19-9,CA125 降至 15 U/mL 以下,CA19-9 降至 20 U/mL 以下,待月经复潮后可行夫精人工授精(IUI)或 IVF-ET。

(四)药物治疗

药物治疗的目的是改善妊娠环境,获得妊娠和止痛。常用药物有以下几种。

1.假孕疗法

长期持续口服高剂量的雌、孕激素,抑制垂体 Gn 及卵巢性激素的分泌,造成无周期性的低雌激素状态,使患者产生一种高雄激素性的闭经,其所发生的变化与正常妊娠相似,故称为假孕疗法。各种口服避孕药和孕激素均可用来诱发假孕。

(1)口服避孕药:低剂量高效孕激素和炔雌醇的复合片,抑制排卵,下调细胞增殖,加强在位子宫内膜细胞凋亡,可有效安全地治疗 EMT 患者的痛经。长期连续或循环地使用是可靠的手术后用药,可避免或减少复发。通过阴道环给予雌、孕激素的方式治疗 EMT 相关疼痛效果及依从性良好。近年国外研究认为,避孕药疗效不差于 GnRHa,且经济、便捷、不良反应小,可作为术后的一类用药。

用法:每天 1 片,连续服 9～12 个月或 12 个月以上。服药期间如发生阴道突破性出血,每天增加 1 片直至闭经。

(2)孕激素类:①地诺孕素是一种睾酮衍生物,仅结合于孕激素受体以避免雌激素、雄激素或糖皮质激素活性带来的不良反应。在改善 EMT 相关疼痛方面,地诺孕素与 GnRHa 疗效相当,每天口服 2 mg,连续使用 52 周,对骨密度影响轻微;其安全耐受性很好,对血脂、凝血、糖代谢影响很小;给药方便,疗效优异,不良反应轻微,作为保守手术后的用药值得推荐。②炔诺酮 5.0～7.5 mg/d(每片 0.625 mg),或甲羟孕酮(MPA)20～30 mg/d(每片 2 mg),连服 6 个月;如用药期间出现阴道突破性出血,可每天加服补佳乐 1 mg,或已烯雌酚 0.25～0.50 mg。

由于炔诺酮、甲羟孕酮类孕激素疗效短暂,妊娠率低,复发率高,现临床上已较少应用。

2.假绝经疗法

使用药物阻断下丘脑 GnRHa 和垂体 Gn 的合成和释放,直接抑制卵巢激素的合成,以及有可能与靶器官性激素受体相结合,导致 FSH 和 LH 值低下,从而使子宫内膜萎缩,导致短暂闭经。不像绝经期后 FSH 和 LH 升高,故名假绝经疗法。常用药物有达那唑、内美通等。

(1)达那唑:是一种人工合成的 17α-乙炔睾酮衍生物,抑制 FSH 和 LH 峰,产生闭经;并直接与子宫内膜的雄激素和孕激素的受体结合,导致异位内膜腺体和间质萎缩、吸收而痊愈。

用法:月经第 1 天开始口服,每天 600～800 mg,分 2 次口服,连服 6 个月。或使用递减剂量,300 mg/d 逐渐减至 100 mg/d 的维持剂量,作为 GnRHa 治疗后的维持治疗 1 年,能有效缓解盆腔疼痛。

达那唑宫内节育器能有效缓解 EMT 有关的疼痛症状,且无口服时的不良反应。达那唑阴道环给药系统有效治疗深部浸润型 EMT 的盆腔疼痛,不良反应非常少见,可以作为术后长期维持治疗。

(2)孕三烯酮(内美通):是 19-去甲睾酮衍生物,有雄激素和抗雌孕激素作用,作用机制类似达那唑,疗效优于达那唑,不良反应较达那唑轻。其耐受性、安全性及疗效不如 GnRHa。

用法:月经第 1 天开始口服,每周 2 次,每次 2.5 mg,连服 6 个月。

3.其他药物

(1)三苯氧胺(他莫昔芬,TAM):是一种非甾体类的雌激素拮抗剂,可与雌激素竞争雌激素受体,降低雌激素的净效应,并可刺激孕激素的合成,而起到抑制雌激素作用,能使异位的子宫内膜萎缩,造成闭经,并能缓解因内异症引起的疼痛等症状。但 TAM 治疗中又可出现雌激素样作用,长期应用可引起子宫内膜的增生,诱发卵巢内膜囊肿增大。

用法:每天 20～30 mg,分 2～3 次口服,连服 3～6 个月。

(2)米非司酮:能与孕酮受体及糖皮质激素受体结合,下调异位和在位内膜的孕激素受体含量并抑制排卵,造成闭经,促进 EMT 病灶萎缩,疼痛缓解。

用法:月经第 1 天开始口服,每天 10～50 mg,连服 6 个月。

(3)有前景的药物:芳香化酶抑制剂类,如来曲唑;GnRH 拮抗剂(GnRHa)类药物西曲瑞克;基质金属蛋白酶抑制剂及抗血管生成治疗药物等。

4.免疫调节治疗

EMT 是激素依赖性疾病,性激素抑制治疗已广泛应用于临床并取得了一定的短期疗效,包括达那唑、GnRHa 和口服避孕药等。但是高复发率及长期使用产生的严重药物不良反应影响了后续治疗。研究表明,EMT 的形成和发展有免疫系统的参与,包括免疫监视的缺失,子宫内膜细胞对凋亡和吞噬作用的抵抗及对子宫内膜细胞有细胞毒性作用的 NK 细胞活性的降低。因此,免疫调节为 EMT 治疗开辟了新的途径。目前,以下几种药物在 EMT 治疗研究中获得了初步疗效。

(1)己酮可可碱:己酮可可碱是一种磷酸二酯酶抑制剂,它既可以影响炎症调节因子的产生,也可以调节免疫活性细胞对炎症刺激的反应,近年来被认为可能对 EMT 有效而成为 EMT 免疫调节治疗的研究重点。己酮可可碱可以通过提高细胞内的环磷腺苷水平来减少炎症细胞因子的产生或降低其活性,如肿瘤坏死因子 α(TNF-α)。此外,还具有抑制 T 淋巴细胞和 B 淋巴细胞活化,降低 NK 细胞活性,阻断白细胞对内皮细胞的黏附等作用。研究发现,己酮可可碱可以调节 EMT 患者腹膜环境的免疫系统功能,减缓子宫内膜移植物的生长,逆转过度活化的巨噬细胞,有效改善 EMT 相关的不孕。己酮可可碱不抑制排卵,对孕妇是安全的,适用于治疗与 EMT 相关的不孕症。

手术后使用己酮可可碱治疗轻度 EMT,800 mg/d,12 个月的妊娠率从 18.5％提高到 31％,可以明显减轻盆腔疼痛。但也有研究认为并不能明显改善轻度到重度 EMT 患者的妊娠率,不能降低术后复发率。

(2)抗 TNF-α 治疗药物:TNF-α 是一种促炎症反应因子,是活化的巨噬细胞的主要产物,与 EMT 的形成和发展有关。EMT 患者腹腔液中 TNF-α 水平增高,并且其水平与 EMT 的严重程度相关。抗 TNF-α 治疗除了阻断 TNF-α 对靶细胞的作用外,还包括抑制 TNF-α 的产生。该类药物有己酮可可碱、英夫利昔单抗、依那西普、重组人 TNF 结合蛋白 I 等。

(3)干扰素-α2b:干扰素-α 能刺激 NK 细胞毒活性,并可促使 CD8 细胞表达。无论在体外试验或动物模型中,干扰素-α2b 对于 EMT 的疗效均得以证实。

(4)白细胞介素 12(IL-12):IL-12 的主要作用是调节免疫反应的可适应性。IL-12 可以作用于 T 淋巴细胞和 NK 细胞,从而诱导其他细胞因子的产生。其中产生的干扰素-γ 可以进一步增强 NK 细胞对子宫内膜细胞的细胞毒性作用,以及促进辅助性 T 淋巴细胞反应的产生。小鼠腹腔内注射 IL-12 明显减小异位子宫内膜病灶的表面积和总重量。但目前缺乏临床试验证实其疗效。

(5)中药:中医认为扶正固本类中药多有免疫促进作用,有促肾上腺皮质功能及增强网状内皮系统的吞噬作用,增加 T 淋巴细胞的比值。活血化瘀类中药对体液免疫与细胞免疫均有一定的抑制作用,不仅能减少已生成的抗体,而且还抑制抗体形成,对已沉积的抗原抗体复合物有促进吸收和消除的作用,还有抗炎、降低毛细血管通透性等作用。由丹参、莪术、三七、赤芍等组方的丹莪妇康煎具有增强细胞免疫和降低体液免疫的双向调节作用,疗效与达那唑相似。由柴胡、丹参、赤芍、莪术、五灵脂组方的丹赤坎使 33％的 EMT 患者局部体征基本消失,NK 细胞活性升高。但是中药的具体免疫调节作用尚缺乏实验室证据的支持,且报道的临床疗效可重复性不强。

5.左炔诺孕酮宫内缓释系统(LNG-IUS,商品名曼月乐)

LNG-IUS 直接减少病灶中的 E_2 受体,使 E_2 的作用减弱导致异位的内膜萎缩,子宫动脉阻力增加,减少子宫血流量,减少子宫内膜中前列腺素的产生,明显减少月经量,改善 EMT 患者的盆腔疼痛,缓解痛经症状。与 GnRHa 相比,LNG-IUS 缓解 EMT 患者痛经疗效相当,减少术后痛经复发。不增加心血管疾病风险,且降低血脂,不引起低雌激素症状,没有减少骨密度的严重不良反应,可长期应用。不规则阴道流血发生率高于 GnRHa。如果 EMT 患者需要长期治疗,可优先选择 LNG-IUS,在提供避孕的同时,是治疗子宫内膜异位症、子宫腺肌病和慢性盆腔痛的有效、安全、便捷的治疗手段之一,尤其适用于合并有子宫腺肌症的 EMT 患者长期维持治疗。

曼月乐含 52 mg 左炔诺孕酮,每天释放 20 μg,可有效使用 5 年。放置曼月乐一般选择在月经的 7 天以内;如果更换新的曼月乐可以在月经周期的任何时间。早孕流产后可以立即放置,产后放置应推迟到分娩后 6 周。

6.促性腺激素释放激素激动剂(GnRHa)

GnRHa 是目前最受推崇、最有效的子宫内膜异位症治疗药物。连续使用 GnRHa 可下调垂体功能,造成药物暂时性去势及体内 Gn 水平下降、低雌激素状态;由于卵巢功能受抑制,产生相应低雌激素环境,使内异症病灶消退。目前常用的有长效制剂,如进口的曲普瑞林、戈舍瑞林、布舍瑞林等;国产的长效制剂有亮丙瑞林(丽珠制药),短效制剂如丙氨瑞林(安徽丰原)。

(1)用法:长效制剂于月经第 1 天开始注射,每 28 天注射 1/2~1 支,注射 3~6 支,最多不超过 6 支。

（2）不良反应：主要为雌激素水平降低所引起的类似围绝经期综合征的表现，如潮热、多汗、血管舒缩不稳定、乳房缩小、阴道干燥等反应，占 90% 左右，一般不影响继续用药。严重雌激素减少，$E_2 < 734$ pmol/L，可增加骨中钙的吸收，而发生骨质疏松。

（3）反向添加疗法（Add-back）：指联合应用 GnRHa 及雌、孕激素，使体内雌激素水平达到所谓"窗口剂量"，既不影响内异症的治疗，又可最大限度地减轻低雌激素的影响。其目的是减少血管收缩症状及长期使用 GnRHa 对于骨密度的损害。可以用雌、孕激素的联合或序贯方法。

用药方法：应用 GnRHa 3 个月后，联合应用以下药物。①GnRHa＋补佳乐（1～2 mg）/d＋甲羟孕酮（2～4 mg）/d；②GnRHa＋补佳乐（1～2 mg）/d＋炔诺酮 5 mg/d；③GnRHa＋利维爱 2.5 mg/d。

雌二醇阈值窗口概念：血清 E_2 在 110～146 pmol/L 为阈值窗口，在窗口期内可不刺激 EMT 病灶生长，亦能满足骨代谢和血管神经系统对雌激素的需求，故可适当添加激素维持雌激素阈值水平，减少不良反应。适当的反加不影响 GnRHa 疗效，且有效减少不良反应，延长用药时间。

（4）GnRHa 反减治疗：以往采用 GnRHa 先足量再减量方法，近年有更合理的长间歇疗法，延长 GnRH-a 用药间隔时间至 6 周 1 次，共用 4 次，亦能达到和维持有效低雌激素水平，是经济有效且减少不良反应的给药策略，但其远期复发率有待进一步研究。

（五）药物与手术联合治疗

手术治疗可恢复正常解剖关系，去除病灶并同时分离粘连，但严重的粘连使病灶不能彻底清除，显微镜下和深层的病灶无法看到，术后的并发症有时难以避免。手术后的粘连是影响手术效果、导致不孕的主要原因。药物治疗虽有较好的疗效，但停药后短期内病变可能复发，致密的粘连妨碍药物到达病灶内而影响疗效。根据病情程度在手术前后药物治疗。术前应用 GnRHa，在低雌激素作用下，腹腔内充血减轻，毛细血管充血和扩张均不明显，使粘连易于分离，卵巢异位瘤易于剥离，有利于手术的摘除，还可预防术后粘连形成。术后用 1～2 个月的药物，可以抑制手术漏掉的病灶，预防手术后的复发。

八、EMT 的复发与处理

内异症复发指手术和规范药物治疗，病灶缩小或消失及症状缓解后，再次出现临床症状且恢复至治疗前水平或加重，或再次出现子宫内膜异位病灶。内异症总体的复发率高达 50% 以上，作为一种慢性活动疾病，无论给予什么治疗，患者总处于复发的危险之中，特别是年轻的、保守性手术者。实际上，难以区分疾病的再现或复发，还是再发展或持续存在，更难界定治疗后多长时间再出现复发。无论何种治疗很难将异位灶清除干净，尤其是药物治疗。复发的生物学基础是异位内膜细胞可以存活并有激素的维持。这种异位灶可以很"顽强"，在经过全期妊娠已经萎缩的异位种植可能在产后 1 个月复发。亦有报道在经过卵巢抑制后 3 个星期，仅在激素替代 3 天即可再现病灶。复发的主要表现是疼痛以及结节或包块的出现，80% 于盆腔检查即可得知，超声扫描、血清 CA125 检查可助诊，最准确的复发诊断是腹腔镜检查。一般以药物治疗的复发率为高，1 年的复发率是 51.6%。保守性手术的每年复发率是 13.6%，5 年复发率是 40%～50%。

EMT 复发的治疗基本遵循初治原则，但应个体化。如药物治疗后痛经复发，应手术治疗。手术后内异症复发可先用药物治疗，仍无效者应考虑手术治疗。如年龄较大、无生育要求且症状严重者，可行根治性手术。对于有生育要求者，未合并卵巢子宫内膜异位囊肿者，给予 GnRHa

3个月后进行 IVF-ET。卵巢子宫内膜异位囊肿复发可进行手术或超声引导下穿刺,术后给予 GnRHa 3 个月后进行 IVF-ET。

(胡秀祝)

第二节　子宫腺肌病

子宫腺肌病是指子宫内膜向肌层良性浸润并在其中弥散性生长,其特征是在子宫肌层中出现异位的内膜和腺体,伴有周围肌层细胞的代偿性肥大和增生。本病有 20%～50% 的病例合并子宫内膜异位症,约 30% 合并子宫肌瘤。

目前,子宫腺肌病的发病有逐渐增加的趋势,其治疗的方法日趋多样化,治疗方法的选择应在考虑患者年龄、生育要求、临床症状的严重程度、病变部位与范围、患者的意愿等的基础上确定。

一、临床特征

(一)病史特点
(1)详细询问相关的临床症状,如经量增多和进行性痛经。
(2)家族中有无相同病史。
(3)医源性因素所致子宫内膜创伤,如多次分娩、习惯性流产、人工流产、宫腔操作史。

(二)症状
子宫腺肌病的症状不典型,表现多种多样,没有特异性。约 35% 的子宫腺肌病无临床症状,临床症状与病变的范围有关。

(1)月经过多:占 40%～50%,一般出血与病灶的深度呈正相关,偶尔也有小病变月经过多者。

(2)痛经:逐渐加剧的进行性痛经,痛经常在月经来潮的前一周就开始,至月经结束。15%～30% 的患者有痛经,疼痛的程度与病灶的多少有关,约 80% 痛经者为子宫肌层深部病变。

(3)其他症状:部分患者可有未明原因的月经中期阴道流血及性欲减退,子宫腺肌病不伴有其他不孕疾病时,一般对生育无影响,伴有子宫肌瘤时可出现肌瘤的各种症状。

(三)体征
妇科检查可发现子宫呈均匀性增大或有局限性结节隆起,质地变硬,一般不超过孕 12 周子宫的大小。近月经期检查,子宫有触痛。月经期,由于病灶充血、水肿及出血,子宫可增大,质地变软,压痛较平时更为明显;月经期后再次妇科检查发现子宫有缩小,这种周期性出现的体征改变为诊断本病的重要依据之一。合并盆腔子宫内膜异位症时,子宫增大、后倾、固定、骶骨韧带增粗,或子宫直肠陷凹处有痛性结节等。

二、辅助检查

(一)实验室检查
(1)血常规:明确有无贫血。
(2)CA125:子宫腺肌病患者血 CA125 水平明显升高,阳性率达 80%,CA125 在监测疗效上有一定价值。

(二)影像学检查

(1)B超:为子宫腺肌病的常规诊断手段。图像特点:①子宫呈均匀性增大或后壁增厚,轮廓尚清晰;②子宫内膜线可无改变,或稍弯曲;③子宫切面肌壁回声不均匀,有时可见大小不等的无回声区。

(2)MRI:为目前诊断子宫腺肌病最可靠的无创伤性诊断方法,可以区别子宫肌瘤和子宫腺肌病,并可诊断两者同时并存,对决定处理方法有较大帮助,在发达国家中广泛应用。图像表现:①子宫增大,外缘尚光滑;②T_2WI显示子宫的正常解剖形态扭曲或消失;③子宫后壁明显增厚,结合带厚度>8 mm;④T_2WI显示子宫壁内可见一类似结合带的低信号肿物,与稍高信号的子宫肌层边界不清,类似于结合带的局灶性或广泛性增宽,其中可见局灶性的大小不等斑点状高信号区,即为异位的陈旧性出血灶或未出血的内膜岛。

(三)其他

(1)宫腔镜检查子宫腔增大,有时可见异常腺体开口,并可除外子宫内膜病变。

(2)腹腔镜检查见子宫均匀增大,前后径增大更明显,子宫较硬,外观灰白或暗紫色,有时浆膜面见突出的紫蓝色结节。

(3)肌层针刺活检:诊断的准确性依赖于取材部位的选择、取材次数及病灶的深度和广度,特异性较高,但敏感性较低,而且操作困难,在临床上少用。

三、诊断

子宫腺肌病的诊断一般并不难,最主要的困难在于与子宫肌瘤等疾病的鉴别诊断。子宫腺肌病与子宫肌瘤均是常见的妇科疾病,两种病变均发生在子宫,发病年龄相仿,多见于30~50岁的育龄妇女,临床上容易互相混淆。一般来说子宫腺肌病突出症状是继发性逐渐加重的痛经,子宫肌瘤的突出症状却为月经过多及不规则出血,子宫腺肌病时子宫也有增大,但很少超过妊娠3个月子宫大小。

四、治疗

(一)治疗原则

由于子宫腺肌病的难治性,目前尚不能使每位患者均获得满意的疗效,应根据患者的年龄、生育要求和症状,实施个体化的多种手段的联合治疗策略。

(二)药物治疗

药物治疗子宫腺肌病近期疗效明显,但只是暂时性的,停药后症状体征常很快复发,对年轻有生育要求者,近绝经期者或不接受手术治疗者可试用达那唑、孕三烯酮或促性腺激素释放激素类似物(GnRHa)等治疗。

1.达那唑

达那唑适用于轻度及中度子宫腺肌病痛经患者。

用法:月经第1天开始口服200 mg,2~3次/天,持续用药6个月。若痛经不缓解或未闭经,可加至4次/天。疗程结束后约90%症状消失。停药后4~6周恢复月经及排卵。

不良反应:恶心、头痛、潮热、乳房缩小、体重增加、性欲减退、多毛、痤疮、声音改变、皮脂增加、肌痛性痉挛等。但发生率低,且症状多不严重。

2.孕三烯酮

19-去甲睾酮的衍生物,有抗雌激素和抗孕激素的作用,不良反应发生率同达那唑,但程度略轻。

用法:每周用药 2 次,每次 2.5 mg,于月经第 1 天开始服用,6 个月为一个疗程。因为用药量小,用药次数少,其应用近年来增多。孕三烯酮治疗轻症子宫腺肌病具有很好的效果,可达治愈目的,从而可防止其发展为重症子宫腺肌病,减少手术及术后并发症,提高患者生活质量。

3.促性腺激素释放激素激动剂(GnRHa)

其为人工合成的十肽类化合物,能促进垂体细胞分泌黄体生成激素(LH)和促卵泡生成素(FSH),长期应用对垂体产生降调作用,可使 LH 和 FSH 分泌急剧减少。有研究表明,子宫腺肌病导致不孕与化学和免疫等因素有关,而 GnRHa 有调节免疫活性的作用,且使子宫大小形态恢复正常,从而改善了妊娠率。但 GnRHa 作用是可逆性的,故对子宫腺肌病合并不孕的治疗在停药后短期内不能自行受孕者,应选择辅助生殖技术。

4.其他药物

(1)孕激素受体拮抗剂:米非司酮为人工合成 19-去甲基睾酮衍生物,具有抗孕激素及抗皮质激素的活性。用法:米非司酮 10 mg 口服,1 次/天,连续 3 个月,治疗后患者停经,痛经消失,子宫体积明显缩小,不良反应少见。年轻患者停药后复发率高于围绝经期患者,复发者进行长期治疗仍有效。

(2)左旋 18-甲基炔诺酮:Norplant 为左旋 18-甲基炔诺酮皮下埋植剂,可治疗围绝经期子宫腺肌病,治疗后虽子宫体积无明显缩小,但痛经缓解率达 100%。缓释左旋 18-甲基炔诺酮宫内节育器(LNG-IUS,曼月乐),国内外报道,用 LNG-IUS 治疗子宫腺肌病痛经及月经过多有一定效果。

(3)短效口服避孕药:临床研究显示,长期服用短效避孕药可使子宫内膜和异位内膜萎缩,缓解痛经,减少经量,降低子宫内膜异位症的复发率。但是复方口服避孕药存在不良反应,服用后患者可出现点滴出血或突破性出血、乳房触痛、头痛、体重改变、恶心和呕吐等胃肠道反应,以及情绪改变等不良反应,长期应用有血栓性疾病和心血管疾病风险。因此,复方口服避孕药的使用应综合各方面情况进行个体化用药,以使患者获得最大益处。目前,国内外还没有关于该疗法用于子宫腺肌病治疗效果大样本的评价。

(4)孕激素:孕激素作用基于子宫内膜局部高剂量的孕酮,可引起蜕膜样变,上皮萎缩及产生直接的血管改变,使月经减少,甚至闭经。目前国外研究显示地屈孕酮是分子结构最接近天然孕酮的一种孕激素,并具有更高的口服生物利用度。地屈孕酮是一种口服孕激素,可使子宫内膜进入完全的分泌相,从而可防止由雌激素引起的子宫内膜增生和癌变风险。地屈孕酮可用于内源性孕激素不足的各种疾病,它不产热,且对脂代谢无影响。极少数患者可出现突破性出血,一般增加剂量即可防止。地屈孕酮也可能发生其他发生在孕激素治疗中的不良反应,如轻微出血、乳房疼痛,肝功能损害极为少见。目前国内外尚无使用地屈孕酮治疗子宫腺肌病的大型随机对照试验。

(三)手术治疗

药物治疗无效或长期剧烈痛经时,应行手术治疗。手术治疗包括根治手术(子宫切除术)和保守手术。

1.子宫切除术

子宫切除术是主要的治疗方法,也是唯一循证医学证实有效的方法,可以根治痛经和/或月经过多,适用于年龄较大、无生育要求者。近年来,阴式子宫切除术应用日趋增多,单纯子宫腺肌病子宫体积多小于 12 孕周子宫大小,行阴式子宫切除多无困难。若合并有内异症,有卵巢子宫内膜异位囊肿或估计有明显粘连,可行腹腔镜子宫切除术。虽然有研究表明腺肌病的子宫有稍多于 10% 病变可累及宫颈,但也有研究表明腺肌病主要见于子宫体部,罕见于宫颈部位,只要保证切除全部子宫下段,仍可考虑行子宫次全切除术。

2.保守性手术

子宫腺肌病病灶挖除术、子宫内膜去除术和子宫动脉栓塞术都属于保留生育功能的方法。腹腔镜下子宫动脉阻断术和病灶消融术(使用电、射频和超声等能减少子宫腺肌病量),近年来的报道逐渐增多,但这些手术的效果均有待于循证医学研究证实。

(1)子宫腺肌病病灶挖除术:适用于年轻、要求保留生育功能的患者。子宫腺肌瘤一般能挖除干净,可以明显地改善症状、增加妊娠机会。对局限型子宫腺肌病可以切除大部分病灶,缓解症状。虽然弥散型子宫腺肌病做病灶大部切除术后妊娠率较低,仍有一定的治疗价值。术前使用 GnRHa 治疗 3 个月,可以缩小病灶利于手术。做病灶挖除术的同时还可做子宫神经去除术或子宫动脉阻断术,以提高疗效。

(2)子宫内膜去除术:近年来,有报道在宫腔镜下行子宫内膜去除术治疗子宫腺肌病,术后患者月经量明显减少,甚至闭经,痛经好转或消失,对伴有月经过多的轻度子宫腺肌病可试用。子宫内膜切除术虽可有效控制月经过多及痛经症状,但对深部病灶治疗效果较差。远期并发症常见的为宫腔粘连、宫腔积血、不孕、流产、早产等。

(3)子宫动脉栓塞术(UAE):近期效果明显,月经量减少约 50%,痛经缓解率达 90% 以上,子宫及病灶体积缩小显著,彩色超声显示子宫肌层及病灶内血流信号明显减少,该疗法对要求保留子宫和生育功能的患者具有重大意义。但 UAE 治疗某些并发症尚未解决,远期疗效尚待观察,对日后生育功能的影响还不清楚,临床应用仍未普及,还有待于进一步积累经验。

(4)子宫病灶电凝术:通过子宫病灶电凝可引起子宫肌层内病灶坏死,以达到治疗的目的。但病灶电凝术中很难判断电凝是否完全,因此不如手术切除准确,子宫肌壁电凝术后病灶被瘢痕组织所代替,子宫壁的瘢痕宽大,弹性及强度降低,故术后子宫破裂风险增加。

(5)盆腔去神经支配治疗:近年来,国外学者采用开腹或腹腔镜下骶前神经切除术及子宫神经切除术治疗原发及继发性痛经,取得了较好效果。

(6)腹腔镜下子宫动脉阻断术:子宫动脉结扎治疗子宫腺肌病的灵感来源于子宫动脉栓塞治疗子宫腺肌病的成功经验,但该术式目前应用的病例不多。由于疼痛不能得到完全缓解,多数患者对手术效果并不满意。

五、预后与随访

(一)随访内容

通常包括患者主诉、疼痛评价、妇科检查、超声检查、血清 CA125 检测,如果是药物治疗者,需要检查与药物治疗相关的内容,如肝功能、骨密度等。

(二)预后

除非实施了子宫切除术,子宫腺肌病容易复发。因残留的内膜腺体而发生恶变的较少见,与子宫腺肌病类似的疾病子宫内膜异位症,其恶变率国内报道为 1.5%,国外报道为 0.7%~1.0%,相比之下,子宫腺肌病发生恶变更为少见。

(胡秀祝)

第八章

女性生殖系统肿瘤

第一节　子宫颈癌前期病变和早期浸润癌

一、我国子宫颈癌的流行及防治状况

对大多数发展中国家和地区而言,子宫颈癌仍是威胁女性健康和生命的主要疾病之一,其中重要的原因是缺乏对子宫颈癌癌前病变和早期癌的筛查制度,或因财力不足难以使广大适龄妇女享有规范的筛查服务,且筛查质量欠佳。我国由于人口基数大,估计每年子宫颈癌新发病例数在 13 万以上,每年至少有 3 万妇女死于子宫颈癌,发病形势不容乐观。据 2004—2005 年全国第 3 次死因回顾抽样调查结果,与20 世纪 90 年代调查相比,30～44 岁年龄组子宫颈癌病死率不但没有降低反而升高;而上海、深圳等地的流行病学资料亦显示,子宫颈癌的发病率有上升趋势,其中 35 岁以下组上升趋势明显,反映了子宫颈癌对我国女性的危害有年轻化的趋势。

子宫颈癌的发生发展是一个缓慢渐进的过程,其间有明确的癌前病变期,在此期间如能给予有效的干预,治愈率可达 100%。即使是早期浸润癌（ⅡA 期）,其淋巴结转移及治疗后复发的风险也很低,5 年存活率在 95% 以上。而ⅠB2～Ⅱ期 5 年存活率则降至 60%～70%,Ⅲ期者不足 40%,如出现远处转移,即Ⅳ期患者的 5 年生存率则在 10% 以下。在缺乏完善筛查体系的地区,有 1/5 以上的患者在诊断时已达Ⅲ期,给患者、家庭及社会都将带来极大的痛苦和沉重的经济负担。因此,应当重视对子宫颈癌前病变及早期癌的认识,规范诊治流程,早期发现、早期诊断及早期干预癌前病变及早期癌可以有效降低子宫颈癌的发病率和死亡率。

二、子宫颈病变和早期浸润癌的定义

子宫颈病变狭义上主要是指子宫颈的癌前期病变,包括经组织学确诊的子宫颈上皮内瘤变（cervical intraepithelial neoplasia,CIN）和子宫颈腺上皮内瘤变（cervical glandular intraepithelial neoplasia,CGIN）,是浸润性子宫颈癌的前驱病变。

组织学上,CIN 的诊断标准较为统一,根据不典型细胞累及上皮的程度分为三级,CIN1 相当于轻度非典型增生,CIN2 相当于中度非典型增生,CIN3 相当于重度非典型增生和原位癌。随着现代医学对于 CIN 流行病学及生物学研究的深入,有学者提出了两级分类命名系统:低级

别鳞状上皮内病变(low-grade squamous intraepithelial lesion,LSIL),包括由 HPV 引起的疣状病变及 CIN1;高级别鳞状上皮内病变(high-grade squamous intraepithelial lesion,HSIL),包括CIN2、CIN3。其中,LSIL 多与低危型 HPV 感染有关,多数可自行消退,或需较长的时间方发展为高级别的病变。HSIL 则多与高危型 HPV 感染相关,病变多持续存在,有进展为浸润癌的潜能。DNA 倍体分析发现 LSIL 的 DNA 倍体多为二倍体或多倍体,而无或很少有非整倍体;HSIL 则以非整倍体为主。因此,应用两级分类系统一方面有助于提高诊断的准确性及一致性,另一方面更能反映 CIN 病变的生物学转归,指导临床根据患癌风险的不同给予相应的处理。

对于子宫颈腺上皮癌前病变的认识和命名尚存在争议,有学者根据腺体的异常、腺上皮细胞核的大小、染色程度、有丝分裂象及黏蛋白的数量,将子宫颈腺上皮内瘤样病变分为 3 级,即CGIN1、CGIN2、CGIN3。亦有参照鳞状上皮的两级分类原则,分为低度子宫颈腺上皮内瘤变和高度子宫颈腺上皮内瘤变。原位癌对应于 CGIN3 或高度子宫颈腺上皮内瘤变,是浸润性腺癌的癌前病变,临床上较原位鳞癌少见,可能与病变位置多位于子宫颈管内难以被细胞学或阴道镜检查发现有关。多数的子宫颈原位癌是在因良性病变切除的子宫或因 CIN 子宫颈活检及锥切标本中检查所得,50%以上的子宫颈原位癌与 CIN 并存。近年来,子宫颈腺癌的发病率有上升趋势,临床上应重视对原位癌的识别与管理。

子宫颈微小浸润癌(为 FIGO ⅠA 期)又称早期浸润癌,是指只能在显微镜下诊断而临床难以发现的浸润癌。FIGO 关于微小浸润癌的定义:ⅠA1 和ⅠA2 期的诊断应基于取出组织的显微镜检查,最好是子宫颈锥切或全子宫切除的组织标本,切除的组织必须包含全部病变,不论原发病灶是鳞状上皮还是腺上皮,浸润深度不超过上皮基膜下 5 mm,水平扩散≤7 mm。静脉和淋巴管等脉管区域受累不能改变分期,但必须特别注明,因为会影响治疗决策。超出上述范围的病变即归为ⅠB 期。

三、HPV 与子宫颈病变

(一)子宫颈癌的病因学研究

子宫颈癌的病因研究历经 100 多年,早在 19 世纪人们就发现子宫颈癌在修女中极少发生,研究认为子宫颈癌的发生与婚产因素和性行为紊乱等行为危险因素有关。20 世纪 60~70 年代,人们将焦点转向某些微生物感染因素,如单纯疱疹病毒Ⅱ型和人类巨细胞病毒,但随后的流行病学调查及分子学研究并不支持单纯疱疹病毒Ⅱ型或巨细胞病毒在子宫颈癌发生过程中起主导作用。1974 年德国杰出的病毒学家 Zur Hausen 首次提出人乳头瘤病毒(human papilloma virus,HPV)与子宫颈肿瘤有密切相关。至1983 年,Durst 和 Zur Hausen 发现了 HPV16。同年,Cuzick、Campion 及 Singer 一起对 100 名子宫颈涂片结果为低度病变的妇女进行了 HPV 检测,结果发现 HPV16 感染比 HPV6 具有更强的促使子宫颈病变进展的潜能。随后,George Terry 等建立了聚合酶链反应方法,使 HPV 检测的临床意义逐渐被重视。目前,众多国内外学者及研究机构就 HPV 感染与子宫颈癌的关系进行了大量的研究,人们对 HPV 感染与子宫颈病变之间关系的认识日渐统一。2004 年,IARC 发布了一致性声明:HPV 感染是子宫颈上皮内瘤变及子宫颈癌发生的必要因素,可以认为,没有 HPV 持续性感染的妇女几乎没有患子宫颈癌的危险。流行病学资料结合实验室的证据都强有力地证实了这一观点。

HPV 是一群微小的、无包膜的双链 DNA 病毒,目前发现的基因型别已经超过了 200 种。根据其致瘤能力的高低,可以分为高危型、潜在高危型和低危型 3 类。高危型 HPV 通过其癌蛋白 E7 降解抑癌基因 *pRB* 的产物,使细胞跨越细胞周期 G1/S 检查点,进入增殖周期;通过其 E6 癌蛋白降解抑癌基因 *p53* 的产物,使细胞抵抗凋亡,异常生长;E6 癌蛋白还能激活人端粒酶催化亚单位 hTERT,导致细胞永生化;此外,高危型 HPV 的癌蛋白还能引起细胞有丝分裂异常,造成染色体不稳定,促使受感染的细胞发生恶性转化。

(二)HPV 感染的自然史

肛门、生殖器的 HPV 感染与年龄及性行为习惯相关。性活跃的年轻妇女感染率最高,感染的高峰年龄为 15~25 岁。文献报道生育年龄(包括子宫颈细胞学检查无异常发现)的正常妇女,其子宫颈 HPV 感染率在 5%~50%。国外对女大学生的研究发现,约 1/3 有性行为的女大学生的正常子宫颈 HPV DNA 阳性。据报道在世界范围内,半数以上的性活跃的成年人在他们的一生中至少被一种生殖道 HPV 感染过。HPV 感染的高危因素主要为性行为紊乱,如过早开始性生活、多个性伴侣、与高危人群的性接触等。女性性工作者及 HIV 患者中 HPV 感染率较高。男性的包皮环切术及正确使用避孕套在一定程度上可减少妇女感染 HPV。

虽然年轻女性的 HPV 感染及其引起的子宫颈低度病变的频率很高,并可反复感染或同时感染多种型别的 HPV,但绝大多数都会在短期内自动消失。>30 岁的妇女子宫颈 HPV 新发感染率明显下降,为 5%~10%。但相对于年轻女性,大年龄段的妇女更容易发生 HPV 的持续感染,这可能与免疫功能随着年龄的增长而下降,从而降低了人体对病毒的新发和既往感染的清除能力有关。亦有研究报道妇女 HPV 感染的第二个高峰年龄段在女性的围绝经期(45~50 岁),其原因多数学者认为是妇女或其配偶与新的性伴侣接触而发生的感染,也可能与病毒的潜伏感染再度激活有关。

大多数 HPV 感染是一过性的,免疫功能正常的妇女,90% 的 HPV DNA 可在 2 年后转阴,这是 HPV 感染最常见的结局。即使在 CIN 的患者中,如果随诊足够长的时间,HPV 感染也有较高的自然转归率。因此,HPV 感染不能机械地等同于肿瘤进展。非致瘤性(低危型)HPV 感染的自然消退率较高,平均感染时间是 7~8 个月,致瘤性(高危型)HPV 的平均感染时间则长达 10~13 个月。HPV 感染后,主要诱发机体的细胞免疫将病毒清除,一旦机体免疫力消除了某一型 HPV,一般不易再感染同一型别的 HPV,但并不意味着对其他型别的 HPV 也产生了交叉免疫。

不到 10% 的 HPV 感染会持续存在,但只有少部分高危型 HPV 持续感染可能引发子宫颈病变或子宫颈癌。而且研究显示,同一高危型 HPV 的持续感染,患 CIN2、CIN3 的风险比高达 813,较不同高危型别的 HPV 反复感染者明显升高,后者患 CIN2、CIN3 的风险比为 192。另一项研究也观察到,连续 3 次同型别的高危型 HPV 持续感染对于持续鳞状上皮内病变的风险远远大于持续的高危型 HPV 感染但型别不同的情况。相邻两次均检测到高危型 HPV 而型别不同时,持续鳞状上皮内病变的发生概率甚至低于相同型别的低危型 HPV 持续感染。

(三)子宫颈病变中的 HPV 检出率及型别分布

HPV DNA 的检出率随子宫颈病变的进展而上升。在子宫颈上皮内瘤变(CIN1~3)中,HPV 阳性率为 35%~100%,在子宫颈浸润癌中可达 93%~100%。在型别分布上,世界各国的研究报道在子宫颈癌中均以 HPV16 和 18 型为主要类型。最新的 Meta 分析显示,在全球 14 595 例子宫颈癌中,HPV16 和 18 型仍为最主要类型,存在于约 70% 的子宫颈癌中。其次,较常见的还有 HPV 45(4.6%)、31(3.8%)、33(3.7%)、52(2.9%)、58(2.8%)、35(1.5%)型。在 HSIL 中感染率最高的仍是 HPV16。亚洲子宫颈癌前十位 HPV 型别分别是 HPV16、18、58、

33、52、45、31、35、59 和 51。

国内也有学者进行了以人群为基础的 HPV 流行病学研究。一项关于中国妇女子宫颈人乳头瘤病毒型别分布的 Meta 分析结果显示,在子宫颈癌、高度上皮内病变、低度上皮内病变和正常子宫颈中,总 HPV 调整感染率分别为 82.7%、88.5%、69.3%、13.1%;所有子宫颈状态中,HPV16 型为最常见的 HPV 型别,在子宫颈癌中,占第 2、3 位的依次为 HPV18 和 58 型;HPV16 和 18 型在子宫颈癌、HSIL、LSIL 和正常子宫颈中的感染率分别为 69.6%、59.1%、32.3%、4.4%,该结果与世界范围内 HPV16 和 18 型在子宫颈癌中 70% 的感染率非常接近。

(四)HPV 型别与致癌风险

HPV16、18 是子宫颈癌及癌前病变中最常见的 HPV 型别。多项研究表明,相对于其他型别的高危型 HPV,HPV16 感染更容易持续存在,平均感染时间为 16~18 个月,并且进展为 CIN3 及浸润癌的风险明显高于其他高危型 HPV。子宫颈细胞学正常的妇女,如果 HPV18 阳性,其进展为 CIN3,特别是腺癌和相关癌前病变的风险也较高。1 项入组了 20 810 名妇女、随访长达 10 年的前瞻性研究发现,研究开始时 HPV 16 阳性的妇女 10 年内进展为 CIN3 和浸润癌的比率为 17.2%,HPV18 阳性者为 13.6%,而其他高危型 HPV 阳性者进展为 CIN3 和浸润癌的比率仅为 3.0%。细胞学检查阴性而 HPV16 或 18 阳性的妇女进展为 CIN3 以上病变的风险比细胞学检查为 LSIL 的患者还高。Molano 等对 227 例细胞学正常而 HPV 阳性的妇女进行了为期 5 年的随访,发现 HPV16 较低危型感染的清除率明显降低,HPV31、33、35、52 及 58 型的清除率居中,其他高危亚型与低危型相比未显示出清除率降低,单一感染与多型别感染的清除率相当。Insinga 等对 HPV16、18、6、11 型感染及相关子宫颈病变的自然史进行了回顾性分析,结果显示,随访 2 年或 3 年时,HPV16 和 18 型别相关的 CIN2 和 3 发生的累积风险为 11.5%、27.2%;HPV16 和 18 型别相关的 CIN1、CIN2、CIN3 在 12 个月内的阴转概率分别为 32.9%、21%、11%。由于 HPV 具体亚型致病力的不同,HPV 分型检测在子宫颈癌筛查及子宫颈病变治疗后随访中的作用日益凸显。

除了上述年龄、性行为习惯、HPV 型别与 HPV 持续感染相关外,可能还有其他内源性或外源性因素协同参与作用,影响了 HPV 的清除,并促进了子宫颈病变的进展。这些协同因素包括:①环境或外在因素,如吸烟、长期口服避孕药、多产、其他性传播疾病的协同感染等。②病毒因素,如高病毒载量、多种型别 HPV 联合感染、病毒基因整合入宿主染色体。③宿主因素,如遗传易感性、HIV 感染、免疫抑制治疗等。HPV 感染的自然史尚有很多方面还不甚明确,HPV 自我清除、持续感染、潜伏感染的状态如何准确界定及其转归或进展的规律,有待更深入的研究。另外,除高危型 HPV 持续感染这一重要的致病因素外,子宫颈癌的发生、发展是多因素、多步骤作用的结果,上述内源性及外源性危险因素在 HPV 致病过程中是如何发挥作用的,同样需要更多临床及实验室的研究来证实。

(五)HPV 预防性疫苗

目前,Merck 公司和 GlaxoSmith-Kline 公司已分别利用酵母和昆虫细胞表达体系开发出以病毒样颗粒为基础的 HPV 基因工程疫苗。前者是四价疫苗使用的是铝佐剂,后者是二价疫苗使用的是 ASO_4(一种包含铝和脱酰单磷酰脂)佐剂。两种疫苗都含有针对 HPV16 和 18 的型别,这两个基因型导致全球大约 70% 的子宫颈癌病例。包括美国在内的多项全球多中心随机对照研究评估了这两种疫苗对 9~45 岁妇女的安全性和有效性,结果显示,对于注射前从未感染过疫苗涵盖的 HPV 基因型的妇女,两种 HPV 预防性疫苗在预防 HPV 持续感染和相关子宫颈病变方面都显示出非常好的效果,同时具有良好的耐受性。常见的不良事件为注射部位的疼痛、红肿、瘙痒及发热、眩晕等全身反应。在注射三剂疫苗后的 1 个月,血清抗 HPV 抗体阳转率可达 96.4%～99.9%;在接种后 5 年内,抗体滴度仍维持较高的水平,与自然感染相比有显著差异。目前,大规模 HPV 疫苗试验及 6～8 年的随访结果是,HPV 疫苗几乎可以 100% 的预防由相关基因型导致的子宫颈癌前病变、阴道和外阴癌前病变及生殖器疣。尽管研究开展的时间长度不足以使病变发展为子宫颈癌,但世界卫生组织的专家组已认同对这些子宫颈癌前病变的预防最终能避免癌症的发生。

2006 年,美国食品药品监督管理局批准了 Gardasil 四价疫苗上市。2007 年,澳大利亚也批准了 Cervarix 二价疫苗的上市。目前这两种疫苗已在全球 100 多个国家和地区上市,主要用于青春期前和青少年女性的预防接种。

四、子宫颈筛查与"三阶梯"诊疗程序的规范应用

HPV 预防性疫苗研制成功,使子宫颈癌的一级预防成为可能。然而,在现阶段我国广大妇女还难以从 HPV 预防性疫苗中获益。因此,子宫颈癌前病变及早期癌的筛查及正确处理,即子宫颈癌的二级预防,仍是目前子宫颈癌预防工作的主要策略。"三阶梯"诊断步骤,即子宫颈筛查－阴道镜检－组织病理学检查,是广泛使用的诊断规范流程。子宫颈筛查结果异常,意味着从正常人群中筛出可能发生癌前病变或子宫颈癌的高危人群,但临床医师不能仅凭筛查结果就为患者制定治疗方案。须进一步经阴道镜检查评估和检出子宫颈病变是否存在,并在其指引下取子宫颈活检确诊。组织病理学结果(点活检或锥切活检)是确诊的金标准,也是临床治疗的依据。应当注意的是,当三阶梯诊断结果不一致时,须重新核对原始资料,包括重新检查原始细胞学涂片与病理切片是否符合诊断标准,重新评估阴道镜检查是否遗漏病变。及时修正诊断及密切随访是准确评估子宫颈病变的可靠途径。

(一)筛查方法

子宫颈癌前病变及早期癌通常无明显症状,临床上常规的妇科检查也难以发现病变,因此需要特定的检查或检测技术才能早期发现、及时诊断。目前,常用的筛查方法主要有子宫颈细胞学检查、高危型 HPV 检测及肉眼观察法等。传统的巴氏涂片检查在过去的半个多世纪中,为全球的子宫颈癌发病率和死亡率的下降作出了突出贡献,新发展的液基细胞学方法减少了不满意涂片的数量,在一定程度上改善了传统巴氏涂片的敏感性。而子宫颈细胞学诊断标准近年来也在不断进展,1988 年美国国立癌症研究所提出 TBS 系统,在涂片质量评价、描述细胞形态和诊断建议 3 个方面做了较大的改良,方便了临床医师与细胞病理学家的交流,也有利于对细胞学结果异常的妇女进行规范的管理,目前已在世界范围内广泛应用。另外,众多分子标记物的研究是目前辅助细胞学或组织病理学进一步筛选高危病变的热点领域。研究结果显示,P16INK4A 及 Ki-67 的免疫化学染色有助于辨别不同级别的 CIN,减少假阴性和假阳性活检,从而有效的早期发现和诊断 HSIL 及子宫颈癌,是预测子宫颈癌前病变及早期癌较有前景的筛查和诊断指标。

HPV 检测技术是筛查方法的又一次突破。与细胞学相比,HPV 检测提高了识别子宫颈高度病变的灵敏度,且结果客观,可重复性好,阴性预测值可达 99%。欧美等发达国家的子宫颈癌筛查指南推荐,对 30 岁以上妇女可联合应用 HPV 检测及细胞学检查。而对 HPV 检测单独用于子宫颈癌初筛的评价正在多个国家进行前瞻性的随机对照研究。杂交捕获二代法是目前应用最广泛的临床 HPV 诊断方法,但因为价格昂贵,在发展中国家难以推广应用于子宫颈癌筛查。

快速 HPV 检查方法的问世,有望成为发展中国家子宫颈癌筛查的有效手段。该技术识别子宫颈病变的敏感性和特异性接近杂交捕获二代法,但只需2.5小时就能得出结果,试验设施简单,可以在没有水电的情况下操作,费用也只有杂交捕获二代法的 1/10。

肉眼观察技术即醋白试验及碘试验是一种相对简单,较少依赖操作设施的方法,易于掌握与培训,无须特殊的仪器设备,价格低廉,可在欠发达地区作为初筛手段推广,使更多的贫困地区的妇女及时得到子宫颈癌的早诊早治。这种筛查方法已在非洲、印度、中国西部地区等发展中国家和地区进行了评价,醋白试验对子宫颈癌前病变和浸润癌的敏感性为 77%(56%～94%),特异性为 86%(74%～94%)。但要认识到,该技术无法对子宫颈管内的病变进行评价,对绝经后的妇女很少有效,且因无资料保存,难以复查及质控。

(二)筛查策略

在发达国家,对适龄妇女进行有组织、系统性的筛查,随着筛查覆盖率的扩大及筛查质量的改善,子宫颈癌的发病率和死亡率得到了有效的控制。相比之下,在无法开展系统性筛查的发展中国家和地区,子宫颈癌的发病率仍居高不下。目前,我国子宫颈癌的防控工作也处于缺少有组织、以人口为基础的系统性筛查阶段,筛查覆盖率低,子宫颈癌及癌前病变的早期发现、早期诊断主要依靠妇女的机会性筛查。可喜的是,我国子宫颈癌的防治工作正逐渐受到政府和大众的重视,从 2005 年原卫生部和癌症基金会建立子宫颈癌早诊早治示范基地,到 2006 年中央财政地方转移支付癌症早诊早治项目,再到 2009 年农村妇女的两癌检查,越来越多的机构和医务工作者参与到子宫颈癌的预防工作中,为我国子宫颈癌的预防提供了前所未有的契机。另一方面,研究显示,机会性筛查是目前发展中国家提高子宫颈癌筛查效率及覆盖率的一种切实可行的方法,可节约医疗资源,患者顺应性好,早期病变检出率可达 86%。因此,现阶段我国子宫颈筛查工作应当重视增强医护人员的子宫颈癌筛查意识,因地制宜选取筛查方法,将有组织筛查与机会性筛查相结合,努力提高我国子宫颈癌筛查及早诊早治的覆盖率,同时加强筛查质量的控制,规范诊治流程。

根据疾病的负担、卫生资源、经济发展水平的不同,各国的筛查方案亦有差异。在《中国癌症筛查及早诊早治指南(试行)》中,我国子宫颈癌防治协作组的专家结合我国国情,针对不同资源条件和人群风险度等因素,提出了 3 种筛查方案可供选择。①最佳方案:医师取材 HPV 检测和液基细胞学组合,适宜于经济发达地区或经济条件较好的妇女。②一般方案:医师取材 HPV 检测和传统巴氏涂片组合,适宜于中等发达地区的筛查。③基本方案:仅用肉眼观察法(醋白试验或碘试验):适用于贫穷落后、卫生资源缺乏的地区。经济发达地区,筛查起始年龄可考虑为25～30 岁;经济欠发达地区,起始年龄为 35～40 岁。

2012 年初,美国癌症协会、美国临床病理协会及美国阴道镜和子宫颈病理协会共同推出了修订版的子宫颈癌筛查指南,值得我们借鉴。该指南综合评估了近 10 年来对子宫颈癌和 HPV 感染相关性研究的证据,针对不同年龄段 HPV 感染流行病学特点和子宫颈癌发病风险的不同,并充分权衡了筛查可能带来的益处及潜在危害,对既往指南进行了更新。指南的主要内容包括下列以年龄分组的筛查建议。

(1)无论有无性行为,<21 岁的女性都不应该进行常规筛查。因为在青春期及年轻女性中 HPV 感染和 LSIL 相对多见,大多数可自行逆转,而子宫颈癌的发病率很低。常规筛查对该年龄段女性子宫颈癌的检出和预防效果甚微,相反会导致不必要的创伤及过度治疗。专家指出,HPV 预防性疫苗的接种是该年龄段女性安全、有效的子宫颈癌预防策略。

(2)21～29 岁的女性推荐每 3 年接受 1 次细胞学筛查,由于 30 岁以下的女性 HPV 感染率较高,故 HPV 检测不应常规用于该组人群。

(3)30～65 岁的女性推荐每 5 年接受 1 次细胞学＋HPV 检测的联合筛查,每 3 年 1 次的细胞学筛查是可替代的方案。若联合筛查结果显示 HPV 阳性而细胞学检查正常,可有两种选择:①12 个月后复查细胞学及 HPV 检测;②立即进行 HPV16 或 HPV16 和 18 分型检测。当 HPV 持续阳性或分型检测阳性时,应立即转诊阴道镜。若联合筛查结果显示 HPV 阴性而细胞学检查为不能确定意义的非典型鳞状细胞(ASC-US)时,常规筛查即可。

(4)＞65 岁的女性如既往 20 年内无 CIN2 以上病史,且既往 10 年内连续 3 次细胞学筛查结果阴性或连续 2 次联合筛查结果阴性(最近 1 次的阴性结果在过去 5 年内进行),可退出常规筛查。

(5)因良性疾病行全子宫切除的女性,如无 CIN2 以上病史,无须常规筛查。

(6)曾接种 HPV 预防性疫苗的女性,筛查程序与未接种人群相同。

五、子宫颈病变和早期浸润癌的治疗策略

(一)子宫颈癌前病变的处理

美国 20 世纪 90 年代中期的调查结果显示,每年约有 100 万的妇女诊断为 CIN1,约 50 万诊断为 CIN2、CIN3。近年来,估计 CIN1 的年发病率为 1.2/1 000,CIN2、CIN3 为 1.5/1 000。对子宫颈癌前病变进行恰当的干预与随访,是子宫颈癌防治体系中关键的组成部分。不规范的诊治程序不仅会造成漏诊、漏治,增加了子宫颈癌发病的风险,而且还可能造成过度治疗,导致不必要的并发症和医疗资源的浪费。鉴于目前我国子宫颈病变诊治方面存在的诸多问题,中国子宫颈病变和阴道镜协作组参考美国阴道镜和子宫颈病理协会、欧洲及亚太地区生殖道感染和肿瘤研究组织的研究结果及诊治规范,并结合我国国情,制定了《中国子宫颈病变诊断和与治疗指南》,正在推行,以期规范临床操作。

治疗子宫颈癌前病变的方法主要有两大类:一是破坏子宫颈表面组织的物理治疗方法,包括冷冻治疗、激光消融、电灼和冷凝等;二是切除子宫颈组织的切除方法,包括冷刀锥切、LEEP、激光锥切和电针锥切等。切除的方法不但可以去除病变,而且可以提供组织标本用于病理检查。尽管比较不同治疗方法的随机试验数量有限,以上列出的物理和切除治疗在消除子宫颈癌前病变和减少子宫颈癌发病风险方面的有效性是相同的。过去认为,冷刀锥切会增加妇女将来早产、低出生体重儿和剖宫产的风险。但近来,一些大型的回顾性研究报道,进行 LEEP 或激光锥切的女性也会增加将来早产、低出生体重儿及胎膜早破的发生。尽管大多数物理治疗的研究没有显示出对妊娠结果相关的不利影响,但对于妊娠结果较小的影响很难测量,因此物理治疗也可能存在对未来妊娠的潜在不利影响。对于子宫颈癌前病变,目前还没有可接受的非外科治疗方法。治疗方法的选择应根据病变的分级、之前的细胞学结果、转化区类型、患者的年龄、生育需求、随诊条件和医疗资源而定,个体化及人性化是治疗的目标。

1.CIN1 的处理方案

(1)细胞学报道为 ASC-US、ASC-H 或 LSIL 的 CIN1:推荐随诊观察,可 12 个月时检测 HPV,或 6 个月、12 个月时重复子宫颈细胞学检查。如 HPV 阳性或重复细胞学≥ASC-US,推荐阴道镜检查。如 HPV 阴性或连续两次的细胞学检查正常,可返回常规的子宫颈筛查。对于持续性 CIN1(持续时间＞2 年),可以继续观察,也可给予治疗。如果给予治疗,应参考阴道镜检

查是否满意来选择治疗措施。对于阴道镜检查满意者,物理治疗或子宫颈锥切均可。对于阴道镜检查不满意、子宫颈活检提示 CIN,或因子宫颈病变接受过治疗的患者,推荐子宫颈锥切。

(2)细胞学报道为 HSIL 或非典型腺细胞的 CIN1:对于阴道镜检查满意且子宫颈活检阴性者,有三种可接受的处理方案。①每 6 个月进行 1 次细胞学和阴道镜检查,随诊 1 年。如果第 6 个月或第 12 个月随诊时仍为 HSIL 或非典型腺细胞,推荐子宫颈诊断性锥切;如果连续两次的细胞学检查正常,可回归到常规筛查。②诊断性锥切。③复核细胞学、组织学和阴道镜检查的结果,如果复核的结果有更改,应根据更改后的结果按相应的指南进行处理。对于阴道镜检查不满意者,除特殊人群外,推荐子宫颈诊断性锥切。

(3)特殊人群的 CIN1:①对于青春期女性(<21 岁)的 CIN1,推荐每年进行 1 次子宫颈细胞学随访。如果第 12 个月时细胞学≥HSIL 或第 24 个月时细胞学≥ASC-US,则需要行阴道镜检查。②妊娠期妇女的 CIN1 可暂不处理。

2.CIN2、CIN3 的处理方案

(1)普通人群的 CIN2、CIN3:对于组织学诊断的 CIN2、CIN3,推荐给予治疗,而不仅仅是随诊观察(特殊人群除外)。如果阴道镜检查满意,完全除外浸润癌者物理治疗和子宫颈锥切均可。如果阴道镜检查不满意,不能完全除外浸润癌者不可行物理治疗,应行子宫颈锥切。全子宫切除不可作为 CIN2、CIN3 患者的首选治疗方法。对于 CIN2、CIN3 治疗后的随诊,可以 6~12 个月间检测 1 次 HPV,也可每 6 个月进行 1 次细胞学或者细胞学联合阴道镜检查。如果随诊发现 HPV 阳性,或者细胞学≥ASC-US,推荐阴道镜检查加子宫颈管采样。对于 HPV 阴性,或者连续两次的细胞学检查正常的患者,进入常规筛查,持续至少 20 年。对于子宫颈锥切组织切缘阳性或术后立即进行的子宫颈活检发现有 CIN2、CIN3 的患者,可于术后 4~6 个月时行细胞学检查同时进行子宫颈活检,重复诊断性子宫颈切除也是可接受的程序。如果重复诊断性子宫颈切除不可行,子宫切除是可接受的。对于复发或持续的 CIN2、CIN3,可再次锥切,如果无法再次锥切,可行全子宫切除。仅根据 HPV 检测阳性,进行重复治疗或行子宫切除是不可接受的。

(2)特殊人群的 CIN2、CIN3:①对于青春期女性的 CIN2、CIN3 且未加特殊说明时,如果阴道镜检查满意,可以治疗,也可进行为期两年的密切观察,每 6 个月进行 1 次细胞学和阴道镜检查。如果随诊期间疾病进展(细胞学发现 HSIL 或阴道镜提示高级别病变),则需要重复活检。组织学明确诊断为 CIN2 时,首选随诊观察,但也可给予治疗。对于明确诊断为 CIN3 或阴道镜不满意时,应给予治疗。如果患者连续两次的细胞学和阴道镜检查正常,则可回归到常规的子宫颈细胞学筛查。如果在随诊中发现 CIN3 或 CIN2、CIN3 持续时间>24 个月,则推荐给予治疗。②对于阴道镜活检组织学诊断为 CIN2、CIN3 的妊娠期妇女,除外浸润性病变,可采用≤12 周为间隔的细胞学和阴道镜检查。如果随诊中病变进展或细胞学提示浸润癌时,推荐重复活检。除非确诊为浸润癌,否则治疗是不可接受的。应在产后 6 周重新对子宫颈进行细胞学和阴道镜检查。

3.子宫颈原位癌的处理

对于完成生育,且经诊断性锥切的组织学确诊为原位癌的女性,可选择全子宫切除。如须保留生育功能,可行冷刀锥切。对锥切后边缘阳性或子宫颈管取样仍有 CIN 或原位癌的患者,有以下两种方案可选择:再次子宫颈锥切以增加病灶完全切除的可能性;6 个月时联合使用细胞学、HPV 检测、阴道镜及子宫颈活检重新评估。对未行子宫切除的患者,均应长期随访。

（二）子宫颈早期浸润癌的处理（参考 FIGO 指南）

1. Ⅰ A1 期（间质浸润深度≤3 mm,水平扩散≤7 mm）

推荐行经腹或经阴道全子宫切除术,如同时存在阴道上皮内瘤变,应切除相应的阴道段。有生育要求者,可行子宫颈冷刀锥切。

2. Ⅰ A2 期（间质浸润深度 3～5 mm,水平扩散≤7 mm）

推荐行Ⅱ型子宫切除术＋盆腔淋巴结清扫术。有生育要求者,可选择:①大范围的子宫颈锥切,加腹膜外或腹腔镜下淋巴结清扫术;②根治性子宫颈切除术,加盆腔淋巴结清扫术。

（肖　楠）

第二节　子 宫 肉 瘤

子宫肉瘤是一类来源于子宫内膜间质、结缔组织或平滑肌的子宫恶性肿瘤,好发于围绝经期妇女,多发生在 40～60 岁。临床十分少见,占妇科恶性肿瘤 1%～3%,占子宫恶性肿瘤的 2%～6%。子宫肉瘤虽少见,但组织成分繁杂,分类也繁多,主要有子宫平滑肌肉瘤、子宫内膜间质肉瘤和子宫恶性苗勒管混合瘤等。由于子宫肉瘤恶性程度高,预后较差,不易早期诊断,术后易复发,放疗和化疗不甚敏感,故病死率高,其 5 年生存率徘徊在 30%～50%。

一、组织发生及病理

根据组织来源,主要分为以下几种。

（一）平滑肌肉瘤

平滑肌肉瘤最多见,来自子宫肌层或子宫血管壁平滑肌纤维,也可由子宫肌瘤恶变而来,称子宫肌瘤肉瘤变性或恶变。巨检见肉瘤呈弥漫性生长,与子宫肌层无明显界限;肌瘤肉瘤变者常从中心开始向周围播散。剖面失去漩涡状结构,常呈均匀一片或鱼肉状,色灰黄,质地脆而软。50% 以上见出血坏死。镜下见平滑肌细胞增生,细胞大小不一,排列紊乱,核异型,染色质多、深染且分布不均,核仁明显,有多核巨细胞,核分裂象>5/10 HP 及有凝固性坏死。

（二）子宫内膜间质肉瘤

来自子宫内膜间质细胞,分两类。

1. 低度恶性子宫内膜间质肉瘤

以往称淋巴管内间质异位等,少见。巨检见子宫球状增大。剖面见子宫内膜层有息肉状肿块,鱼肉样,棕褐色至黄色,可有出血、坏死和囊性变。镜下见子宫内膜间质细胞高度增生并浸润肌层,细胞大小一致,呈圆形或小梭形,核分裂象≤3/10 HP。

2. 高度恶性子宫内膜间质肉瘤

高度恶性子宫内膜间质肉瘤又称子宫内膜间质肉瘤,少见,恶性程度较高。巨检形似前者,但体积较大。镜下见内膜间质细胞呈梭形或多角形,大小不等,异形性明显,核分裂象>10/10 HP。

（三）恶性中胚叶混合瘤肿瘤（malignant mesodermal mixed tumor,MMMT）

含肉瘤和腺癌两种成分,故又称癌肉瘤或恶性中胚叶混合瘤,较罕见的子宫恶性肿瘤,来自中胚叶。巨检见肿瘤从子宫内膜长出,向宫腔突出呈息肉样,多发性或分叶状,底部较宽或形成蒂状,质软,表面光滑或有溃烂,肿瘤切面呈鱼肉状,有出血和小囊腔。晚期浸润周围组织。镜下见癌(腺癌为主)和肉瘤两种成分混合存在。

二、临床表现

(一)早期症状

早期症状不明显,向宫腔内生长者,症状出现较早,随病情变化可出现以下症状。

1.不规则阴道出血

不规则阴道出血是最常见的症状,量或多或少,由宫腔生长的肿瘤表面破溃所致。若合并感染坏死,可有大量脓性分泌物排出,内含组织碎片,味臭。肿瘤可自宫腔或宫颈脱至阴道内。

2.下腹部块物

子宫肌瘤迅速增大,尤其是绝经后的患者,应考虑为恶性。

3.压迫症状

晚期肿瘤向周围组织浸润,压迫周围组织,加上肿瘤生长迅速而出现下腹痛、腰痛等。压迫直肠、膀胱时出现相关脏器压迫症状。

4.晚期癌症状

癌肿转移腹膜或大网膜时出现血性腹水,晚期出现恶病质、消瘦、继发性贫血、发热等全身衰竭现象。

(二)体征

妇科检查:子宫增大,质软,表面不规则。有时宫口扩张,宫口内见赘生物或从宫口向阴道脱出的息肉样或葡萄状赘生物,呈暗红色,质脆,触之易出血。晚期肉瘤可浸润盆壁。

三、临床分期

常用国际抗癌协会(UICC)的分期法如下所述。

(1)Ⅰ期:癌肿局限于宫体。

(2)Ⅱ期:癌肿已浸润至宫颈。

(3)Ⅲ期:癌肿已超出子宫范围,侵犯盆腔其他脏器及组织,但仍局限于盆腔。

(4)Ⅳ期:癌肿超出盆腔范围,侵犯上腹腔或已有远处转移。

四、转移途径

转移途径有直接蔓延、淋巴转移及血行转移,以血行转移多见。

五、诊断

根据病史、症状、体征,应疑有子宫肉瘤的可能。分段诊刮是有效的辅助诊断方法,刮出物送病理检查可确诊。但因子宫肉瘤组织复杂,刮出组织太少易误诊为腺癌;有时取材不当仅刮出坏死组织以致误诊或漏诊,若肌瘤位于肌层内,尚未侵犯子宫内膜,刮宫无法诊断,B超及CT等检查可协助诊断,但最后诊断必须根据病理切片检查结果。手术切除的子宫肌瘤标本也应逐个详细检查,可疑者应做快速病理检查以确诊。子宫肉瘤易转移至肺部,故应常规行胸部X线片。

六、治疗

治疗原则是以手术为主。Ⅰ期行全子宫及双侧附件切除术。宫颈肉瘤、子宫肉瘤Ⅱ期、癌肉瘤应行子宫广泛性切除术及盆腔及主动脉旁淋巴结切除术。根据病情早晚,术后加用化疗或放疗可提高疗效,恶性苗勒管混合瘤对放疗较敏感,手术加放疗疗效较好。目前对肉瘤化疗效果较好的药物有顺铂、多柔比星、异环磷酰胺等,常用三药联合方案。子宫恶性中胚叶混合瘤和高度恶性子宫内膜间质肉瘤对放疗敏感。低度恶性子宫内膜间质肉瘤含雌孕激素受体,孕激素治疗有一定疗效,通常用醋酸甲羟孕酮或甲地孕酮。

七、预后

子宫肌瘤肉瘤变的恶性程度一般较低,预后较好。恶性苗勒管混合瘤恶性程度高,预后差。子宫肉瘤的 5 年存活率仅为 20%～30%。

（孙瑞景）

第三节 输卵管肿瘤

一、输卵管良性肿瘤

输卵管肿瘤占女性生殖系统肿瘤的 0.5%～1.1%,其中良性肿瘤罕见。来源于副中肾管或中肾管。大致可分为以下几类:①上皮细胞肿瘤,如腺瘤、乳头瘤;②内皮细胞肿瘤,如血管瘤、淋巴管瘤;③间皮细胞肿瘤,如平滑肌瘤、脂肪瘤、软骨瘤、骨瘤;④混合性畸胎瘤,如囊性畸胎瘤。

(一)输卵管腺瘤样瘤

输卵管腺瘤样瘤为最常见的一种输卵管良性肿瘤。以生育期年龄妇女为多见。80% 以上伴有子宫肌瘤,未见恶变报道。腺瘤样瘤由 Golden 和 Ash 于 1945 年首先报道并命名,它的组织发生一直有争议,近几年的免疫组化和超微结构研究均支持肿瘤起源于多能性间叶细胞。

输卵管良性肿瘤无特异症状,多数患者是以其并发疾病如子宫肌瘤,慢性输卵管炎的症状而就诊,易被其他疾病所蒙蔽,临床极少有确诊病例,常在妇科手术时无意中被发现者居多,造成大体标本检查易忽略而漏诊,导致检出率低。肿瘤体积较小,直径 1～3 cm,位于输卵管肌壁或浆膜下。大体形态为实性,灰白色或灰黄色,与周围组织有分界,但无包膜。镜下可见紧密排列的腺体,呈隧道样、微囊样或血管瘤样结构,被覆低柱状上皮,核分裂象罕见。间质由纤维、弹力纤维及平滑肌组成。肿瘤可以浸润性的方式生长到管腔皱襞的支持间质中去。诊断有困难时组织化学和免疫组化可帮助诊断,AB 阳性,CK、Vim、SMA、Calretinin 阳性即可确诊。治疗为手术切除患侧输卵管。预后良好。

(二)输卵管乳头状瘤

输卵管乳头状瘤多发生于生育期妇女,与输卵管积水并发率较高,偶尔亦与输卵管结核或淋病并存。

肿瘤直径一般 1～2 cm。一般生长在输卵管黏膜,突向管腔,呈疣状或菜花状,剖面见肿瘤自输卵管黏膜长出。镜下典型特点:见乳头结构,大小不等,表面被覆无纤毛细胞或少数纤毛细胞,细胞扁平,立方或柱形,核有中等程度的多形性但是核分裂象很少见,组织学上需要将这种良性病变与输卵管腺癌进行鉴别。输卵管周围及管壁内可见少量的嗜碱性粒细胞和淋巴细胞为主的炎症细胞浸润。

肿瘤早期无症状,患者常常合并输卵管周围炎,常因不孕、腹痛等原因就诊,随肿瘤发展逐渐出现阴道排液,无臭味,合并感染时呈脓性。管腔内液体经输卵管伞端流向腹腔即形成盆腔积液,当有多量液体向阴道排出时,可出现腹部绞痛。盆腔检查可触及附件形成的肿块,超声检查和腹腔镜可协助诊断,但最后诊断有赖于病理检查。治疗为手术切除患侧输卵管,如有恶变者按输卵管癌处理。

(三)输卵管息肉

输卵管息肉可发生于生育年龄和绝经后,一般无症状,多在不孕患者行检查时发现。输卵管息肉的发生不明,多位于输卵管腔内,与正常黏膜上皮有连续,镜下可无炎症证据。宫腔镜检查和子宫输卵管造影均可发现,但前者优于后者。乳头瘤和息肉的鉴别是前者具有乳头结构。

(四)输卵管平滑肌瘤

输卵管平滑肌瘤较少见。输卵管平滑肌瘤的发生与胃肠道平滑肌瘤相似,而与雌激素无关。同子宫平滑肌瘤,亦可发生退行性病变。临床上常无症状,多在行其他手术时偶尔发现。肿瘤较小,单个,实质,表面光滑。肿瘤较大时可压迫管腔而致不育及输卵管妊娠,亦可引起输卵管扭转而发生腹痛。处理时可手术切除患侧输卵管。

(五)输卵管成熟性畸胎瘤

输卵管成熟性畸胎瘤比恶性畸胎瘤还少见。文献上仅有少数病例报道,大多数为良性,其来源于副中肾管或中肾管,认为可能是胚胎早期,生殖细胞移行至卵巢的过程中,在输卵管区而形成。一般病变多为单侧,双侧少见,常位于输卵管峡部或壶腹部,以囊性为主,少数为实性病变,少数位于输卵管肌层内或缚于浆膜层,肿瘤体积一般较小,直径 $1\sim2$ cm,也有达 $10\sim20$ cm 者,镜下同卵巢畸胎瘤所见,可含有三个胚层成熟成分。

患者年龄一般在 $21\sim60$ 岁。常见症状为盆腔或下腹部疼痛、痛经、月经不规则及绝经后流血,由于无典型的临床症状或无症状,因此术前很难作出诊断。输卵管畸胎瘤可合并输卵管妊娠,治疗仅行肿瘤切除或输卵管切除。

(六)输卵管血管瘤

输卵管血管瘤罕见。有学者认为女性性激素与血管瘤有关,但一般认为在输卵管内的扩张海绵样血管是由于扭转、损伤或炎症引起。

血管瘤一般较小。肿瘤位于浆膜下肌层内,分界不清,可见很多不规则小血管空隙,上覆扁平内皮细胞。血管被疏松结缔组织及管壁平滑肌纤维分隔。临床通常无症状,常在行其他手术时发现,偶可因血管瘤破裂出血而引起腹痛。处理时可做患侧输卵管切除术。

二、输卵管恶性肿瘤

(一)原发性输卵管癌

原发性输卵管癌是少见的女性生殖道恶性肿瘤。发病高峰年龄为 $52\sim57$ 岁,超过 60% 的输卵管癌发生于绝经后妇女,占妇科恶性肿瘤的 $0.1\%\sim1.8\%$。在美国每年的发病率3.6/10 万。其发生率排列于子宫颈癌、卵巢癌、宫体癌、外阴癌和阴道癌之后居末位。在临床上常容易与卵巢癌发生混淆,而造成临床和病理诊断上的困难。子宫与输卵管皆起源于副中肾管,原发性输卵管癌由于早期诊断困难,其 5 年生存率一直较低,过去仅为 5% 左右。目前随着治疗措施的改进,生存率为 50% 左右。

肉眼所见的原发性输卵管癌与卵巢癌的比例在1：50左右。最近,上皮性卵巢癌的卵巢外起源学说认为输卵管浆液性癌可能是卵巢高级别浆液性癌的先期病变,所谓的原发性上皮性浆液性卵巢癌很可能是原发性输卵管癌的继发性种植病变。很多卵巢高级别浆液性癌病例经严格标准的输卵管病理取材,可见到输卵管上皮内癌或早期癌病变。临床上见到的单纯输卵管癌可能是由于输卵管炎症粘连阻碍了输卵管癌播散形成浆液性卵巢癌。因此,输卵管癌的真正发病率可能远高于传统概念上的数字,预计将来输卵管和卵巢癌的诊断及分期病理标准可能发生变化。

　　1.病因

　　病因不明,慢性输卵管炎通常与输卵管癌并存,多数学者认为慢性炎症刺激可能是原发的诱因。由于慢性输卵管炎患者相当多见,而原发输卵管癌患者却十分罕见,因此两者是否有病因学联系尚不清楚。另外,患输卵管结核者有时亦与输卵管癌并存,这是否由于在输卵管结核基础上,上皮过度增生而导致恶变,但两者并发率不高。此外,遗传因素可能在输卵管癌的病因中扮演着重要角色,输卵管癌可能是遗传性乳腺癌-卵巢癌综合征的一部分。输卵管癌患者易并发乳腺癌、卵巢癌等其他妇科肿瘤,发病年龄及不孕等一些特点也与卵巢癌、子宫内膜癌相似,故认为其病因可能与卵巢癌、子宫内膜癌的一些致病因素相关。

　　2.病理

　　(1)巨检:一般为单侧,双侧占10％～26％。病灶多见于输卵管壶腹部,其次为伞端。早期输卵管外观可正常,多表现为输卵管增粗,直径在5～10 cm,类似输卵管积水、积脓或输卵管卵巢囊肿,局部呈结节状肿大,形状不规则呈腊肠样,病灶可呈局限性结节状向管腔中生长,随病程的进展向输卵管伞端蔓延,管壁变薄,伞端常闭锁。剖面上可见输卵管腔内有灰白色乳头状或菜花状组织,质脆,可有坏死团块。晚期癌内有肿瘤组织可由伞端突出于管口外。亦可穿出浆膜面。当侵入卵巢时能产生肿块,与输卵管卵巢炎块相似,常合并有继发感染或坏死,腔内容物呈浑浊脓性液体。

　　(2)显微镜检查:90％以上的输卵管癌是乳头状腺癌,其中50％为浆液性癌。其他类型包括透明细胞癌、子宫内膜样癌、鳞癌、腺鳞癌、黏液癌等。其组织病理分级如下。①Gx:组织分级无法评估;②G1:高分化(乳头状);③G2:中分化(乳头状-囊泡状);④G3:低分化(囊泡状-髓样)。

　　3.组织学分型

　　(1)Ⅰ级(即乳头状癌):肿瘤分化较好,呈分枝乳头状,乳头覆以单层或多层异型上皮,呈柱状或立方状,细胞大小不等,核浓染,核分裂象少见。通常癌组织从输卵管壁呈乳头状向管腔内生长。乳头轴心为多少不等的血管纤维组织,较少侵犯输卵管肌层。可见到正常黏膜上皮和癌组织过渡形态。因而有学者将其称为原位癌,此型癌为临床预后最好的类型。

　　(2)Ⅱ级(即乳头状腺癌):分化程度较乳头状癌低,癌组织形成乳头或腺管状结构。癌细胞异型间变明显,核分裂象增多,常侵犯输卵管壁。

　　(3)Ⅲ级(即腺泡状髓样癌):分化程度最差。癌细胞排列成实性条索或片块状,某些区域呈腺泡状结构。癌细胞间变及异型性明显,可出现巨细胞。核分裂象多见,并易见病理性核分裂象。管壁明显浸润,常侵犯淋巴管,临床预后差。

　　4.转移途径

　　原发性输卵管癌的转移方式主要有三种方式,血行转移较少见。

　　(1)直接扩散:癌细胞可经过输卵管伞端口或直接穿过管壁而蔓延到腹腔、卵巢、肝、大网膜等处。经过输卵管子宫口蔓延到子宫腔,甚至到对侧输卵管。穿透输卵管浆膜层扩散到盆腔及邻近器官。

(2)淋巴转移:近年来已注意到淋巴结转移的重要性。输卵管癌可循髂部、腰部淋巴结至腹主动脉旁淋巴结,亦常见转移至大网膜。因子宫及卵巢与输卵管间有密切的淋巴管沟通,故常被累及。偶亦可见沿阔韧带及腹股沟淋巴结。淋巴结是复发病灶最常见的部位。癌细胞充塞输卵管的淋巴管后,淋巴回流将癌细胞带到对侧输卵管形成双侧输卵管癌。

(3)血性转移:晚期癌症患者可通过血行转移至肺、脑、肝、肾、骨等器官。

5.诊断

(1)根据病史。①发病年龄:原发性输卵管癌 2/3 发生于绝经期后,以 40～60 岁的妇女多见。其发病年龄高于宫颈癌,低于外阴癌而与卵巢上皮癌和子宫内膜癌相近。Peters 和 Eddy 报道的输卵管癌的发病年龄分别为 36～84 岁和 21～85 岁。②不育史:原发性输卵管癌患者的不育率比一般妇女要高,1/3～1/2 病例有原发或继发不育史。

(2)根据临床表现:临床上常表现为阴道排液、腹痛、盆腔包块,即所谓输卵管癌"三联征"。在临床上表现为这种典型的"三联征"患者并不多见,约占 11%。输卵管癌的症状及体征常不典型或早期无症状,故易被忽视而延误诊断。①阴道排液或阴道流血:阴道排液是输卵管癌最常见且具有特征性的症状。其排泄液为浆液性稀薄黄水,有时呈粉红色血清血液性,排液量多少不一,一般无气味。液体可能由于输卵管上皮在癌组织刺激下所产生的渗液,由于输卵管伞端闭锁或被肿瘤组织阻塞而通过宫腔从阴道排出。当输卵管癌有坏死或浸润血管时,可产生阴道流血。水样阴道分泌物占主诉的第三位,分泌物多时个别患者误认为尿失禁而就医。有时白带色黄类似琥珀色(个别患者在输卵管黏膜内含有较多胆固醇,但胆固醇致白带色黄的机制不清),有时为血水样或较黏稠。②下腹疼痛:为输卵管癌的常见症状,约有半数患者发生。多发生在患侧,常表现为阵发性、间歇性钝痛或绞痛。阴道排出水样或血样液体,疼痛可缓解。经过一阶段后逐渐加剧而呈痉挛性绞痛。其发生的机制可能是在癌肿发展的过程中,管腔伞端被肿瘤堵塞,输卵管腔内容物潴留增多,内压增加,引起输卵管蠕动增加,克服输卵管部分梗死将积液排出。③下腹部或盆腔肿块:妇科检查时可扪及肿块,亦有患者自己能扪及下腹部肿块,但很少见。肿块可为癌肿本身,也可为并发的输卵管积水或广泛盆腔粘连形成的包块。常位于子宫的一侧或后方,活动受限或固定不动。④外溢性输卵管积液:即患者经阴道大量排液后,疼痛减轻,盆腔包块缩小或消失的临床表现,但不常见。当管腔被肿瘤堵塞,分泌物郁积至一定程度,引起大量的阴道排液,随之管腔内压力减少,腹痛减轻,肿块缩小。由于输卵管积水的病例也可出现此现象,因此该症状的出现对关注输卵管疾病有价值,但并不是输卵管癌的特异症状。⑤腹水:较少见,约 10% 的病例伴有腹水。其来源有二,管腔内积液经输卵管伞端开口流入腹腔;因癌瘤种植于腹膜而产生腹水。⑥其他:当输卵管癌肿增大或压迫附近器官或癌肿广泛转移时可出现腹胀、尿频、肠功能紊乱及腰骶部疼痛等,晚期可出现腹水及恶病质。

(3)根据辅助检查手段。①细胞学检查:若阴道脱落细胞内找到癌细胞,特别是腺癌细胞,而宫颈及子宫内膜检查又排除癌症存在者,则应考虑输卵管癌的诊断。但按文献报道阴道脱落细胞的阳性率都较低,在 50% 以下,其原因可能是因为腺癌细胞在脱落和排出的过程中易被破坏变形,也可能与取片方式有关。对于有大量阴道排液的患者,癌细胞可能被排出液冲走,导致细胞学阴性,需重复涂片检查。可行阴道后穹隆穿刺和宫腔吸出液的细胞学检查,亦可用子宫帽或月经杯收集排出液,增加阳性率,以提高输卵管恶性肿瘤的诊断。当肿瘤穿破浆膜层或有盆腹腔扩散时可在腹水或腹腔冲洗液中找到恶性细胞。②子宫内膜检查:黏膜下子宫肌瘤、子宫内膜癌、宫体癌、宫颈癌均可出现阴道排液增多的症状,因此宫腔探查及全面的分段诊刮很必要。若宫腔探查未发现异常,颈管及子宫内膜病理检查阴性,则应想到输卵管癌的可能。若内膜检查发现癌灶,虽然首先考虑子宫内膜癌,但亦不能排除输卵管癌向宫腔转移的可能。③宫腔镜及腹腔镜检查:通过宫腔镜检查,可观察子宫内膜情况的同时,还可以看到输卵管开口,并吸取液体做脱落细胞学检查;通过腹腔镜检查可直接观察输卵管及卵巢情况,对可疑的病例,可通过腹腔镜检查以明确诊断,早期输卵管癌可见到输卵管增粗,如癌灶已穿破输卵管管壁或已转移至周围脏器,并伴有粘连,则不易与卵巢癌鉴别。④B超检查及CT扫描:B超检查是常用的辅助诊断方法,B超及CT扫描均可确定肿块的部位、大小、形状和有无腹水,并了解盆腔其他脏器及腹膜后淋巴结有无转移的情况。⑤血清CA125测定:到目前为止,CA125是输卵管癌仅有的较有意义的肿瘤标志物,CA125可作为诊断和随诊原发性输卵管癌的指标。亦有报道CA125结果阳性的病例术后临床分期均为Ⅲ、Ⅳ期,术后一周检查CA125值明显降低,甚至达正常范围,提示CA125可能对中、晚期输卵管癌术后监测有参考意义,并对预后判断有指导意义。⑥子宫输卵管碘油造影:对输卵管恶性肿瘤的诊断有一定的价值,但有引起癌细胞扩散的危险,也难以区分输卵管肿瘤、积水、炎症,故一般不宜采用。

(4)根据鉴别诊断。①继发性输卵管癌:要点有以下三点。原发性输卵管癌的病灶,大部分存在于输卵管的黏膜层,继发性输卵管癌的黏膜上皮基本完整而病灶主要在间质内;原发性输卵管癌大多数都能看出乳头状结构,肌层癌灶多为散在病灶;原发性输卵管癌的早期癌变处可找到正常上皮到癌变的过渡形态。②附件炎性肿块:输卵管积水或输卵管卵巢囊肿都可表现为活动受限的附件囊性包块,在盆腔检查时很难与原发性输卵管癌区分并且两者均有不孕史,如患者年龄偏大,且有阴道排液,则应要考虑输卵管癌,并进一步做各项辅助检查,以协助诊断。③卵巢肿瘤:无输卵管癌的典型症状,输卵管癌多表现为阴道排液,而卵巢癌常为不规则阴道流血。盆腔检查时,卵巢良性肿瘤一般可活动,而输卵管癌的肿块多固定;卵巢癌表面常有结节感,若伴有腹水者多考虑卵巢癌,还可辅以B超及CT等检查以协助鉴别。④子宫内膜癌:多以不规则阴道流血为主诉,可因有阴道排液而与输卵管恶性肿瘤相混淆。通过诊刮病理以鉴别。

6.治疗

输卵管癌的治疗原则应与卵巢癌一致,即进行手术分期、肿瘤细胞减灭术、术后辅助治疗等。至于早期患者是否应行淋巴结清扫术,现仍有争议。输卵管癌的治疗以手术治疗为主,化疗等为辅的原则,应强调首次治疗的彻底性。

(1)手术治疗:彻底的手术切除是输卵管癌最根本的治疗方法。手术原则应同于上皮性卵巢癌。早期患者行全面的分期手术,包括全子宫、双侧附件、大网膜切除和腹膜后淋巴结清扫;晚期病例行肿瘤细胞减灭术,手术时应该尽可能切净原发病灶及其转移病灶。由于输卵管癌的播散方式与卵巢癌相同,即盆腹腔的局部蔓延和淋巴结转移。输卵管癌的双侧发生率为17%~26%,子宫及卵巢转移常见,盆腹膜转移率高,故手术应该采用正中切口,进行以下操作:仔细评估整个盆、腹腔,全面了解肿瘤的范围;全子宫切除,两侧输卵管卵巢切除;盆腔、腹主动脉旁淋巴结取样;横结肠下大网膜切除;腹腔冲洗;任何可疑部位活检,包括腹腔和盆腔腹膜。

早期输卵管癌的处理:①原位癌的处理。患者手术治疗如前所述范围切除肿瘤。输卵管原位癌手术切除后不提倡辅助治疗。②FIGO Ⅰ期、FIGO Ⅱ期的处理。此期患者应该进行手术分期。若最终的组织学诊断为腺癌原位癌或Ⅰ期,分化Ⅰ级,手术后不必辅助化疗。其他患者,应该考虑以铂为基础的化疗。偶然发现的输卵管癌(例如,患者术前诊断为良性疾病,术后组织学诊断含有恶性成分)应该再次手术分期,若有残留病灶,要尽可能行细胞减灭术,患者应该接受以铂类为基础的化疗。

晚期输卵管癌的处理:①FIGOⅢ期的处理。除非另有论述,所有输卵管癌都指腺癌,和卵巢癌类似,应该采用以铂类为基础的化疗。患者接受减灭术后应该行以铂类为基础的化疗。若患者初次诊断时因为医学禁忌证而未行理想的减灭术,应该接受以铂为基础的化疗,然后再重新评估。化疗3个周期以后,再次评估时可以考虑二次探查,如有残留病灶,应该行二次细胞减灭术。然而,这种治疗未经任何前瞻性研究证实。②FIGOⅣ期的处理。患者若有远处转移,必须有原发病灶的组织学证据。手术时应尽可能切出肿瘤病灶,如果有胸膜渗出的症状,术前要抽胸腔积液。患者如果情况足够好,像卵巢癌那样,应该接受以铂类为基础的化疗。其他患者情况不能耐受化疗,应该对症治疗。

保留生育功能的手术:少数情况下,患者年轻、希望保留生育功能,只有在分期为原位癌的情况下,经过仔细评估和充分讨论,可以考虑保守性手术。然而,如果双侧输卵管受累的可能性很大,则不提倡保守性手术。确诊的癌症,不考虑保守手术。

(2)化疗:化疗应与手术治疗紧密配合,是主要的术后辅助治疗,输卵管癌的化疗与卵巢癌相似。紫杉醇和铂类联合化疗在卵巢癌的成功应用现在也用于输卵管癌的化疗。很多回顾性分析提示,对于相同的组织学类型,这个方案的疗效优于烷化剂和铂类的联合。因此,目前紫杉醇和铂类联合的化疗方案是治疗输卵管癌的一线用药。

(3)内分泌治疗:由于输卵管上皮源于副中肾管,对卵巢激素有反应,所以可用激素药物治疗。若输卵管癌肿瘤中含有雌、孕激素受体,可应用抗雌激素药物如他莫昔芬及长期避孕激素,如己酸孕酮、甲羟孕酮等治疗。但目前对激素的治疗作用还没得到充分的肯定。

(4)放疗:放疗仅作为输卵管癌的综合治疗的一种手段,一般以体外放射为主。对术时腹水内找到癌细胞者,可在腹腔内注入^{32}P。对于Ⅱ、Ⅲ期手术无肉眼残留病灶,腹水或腹腔冲洗液细胞学阴性,淋巴结无转移者,术后可辅以全腹加盆腔放疗或腹腔内同位素治疗。对不能切除的肿瘤患者,放疗可使癌块缩小,粘连松动,以便争取获得再次手术机会,但残留病灶者效果不及术后辅助化疗。盆腔照射量不应低于5 000~6 000 cGy/(4~6)w;全腹照射剂量不超过3 000 cGy/(5~6)w。有学者认为在外照射后再应用放射性胶体^{32}P则效果更好。在放疗后可应用化疗维持。

(5)复发的治疗:在综合治疗后的随诊过程中,如出现局部盆腔复发或原有未切除的残留癌灶经化疗后可考虑第二次手术。

7.预后

原发性输卵管癌预后差,但随着对输卵管癌的认识、诊断及治疗措施的提高和改进,其5年生存率明显提高。因此,对晚期的患者术后积极地放、化疗,虽不能根除癌瘤,但能延长生存期。输卵管癌的预后更多地取决于期别,因此,分期和区分肿瘤是原发性抑或转移性更为重要。转移性输卵管癌远远多于原发性输卵管癌。影响预后的因素如下。

(1)临床分期:是重要的影响因素,期别愈晚期预后愈差。随期别的提高生存率逐渐下降。Peter等研究了115例输卵管癌患者,发现管壁浸润越深,预后越差,术后残留病灶大者预后差。

(2)初次术后残存瘤的大小:也是影响预后的重要因素。Eddy分析了38例输卵管癌病理,初次手术后未经顺铂治疗的患者中,肉眼无瘤者的5年生存率为29%,残存瘤≥2 cm者仅为7%。初次手术后用顺铂治疗的病例,肉眼无瘤者的5年生存率为83%,残存瘤≥2 cm者的为 29%。

（3）输卵管浸润深度：肿瘤仅侵犯黏膜层者预后好，相反穿透浆膜层则预后差。

（4）辅助治疗：是否接受辅助治疗对其生存率的影响有显著性差别，接受了以顺铂为主的化疗患者其生存时间明显高于没有接受化疗者。

（5）病理分级：关于肿瘤病理分期对预后的影响尚有争议，近年来多数研究报道病理分期与预后无明显关系，其对预后的影响不如临床分期及其他重要。

（二）其他输卵管恶性肿瘤

1.原发性输卵管绒毛膜癌

本病极为罕见，多数发生于妊娠后妇女，和体外受精（IVF）有关，临床表现不典型，故易误诊。输卵管绒毛膜癌大多数来源于输卵管妊娠的滋养叶细胞，少数来源于异位的胚胎残余或具有形成恶性畸胎瘤潜能的未分化胚细胞。来源于前者的绒癌发生于生育期，临床症状同异位妊娠或伴有腹腔内出血，常误诊为输卵管异位妊娠而手术；来源于后者的绒癌，多数在 7～14 岁发病，可出现性早熟症状，由于滋养叶细胞有较强的侵袭性，能迅速破坏输卵管壁，在早期就侵入淋巴及血管而发生广泛转移至肺、肝、骨及阴道等处。

肿瘤在输卵管表面呈暗红色或紫红色，切面见充血、水肿、管腔扩张，腔内充满坏死组织及血块。镜下见细胞滋养层细胞及合体滋养层细胞大量增生，不形成绒毛。

诊断主要依据临床症状及体征，结合血、尿内人绒毛膜促性腺激素（HCG）的测定，胸部 X 线片等检查，但最终确诊有待病理结果。本病应与以下疾病鉴别。

（1）子宫内膜癌：可出现阴道排液，但主要临床症状为不规则阴道流血，诊刮病理可鉴别。

（2）附件炎性包块：有不孕或盆腔包块史，妇检可在附件区触及活动受限囊性包块；

（3）异位妊娠：两者均有子宫正常，子宫外部规则包块，均可发生大出血，但宫外孕患者 HCG 滴度增高程度低于输卵管绒癌，病理有助确诊。

治疗同子宫绒毛膜癌，可以治愈。先采用手术治疗，然后根据预后因素采用化疗。如果肿瘤范围局限，希望保留生育功能者可以考虑保守性手术，如输卵管绒毛膜癌来源于输卵管妊娠的滋养叶细胞，其生存率约 50%，如来源于生殖细胞，预后很差。

2.原发性输卵管肉瘤

原发性输卵管肉瘤罕见，其与原发性输卵管腺癌之比为 1∶25。迄今文献报道不到 50 例。主要为纤维肉瘤和平滑肌肉瘤。肿瘤表面常呈多结节状，可见充满弥散性新生物，质软，大小不等的包块。本病可发生在任何年龄妇女，临床症状同输卵管癌，主要为阴道排液，呈浆液性或血性，继发感染时排出液呈脓性。部分患者亦以腹胀、腹痛或下腹部包块为症状。由于肉瘤生长迅速常伴有全身乏力、消瘦等恶病质症状。此病需与以下疾病相鉴别。

（1）附件炎性包块：均可表现腹痛、白带多及下腹包块，但前者有盆腔炎症病史，抗感染治疗有效。

（2）子宫内膜癌：有阴道排液的患者需要与子宫内膜癌鉴别，分段诊刮病理可确诊。

（3）卵巢肿瘤：多无临床症状，伴有腹水，B 超可协助诊断。

治疗参考子宫肉瘤治疗方案，以手术为主，再辅以化疗或放疗，预后差。

3.输卵管未成熟畸胎瘤

输卵管未成熟畸胎瘤极少见。可是本病却可以发生在有生育要求的年轻女性，虽然治愈率高，但进展较快，因此早期诊断早期治疗十分重要，输卵管未成熟畸胎瘤预后较差。虽然直接决定患者的预后因素是临床分期,但肿瘤组织分化程度、幼稚成分的多少和预后有密切关系。治疗采用手术治疗,然后根据相关预后因素采用化疗。如果要保留生育功能,任何期别的患者均可以行保守性手术。化疗方案采用卵巢生殖细胞肿瘤的化疗方案。

4.转移性输卵管癌

转移性输卵管癌较多见,占输卵管恶性肿瘤的80%~90%。其主要来自卵巢癌、子宫体癌、子宫颈癌,远处如直肠癌、胃癌及乳腺癌亦可转移至输卵管。临床表现因原发癌的不同而有差异。镜下其病理组织形态与原发癌相同。其诊断标准如下。

(1)癌灶主要在输卵管浆膜层,肌层、黏膜层正常或显示慢性炎症。若输卵管黏膜受累,其表面上皮仍完整。

(2)癌组织形态与原发癌相似,最多见为卵巢癌、宫体癌和胃肠癌等。

(3)输卵管肌层和系膜淋巴管内一般有癌组织存在,而输卵管内膜淋巴管很少有癌细胞存在。

治疗按原发癌已转移的原则处理。

5.临床特殊情况的思考和建议

(1)临床特征:对于输卵管癌的临床表现,应对此病有一定认识并提高警惕,并通过进一步的辅助检查,尽可能在术前作出早期诊断。因此,有以下情况下者应考虑输卵管癌的可能。①有阴道排液、腹痛、腹块三大特征者;②持续存在不能解释的不规则子宫出血,尤其在35岁以上,尤其对于细胞学涂片阴性,刮出子宫内膜也阴性的患者;③持续存在不能解释的异常阴道排液,排液呈血性,年龄>35岁;④持续存在不能解释的下腹和/或下背疼痛;⑤在宫颈涂片中出现一种不正常的腺癌细胞;⑥在绝经前后发现附件肿块。

(2)输卵管癌术前的诊断问题:输卵管癌常误诊,过去术前诊断率为2%,近数年来由于提高认识及进一步的辅助诊断,术前诊断率提高到25%~35%。术前不易作出确诊的原因可能如下。①由于输卵管癌少见,常被忽视;②输卵管位于盆腔内,常不能感觉到;③较多患者肥胖,而且由于激素低落而阴道萎缩,所以检查不够明确;④肿瘤发展早期症状很不明显,下腹疼痛常伴有其他不同的盆腔疾病,故常误诊为绝经期的功能紊乱。

(3)对于双侧输卵管癌究竟是原发还是继发问题:双侧输卵管均由副中肾管演化而来,在同一致癌因素下,可以同时发生癌。文献报道0~Ⅱ期输卵管癌双侧性占7%,Ⅲ~Ⅳ期占30%。因此,晚期输卵管癌转移是引起双侧累及的主要原因。转移而来的腺癌首先侵犯间质和肌层,而黏膜皱襞上皮常保持完好。但现在也有不少学者认为卵巢癌可能为输卵管癌灶转移而来,尚待进一步证明。

(4)输卵管腺癌合并子宫内膜癌是原发还是继发问题:①两者病灶均较早,无转移可能性,应视两者均为原发性。②子宫内膜转移病灶是局灶性侵犯间质,并见有正常腺体夹杂其中,对四周组织常有压迫,无过渡形态。

(5)输卵管肿瘤合并妊娠问题:输卵管肿瘤是一种较罕见的女性生殖系统的肿瘤。输卵管良性肿瘤较恶性肿瘤更少见。输卵管肿瘤患者常伴有不孕史,故其合并妊娠仅见个案报道。由于常无临床症状,很少在术前作出诊断。1996年有报道1例妊娠合并输卵管畸胎瘤扭转,患者25岁,因停经5个月,反复左下腹疼痛入院,B超检查提示宫内妊娠5个月,左侧卵巢肿块7 cm×6.5 cm×6 cm大小,故诊断"中期妊娠,左侧卵巢肿瘤蒂扭转"而手术。术时见子宫增大5个月,左输卵管肿物10 cm×7 cm×6 cm,呈囊性,灰黑色,蒂长1.5 cm,扭转180°行患侧输卵管切除术。病理检查结果显示输卵管畸胎瘤。

原发性输卵管癌合并妊娠亦罕见。国外文献曾报道 3 例原发性输卵管癌合并足月妊娠：Schinfeld 报道一患者 40 岁，当足月妊娠时入院检查胎先露呈臀位而行剖宫产，术时发现左侧输卵管伞端有 4.5 cm×3 cm×2.3 cm 暗色、实质包块，做部分输卵管切除术，病理检查为输卵管腺癌。术后 6 天再行全子宫、双附件及部分大网膜切除术，后继化疗及放疗。另 2 例为产后行输卵管结扎术时发现输卵管癌。国内有报道 5 例原发性输卵管癌，其中有 1 例因停经 45 天行人流扎管术，术时发现右侧输卵管肿胀积液、粘连，切除右侧输卵管，病理检查为原发性输卵管腺癌，再次手术，术后 5 年随访健在。

（陈　芬）

第四节　卵巢肿瘤

卵巢肿瘤是常见的妇科肿瘤，由于卵巢位于盆腔深部，早期病变不易发现，一旦出现症状多属晚期，应高度警惕。卵巢上皮性肿瘤好发于 50～60 岁的妇女，5 年生存率一直徘徊于 30%～40%，死亡率居妇科恶性肿瘤首位，已成为严重威胁妇女生命和健康的主要肿瘤。卵巢生殖细胞肿瘤多见于 30 岁以下的年轻女性，恶性程度高，由于有效化疗方案的应用，使卵巢恶性生殖细胞肿瘤的治疗效果有了明显的提高，死亡率从 90% 降至 10%。

一、卵巢肿瘤概论

卵巢组织成分非常复杂，是全身各脏器原发肿瘤类型最多的器官，不同类型卵巢肿瘤的组织学结构和生物学行为都存在很大的差异。除组织类型繁多外，尚有良性、交界性和恶性之分。卵巢亦为胃肠道恶性肿瘤、乳腺癌、子宫内膜癌等的常见转移部位。

(一)组织学分类

最常用的分类是世界卫生组织（WHO）的卵巢肿瘤组织学分类。该分类于 1973 年制定，2003 年修改，2014 年再次修订。主要的组织学分类如下。

1.上皮性肿瘤

上皮性肿瘤占原发性卵巢肿瘤 50%～70%，其恶性类型占卵巢恶性肿瘤的 85%～90%。来源于卵巢表面的生发上皮，而生发上皮来自原始的体腔上皮，具有分化为各种苗勒管上皮的潜能。若向输卵管上皮分化，形成浆液性肿瘤；向宫颈黏膜分化，形成黏液性肿瘤；向子宫内膜分化，形成子宫内膜样肿瘤。

2.生殖细胞肿瘤

生殖细胞肿瘤占卵巢肿瘤的 20%～40%。生殖细胞来源于生殖腺以外的内胚叶组织，在其发生、移行及发育过程中，均可发生变异，形成肿瘤。生殖细胞有发生多种组织的功能。未分化者为无性细胞瘤，胚胎多能者为胚胎癌，向胚胎结构分化为畸胎瘤，向胚外结构分化为内胚窦瘤、绒毛膜癌。

3.性索间质肿瘤

性索间质肿瘤约占卵巢肿瘤的 5%。性索间质来源于原始体腔的间叶组织，可向男女两性分化。性索向上皮分化形成颗粒细胞瘤或支持细胞瘤;向间质分化形成卵泡膜细胞瘤或间质细胞瘤。此类肿瘤常有内分泌功能,故又称功能性卵巢肿瘤。

4.继发性肿瘤

继发性肿瘤占卵巢肿瘤的 5%~10%,其原发部位多为胃肠道、乳腺及生殖器官。

(二)临床表现

1.卵巢良性肿瘤

早期肿瘤较小,多无症状,常在妇科检查时偶然发现。肿瘤增至中等大时,感腹胀或腹部扪及肿块,边界清楚。妇科检查在子宫一侧或双侧触及球形肿块,多为囊性,表面光滑、活动与子宫无粘连。若肿瘤长大充满盆、腹腔即出现压迫症状,如尿频、便秘、气急、心悸等。腹部膨隆,肿块活动度差,叩诊呈实音,无移动性浊音。

2.卵巢恶性肿瘤

早期常无症状,可在妇科检查发现。主要症状为腹胀、腹部肿块及腹水,症状的轻重决定于:①肿瘤的大小、位置、侵犯邻近器官的程度;②肿瘤的组织学类型;③有无并发症。肿瘤若向周围组织浸润或压迫神经,可引起腹痛、腰痛或下肢疼痛;若压迫盆腔静脉,出现下肢水肿;若为功能性肿瘤,产生相应的雌激素或雄激素过多症状。晚期可表现消瘦、严重贫血等恶病质征象。三合诊检查在阴道后穹隆触及盆腔内硬结节,肿块多为双侧,实性或半实性,表面凹凸不平,不活动,常伴有腹水。有时在腹股沟、腋下或锁骨上可触及肿大淋巴结。

(三)并发症

1.蒂扭转

蒂扭转为常见的妇科急腹症,约 10%卵巢肿瘤并发蒂扭转。好发于瘤蒂长、中等大、活动度良好、重心偏于一侧的肿瘤(如畸胎瘤)。常在患者突然改变体位时,或妊娠期和产褥期子宫大小、位置改变时发生蒂扭转。卵巢肿瘤扭转的蒂由骨盆漏斗韧带、卵巢固有韧带和输卵管组成。发生急性扭转后静脉回流受阻,瘤内极度充血或血管破裂瘤内出血,致使瘤体迅速增大,后因动脉血流受阻,肿瘤发生坏死变为紫黑色,可破裂和继发感染。其典型症状是突然发生一侧下腹剧痛,常伴恶心、呕吐甚至休克,由腹膜牵引绞窄引起。妇科检查扪及肿物张力大,压痛,以瘤蒂部最明显。有时不全扭转可自然复位,腹痛随之缓解。蒂扭转一经确诊,应尽快行剖腹手术,术时应在蒂根下方钳夹后再将肿瘤和扭转的瘤蒂切除,钳夹前不可将扭转回复,以防栓塞脱落。

2.破裂

约 3%卵巢肿瘤会发生破裂,破裂有自发性和外伤性两种。自发性破裂常因肿瘤生长过速所致,多为肿瘤浸润性生长穿破囊壁;外伤性破裂常因腹部受重击、分娩、性交、妇科检查及穿刺等引起。其症状轻重取决于破裂口大小、流入腹腔囊液的性质和数量。小囊肿或单纯浆液性囊腺瘤破裂时,患者仅感轻度腹痛;大囊肿或成熟畸胎瘤破裂后,常致剧烈腹痛,伴恶心、呕吐,有时导致腹腔内出血、腹膜炎及休克。妇科检查可发现腹部压痛、腹肌紧张,可有腹水征,原有肿块摸不到或扪及缩小张力低的肿块。疑有肿瘤破裂应立即剖腹探查,术中应尽量吸净囊液,并涂片行细胞学检查,清洗腹腔及盆腔,切除标本应行仔细的肉眼观察,尤需注意破口边缘有无恶变并送病理学检查。

3.感染

感染较少见,多因肿瘤扭转或破裂后引起,也可来自邻近器官感染灶如阑尾炎扩散。临床表现为发热、腹痛、肿块及腹部压痛、反跳痛、腹肌紧张及白细胞计数升高等。治疗应先应用抗生素抗感染,后行手术切除肿瘤。若短期内感染不能控制,宜行急诊手术。

4.恶变

卵巢良性肿瘤可发生恶变,恶变早期无症状,不易发现。若发现肿瘤生长迅速,尤其双侧性,应考虑恶变。近年来,子宫内膜异位囊肿恶变引起临床高度关注,因此,确诊为卵巢肿瘤者应尽早手术明确性质。

(四)诊断

病理学是诊断卵巢肿瘤的标准,临床表现和相关的辅助检查有助于诊断。

卵巢肿瘤无特异性症状,常于体检时发现。根据患者的年龄、病史及局部体征等特点可初步确定是否为卵巢肿瘤,并对良性、恶性进行评估。术前常用的辅助诊断方法有以下几种。

1.影像学检查

(1)超声:能检测肿块部位、大小、形态,提示肿瘤性质,鉴别卵巢肿瘤、腹水和结核性包裹性积液,超声检查的临床诊断符合率>90%。通过彩色多普勒超声扫描,能测定卵巢及其新生组织血流变化,有助于诊断。

(2)胸部、腹部 X 线平片:对判断有无胸腔积液、肺转移和肠梗阻有诊断意义。卵巢畸胎瘤,腹部 X 线平片可显示牙齿及骨质,囊壁为密度增高的钙化层,囊腔呈放射透明阴影。

(3)CT 检查:可清晰显示肿块形态,良性肿瘤多呈均匀性吸收,囊壁薄,光滑;恶性肿瘤轮廓不规则,并向周围浸润或伴腹水;CT 还可显示有无肝、肺结节及腹膜后淋巴结转移。

(4)磁共振成像(MRI):MRI 具有较高的软组织分辨度,在判断子宫病变的性质、评估肿瘤局部浸润的程度、周围脏器的浸润、有无淋巴转移、有无肝脾转移和确定手术方式有重要参考价值。

(5)PET-CT 检查:正电子发射计算机断层显像(PET-CT)是将 PET 与 CT 完美融为一体的现代影像学检查。由 PET 提供病灶详尽的功能与代谢等分子信息,而 CT 提供病灶的精确解剖定位,一次显像可获得全身各方位的断层图像,具有灵敏、准确、特异及定位精确等特点,可一目了然的了解全身整体状况,达到早期发现病灶和诊断疾病的目的。PET-CT 更有助于复发卵巢癌的定性和定位诊断。

2.肿瘤标志物

不同类型卵巢肿瘤有相对较为特殊标志物,可用于辅助诊断及病情监测。

(1)CA125:80%卵巢上皮癌患者 CA125 水平高于正常值;90%以上患者 CA125 水平的高低与病情缓解或恶化一致,可用于病情监测,敏感性高。

(2)人附睾蛋白 4(HE4):是一种新的卵巢癌肿瘤标志物。正常生理情况下,HE4 在卵巢癌组织和患者血清中均高度表达,可用于卵巢癌的早期检测、鉴别诊断、治疗监测及预后评估。88%的卵巢癌患者都会出现 HE4 升高的现象。与 CA125 相比,HE4 的敏感度更高、特异性更强,尤其是在疾病初期无症状表现的阶段。HE4 与 CA125 两者联合应用,诊断卵巢癌的敏感性可增加到 92%,并将假阴性结果减少 30%,大大增加了卵巢癌诊断的准确性。

(3)CA199 和 CEA 等肿瘤标记物在卵巢上皮癌患者中也会升高,尤其对卵巢黏液性癌的诊断价值较高。

(4)AFP:对卵巢内胚窦瘤有特异性价值,对未成熟畸胎瘤、混合性无性细胞瘤中含卵黄囊成分者有协助诊断意义。

(5)HCG:对于原发性卵巢绒癌有特异性。

(6)性激素:颗粒细胞瘤、卵泡膜细胞瘤可产生较高水平雌激素。

3.腹腔镜检查

可直接观察肿块状况,对盆腔、腹腔及横膈部位进行窥视,并在可疑部位进行多点活检,抽吸腹腔液行细胞学检查。

4.细胞学检查

腹水或腹腔冲洗液找癌细胞对Ⅰ期患者进一步确定分期及选择治疗方法有意义,若有胸腔积液应做细胞学检查确定有无胸腔转移。

(五)鉴别诊断

1.卵巢良性肿瘤与恶性肿瘤的鉴别

见表8-1。

表 8-1　卵巢良性肿瘤与恶性肿瘤鉴别

鉴别内容	良性肿瘤	恶性肿瘤
病史	病程长,生长缓慢	病程短,迅速增大
肿块部位及性质	单侧多,囊性,光滑,活动	双侧多,实性或囊实性,不规则,固定,后穹隆实性结节或肿块
腹水征	多无	常有腹水,可能查到恶性细胞
一般情况	良好	可有消瘦、恶病质
超声检查	为液性暗区,边界清晰,有间隔光带	液性暗区内有杂乱光团、光点,界限不清
CA125*(>50 岁)	<35 U/mL	>35 U/mL

注:因 50 岁以下患者常有盆腔炎、子宫内膜异位症等可使 CA125 升高的疾病,故参考价值不大。>50 岁患者中,若有卵巢肿块伴 CA125 升高,则恶性者可能性大,有鉴别诊断意义。

2.卵巢良性肿瘤的鉴别诊断

(1)卵巢瘤样病变:滤泡囊肿和黄体囊肿最常见。多为单侧,直径<5 cm,壁薄,暂行观察或口服避孕药,2~3 个月内自行消失,若持续存在或长大,应考虑为卵巢肿瘤。

(2)输卵管卵巢囊肿:为炎性囊性积液,常有不孕或盆腔感染史,两侧附件区条形囊性肿块,边界较清,活动受限。

(3)子宫肌瘤:浆膜下肌瘤或肌瘤囊性变易与卵巢实体瘤或囊肿混淆。肌瘤常为多发性,与子宫相连,检查时肿瘤随宫体及宫颈移动。超声检查可协助鉴别。

(4)妊娠子宫:妊娠早期或中期时,子宫增大变软,峡部更软,三合诊时宫体与宫颈似不相连,易将宫体误认为卵巢肿瘤。但妊娠妇女有停经史,做 HCG 测定或超声检查即可鉴别。

(5)腹水:大量腹水应与巨大卵巢囊肿鉴别,腹水常有肝病、心脏病史,平卧时腹部两侧突出如蛙腹,叩诊腹部中间鼓音,两侧浊音,移动性浊音阳性;超声检查见不规则液性暗区,液平面随体位改变,其间有肠曲光团浮动,无占位性病变。巨大囊肿平卧时腹部中间隆起,叩诊浊音,腹部两侧鼓音,无移动性浊音,边界清楚;超声检查见圆球形液性暗区,边界整齐光滑,液平面不随体位移动。

3.卵巢恶性肿瘤的鉴别诊断

(1)子宫内膜异位症:子宫内膜异位症形成的粘连性肿块及直肠子宫陷凹结节与卵巢恶性肿瘤很难鉴别。前者常有进行性痛经、月经多,经前不规则阴道流血等。超声检查、腹腔镜检查是有效的辅助诊断方法,必要时应剖腹探查确诊。

（2）结核性腹膜炎：常合并腹水，盆腹腔内形成粘连性肿块。但多发生于年轻、不孕妇女，伴月经稀少或闭经。多有肺结核史；有消瘦、乏力、低热、盗汗、食欲缺乏等全身症状。妇科检查肿块位置较高，形状不规则，界限不清，不活动。叩诊时鼓音和浊音分界不清。胸部 X 线片检查、结核菌素试验等可协助诊断，必要时行剖腹探查取材，行活体组织检查确诊。

（3）生殖道以外的肿瘤：需与腹膜后肿瘤、直肠癌、乙状结肠癌等鉴别。腹膜后肿瘤固定不动，位置低者使子宫、直肠或输尿管移位。直肠癌和乙状结肠癌多有相应的消化道症状，超声检查、钡剂灌肠、乙状结肠镜检等有助于鉴别。

（4）转移性卵巢肿瘤：与卵巢原发恶性肿瘤不易鉴别。对于双侧性、中等大、肾形、活动的实性肿块，应疑为转移性卵巢肿瘤，有消化道癌、乳癌病史者，更要考虑转移性卵巢肿瘤诊断。若患者有消化道症状应行胃镜检查，此外要排除其他可能的原发肿瘤。如未发现原发性肿瘤病灶，应行剖腹探查。

（5）慢性盆腔炎：有流产或产褥感染病史，有发热、下腹痛，妇科检查附件区有肿块及组织增厚、压痛、片状块物达盆壁。用抗生素治疗症状缓解，块物缩小。若治疗后症状、体征无改善，或块物增大，应考虑为盆腔或卵巢恶性肿瘤可能。超声检查有助于鉴别。

（六）恶性肿瘤的转移途径

卵巢恶性肿瘤的转移特点是外观局限的肿瘤，可在腹膜、大网膜、腹膜后淋巴结、横膈等部位有亚临床转移。主要通过直接蔓延及腹腔种植，瘤细胞可直接侵犯包膜，累及邻近器官，并广泛种植于盆腹膜及大网膜、横膈、肝表面。淋巴道也是重要的转移途径，有 3 种方式：①沿卵巢血管经卵巢淋巴管向上到腹主动脉旁淋巴结；②沿卵巢门淋巴管达髂内、髂外淋巴结，经髂总至腹主动脉旁淋巴结；③偶有沿圆韧带入髂外及腹股沟淋巴结。横膈为转移的好发部位，尤其右膈下淋巴丛密集，故最易受侵犯。血行转移少见，晚期可转移到肺、胸膜及肝。

（七）卵巢恶性肿瘤临床分期

卵巢恶性肿瘤临床分期现多采用 FIGO 2013 年手术-病理分期（表 8-2），用以估计预后和比较疗效。

表 8-2 卵巢癌、输卵管癌、腹膜癌的手术-病理分期（FIGO，2013 年）

Ⅰ期	病变局限于卵巢或输卵管
ⅠA	肿瘤局限于一侧卵巢（包膜完整）或输卵管，卵巢和输卵管表面无肿瘤；腹水或腹腔冲洗液未找到癌细胞
ⅠB	肿瘤局限于双侧卵巢（包膜完整）或输卵管，卵巢和输卵管表面无肿瘤；腹水或腹腔冲洗液未找到癌细胞
ⅠC	肿瘤局限于单侧或双侧卵巢或输卵管，并伴有如下任何一项：
ⅠC1	手术导致肿瘤破裂
ⅠC2	手术前肿瘤包膜已破裂或卵巢、输卵管表面有肿瘤
ⅠC3	腹水或腹腔冲洗液发现癌细胞
Ⅱ期	肿瘤累及一侧或双侧卵巢或输卵管并有盆腔内扩散（在骨盆入口平面以下）或原发性腹膜癌
ⅡA	肿瘤蔓延或种植到子宫和/或输卵管和/或卵巢
ⅡB	肿瘤蔓延至其他盆腔内组织
Ⅲ期	肿瘤累及单侧或双侧卵巢、输卵管或原发性腹膜癌，伴有细胞学或组织学证实的盆腔外腹膜转移或证实存在腹膜后淋巴结转移
ⅢA1	仅有腹膜后淋巴结阳性（细胞学或组织学证实）

ⅢA1(ⅰ)	淋巴结转移最大直径≤10 mm
ⅢA1(ⅱ)	淋巴结转移最大直径＞10 mm
ⅢA2	显微镜下盆腔外腹膜受累，伴或不伴腹膜后阳性淋巴结
ⅢB	肉眼盆腔外腹膜转移，病灶最大直径≤2 cm，伴或不伴腹膜后阳性淋巴结
ⅢC	肉眼盆腔外腹膜转移，病灶最大直径＞2 cm，伴或不伴腹膜后阳性淋巴结（包括肿瘤蔓延至肝包膜和脾，但未转移到脏器实质）
Ⅳ期	超出腹腔外的远处转移
ⅣA	胸腔积液中发现癌细胞
ⅣB	腹腔外器官实质转移（包括肝实质转移和腹股沟淋巴结和腹腔外淋巴结转移）

(八)治疗

一经发现卵巢肿瘤，应行手术。手术目的：①明确诊断；②切除肿瘤；③恶性肿瘤进行手术-病理分期。术中不能确定肿瘤性质者，应将切下的卵巢肿瘤进行快速冷冻组织病理学检查，明确诊断。手术可通过腹腔镜和/或剖腹进行。术后应根据卵巢肿瘤的性质、组织学类型、手术-病理分期等因素来决定是否进行辅助治疗。

(九)随访与监测

卵巢恶性肿瘤易于复发，应长期予以随访和监测。

1.随访时间

术后1年内每月1次；术后2年每3月1次；术后3～5年视病情4～6月1次；5年以后者每年1次。

2.监测内容

临床症状、体征、全身检查及盆腔检查（包括三合诊检查）、超声检查。必要时做CT或MRI检查。肿瘤标志物测定，如CA125、HE4、CA199、CEA、AFP、HCG、雌激素和雄激素等可根据病情选用。

(十)妊娠合并卵巢肿瘤

妊娠合并良性肿瘤以成熟囊性畸胎瘤及浆液性（或黏液性）囊腺瘤居多，占妊娠合并卵巢肿瘤的90%，恶性者以无性细胞瘤及浆液性囊腺癌为多。若无并发症，妊娠合并卵巢肿瘤一般无明显症状。早孕时三合诊即能查得。中期妊娠以后不易查得，需依靠病史及超声诊断。

早孕时肿瘤嵌入盆腔可能引起流产，中期妊娠时易并发蒂扭转，晚期妊娠时若肿瘤较大可导致胎位异常，分娩时可引起肿瘤破裂，若肿瘤位置低可梗阻产道导致难产。妊娠时盆腔充血，可能使肿瘤迅速增大，并促使恶性肿瘤扩散。

早孕合并卵巢囊肿，以等待至妊娠3个月后进行手术为宜，以免诱发流产。妊娠晚期发现者，可等待至足月，临产后若肿瘤阻塞产道即行剖宫产，同时切除肿瘤。

若诊断或疑为卵巢恶性肿瘤，应尽早手术，其处理原则同非孕期。

二、卵巢原发上皮性肿瘤

卵巢上皮性肿瘤为最常见的卵巢肿瘤，多见于中老年妇女，很少发生在青春期前女孩和婴幼儿。卵巢上皮性肿瘤分为良性、交界性和恶性。交界性肿瘤是指上皮细胞增生活跃及核异型，核分裂象增加,表现为上皮细胞层次增加,但无间质浸润,是一种低度潜在恶性肿瘤,生长缓慢,转移率低,复发迟。卵巢上皮性癌发展迅速,不易早期诊断,治疗困难,死亡率高。

(一)发病原因及高危因素

卵巢上皮癌的发病原因一直未明。近年的研究证据表明,卵巢癌由卵巢表面生发上皮起源假说缺乏科学依据,卵巢外起源学说则引起高度重视,并提出了上皮性卵巢癌发生的二元理论。二元论将卵巢上皮癌分为两型,Ⅰ型卵巢癌包括了低级别卵巢浆液性癌及低级别卵巢子宫内膜样癌、透明细胞癌、黏液性癌和移行细胞癌;Ⅱ型卵巢癌包括了高级别卵巢浆液性癌及高级别卵巢子宫内膜样癌、未分化癌和恶性中胚叶混合性肿瘤(癌肉瘤)。Ⅰ型卵巢癌起病缓慢,常有前驱病变,多为临床早期,预后较好;Ⅱ型卵巢癌发病快,无前驱病变,侵袭性强,多为临床晚期,预后不良。两型卵巢癌的发生、发展可能有两种不同的分子途径,因而具有不同的生物学行为。高级别卵巢浆液性癌大多起源于输卵管的观点已被国际上多数学者所接受。

此外,下列因素也可能与卵巢上皮癌的发病密切相关。

1.遗传因素

5%～10%的卵巢上皮癌具有遗传异常。上皮性卵巢癌的发生与三个遗传性癌综合征有关,即遗传性乳腺癌-卵巢癌综合征(HBOC)、遗传性位点特异性卵巢癌综合征(HSSOC)和遗传性非息肉性结直肠癌综合征(HNPCC),最常见的是 HBOC。真正的遗传性卵巢癌和乳腺癌一样,主要是由于 *BRCA1* 和 *BRCA2* 基因突变所致,属于常染色体显性遗传。

2.子宫内膜异位症

相关的形态学和分子遗传学的证据提示,卵巢子宫内膜样癌和透明细胞癌可能来源于子宫内膜异位症的病灶恶变。抑癌基因 *ARID1A* 基因突变不仅见于卵巢子宫内膜样癌和透明细胞癌的癌组织,同时见于邻近的子宫内膜异位症和癌变前期病灶,这是卵巢子宫内膜样癌和透明细胞癌起源异位子宫内膜的有力证据。

3.持续排卵

持续排卵使卵巢表面上皮不断由损伤与修复,其结果一方面在修复过程中卵巢表面上皮细胞突变的可能性增加。减少或抑制排卵可减少卵巢上皮由排卵引起的损伤,可能降低卵巢癌发病危险。流行病学调查发现,卵巢癌危险因素有未产、不孕,而多次妊娠、哺乳和口服避孕药有保护作用。

(二)病理

1.组织学类型

卵巢上皮肿瘤组织学类型主要有以下几种。

(1)浆液性肿瘤。①浆液性囊腺瘤:约占卵巢良性肿瘤的 25%。多为单侧,球形,大小不等,表面光滑,囊性,壁薄,内充满淡黄色清亮液体。有单纯性及乳头状两型,前者多为单房,囊壁光滑;后者常为多房,可见乳头,向囊外生长。镜下见囊壁为纤维结缔组织,内为单层柱状上皮,乳头分支较粗,间质内见砂粒体(成层的钙化小球状物)。②交界性浆液性囊腺瘤:中等大小,多为双侧,乳头状生长在囊内较少,多向囊外生长。镜下见乳头分支纤细而密,上皮复层不超过 3 层,细胞核轻度异型,核分裂象<1/HP,无间质浸润,预后好。对于存在浸润性种植患者,晚期和复发概率增加。③浆液性囊腺癌:占卵巢恶性肿瘤的 40%～50%。多为双侧,体积较大,半实质性。结节状或分叶状,灰白色,或有乳突状增生,切面为多房,腔内充满乳头,质脆,出血、坏死。镜下见囊壁上皮明显增生,复层排列,一般在 4～5 层以上。癌细胞为立方形或柱状,细胞异型明

显,并向间质浸润。

2014 年版 WHO 女性生殖道肿瘤分类中将浆液性癌分为低级别癌与高级别癌二类,采用的是 M.D.Anderson 癌症中心的分类标准(见表 8-3)。

表 8-3　卵巢浆液性癌组织学分类(WHO,2014)

	高级别	低级别
组织病理特点	细胞核多形性,大小相差超过 3 倍	细胞核较均匀一致,仅轻到中度异型性
	核分裂数>12/HP	核分裂数≤12/HP
	常见坏死和多核瘤巨细胞	无坏死或多核瘤巨细胞
		核仁可明显,可有胞质内黏液

注:级别的确定基于细胞形态,非组织结构。

(2)黏液性肿瘤:黏液性肿瘤组织学上分为肠型、宫颈型或混合型,由肠型黏膜上皮或宫颈管黏膜上皮(mullerian 分化)组成。①黏液囊腺瘤:占卵巢良性肿瘤的 20%。多为单侧,圆形或卵圆形,体积较大,表面光滑,灰白色。切面常为多房,囊腔内充满胶冻样黏液,含黏蛋白和糖蛋白,囊内很少有乳头生长。镜下见囊壁为纤维结缔组织,内衬单层柱状上皮;可见杯状细胞及嗜银细胞。恶变率为 5%～10%。偶可自行破裂,瘤细胞种植在腹膜上继续生长并分泌黏液,在腹膜表面形成胶冻样黏液团块,极似卵巢癌转移,称腹膜假黏液瘤。腹膜假性黏液瘤主要继发于肠型分化的肿瘤,瘤细胞呈良性,分泌旺盛,很少见细胞异型和核分裂,多限于腹膜表面生长,一般不浸润脏器实质。手术是主要治疗手段,术中应尽可能切净所有肿瘤。然而,手术很少能根治,本病复发率高,患者需要多次手术,患者常死于肠梗阻。②交界性黏液性囊腺瘤:一般较大,少数为双侧,表面光滑,常为多房。切面见囊壁增厚,有实质区和乳头状形成,乳头细小、质软。镜下见上皮不超过 3 层,细胞轻度异型,细胞核大、染色深,有少量核分裂,增生上皮向腔内突出形成短粗的乳头,无间质浸润。③黏液性囊腺癌:占卵巢恶性肿瘤的 10%。多为单侧,瘤体较大,囊壁可见乳头或实质区,切面为囊、实性,囊液混浊或血性。镜下见腺体密集,间质较少,腺上皮超过 3 层,细胞明显异型,并有间质浸润。

(3)卵巢子宫内膜样肿瘤:良性瘤较少见,为单房,表面光滑,囊壁衬以单层柱状上皮,似正常子宫内膜。囊内被覆扁平上皮,间质内可有含铁血黄素的吞噬细胞。子宫内膜样交界性瘤很少见。卵巢子宫内膜样癌占卵巢恶性肿瘤的 10%～24%,肿瘤单侧多,中等大,囊性或实性,有乳头生长,囊液多为血性。镜下特点与子宫内膜癌极相似,多为高分化腺癌或腺棘皮癌,常并发子宫内膜异位症和子宫内膜癌,不易鉴别何者为原发或继发。

(4)透明细胞肿瘤:来源于苗勒氏管上皮,良性罕见,交界性者上皮由 1～3 层多角形靴钉状细胞组成,核有异型性但无间质浸润,常合并透明细胞癌存在。透明细胞癌占卵巢癌 5%～11%,患者均为成年妇女,平均年龄 48～58 岁,10%合并高钙血症。常合并子宫内膜异位症(25%～50%)。易转移至腹膜后淋巴结,对常规化疗不敏感。呈囊实性,单侧多,较大;镜下瘤细胞质丰富或呈泡状,含丰富糖原,排列成实性片、索状或乳头状;瘤细胞核异型性明显,深染,有特殊的靴钉细胞附于囊内及管状结构。

(5)勃勒纳瘤:由卵巢表面上皮向移行上皮分化而形成,占卵巢肿瘤 1.5%～2.5%。多数为良性,单侧,体积小(直径<5 cm),表面光滑,质硬,切面灰白色漩涡或编织状。小肿瘤常位于卵巢髓质近卵巢门处。亦有交界性及恶性。

(6)未分化癌:在未分化癌中,小细胞癌最有特征。发病年龄 9～43 岁,平均 24 岁,70%患者有高钙血症。常为单侧，较大，表面光滑或结节状，切面为实性或囊实性，质软、脆，分叶或结节状，褐色或灰黄色，多数伴有坏死出血。镜检癌细胞为未分化小细胞，圆形或梭形，胞质少，核圆或卵圆有核仁，核分裂多见。细胞排列紧密，呈弥散、巢状、片状生长。恶性程度极高，预后极差，90％患者在 1 年内死亡。

2.组织学分级

2014 年版 WHO 女性生殖道肿瘤分类中，对卵巢上皮癌的组织学分级达成共识。浆液性癌分为低级别癌与高级别癌两类。子宫内膜样癌根据 FIGO 分级系统分 3 级，1 级实性区域＜5％，2 级实性区域 5％～50％，3 级实性区域＞50％。黏液性癌不分级，但分为 3 型：①非侵袭性(上皮内癌)；②侵袭性(膨胀性或融合性)；③侵袭性(浸润型)。浆黏液性癌按不同的癌成分各自分级。透明细胞癌和未分化癌本身为高级别癌，不分级。恶性 Brenner 瘤其恶性成分参照尿路上皮癌分级，分为低级别和高级别。肿瘤组织学分级对患者预后有重要的影响，应引起重视。

(三)治疗

1.良性肿瘤

若卵巢肿块直径＜5 cm，疑为卵巢瘤样病变，可行短期观察。一经确诊为卵巢良性肿瘤，应手术治疗。根据患者年龄、生育要求及对侧卵巢情况决定手术范围。年轻、单侧良性肿瘤应行患侧卵巢囊肿剥出或卵巢切除术，尽可能保留正常卵巢组织和对侧正常卵巢；即使双侧良性囊肿，也应争取行囊肿剥出术，保留正常卵巢组织。围绝经期妇女可行单侧附件切除或子宫及双侧附件切除术。术中剖开肿瘤肉眼观察区分良、恶性，必要时做冷冻切片组织学检查明确性质，确定手术范围。若肿瘤大或可疑恶性，尽可能完整取出肿瘤，防止囊液流出及瘤细胞种植于腹腔。巨大囊肿可穿刺放液，待体积缩小后取出，穿刺前须保护穿刺周围组织，以防囊液外溢，放液速度应缓慢，以免腹压骤降发生休克。

2.交界性肿瘤

手术是卵巢交界性肿瘤最重要的治疗，手术治疗的目标是将肿瘤完全切除。卵巢交界瘤建议行全面分期手术，是否要行腹膜后淋巴结系统切除或取样活检，多数学者倾向否定意见，尤其是卵巢黏液性肿瘤。年轻患者可考虑行保留生育功能治疗。晚期复发是卵巢交界瘤的特点，78％在 5 年后甚至 10～20 年后复发。复发的肿瘤一般仍保持原病理形态，即仍为交界性肿瘤，复发的肿瘤一般仍可切除。

卵巢交界性瘤一般不主张进行术后化疗，化疗仅在以下几种情况考虑应用：①肿瘤期别较晚，有广泛种植，术后可施行 3～6 个疗程化疗；②有大网膜，淋巴结或其他远处部位浸润性种植的患者更可能发生早期复发，这些患者应按照低级别浆液性癌进行化疗。

3.恶性肿瘤

治疗原则是手术为主，辅以化疗、放疗及其他综合治疗。

(1)手术：是治疗卵巢上皮癌的主要手段。应根据术中探查及冷冻病理检查结果，决定手术范围，卵巢上皮癌第一次手术彻底性与预后密切相关。

早期(FIGO Ⅰ～Ⅱ期)卵巢上皮癌应行全面确定分期的手术，包括留取腹水或腹腔冲洗液进行细胞学检查；全面探查盆、腹腔，对可疑病灶及易发生转移部位多处取材做组织学检查；全子宫和双附件切除(卵巢动静脉高位结扎)；盆腔及腹主动脉旁淋巴结清除；大网膜和阑尾切除。一般认为，对于上皮性卵巢癌施行保留生育功能(保留子宫和对侧附件)的手术应是谨慎和严格选择的,必须具备以下条件方可施行:①患者年轻,渴望生育;②ⅠA期;③细胞分化好(G1);④对侧卵巢外观正常、剖探阴性;⑤有随诊条件。亦有主张完成生育后视情况再行手术切除子宫及对侧附件。对于有高危因素而要求保留生育功能的患者则需充分知情。

晚期卵巢癌(FIGOⅢ～Ⅳ期)应行肿瘤细胞减灭术,术式与全面确定分期的手术相同,手术的主要目的是尽最大努力切除卵巢癌之原发灶和转移灶,使残余肿瘤直径<1 cm,必要时可切除部分肠管或脾脏等。对于手术困难的患者可在组织病理学确诊为卵巢癌后,先行1～2个疗程的先期化疗后再进行手术。

复发性卵巢癌的手术治疗价值尚有争议,主要用于以下几方面:①解除肠梗阻;②对二线化疗敏感的复发灶(化疗后间隔>12月)的减灭;③切除孤立的复发灶。对于复发癌的治疗多数只能缓解症状,而不是为了治愈,生存质量是最应该考虑的因素。

(2)化学药物治疗:为主要的辅助治疗。常用于术后杀灭有残留癌灶,控制复发;也可用于复发病灶的治疗。化疗可以缓解症状,延长患者存活期。暂无法施行手术的晚期患者,化疗可使肿瘤缩小,为以后手术创造条件。

一线化疗是指首次肿瘤细胞减灭术后的化疗。常用化疗药物有顺铂、卡铂、紫杉醇、环磷酰胺、异环磷酰胺、氟尿嘧啶、博来霉素、长春新碱、依托泊苷(VP-16)等。近年来多以铂类药物和紫杉醇为主要的化疗药物,常用联合化疗方案见表8-4。根据病情可采用静脉化疗或静脉腹腔联合化疗。腹腔内化疗不仅能控制腹水,又能使小的腹腔内残存癌灶缩小或消失。化疗疗程数一般为6～9个疗程。二线化疗主要用于卵巢癌复发的治疗。选择化疗方案前应了解一线化疗用什么药物及药物累积量;一线化疗疗效如何,毒性如何,反应持续时间及停药时间。患者一线治疗中对铂类的敏感性对选择二线化疗具重要参考价值。二线化疗的用药原则:①以往未用铂类者可选用含铂类的联合化疗;②在铂类药物化疗后6个月以上出现复发用以铂类为基础的二线化疗通常有效;③难治性患者不应再选用以铂类为主的化疗,而应选用与铂类无交叉耐药的药物,如紫杉醇、拓扑替康、异环磷酰胺、六甲蜜胺、吉西他滨、多柔比星脂质体等。

表 8-4 卵巢上皮性癌常用联合化疗方案

方案	药物	剂量及方法	疗程间隔
1.TC	紫杉醇(T)	175 mg/m² 静脉滴注1次,3小时滴完	3周
	卡铂(C)	卡铂(剂量按 AUC=5 计算)静脉滴注1次	
2.TP	紫杉醇(T)	175 mg/m² 静脉滴注1次,3小时滴完	3周
	顺铂(P)	70 mg/m² 静脉滴注1次	
3.PC	顺铂(P)	70 mg/m² 静脉滴注1次	3～4周
	环磷酰胺(C)	700 mg/m² 静脉滴注1次	

(3)放疗:外照射对于卵巢上皮癌的治疗价值有限,可用于锁骨上和腹股沟淋巴结转移灶和部分紧靠盆壁的局限性病灶的局部治疗。对上皮性癌不主张以放疗作为主要辅助治疗手段,但在ⅠC期,或伴有大量腹水者经手术后仅有细小粟粒样转移灶或肉眼看不到有残留病灶的可辅以放射性同位素^{32}P腹腔内注射以提高疗效,减少复发,腹腔内有粘连时禁用。

(4)免疫治疗:靶向药物治疗是目前改善晚期卵巢癌预后的主要趋势。近几年,贝伐珠单抗在卵巢癌的一线治疗及复发卵巢癌的治疗中都取得了较好的疗效,可提高患者的无瘤生存期,但其昂贵的价格还须进行价值医学方面的评价。

（四）预后

预后与分期、组织学分类及分级、患者年龄及治疗方式有关。以分期最重要，期别越早预后越好。据文献报道Ⅰ期卵巢癌，病变局限于包膜内，5年生存率达90%。若囊外有赘生物、腹腔冲洗液找到癌细胞降至68%；Ⅲ期卵巢癌，5年生存率为30%～40%；Ⅳ期卵巢癌仅为10%。低度恶性肿瘤疗效较恶性程度高者为佳，细胞分化良好者疗效较分化不良者好。对化疗药物敏感者，疗效较好。术后残余癌灶直径<1 cm者，化疗效果较明显，预后良好。

（五）预防

卵巢上皮癌的病因不清，难以预防。但若能积极采取措施对高危人群严密监测随访，早期诊治可改善预后。

（1）高危人群严密监测：40岁以上妇女每年应行妇科检查；高危人群每半年检查1次，早期发现或排除卵巢肿瘤。若配合超声检查、CA125检测等则更好。

（2）早期诊断及处理：卵巢实性肿瘤或囊肿直径>5 cm者，应及时手术切除。重视青春期前、绝经后或生育年龄口服避孕药的妇女发现卵巢肿大，应及时明确诊断。盆腔肿块诊断不清或治疗无效者，应及早行腹腔镜检查或剖腹探查，早期诊治。

（3）乳癌和胃肠癌的女性患者，治疗后应严密随访，定期行妇科检查，确定有无卵巢转移癌。

（4）家族史和基因检测是临床医师决定是否行预防性卵巢切除的主要考虑因素，基因检测是最关键的因素。对*BRCA1*（＋）的HOCS家族成员行预防性卵巢切除是合理的。

三、卵巢生殖细胞肿瘤

卵巢生殖细胞肿瘤是指来源于胚胎性腺的原始生殖细胞而具有不同组织学特征的一组肿瘤，其发病率仅次于上皮性肿瘤，多发生于年轻的妇女及幼女，绝经后仅占4%。卵巢恶性生殖细胞肿瘤恶性程度大，死亡率高。由于找到有效的化疗方案，使其预后大为改观。卵巢恶性生殖细胞肿瘤的存活率分别由过去的10%提高到目前90%，大部分患者可行保留生育功能的治疗。

（一）病理分类

1.畸胎瘤

由多胚层组织结构组成的肿瘤，偶见含一个胚层成分。肿瘤组织多数成熟，少数未成熟；多数为囊性，少数为实性。肿瘤的良性、恶性及恶性程度取决于组织分化程度，而不取决于肿瘤质地。

（1）成熟畸胎瘤：又称皮样囊肿，属良性肿瘤，占卵巢肿瘤的10%～20%，占生殖细胞肿瘤的85%～97%，占畸胎瘤的95%以上。可发生于任何年龄，以20～40岁居多。多为单侧，双侧占10%～17%。中等大小，呈圆形或卵圆形，壁光滑、质韧。多为单房，腔内充满油脂和毛发，有时可见牙齿或骨质。囊壁内层为复层扁平上皮，壁上常见小丘样隆起向腔内突出称"头节"。肿瘤可含外、中、内胚层组织。偶见向单一胚层分化，形成高度特异性畸胎瘤，如卵巢甲状腺肿，分泌甲状腺激素，甚至引起甲亢。成熟囊性畸胎瘤恶变率为2%～4%，多见于绝经后妇女；"头节"的上皮易恶变，形成鳞状细胞癌，预后较差。

（2）未成熟畸胎瘤：属恶性肿瘤，含2～3胚层，占卵巢畸胎瘤1%～3%。肿瘤由分化程度不同的未成熟胚胎组织构成，主要为原始神经组织。多见于年轻患者，平均年龄为11～19岁。肿瘤多为实性，可有囊性区域。肿瘤的恶性程度根据未成熟组织所占比例、分化程度及神经上皮含量而定。该肿瘤的复发及转移率均高，但复发后再次手术可见未成熟肿瘤组织具有向成熟转化的特点,即恶性程度的逆转现象。

2.无性细胞瘤

无性细胞瘤为中度恶性的实性肿瘤,占卵巢恶性肿瘤的5％。好发于青春期及生育期妇女,单侧居多,右侧多于左侧。肿瘤为圆形或椭圆形,中等大,实性,触之如橡皮样。表面光滑或呈分叶状。切面淡棕色,镜下见圆形或多角形大细胞,细胞核大,胞质丰富,瘤细胞呈片状或条索状排列,有少量纤维组织相隔,间质中常有淋巴细胞浸润。对放疗特别敏感,纯无性细胞瘤的5年存活率可达90％。混合型(含绒癌,内胚窦成分)预后差。

3.卵黄囊瘤

来源于胚外结构卵黄囊,其组织结构与大鼠胎盘的内胚窦特殊血管周围结构(schiller-dural小体)相似,又名内胚窦瘤。卵黄囊瘤占卵巢恶性肿瘤1％,但是恶性生殖细胞肿瘤的常见类型,其恶性程度高,常见于儿童及年轻妇女。多为单侧,肿瘤较大,圆形或卵圆形。切面部分囊性变,组织质脆,多有出血坏死区,呈灰红或灰黄色,易破裂。镜下见疏松网状和内皮窦样结构。瘤细胞扁平、立方、柱状或多角形,产生甲胎蛋白(AFP),故患者血清AFP浓度很高,其浓度与肿瘤消长相关,是诊断及治疗监测时的重要标志物。肿瘤生长迅速,易早期转移,预后差,既往平均生存期仅1年,现经手术及联合化疗后,生存期明显延长。

4.胚胎癌

胚胎癌是一种未分化并具有多种分化潜能的恶性生殖细胞肿瘤。极少见,发生率占卵巢恶性生殖细胞瘤的5％以下。胚胎癌具有向胚体方向分化的潜能,可形成不同程度分化的畸胎瘤;向胚外方向分化则形成卵黄囊结构或滋养细胞结构。形态上与睾丸的胚胎癌相似,但发生在卵巢的纯型胚胎癌远较在睾丸少见,其原因尚不明。肿瘤体积较大,有包膜,质软,常伴出血、梗死和包膜破裂。切面为实性,灰白色,略呈颗粒状;与其他生殖细胞瘤合并存在时,依所含的成分和占的比例不同呈现出杂色多彩状,囊性变和出血坏死多见。瘤组织由较原始的多角形细胞聚集形成的实性上皮样片块和细胞巢与原始幼稚的黏液样间质构成。肿瘤细胞和细胞核的异型性突出,可见瘤巨细胞。在稍许分化的区域,瘤细胞有形成裂隙和乳头的倾向,细胞略呈立方或柱状上皮样,但不形成明确的腺管。胚胎癌具有局部侵袭性强、播散广泛及早期转移的特性;转移的途径早期经淋巴管,晚期合并血行播散。

5.绒癌

原发性卵巢绒癌也称为卵巢非妊娠性绒癌,是由卵巢生殖细胞中的多潜能细胞向胚外结构(滋养细胞或卵黄囊等)发展而来的一种恶性程度极高的卵巢肿瘤,它可分为单纯型或混合型。混合型,即除绒癌成分外,还同时合并存在其他恶性生殖细胞肿瘤,如未成熟畸胎瘤、卵黄囊瘤、胚胎癌及无性细胞瘤等。原发卵巢绒癌多见的是混合型,单纯型极为少见。妊娠性绒癌一般不合并其他恶性生殖细胞肿瘤。典型的肿瘤体积较大,单侧,实性,质软,出血坏死明显。镜下形态如同子宫绒癌,由细胞滋养细胞和合体滋养细胞构成。因其他生殖细胞肿瘤特别是胚胎性癌常有不等量的合体细胞,诊断必须同时具备两种滋养细胞。非妊娠性绒癌预后较妊娠性绒癌差,治疗效果不好,病情发展快,短期内即死亡。

(二)诊断

卵巢恶性生殖细胞肿瘤在临床表现方面具有一些特点。如发病年龄轻,肿瘤较大,肿瘤标记物异常,很易产生腹水,病程发展快等。若能注意到这些肿瘤的特点,诊断并不难。特别是血清甲胎蛋白(AFP)和人绒毛膜促性腺激素(HCG)的检测可以起到明确诊断的作用。卵黄囊瘤可以合成 AFP,卵巢绒癌可分泌 HCG,这些都是很特异的肿瘤标志物。血清 AFP 和 HCG 的动态变化与癌瘤病情的好转和恶化是一致的,临床完全缓解的患者其血清 AFP 或 HCG 值轻度升高也预示癌瘤的残存或复发。虽然血清 AFP 和 HCG 的检测对卵巢内胚窦瘤和卵巢绒癌有明确诊断的意义,但卵巢恶性生殖细胞肿瘤的最后确诊还是依靠组织病理学的诊断。

(三)治疗

1.良性生殖细胞肿瘤

单侧肿瘤应行卵巢肿瘤剥除或患侧附件切除术;双侧肿瘤争取行卵巢肿瘤剥除术;围绝经期妇女可考虑行全子宫双附件切除术。

2.恶性生殖细胞肿瘤

(1)手术治疗:由于绝大部分恶性生殖细胞肿瘤患者是希望生育的年轻女性,常为单侧卵巢发病,即使复发也很少累及对侧卵巢和子宫,更为重要的是卵巢恶性生殖细胞肿瘤对化疗十分敏感。因此,手术的基本原则是无论期别早晚,只要对侧卵巢和子宫未受肿瘤累及,均应行保留生育功能的手术,即仅切除患侧附件,同时行全面分期探查术。对于复发的卵巢生殖细胞仍主张积极手术。

(2)化疗:恶性生殖细胞肿瘤对化疗十分敏感。根据肿瘤分期、类型和肿瘤标记物的水平,术后可采用 3~6 疗程的联合化疗。常用化疗方案见表 8-5。

表 8-5　卵巢恶性生殖细胞肿瘤常用联合化疗方案

方案	药物	剂量及方法	疗程间隔
PEB	顺铂(p)	30~35 mg/(m² · d),静脉滴注,第 1~3 天	3 周
	依托泊苷(E)	100 mg/(m² · d),静脉滴注,第 1~3 天	
	博来霉素(B)	30 mg/周,肌内注射(化疗第二天开始)	
PVB	顺铂(P)	30~35 mg/(m² · d),静脉滴注,第 1~3 天	3 周
	长春新碱(V)	1.0~1.5 mg/m²(2 mg)静脉注射,第 1~2 天	
	博来霉素(B)	30 mg/周,肌内注射(化疗第二天开始)	
VAC	长春新碱(V)	1.0~1.5 mg/m²(最大 2 mg)静脉注射,第 1 天	4 周
	放线菌素 D(A)	5~7 mg/(kg · d),静脉滴注,第 2~6 天	
	环磷酰胺(C)	5~7 mg/(kg · d),静脉滴注,第 2~6 天	

(3)放疗:为手术和化疗的辅助治疗。无性细胞瘤对放疗最敏感,但由于无性细胞瘤的患者多年轻,要求保留生育功能,目前放疗已较少应用。对复发的无性细胞瘤,放疗仍能取得较好疗效。

四、卵巢性索间质肿瘤

卵巢性索间质肿瘤来源于原始性腺中的性索及间质组织,占卵巢肿瘤的 4.3%~6.0%。在胚胎正常发育过程中,原始性腺中的性索组织,在男性将演变成睾丸曲细精管的支持细胞,在女性将演变成卵巢的颗粒细胞;而原始性腺中的特殊间叶组织将演化为男性睾丸的间质细胞及女性卵巢的泡膜细胞。卵巢性索间质肿瘤即是由上述性索组织或特殊的间叶组织演化而形成的肿瘤,它们仍保留了原来各自的分化特性。肿瘤可由单一细胞构成,如颗粒细胞瘤、泡膜细胞瘤、支持细胞瘤、间质细胞瘤;肿瘤亦可由不同细胞组合形成,当含两种细胞成分时,可以形成颗粒-泡膜细胞瘤,支持-间质细胞瘤;而当肿瘤含有上述四种细胞成分时,此种性索间质肿瘤称为两性母细胞瘤。许多类型的性索间质肿瘤能分泌类固醇激素,临床出现内分泌失调症状,但是肿瘤的诊断依据是肿瘤特有的病理形态,临床内分泌紊乱和激素水平异常仅能作为参考。

(一)病理分类和临床表现

1.颗粒细胞-间质细胞瘤

由性索的颗粒细胞及间质的衍生成分如成纤维细胞及卵泡膜细胞组成。

(1)颗粒细胞瘤:在病理上颗粒细胞瘤分为成人型和幼年型两种。95%的颗粒细胞瘤为成人型,属低度恶性的肿瘤,可发生于任何年龄,高峰为45~55岁。肿瘤能分泌雌激素,故有女性化作用。青春期前患者可出现假性性早熟,生育年龄患者出现月经紊乱,绝经后患者则有不规则阴道流血,常合并子宫内膜增生过长,甚至发生腺癌。肿瘤多为单侧,圆形或椭圆形,呈分叶状,表面光滑,实性或部分囊性;切面组织脆而软,伴出血坏死灶。镜下见颗粒细胞环绕成小圆形囊腔,菊花样排列、中心含嗜伊红物质及核碎片(Call-Exner小体)。瘤细胞呈小多边形,偶呈圆形或圆柱形,胞质嗜淡伊红或中性,细胞膜界限不清,核圆,核膜清楚。预后较好,5年生存率达80%以上,但有远期复发倾向。幼年型颗粒细胞瘤罕见,仅占5%,是一种恶性程度极高的卵巢肿瘤。主要发生在青少年,98%为单侧。镜下呈卵泡样,缺乏核纵沟,胞质丰富,核分裂更活跃,极少含Call-Exner小体,10%~15%呈重度异型性。

(2)卵泡膜细胞瘤:为有内分泌功能的卵巢实性肿瘤,因能分泌雌激素,故有女性化作用。常与颗粒细胞瘤合并存在,但也有纯卵泡膜细胞瘤。为良性肿瘤,多为单侧,圆形、卵圆形或分叶状,表面被覆薄的有光泽的纤维包膜。切面为实性,灰白色。镜下见瘤细胞短梭形,胞质富含脂质,细胞交错排列呈漩涡状。瘤细胞团为结缔组织分隔。常合并子宫内膜增生过长,甚至子宫内膜癌。恶性卵泡膜细胞瘤较少见,可直接浸润邻近组织,并发生远处转移。其预后较一般卵巢癌为佳。

(3)纤维瘤:为较常见的良性肿瘤,占卵巢肿瘤的2%~5%,多见于中年妇女,单侧居多,中等大小,表面光滑或结节状,切面灰白色,实性、坚硬。镜下见由梭形瘤细胞组成,排列呈编织状。偶见患者伴有腹水或胸腔积液,称梅格斯综合征,腹水经淋巴或横膈至胸腔,右侧横膈淋巴丰富,故多见右侧胸腔积液。手术切除肿瘤后,胸腔积液、腹水自行消失。

2.支持细胞-间质细胞瘤

支持细胞-间质细胞瘤又称睾丸母细胞瘤,罕见,多发生在40岁以下妇女。单侧居多,通常较小,可局限在卵巢门区或皮质区,实性,表面光滑而滑润,有时呈分叶状,切面灰白色伴囊性变,囊内壁光滑,含血性浆液或黏液。镜下见不同分化程度的支持细胞及间质细胞。高分化者属良性,中低分化为恶性,具有男性化作用;少数无内分泌功能呈现女性化,雌激素可由瘤细胞直接分泌或由雄激素转化而来。10%~30%呈恶性行为,5年生存率为70%~90%。

(二)治疗

1.良性的性索间质肿瘤

年轻妇女患单侧肿瘤,应行卵巢肿瘤剥除或患侧附件切除术;双侧肿瘤争取行卵巢肿瘤剥除术;围绝经期妇女可考虑行全子宫双附件切除术。卵巢纤维瘤、卵泡膜细胞瘤和硬化性间质瘤是良性的,可按上述处理。

2.恶性的性索间质肿瘤

颗粒细胞瘤、间质细胞瘤、环管状性索间质瘤是低度或潜在恶性的。Ⅰ期的卵巢性索间质肿瘤希望生育的年轻患者,可考虑行患侧附件切除术,保留生育功能,但应进行全面细致的手术病理分期;不希望生育者应行全子宫双附件切除术和确定分期手术。晚期肿瘤应采用肿瘤细胞减灭术。与上皮性卵巢癌不同,对于复发的性索间质肿瘤仍主张积极手术。术后辅助治疗并没有公认有效的方案。以铂类为基础的多药联合化疗可作为术后辅助治疗的选择,尤其是晚期和复发患者的治疗。常用方案为 TC、PAC、PEB、PVB,一般化疗 6 个疗程。本瘤有晚期复发的特点,应长期随诊。

五、卵巢转移性肿瘤

体内任何部位原发性癌均可能转移到卵巢,乳腺、肠、胃、生殖道、泌尿道等是常见的原发肿瘤器官。库肯勃瘤,即印戒细胞癌,是一种特殊的转移性腺癌,原发部位在胃肠道,肿瘤为双侧性,中等大,多保持卵巢原状或呈肾形。一般无粘连,切面实性,胶质样。镜下见典型的印戒细胞,能产生黏液,周围是结缔组织或黏液瘤性间质。

卵巢转移瘤的处理取决于原发灶的部位和治疗情况,需要多学科协作,共同诊治。治疗的原则是有效的缓解和控制症状。如原发瘤已经切除且无其他转移和复发迹象,卵巢转移瘤仅局限于盆腔,可采用原发性卵巢恶性肿瘤的手术方法,尽可能切除盆腔转移瘤,术后应按照原发瘤进行辅助治疗。大部分卵巢转移性肿瘤的治疗效果不好,预后很差。

（陈　芬）

第九章

病 理 妊 娠

第一节 流 产

妊娠不足 28 周、胎儿体重不足 1 000 g 而终止者称为流产。孕 12 周前终止者称为早期流产，孕 12 周至不足 28 周终止者称为晚期流产。这个定义不是固定不变的，妊娠 20 周至不足 28 周之间流产的胎儿体重在 500～1 000 g，有存活的可能，称为有生机儿，美国等国家把流产定义为妊娠 20 周前终止妊娠者。流产又分为自然流产和人工流产两大类。机械或药物等人为因素终止妊娠者称为人工流产，自然因素导致的流产称为自然流产。本节仅阐述自然流产。自然流产率占全部妊娠的 10％～15％，其中 80％以上为早期流产。

一、病因

(一)胚胎因素

胚胎染色体异常是流产的主要原因。早期流产胚胎检查发现 50％～60％有染色体异常。夫妇任何一方有染色体异常亦可传至子代，导致流产。染色体异常：①数目异常。多见三体、单体 X、三倍体及四倍体。②结构异常。染色体分带技术监测可见易位、断裂、缺失。除遗传因素外，感染、药物等不良作用亦可引起胚胎染色体异常，常在 12 孕周前发生流产，即使少数妊娠至足月，出生后可能为畸形儿或有代谢及功能缺陷。如发生流产，排出物往往为空胎囊或退化的胚胎，故应仔细检查流产产物。

(二)母体因素

1.全身性疾病

全身性感染时高热可促进子宫收缩引起流产，梅毒螺旋体、流感病毒、巨细胞病毒、支原体、衣原体、弓形虫、单纯疱疹病毒等感染可导致流产；孕妇患心力衰竭、严重贫血、高血压、慢性肾炎及严重营养不良等缺血缺氧性疾病亦可导致流产。

2.内分泌异常

黄体功能不足可致早期流产。甲状腺功能低下、严重的糖尿病血糖未控制均可导致流产。

3.免疫功能异常

与流产有关的免疫因素有配偶的组织兼容性抗原（HLA）、胎儿抗原、血型抗原（ABO 及

Rh)和母体的自身免疫状态。父母的 HLA 位点相同频率高,使母体封闭抗体不足亦可导致反复流产。母儿血型不合、孕妇抗磷脂抗体产生过多、抗精子抗体的存在,均可使胚胎受到排斥而发生流产。

4.生殖器异常

畸形子宫如子宫发育不良、单角子宫、双子宫、子宫纵隔、宫腔粘连及子宫肌瘤均可影响胚囊着床和发育而导致流产。宫颈重度裂伤、宫颈内口松弛、宫颈过短常导致胎膜破裂而流产。

5.创伤刺激

子宫创伤如手术、直接撞击、性交过度亦可导致流产;过度紧张、焦虑、恐惧、忧伤等精神创伤亦有引起流产的报道。

6.不良习惯

过量吸烟、酗酒,吗啡、海洛因等毒品均可导致流产。

（三）环境因素

砷、铅、甲醛、苯、氯丁二烯、氧化乙烯等化学物质过多接触,均可导致流产。

二、病理

流产过程是妊娠物逐渐从子宫壁剥离,然后排出子宫。孕 8 周以前的流产,胚胎多已死亡,胚胎绒毛与底蜕膜剥离,导致其剥离面出血,坏死胚胎犹如宫内异物,刺激子宫收缩及宫颈扩张。由于此时绒毛发育不全,着床还不牢固,妊娠物多可完全排出,出血不多。早期流产常见胚胎异常类型为无胚胎、结节状胚、圆柱状胚、发育阻滞胚、肢体畸形及神经管缺陷。孕 8~12 周时绒毛发育茂盛,与底蜕膜联系较牢固,流产时妊娠物往往不易完整排出而部分滞留宫腔,影响子宫收缩,出血量多,且经久不止。孕 12 周后,胎盘已完全形成,流产时先出现腹痛,继而排出胎儿和胎盘,如胎盘剥离不全,可引起剥离面大量出血。胎儿在宫腔内死亡过久,可被血块包围,形成血样胎块而引起出血不止。也可吸收血红蛋白而形成肉样胎块,或胎儿钙化后形成石胎。其他还可见压缩胎儿、纸样胎儿、浸软胎儿、脐带异常等病理表现。

三、临床表现

临床表现主要为停经后阴道流血和腹痛。

（一）停经

大部分的自然流产患者均有明显的停经史,结合早孕反应、子宫增大及 B 超检查发现胚囊等表现能够确诊妊娠。但是,如果妊娠早期发生流产,流产导致的阴道流血很难与月经异常鉴别,往往没有明显的停经史。有报道提示,大约 50% 流产是妇女未知已孕就发生受精卵死亡和流产。对于这些患者,要根据病史、血、尿 HCG 及 B 超检查的结果综合判断。

（二）阴道流血和腹痛

早期流产者常先有阴道流血,而后出现腹痛。由于胚胎坏死,绒毛与蜕膜剥离,血窦开放,出现阴道流血;剥离的胚胎及血液刺激子宫收缩,排出胚胎,产生阵发性下腹疼痛;当胚胎完全排出后,子宫收缩,血窦关闭,出血停止。晚期流产的临床过程与早产及足月产相似,经过阵发性子宫收缩,排出胎儿及胎盘,同时出现阴道流血。晚期流产时胎盘与子宫壁附着牢固,如胎盘粘连仅部分剥离,残留组织影响子宫收缩,血窦开放,可导致大量出血、休克、甚至死亡。胎盘残留过久,可形成胎盘息肉,引起反复出血、贫血及继发感染。

四、临床分型

按流产发展的不同阶段,分为以下临床类型。

(一)先兆流产

停经后出现少量阴道流血,常为暗红色或血性白带,无妊娠物排出。流血后数小时至数日可出现轻微下腹痛或腰骶部胀痛。宫颈口未开,子宫大小与停经时间相符。经休息及治疗,症状消失,可继续妊娠;如症状加重,则可能发展为难免流产。

(二)难免流产

难免流产又称为不可避免流产。在先兆流产的基础上,阴道流血增多,腹痛加剧,或出现胎膜破裂。检查见宫颈口已扩张,有时可见胚囊或胚胎组织堵塞于宫颈口内,子宫与停经时间相符或略小。B超检查仅见胚囊,无胚胎或胚胎血管搏动亦属于此类型。

(三)不全流产

难免流产继续发展,部分妊娠物排出宫腔,或胎儿排出后胎盘滞留宫腔或嵌顿于宫颈口,影响子宫收缩,导致大量出血,甚至休克。检查可见宫颈已扩张,宫颈口有妊娠物堵塞及持续性血液流出,子宫小于停经时间。

(四)完全流产

有流产的症状,妊娠物已全部排出,随后流血逐渐停止,腹痛逐渐消失。检查见宫颈口关闭,子宫接近正常大小。

此外,流产尚有三种特殊情况。①稽留流产:又称过期流产,指宫内胚胎或胎儿死亡后未及时排出者。典型表现是有正常的早孕过程,有先兆流产的症状或无任何症状;随着停经时间延长,子宫不再增大或反而缩小,子宫小于停经时间,早孕反应消失,宫颈口未开,质地不软。②习惯性流产:指连续自然流产3次或3次以上者。近年有学者将连续两次流产者称为复发性自然流产。常见原因为胚胎染色体异常、免疫因素异常、甲状腺功能低下、子宫畸形或发育不良、宫腔粘连、宫颈内口松弛等。往往每次流产发生在同一妊娠月份,其临床过程与一般流产相同。宫颈内口松弛者,往往在妊娠中期无任何症状而发生宫颈口扩张,继而羊膜囊突向宫颈口,一旦胎膜破裂,胎儿迅即娩出。③流产合并感染:多见于阴道流血时间较长的流产患者,也常发生在不全流产或不洁流产时。临床表现为下腹痛、阴道有恶臭分泌物,双合诊检查有宫颈摇摆痛。严重时引起盆腔腹膜炎、败血症及感染性休克。常为厌氧菌及需氧菌混合感染。

五、诊断

根据病史、临床表现即可诊断,但有时须结合辅助检查才能确诊。流产的类型涉及相应的处理,诊断时应予确定。

(一)病史

询问有无停经史、早孕反应及其出现时间,阴道流血量、持续时间、与腹痛的关系,腹痛的部位、性质,有无妊娠物排出。了解有无发热、阴道分泌物有无臭味可协助诊断流产合并感染,询问反复流产史有助于诊断习惯性流产。

(二)体格检查

测量体温、脉搏、呼吸、血压,有无贫血及急性感染征象,外阴消毒后妇科检查了解宫颈是否扩张、有无妊娠物堵塞或羊膜囊膨出;子宫有无压痛、与停经时间是否相符,双附件有无压痛、增厚或包块。疑为先兆流产者,操作应轻柔。

（三）辅助诊断

1.B超检查

测定妊娠囊的大小、形态、胎心搏动,并可辅助诊断流产类型,如妊娠囊形态异常,提示妊娠预后不良。宫腔和附件检查有助于稽留流产、不全流产及异位妊娠的鉴别诊断。

2.妊娠试验

连续测定血 β-HCG 的动态变化,有助于妊娠的诊断和预后判断。妊娠6～8周时,血β-HCG是以每天66％的速度增加,如果血 β-HCG 每48小时增加不到66％,则提示妊娠预后不良。

3.其他检查

孕激素、HPL的连续测定有益于判断妊娠预后;习惯性流产患者可行妊娠物及夫妇双方的染色体检查。

六、处理

确诊流产后,应根据其类型进行相应处理。

（一）先兆流产

应卧床休息,严禁性生活,给予足够的营养支持。保持情绪稳定,对精神紧张者可给予少量对胎儿无害的镇静剂。黄体功能不足者可给予黄体酮 $10\sim20$ mg,每天或隔天肌内注射一次,过量应用可致稽留流产;或 HCG 3 000 U,隔天肌内注射一次;也可口服维生素 E 保胎。甲状腺功能低下者可口服小剂量甲状腺素。如阴道流血停止、腹痛消失、B超证实胚胎存活,可继续妊娠。若临床症状加重,B超发现胚胎发育不良,β-HCG 持续不升或下降,表明流产不可避免,应终止妊娠。

（二）难免流产

一旦确诊,应及早排出胚胎及胎盘组织。可行刮宫术,对刮出物应仔细检查,并送病理检查。晚期流产时子宫较大,出血较多,可用缩宫素 $10\sim20$ U 加入 5％葡萄糖液 500 mL 中静脉滴注,促进子宫收缩。必要时行刮宫术,清除宫内组织。术后可行 B 超检查,了解有无妊娠物残留,并给予抗生素预防感染。

（三）不全流产

由于部分组织残留宫腔或堵塞于宫颈口,极易引起子宫大量出血。故应在输液、输血的同时立即行刮宫术或钳刮术,并给予抗生素预防感染。

（四）完全流产

症状消失、B超检查宫腔无残留物。如无感染,可不予特殊处理。

（五）稽留流产

死亡胎儿及胎盘组织在宫腔内稽留过久,可导致严重的凝血功能障碍及 DIC 的发生,应先行凝血功能检查,在备血、输液条件下行刮宫术;如凝血机制异常,可用肝素、纤维蛋白原、新鲜血、血小板等纠正后再行刮宫。稽留流产时胎盘组织常与子宫壁粘连较紧,手术较困难。如凝血功能正常,刮宫前可口服己烯雌酚 5 mg,每天 3 次,连用 5 天,或苯甲酸雌二醇 2 mg 肌内注射,每天 2 次,连用 3 天,可提高子宫肌对缩宫素的敏感性。刮宫时可用缩宫素 $5\sim10$ U 加于 5％葡萄糖液 500 mL 中静脉滴注,或用米索前列醇 400 μg 置于阴道后穹隆。子宫＞12 孕周者,应静脉滴注缩宫素,促使胎儿、胎盘排出。行刮宫术时应避免子宫穿孔。术后应常规行 B 超检查,以确认宫腔残留物是否完全排出，并加强抗感染治疗。

（六）习惯性流产

染色体异常夫妇应于孕前进行遗传咨询，确定可否妊娠；还可行夫妇血型鉴定及丈夫精液检查；明确女方有无生殖道畸形、肿瘤、宫腔粘连。宫颈内口松弛者应在妊娠前行宫颈内口修补术，或于孕12～18周行宫颈内口环扎术。有学者对不明原因的习惯性流产患者行主动免疫治疗，将丈夫或他人的淋巴细胞在女方前臂内侧或臀部作多点皮内注射，妊娠前注射2～4次，妊娠早期加强免疫1～3次，妊娠成功率可达86％以上。此外，习惯性流产患者确诊妊娠后，可常规肌内注射HCG 3 000～5 000 U，隔天一次，至妊娠8周后停止。

（七）流产合并感染

治疗原则为迅速控制感染，尽快清除宫内残留物。如为轻度感染或出血较多，可在静脉滴注有效抗生素的同时进行刮宫，以达到止血目的；感染较严重而出血不多时，可用高效广谱抗生素控制感染后再行刮宫。刮宫时可用卵圆钳夹出残留组织，忌用刮匙全面搔刮，以免感染扩散。严重感染性流产可并发盆腔脓肿、血栓性静脉炎、感染性休克、急性肾功能衰竭及DIC等，应高度重视并积极预防，必要时切除子宫去除感染原。

（张翠焕）

第二节　早　产

早产是指妊娠满28周至不满37足周（196天～258天）间分娩者。此时，娩出的新生儿体重1 000～2 499 g，各器官发育不成熟，因而呼吸窘迫综合征、坏死性小肠炎、高胆红素血症、脑室内出血、动脉导管持续开放、视网膜病变、脑瘫等发病率增高。分娩孕周越小，出生体重越低，围生儿预后越差。早产占分娩总数的5％～15％。近年，由于早产儿及低体重儿治疗学的进步，其生存率明显提高，伤残率下降，故国外不少学者提议，将早产定义的时间上限提前到妊娠20周。

一、原因

诱发早产的常见因素：①胎膜早破、绒毛膜羊膜炎，30％～40％的早产与此有关；②下生殖道及尿路感染，如B族链球菌、沙眼衣原体、支原体的下生殖道感染、细菌性阴道病及无症状性菌尿、急性肾盂肾炎等；③妊娠并发症，如妊娠期高血压疾病、妊娠肝内胆汁淤积症、妊娠合并心脏病、慢性肾炎等；④子宫膨胀过度及胎盘因素，如多胎妊娠、羊水过多、前置胎盘、胎盘早剥等；⑤子宫畸形，如纵隔子宫、双角子宫等。⑥宫颈内口松弛。

二、临床表现

孕妇可有晚期流产、早产及产伤史，此次妊娠满28周后至37周前出现较规则宫缩，间隔时间5～6分钟，持续时间达30秒以上，肛门检查或阴道检查发现宫颈管消失、宫口扩张。部分患者可伴有少量阴道流血或阴道流水。

三、诊断及预测

目前我国将妊娠满 28 周至不满 37 周,出现规则宫缩(20 分钟内超过 4 次或 60 分钟内超过 8 次),同时伴有宫颈管缩短≥75%、宫颈进行性扩张 2 cm 以上者,诊断为早产临产。

近年来,早产预测工作有明显进展。目前常用以下 2 种方法预测早产:①阴道 B 超检查宫颈长度及宫颈内口漏斗形成情况,如宫颈内口漏斗长度大于宫颈总长度的 25%,或功能性宫颈内口长度<30 mm,提示早产的可能性大,应予治疗;②阴道后穹隆棉拭子检测胎儿纤维连接蛋白,胎儿纤维连接蛋白是一种细胞外基质蛋白,通常存在于胎膜及蜕膜中。在妊娠最初 20 周内,宫颈、阴道分泌物中可测出胎儿纤维连接蛋白。如妊娠 20 周后,上述分泌物中胎儿纤维连接蛋白>50 ng/mL,则提示胎膜与蜕膜分离,有早产可能。其预测早产的敏感性可达 93%,特异性 82%。

确诊早产后,进一步进行病因分析,对正确选择治疗方法十分重要。通常采用的方法以下几种。

(一)B 超检查

排除胎儿畸形、确定胎儿数目及多胎妊娠类型、明确胎儿先露部、了解胎儿生长状况及宫内安危、排除死胎、估计羊水量、排除前置胎盘及胎盘早剥等。

(二)阴道窥器检查及阴道流液涂片

了解有无胎膜早破。

(三)宫颈及阴道分泌物培养

排除 B 族链球菌感染及沙眼衣原体感染。

(四)羊膜穿刺

胎膜早破者可抽取羊水送细菌培养,排除绒毛膜羊膜炎,以及检测卵磷脂/鞘磷脂比值或磷脂酰甘油等,了解胎儿肺成熟度。

四、治疗

治疗原则:①胎儿存活、无明显畸形、无明显绒毛膜羊膜炎及胎儿窘迫、无严重妊娠并发症、宫口开大 2 cm 以下,以及早产预测阳性者,应设法延长孕周,防止早产。②早产不可避免时,应设法提高早产儿的存活率。

(一)卧床休息

取左侧卧位,可减少宫缩频率,有利于提高子宫血流量,改善胎盘功能及增加胎儿氧供及营养。

(二)药物治疗

主要应用抑制宫缩、抗感染及促胎肺成熟药物。

1.抑制宫缩

β受体激动剂:子宫平滑肌细胞膜上分布较多的 $β_2$ 受体,当其兴奋时,激活细胞内腺苷酸环化酶,使三磷酸腺苷变成环腺苷酸(cAMP)增加,细胞内游离钙浓度降低,使子宫平滑肌松弛,宫缩抑制。这类药物的主要不良反应:母儿心率增快,心肌耗氧量增加,收缩压增高,血糖增高,水、钠潴留,血浆容量增加等,故对合并心脏病、重度高血压、未控制的糖尿病等患者慎用或不用。

常用的药物有利托君、沙丁胺醇等。利托君通常先静脉给药,150 mg 溶于 5% 葡萄糖液

500 mL 中,开始保持 50~100 μg/min 滴速,每 30 分钟增加 50 μg/min,至宫缩抑制,最大给药浓度<300 μg/min,宫缩抑制 12~24 小时后改为口服,10 mg 每 4~6 小时一次。用药过程中应密切注意孕妇主诉及心率、血压、宫缩的变化,并限制静脉输液量,如患者心率>130 次/分,应减药量;出现胸痛,应立即停药并作心电监护。长期用药者,应监测血糖。沙丁胺醇是目前国内最常用的 β₂ 受体激动剂,作用缓和,不良反应较轻。常用剂量:口服 2.4~4.8 mg,每 6~8 小时一次,通常首次剂量 4.8 mg,宫缩消失后停药。

硫酸镁:镁离子直接作用于子宫平滑肌细胞,拮抗钙离子对子宫收缩的活性,能抑制早产宫缩。常用方法:硫酸镁 4.0 g 溶于 5% 葡萄糖液 100 mL 中静脉滴注,30 分钟滴完,此后保持1.0~1.5 g/h 滴速至宫缩<6 次/小时。24 小时总量<30 g。通常所需的血镁浓度与中毒浓度接近,故对肾功能不良、肌无力、心肌病者慎用或不用。用药过程中应密切注意患者呼吸、尿量、膝反射。如呼吸<16 次/分、尿量<25 mL/h、膝反射消失,应立即停药,并给钙剂对抗,可将 10% 葡萄糖酸钙 10 mL 溶于 10% 葡萄糖液 10 mL 中缓慢静脉注射。

钙通道阻滞剂:通过影响钙离子细胞内流而抑制宫缩。常用药物为硝苯地平 10 mg 舌下含,每 6~8 小时一次,治疗过程中应密切注意孕妇心率、血压的变化。对充血性心力衰竭,主动脉瓣狭窄者禁用。对已用硫酸镁者慎用,以防血压急剧下降。

前列腺素合成酶抑制剂:因这类药物能通过胎盘到达胎儿,大剂量长期应用,可使胎儿动脉导管提前关闭,导致肺动脉高压;且有使肾血管收缩,抑制胎儿尿形成,使肾功能受损,羊水减少的严重不良反应,故最好仅在 β₂ 受体激动剂、硫酸镁等药物使用受限制或无效,且在妊娠 34 周前选用。常用药物为吲哚美辛,开始 50 mg,每 8 小时口服一次,24 小时后改为 25 mg,每 6 小时一次。用药过程中应密切监测羊水量及胎儿动脉导管血流情况。此外,消化性溃疡患者,禁用该药。

2.控制感染

感染是早产的重要诱因之一,应用抗生素治疗早产可能有益,特别适用于阴道分泌物培养 B 族链球菌阳性或羊水细菌培养阳性及尿路感染者。

3.预防新生儿呼吸窘迫综合征

对妊娠 35 周前的早产,应用肾上腺糖皮质激素 24 小时后至 7 天内,能促胎儿肺成熟,明显降低新生儿呼吸窘迫综合征的发病率。同时,也能使脑室周围及脑室内出血减少,坏死性小肠炎发生率降低。常用药物有倍他米松 12 mg 静脉滴注,每天一次,共 2 次;或地塞米松 10 mg 静脉滴注,每天 1 次,共 2 次。

(三)早产分娩处理

对不可避免的早产,停用一切抑制宫缩的药物,严密观察产程进展并做好产时处理,设法降低早产儿的发病率与病死率。

1.经阴道分娩

大部分早产儿可经阴道分娩,产程中左侧卧位,间断面罩给氧。肌内注射维生素 K₁,减少新生儿颅内出血的发生。密切监测胎心,慎用可能抑制胎儿呼吸的镇静剂。第二产程常规行会阴后-斜切开,缩短胎头在盆底的受压时间,从而减少早产儿颅内出血的发生。

2.剖宫产

为减少早产儿颅内出血的可能性,一些学者提出对早产胎位异常者可考虑剖宫产结束分娩。但这一手术的决定需在估价早产儿存活可能性的基础上加以权衡。

(张翠焕)

第三节 妊 娠 剧 吐

妊娠剧吐是在妊娠早期发生、以恶心呕吐频繁为重要症状的一组症候群,发病率为 0.3％～1.0％。恶性呕吐者可因酸中毒、电解质紊乱、肝肾功能衰竭而死亡。

一、病因

尚未明确。由于早孕反应的发生和消失过程与孕妇血 HCG 的升降时间相符,呕吐严重时,孕妇 HCG 水平亦较高;多胎妊娠、葡萄胎患者 HCG 值显著增高,呕吐发生率也高,症状也较重;妊娠终止后,呕吐消失。故一般认为妊娠剧吐与 HCG 增高密切相关,但事实上症状的轻重与血 HCG 水平并不一定呈正相关。此外,恐惧妊娠、精神紧张、情绪不稳、经济条件差的孕妇易患妊娠剧吐,提示精神及社会因素对发病有影响。

二、临床表现

多见于年轻初孕妇,停经 6 周左右出现恶心、流涎和呕吐,初以晨间为重,随病情发展而呕吐频繁,不局限于晨间。由于不能进食而导致脱水、电解质紊乱及体重下降;营养摄入不足可致负氮平衡,使血尿素氮及尿素增高;饥饿情况下机体动用脂肪供能,使脂肪代谢中间产物酮体增多而出现代谢性酸中毒。患者消瘦明显、极度疲乏、口唇干裂、皮肤干燥、眼球凹陷、尿量减少;体温轻度增高、脉搏增快、血压下降、尿比重增加、尿酮体阳性。肝、肾受损时可出现黄疸,血胆红素、转氨酶、肌酐和尿素氮升高,尿中出现蛋白和管型。严重者可发生视网膜出血,意识不清,呈现昏睡状态。

频繁呕吐、进食困难可引起维生素 B_1 缺乏,导致 Wernicke-Korsakoff 综合征,主要表现为中枢神经系统症状:眼球震颤、视力障碍、步态及站立姿势异常;有时患者可出现语言增多、记忆障碍、精神迟钝或嗜睡等脑功能紊乱状态。约 10％妊娠剧吐者并发此综合征。

三、诊断

根据停经后出现恶心、呕吐等症状,不难诊断。可用 B 超检查排除葡萄胎,并与可致呕吐疾病如急性病毒性肝炎、胃肠炎、胰腺炎、胆道疾病、脑膜炎及脑肿瘤等鉴别。测定血常规、血黏度、电解质、二氧化碳结合力、尿比重、尿酮体等可判断病情严重程度;心电图检查可发现低血钾的影响;眼底检查可了解有无视网膜出血。

四、治疗

妊娠剧吐患者应住院治疗,禁食 2～3 天,每天静脉滴注葡萄糖液及林格氏液共 3 000 mL,加入维生素 B_6、维生素 C,维持每天尿量≥1 000 mL,并给予维生素 B_1 肌内注射。出现代谢性酸中毒时,可适当补充碳酸氢钠,低钾者可静脉补钾,营养不良者可予 5％氨基酸注射液、英特利比特静脉滴注。经治疗呕吐停止,症状缓解后可试饮食;如治疗效果不佳,可用氢化可的松 200～

300 mg 加入 5％葡萄糖液 500 mL 中静脉滴注。出现以下情况应考虑终止妊娠：体温持续高于 38 ℃；脉搏＞120 次/分；持续黄疸或蛋白尿；出现多发性神经炎及神经性体征。

（张翠焕）

第四节　异　位　妊　娠

一、输卵管妊娠

输卵管妊娠多发生在壶腹部（70％），其次为峡部（12％）、伞部（11.1％），间质部妊娠（2％～3％）相对少见。

（一）病因

可能与下列因素有关。

1.输卵管异常

（1）输卵管黏膜炎和输卵管周围炎均为输卵管妊娠的常见病因。在高达 90％的异位妊娠患者中发现存在输卵管病变，尤其是慢性输卵管炎。存在异位妊娠的输卵管发生过慢性输管炎的比例是正常输卵管的 6 倍。输卵管黏膜炎严重者可引起管腔完全堵塞而致不孕，轻者管腔未全堵塞，但黏膜皱褶发生粘连使管腔变窄，或纤毛缺损影响受精卵在输卵管内正常运行，中途受阻而在该处着床。输卵管周围炎病变主要在输卵管的浆膜层或浆肌层，常造成输卵管周围粘连，输卵管扭曲，管腔狭窄，管壁肌蠕动减弱，影响受精卵的运行。淋菌及沙眼衣原体所致的输卵管炎常累及黏膜，而流产或分娩后感染往往引起输卵管周围炎。结核性输卵管炎病变重，治愈后多造成不孕，偶尔妊娠，约 1/3 为输卵管妊娠。结节性峡部输卵管炎（salpingitis isthmica nodosa，SIN）可在大约 10％的输卵管妊娠患者中被发现，是一种特殊类型的输卵管炎，双侧输卵管峡部呈结节状态，该病变是由于输卵管黏膜上皮呈憩室样向峡部肌壁内伸展，肌壁发生结节性增生，使输卵管近端肌层肥厚，影响其蠕动功能，导致受精卵运行受阻，易发生输卵管妊娠。

（2）输卵管发育不良如输卵管过长、肌层发育差、黏膜纤毛缺乏，其他还有双输卵管、憩室或有副伞等，均可成为输卵管妊娠的原因。

（3）输卵管功能（包括蠕动、纤毛活动及上皮细胞的分泌）受雌、孕激素的调节，若调节紊乱，将影响受精卵的正常运行。此外，精神因素可引起输卵管痉挛和蠕动异常，干扰受精卵的运送。

（4）由于原有的输卵管病变或手术操作的影响，不论何种手术后再次输卵管妊娠的发生率为 10％～25％。输卵管绝育术后若形成输卵管瘘管或再通，均有导致输卵管妊娠的可能。因不孕接受过输卵管分离粘连术，输卵管成形术如输卵管吻合术、输卵管造口术等使不孕患者有机会获得妊娠，同时也有发生输卵管妊娠的可能。但需要明确的是，输卵管外科手术本身不是引起异位妊娠的主要原因，先前的盆腔炎性疾病或先前的异位妊娠导致的基础输卵管损伤才是罪魁祸首。

（5）输卵管因周围肿瘤如子宫肌瘤或卵巢肿瘤的压迫，有时影响输卵管管腔通畅，使受精卵运行受阻，容易发生异位妊娠。

2.放置宫内节育器与异位妊娠发生的关系

随着宫内节育器（intrauterine device，IUD）的广泛应用，异位妊娠发生率增高，其实 IUD 本身并不增加异位妊娠的发生率,使用 IUD 的女性异位妊娠的发生率是不使用任何类型避孕措施的女性的 1/10。但是,IUD 使用者如果发生妊娠,则异位妊娠的风险增高(放置左炔诺孕酮 IUD 者 1/2 的妊娠是异位妊娠,放置含铜 IUD 者 1/16 的妊娠是异位妊娠,而相比之下未避孕者 1/50 的妊娠是异位妊娠)。

3.受精卵游走

卵细胞在一侧输卵管受精,受精卵经宫腔或腹腔进入对侧输卵管称受精卵游走,移行时间过长,受精卵发育增大,即可在对侧输卵管内着床形成输卵管妊娠。此病因也可以用于解释为何体外受精-胚胎移植(in vitro fertilization and embryo transfer,IVF-ET)术后,宫外孕患病率会有所增加。

4.其他

子宫内膜异位症可增加受精卵着床于输卵管的可能性;随年龄增长异位妊娠风险亦相应上升,可能的机制为滋养层组织染色体异常率上升及功能性的卵细胞转运能力下降;吸烟是一种可独立发挥作用的危险因素,依据摄入量的不同,吸烟者异位妊娠发生率是非吸烟人群的 1.6～3.5 倍;有多个终生性伴侣的女性异位妊娠风险增加,可能与这类人群盆腔炎性疾病的风险增加有关;有研究提示,有宫内己烯雌酚暴露史的女性因异常的输卵管形态(可能还因伞端功能受损)导致异位妊娠的风险增加 9 倍;此外,定期的阴道灌洗与盆腔炎性疾病(pelvic inflammatory disease,PID)和异位妊娠的风险增加均有关系。

(二)病理

管腔内发现绒毛是输卵管妊娠的病理特征,2/3 的病例用肉眼或显微镜可以发现胚胎。

1.受精卵着床在输卵管内的发育特点

受精卵着床后,输卵管壁出现蜕膜反应,但由于输卵管腔狭小,管壁较薄,缺乏黏膜下层,蜕膜形成较差,不利于胚胎发育,往往较早发生输卵管妊娠流产;输卵管血管分布不利于受精卵着床发育,胚胎滋养细胞往往迅速侵入输卵管上皮组织,穿破输卵管小动脉,小动脉压力较绒毛血管高,故血液自破口流入绒毛间;同时,输卵管肌层不如子宫肌层厚而坚韧,滋养细胞容易侵入,甚至穿透输卵管壁而引起输卵管妊娠破裂。

2.输卵管妊娠的变化与结局

(1)输卵管妊娠流产:发生概率取决于胚胎种植部位,多发生在 8～12 周内的输卵管壶腹部妊娠。囊胚向管腔内生长,出血时可导致囊胚与管腔分离;若整个囊胚剥离落入管腔并经输卵管逆蠕动排出到腹腔,即形成输卵管妊娠完全流产,出血一般不多;若囊胚剥离不完整,则为输卵管妊娠不全流产,部分组织滞留管腔,滋养细胞可继续侵蚀输卵管导致反复出血,形成输卵管血肿或输卵管周围血肿,血液积聚在直肠子宫陷凹而形成盆腔积血,血量多时可流向腹腔。

(2)输卵管妊娠破裂:多见于输卵管峡部妊娠,破裂常发生在妊娠 6～8 周。囊胚生长时绒毛向管壁方向侵蚀肌层及浆膜引起输卵管妊娠破裂,妊娠物流入腹腔、也可破入阔韧带形成阔韧带妊娠。破裂所致的出血远较输卵管妊娠流产剧烈,短期内即可发生大量腹腔内出血使患者休克;亦可反复出血,在盆腔与腹腔内形成血肿。输卵管间质部妊娠较壶腹部妊娠发生率低,一旦发生后果严重,几乎全为输卵管妊娠破裂。输卵管间质部为嵌入子宫肌壁的输卵管近端部分,管腔周围子宫肌层较厚,因此,可维持妊娠到 3～4 个月发生破裂,短时间内导致失血性休克。

(3)继发性腹腔妊娠:输卵管妊娠流产或破裂后,囊胚从输卵管排出到腹腔或阔韧带内多已死亡,偶有存活者,若其绒毛组织排至腹腔后重新种植而获得营养,可继续生长发育形成继发性腹腔妊娠。输卵管妊娠流产或破裂后,出血逐渐停止,胚胎死亡后被血块包裹形成盆腔血肿,血肿不消散,随后机化并与周围组织粘连,临床上称陈旧性异位妊娠。

(4)持续性异位妊娠:随着临床医师对异位妊娠的早期诊断的重视,早期未破裂的异位妊娠患者要求保留患侧输卵管比例逐渐增多,保守性手术机会增加,若术中未完全清除胚囊或残留有存活的滋养细胞而继续生长,导致术后血 β-HCG 不降或反而上升,称为持续性异位妊娠(persistent ectopic pregnancy,PEP)。组织学上,残留的绒毛通常局限在输卵管肌层,滋养细胞腹膜种植也可能是持续性异位妊娠的原因。腹腔镜下输卵管造口术后持续性异位妊娠的发生率为3%～30%,开腹手术则为 3%～5%。持续性异位妊娠的高危因素包括停经时间短、孕龄小、异位妊娠病灶的体积较小、盆腔粘连、术前 HCG 水平过高。所以,实施了输卵管保守手术的患者,术后仍须严密随访 β-HCG(比如每三天一次),必要时可联合应用甲氨蝶呤(methotrexate,MTX)化疗(由于持续存在的滋养细胞可能不只局限于输卵管),如术后随访期间出现腹腔内出血征象,应仔细分析临床指征,必要时须再次手术探查(再次输卵管造口或者更常用的输卵管切除术)。

3.子宫及内膜的变化

无论妊娠的位置如何,子宫均会对卵巢和胎盘产生的妊娠相关激素起反应。异位妊娠的子宫常增大变软,月经停止来潮,这是因为滋养细胞产生的 HCG 维持黄体生长,使甾体激素分泌增加、血供增加所致。子宫内膜出现蜕膜反应(最常见,约占 42%),但蜕膜下的海绵层及血管系统发育较差。若胚胎受损或死亡,滋养细胞活力下降或消失,蜕膜自宫壁剥离而发生阴道流血。内膜除呈蜕膜改变外,也可因为胚胎死亡、绒毛及黄体分泌的激素下降、新的卵泡发育,而呈增生期(约占 12%)或分泌期(约占 22%)改变。有时可见 Arias-Stell(A-S)反应,为子宫内膜腺体局部增生和过度分泌的反应,细胞核增大,深染且形态不规则,是因甾体激素过度刺激引起,对诊断有一定价值。

(三)临床表现

典型异位妊娠的三联征是停经、腹痛及不规则阴道流血。该组症状只出现在约 50% 的患者中,而且在异位妊娠破裂患者中最为典型。随着临床医师对异位妊娠的逐渐重视,特别是经阴道B超联合血 HCG 的连续监测,被早期诊断的异位妊娠越来越多。

1.症状

(1)停经:需要注意的是有 25% 的异位妊娠患者无明显停经史。当月经延迟几天后出现阴道流血时,常被误认为是正常月经。所以,医师应详细询问平素月经状况,末次月经及本次不规则流血的情况,是否同既往月经比较有所改变。若存在不规则阴道流血伴或不伴腹痛的生育期妇女,即使无明显停经史也不能除外异位妊娠。

(2)阴道流血:常表现为短暂停经后不规则阴道流血,一般量少、呈点滴状暗红或深褐色。也有部分患者量多,似月经量,约 5% 的患者有大量阴道流血,但大量阴道流血更接近不完全流产的临床表现。胚胎受损或死亡导致 HCG 下降,卵巢黄体分泌的激素难以维持蜕膜生长而发生剥离出血,5%～10% 的患者可排出子宫蜕膜管型,排出时的绞痛如同自然流产时的绞痛。

(3)腹痛:是最常见的主诉,但疼痛的程度和性质差异很大,没有可以诊断异位妊娠的特征性的疼痛。疼痛可以是单侧或者双侧,可以是钝痛、锐痛或者绞痛,可以是持续性的也可以为间断性的。未破裂时,增大的胚胎使膨胀的输卵管痉挛或逆行蠕动,可致患侧出现隐痛或胀痛;破裂时可致突发患侧下腹部撕裂样剧痛甚至全腹疼痛;血液积聚在直肠子宫陷凹可出现里急后重感;

膈肌受到血液刺激可以引起胸痛及肩背部疼痛(Danforth 征)。

2.体征

体格检查应包括生命体征的评估、腹部及盆腔的检查。一般而言,破裂和出血前的体征是非特异性的,生命体征往往也比较平稳。

(1)生命体征:部分患者因为急性出血及剧烈腹痛而处于休克状态,表现为面色苍白、脉细弱、肢冷、血压下降等。体温一般正常,休克时略低,积血吸收时略高,<10%的患者可有低热。另外,部分患者有胃肠道症状,约一半的患者有晕眩或轻微头痛。

(2)腹部及盆腔检查:腹部可以没有压痛或者轻度压痛,伴或不伴反跳痛。内出血多时可见腹部隆起,全腹压痛和反跳痛,但压痛仍以患侧输卵管处为甚,出血量大时移动性浊音阳性,肠鸣音减弱或消失。子宫可以轻度增大,与正常妊娠表现相似,可以有或者没有子宫颈举痛。在约一半的病例中可触及附件包块,但包块的大小、质地和压痛可以有很大的差异,有时触及的包块可能是黄体而不是异位妊娠病灶。

(四)诊断

因临床表现多种多样,从无症状到急性腹痛和失血性休克,故异位妊娠的诊断比较复杂。根据症状和体征,典型的异位妊娠较容易诊断,对于不典型的异位妊娠患者临床不易诊断,需要我们科学合理地应用各种辅助诊断方法。

1.B超检查

对于可疑异位妊娠患者,应选择经阴道超声作为首要检查手段,其在评估盆腔内结构方面优于经腹超声,误诊率为 10%。输卵管妊娠的典型超声图像:子宫内不见孕囊(gestational sac,GS),若异位妊娠胚胎未受损,蜕膜未剥离则内膜可以增厚,但若已有阴道流血,子宫内膜并不一定增厚;附件区见边界不清,回声不均匀混合性包块,有时可见附件区孕囊,胚芽及心管搏动,此为输卵管妊娠的直接证据(只见于 10%～17%的病例);直肠子宫陷凹处有积液。

在妊娠早期,几乎所有病例均可通过经阴道超声与血清中人绒毛膜促性腺激素(HCG)联合检查得到确定诊断,准确地解释超声结果需要结合 HCG 的水平(超声可识别阈值,即 HCG 临界区,是基于孕囊可见与 HCG 水平之间的相关性,具有重要的诊断意义,它被定义为水平在其之上如果确实存在宫内妊娠,则超声检查应该能够看到孕囊的血清 HCG 水平)。在大多数医疗机构中,经阴道超声检查(transvaginal ultrasonography,TVS)时,该血清 HCG 水平为 1 500 U/L 或 2 000 U/L,经腹部超声检查时,该水平更高(6 500 U/L)。当血清 HCG 超过 6 500 U/L,所有经腹超声均可见存活的宫内妊娠,若宫内看不见妊娠囊提示异位妊娠可能性,而 HCG 水平在超声可识别范围以下看见宫内妊娠囊也是异常的,提示可能是宫内妊娠失败或者异位妊娠的假孕囊。需要注意的是 HCG 的水平与胚囊种植的部位没有相关性,不管 HCG 的水平多高,只要超声未见宫内妊娠就不能排除异位妊娠。

将 2 000 U/L 而不是 1 500 U/L 设定为临界区的阈值可以将干扰可存活的宫内妊娠(如果存在)的风险降到最低,但是会增加异位妊娠延迟诊断的概率。血清 HCG 浓度高于临界区水平而超声下未见宫内孕囊强烈提示异位妊娠或者无法存活的宫内妊娠;但 HCG 浓度低于临界区水平时超声下未见孕囊无诊断价值,可能提示早期可存活宫内妊娠或异位妊娠或不能存活的宫内妊娠。这种情况被称为"未知部位妊娠",并且 8%～40%的患者最终均诊断为异位妊娠。临界区取决于超声医师的技术、超声检查设备的质量、患者的身体因素(如子宫肌瘤、多胎妊娠)及所使用的 HCG 检测方法的实验室特性。

2.妊娠试验

β-HCG 的定量检测是异位妊娠诊断的基石,但是 β-HCG 若为阴性也不能完全排除异位妊娠,有陈旧性异位妊娠的可能性,需要结合其他辅助检查。

(1)尿 HCG:这种定性试验在 HCG 25 U/L 水平及以上能测出阳性结果,对妊娠的敏感性和特异性是 99%,可提供经济、快速有用的结果。需要注意的是异位妊娠因为胚胎发育差,时常出现弱阳性的结果,需要与宫内妊娠流产鉴别。

(2)血清 HCG:如果发生妊娠,早在促黄体生成素激增后 8 天即可在血清和尿液中检测到 HCG。正常宫内妊娠时,HCG 的浓度在妊娠 41 天前呈曲线形上升(每 48 小时至少升高 66%,平均倍增时间为 1.4~2.1 天),其后上升速度变缓,直至妊娠第 10 周左右达到高峰,然后逐渐下降,在中晚期妊娠时达到稳定水平。异位妊娠、宫内妊娠流产及少部分正常宫内妊娠的患者三者血 HCG 水平有交差重叠,因此单次测定仅能确定是否妊娠,而不能区别是正常妊娠还是病理妊娠。大多数的异位妊娠由于着床部位的血供不良,血清 HCG 的上升较正常宫内妊娠缓慢,倍增时间可达 3~8 天,48 小时不足 66%。需要注意的是每 48 小时测定血 β-HCG 值,约 85% 的正常宫内妊娠呈正常倍增,另外的 15% 增加值不足 66%,可存活的宫内妊娠有记录的 48 小时 β-HCG 浓度最小升高(第 99 百分位数)53%。而有 13%~21% 的异位妊娠患者 β-HCG 在 48 小时内可上升 66%。若每 48 小时 β-HCG 升高<53%,24 小时<24% 或 β-HCG 持平或下降,均应考虑异常宫内妊娠或异位妊娠,若超声未见宫内妊娠物,可考虑手术介入包括诊断性刮宫或行腹腔镜检查术以排除异位妊娠。现已将血清 β-HCG 水平达到 1 500~2 000 U/L 称为经阴道超声分辨阈值(经腹部超声为 6 000~6 500 U/L)。若血清 β-HCG 水平达到上述阈值但经阴道超声未能见宫内妊娠,那么几乎可以百分之百排除正常宫内妊娠,需高度怀疑病理性妊娠(异位妊娠或是宫内妊娠流产)。若 β-HCG 水平未达到该阈值,经阴道超声也未见宫内孕囊,那么宫内早孕、异位妊娠均有可能,随后需每两天随访 β-HCG 水平,一旦达到阈值须结合超声复查,如果阴道超声未显示宫内妊娠却发现了附件区包块,异位妊娠的可能性就比较大。需要注意的是,血 β-HCG 的半衰期为 37 小时,随访中的 β-HCG 波动水平可反映滋养细胞的活力,如果 48 小时内的下降水平<20% 或 7 天内下降<60%,那么基本可排除完全流产,而需要考虑不完全流产或异位妊娠。另外,对于多胎妊娠来说尚无经证实的阈值水平,有报道提示多胎妊娠时血清 β-HCG 水平可能需要达到 2 300 U/L,经阴道超声才能分辨宫内妊娠。

(3)血清孕酮值:虽然单次孕酮水平不能诊断异位妊娠,但能预测是否为异常妊娠(宫内孕流产或异位妊娠)。一般而言,正常宫内妊娠的血清孕酮水平比异位妊娠及即将流产的宫内妊娠要高。血清孕酮水平≥78 nmol/L 的妇女中 97.5% 为正常的宫内妊娠,但那些使用辅助生育技术而妊娠的女性,她们的血清孕酮水平通常较高。<2% 异位妊娠和<4% 异常宫内妊娠患者血清孕激素水平≥78 nmol/L,仅有约 0.3% 的正常妊娠的孕酮值低于 15.6 nmol/L。≤15.6 nmol/L 作为异常妊娠的预测值,其敏感性为 100%,因此,较低的孕酮值可提示宫内妊娠流产或异位妊娠。

(4)其他内分泌标志物:为了能早期诊断异位妊娠,人们研究了大量的内分泌和蛋白标志物。①雌二醇:从受孕开始直到孕 6 周,雌二醇(estradiol,E_2)水平缓慢增加,与正常妊娠相比,异位妊娠中雌二醇水平明显降低,但在正常和异位妊娠之间雌二醇水平有部分重叠。②肌酸肌酶:母体血清肌酸肌酶(creatine kinase,CK)曾被研究用来作为诊断异位妊娠的标志物。有研究提示,与稽留流产或者正常宫内妊娠相比,母体血清肌酸肌酶水平在所有输卵管妊娠患者中显著升高。

③松弛素:是一种蛋白激素,只来源于妊娠黄体,孕 4～5 周时出现在母体血清中,孕 10 周达高峰,随后逐渐下降直至孕足月。与正常宫内妊娠相比,异位妊娠和自然流产患者体内松弛素的水平明显降低。

(5)后穹隆穿刺曾被广泛用于诊断有无盆腹腔出血,穿刺得到暗红不凝血者为阳性,异位妊娠破裂的可能性很大。然而,随着 HCG 检测和经阴道超声的应用,行后穹隆穿刺的患者越来越少了。对早期未破裂型异位妊娠腹腔出血不多,后穹隆穿刺协助诊断意义不大,甚至宫内妊娠有时也会出现阳性结果,其他的腹腔内出血情况还有黄体出血、腹腔其他脏器的破裂、滤泡出血、经血倒流等。但当有血肿形成或粘连时,抽不出血液也不能否定异位妊娠的存在。既往有输卵管炎和盆腔炎的患者可由于子宫直肠陷凹消失而使后穹隆穿刺不满意。另外,后穹隆穿出脓性液体则提示感染相关疾病,如输卵管炎、阑尾炎等。

(6)诊断性刮宫是帮助诊断早期未破裂型异位妊娠的一个很重要的方法,可以弥补血清学检查及超声检查的不足。其主要目的在于发现宫内妊娠,尤其是滋养细胞发育较差,β-HCG 倍增不满意及超声检查未发现明显孕囊的先兆流产或难免流产等异常妊娠。此类妊娠和异位妊娠临床表现很相似,所以,对可疑患者可行刮宫术,刮出物肉眼检查后送病理检查,若找到绒毛组织,即可确定为宫内妊娠,无须再处理。若刮出物未见绒毛组织,刮宫术次日测定血 β-HCG 水平无明显下降或继续上升则诊断为异位妊娠,诊刮后 12 小时血 HCG 下降<15%,异位妊娠的可能性较大。

(7)腹腔镜诊断是异位妊娠诊断的金标准,诊断准确性可达 99%,适用于输卵管妊娠未流产或未破裂时的早期诊断及治疗。但腹腔镜诊断毕竟是一种有创性检查,费用也较昂贵,不宜作为诊断异位妊娠的首选方案,而且对于极早期异位妊娠,由于胚胎较小,着床部位输卵管尚未膨大时可能导致漏诊。

(8)其他:血红蛋白和血球比积连续测定是有帮助的,在观察的最初数小时血红蛋白和血球比积下降较最初读数更重要。50% 的异位妊娠患者白细胞计数正常,但也有升高。

(五)鉴别诊断

1.黄体破裂

无停经史,在黄体期突发一侧下腹剧痛,可伴肛门坠胀,无阴道流血。子宫正常大小、质地中等,一侧附件压痛,后穹隆穿刺可抽出不凝血,β-HCG 阴性。

2.流产

停经、阴道流血与异位妊娠相似,但腹痛位于下腹正中、腹痛呈阵发性胀痛、一般无子宫颈举痛、有时可见绒毛排出。子宫增大变软,宫口松弛,若存在卵巢黄体囊肿可能混淆诊断,B 超可见宫内孕囊。

3.卵巢囊肿蒂扭转

既往有卵巢囊肿病史,突发一侧下腹剧痛,可伴恶心、呕吐,无阴道流血及肛门坠胀感。子宫大小正常,患侧附件区可及触痛性包块,HCG 阴性,B 超可见患侧附件区肿块。

4.卵巢子宫内膜异位囊肿破裂

有子宫内膜异位症病史,突发一侧下腹痛,伴肛门坠胀感,无阴道流血,宫骶韧带可触及痛性结节。B 超可见后穹隆积液,穿刺可能抽出巧克力色液体。

5.急性阑尾炎

无停经及阴道流血病史,典型表现为转移性右下腹痛,伴恶心、呕吐、白细胞计数升高,麦氏点压痛、反跳痛明显。

6.盆腔炎症

可能有不洁性生活史，表现为发热、下腹部持续性疼痛、白细胞计数升高。下腹有压痛，有肌紧张及反跳痛，阴道灼热感，可有子宫颈举痛。附件区增厚感或有包块，后穹隆可抽出脓液。一般无停经史及阴道流血，HCG阴性。

7.其他

还需与功能失调性子宫出血、胃肠炎、尿路感染、痛经、泌尿系统结石等鉴别。

(六)治疗

绝大部分的异位妊娠患者都需要进行内科或者外科治疗，应根据病情缓急，采取相应的处理。

1.非手术治疗

随着辅助检查技术的提高和应用，越来越多的异位妊娠患者可以在未破裂前得到诊断，早期诊断为非手术治疗创造了条件和时机。

(1)期待疗法：一部分异位妊娠患者胚胎活性较低，可能发生输卵管妊娠流产或者吸收，使得期待治疗成为可能。美国妇产科医师协会(American college of obstetricians and gynecologists，ACOG)建议的筛选标准：①经阴道超声未显示孕囊，或显示疑似异位妊娠的宫外包块；②HCG浓度<200 U/L且逐渐下降(第三次测量值低于第一次测量值)。2016年英国皇家妇产科医师协会(royal college of obstetricians and gynaecologists，RCOG)异位妊娠诊断和治疗的指南提出：若患者B超提示输卵管妊娠，HCG浓度<1 500 mU/mL且逐渐下降，在充分知情同意且能定期随访的前提下，可以考虑期待治疗。

国内选择期待治疗的指征：①患者病情稳定，无明显症状或症状轻微；②B超检查包块直径<3 cm，无胎心搏动；③腹腔内无出血或出血少于100 mL；④血 β-HCG<1 000 U/L且滴度48 小时下降>15%。若存在输卵管破裂的危险因素(如腹痛不断加重)、血流动力学不稳定、不愿或不能依从随访或不能及时就诊，则不宜期待观察。

期待治疗在不明部位妊娠的治疗中具有重要意义，避免了对宫内妊娠及可疑异位妊娠患者的过早介入性干预，避免了药物治疗及手术操作对盆腔正常组织结构的干扰。

在严格控制期待治疗的指征的前提下(患者须充分知晓并接受期待治疗的风险)，其成功率约为70%(有报道成功率为48%～100%)，但即使 β-HCG 初值较低，有下降趋势，仍有发生异位妊娠破裂、急诊手术甚至开腹手术的风险，需引起医师和患者的注意。观察中，若发现患者血 β-HCG水平下降不明显或又升高者，或患者出现内出血症状应及时改行药物治疗或手术治疗。另一方面，长期随诊超声及血 β-HCG 水平会使得治疗费用增加。对部分患者而言，期待疗法是可供临床选择的一种方法，有报道提示期待治疗后，宫内妊娠率为50%～88%，再次异位妊娠率为0～12.5%。

(2)药物治疗：前列腺素、米非司酮、氯化钾、高渗葡萄糖及中药天花粉等都曾用于异位妊娠的治疗，但得到广泛认可和普遍应用的还是甲氨蝶呤。MTX 是叶酸拮抗剂，能抑制四氢叶酸生成而干扰脱氧核糖核酸(deoxyribo nucleic acid，DNA)中嘌呤核苷酸的合成，使滋养细胞分裂受阻，胚胎发育停止而死亡，是治疗早期输卵管妊娠安全可靠的方法，可以全身或局部给药。随机试验表明，全身使用 MTX 和腹腔镜下保留输卵管手术在输卵管保留、输卵管通畅、重复性异位妊娠和对未来妊娠的影响方面无明显差异(A级证据)。应用单剂 MTX 治疗异位妊娠的总体成功率在观察试验中介于 65%~95%,成功率依赖于治疗的剂量、孕周及血 HCG 水平,有 3%~27% 的患者需要第二剂 MTX。一项关于观察试验的系统性回顾分析提示如 HCG 水平高于5 000 mU/mL,使用单剂量的 MTX 时,有 14.3% 或更高的失败率,若 HCG 水平低于5 000 mU/mL,则有 3.7% 的失败率,若 HCG 水平高于 5 000 mU/mL,多剂量的使用更为有效。MTX 药物不良反应是剂量、治疗时间依赖的,因为 MTX 影响快速分裂的组织,胃肠道的反应比如恶心、呕吐、腹泻、口腔炎、胃部不适是最常见的不良反应,少见的严重不良反应包括骨髓抑制、皮炎、胸膜炎、肺炎、脱发。MTX 的治疗效应包括腹痛或腹痛加重(约有 2/3 的患者出现此症状,可能是由于药物对滋养层细胞的作用,通常这种腹痛不会特别剧烈,持续 24~48 小时,不伴随急腹症及休克症状,需与异位妊娠破裂鉴别),用药后的 1~3 天可出现血 HCG 一过性增高及阴道点滴状流血。

适应证和禁忌证:国内曾将血 β-HCG<2 000 U/L,盆腔包块最大直径<3 cm 作为 MTX 治疗的适应证,但临床实践表明,部分超出上述指征范围进行的治疗仍然取得了良好的疗效。国内选择药物治疗常用标准:①患者生命体征平稳,无明显腹痛及活动性腹腔内出血征象。②诊断为未破裂或者未流产型的早期输卵管妊娠。③血 β-HCG<5 000 U/L,连续两次测血 β-HCG 呈上升趋势者或 48 小时下降<15%。④异位妊娠包块最大直径<3.5 cm,且未见原始心管搏动。⑤某些输卵管妊娠保守性手术后,可疑绒毛残留;⑥其他部位的异位妊娠(子宫颈、卵巢、间质或宫角妊娠)。⑦血红细胞、白细胞、血小板计数正常,肝肾功能正常。在使用 MTX 前需行血常规、肝肾功能、血型(包括 Rh 血型)的检查,若有肺部疾病病史,则须行胸部 X 线片检查。需要注意的是,MTX 治疗的患者必须要有良好的依从性,能进行随访监测,且因 MTX 能影响体内所有能快速分裂的组织,包括骨髓、胃肠道黏膜和呼吸上皮,因此,它不能用于有血液系统恶病质、胃肠道疾病活跃期和呼吸系统疾病的患者。

英国皇家妇产科医师协会和美国妇产科医师协会、美国生殖医学会(american society for reproductive medicine,ASRM)分别于 2016 年、2008 年颁布了异位妊娠药物治疗指南,基本原则一致,细节略有不同,现介绍如下。

2016 年 RCOG 公布的药物治疗的禁忌证:血流动力学不稳定、同时存在宫内妊娠、哺乳期、不能定期随访、MTX 过敏、慢性肝病、活动性肺部疾病、活动性消化性溃疡、免疫缺陷、恶病质。

ACOG 颁布的异位妊娠的药物治疗方案,推荐的药物为 MTX,使用的适宜人群为确诊或者高度怀疑宫外孕的患者,血流动力状态稳定,且异位妊娠包块未破裂。指南没有针对血 HCG 值和附件包块大小作出明确规定,但是从相对反指征推测看,包块最好<3.5 cm。

2008 年 ASRM 公布的药物治疗的绝对禁忌证和相对禁忌证:宫内妊娠、中到重度贫血、白细胞或者血小板减少症、MTX 过敏、活动性肺部疾病、活动性消化性溃疡、肝肾功能不全、哺乳期及酗酒的患者是药物治疗的绝对禁忌;相对禁忌证有经阴道超声发现心管搏动、β-HCG 初始数值>5 000 U/L、经阴道超声发现妊娠包块>4 cm、拒绝接受输血和不能定期随访的患者。

用药方法:不论使用何种方案,一旦 HCG 降至监测标准,就必须每 3 天定期监测 HCG 水平是否平稳下降,两周后可每周监测一次直到正常,连续 3 次阴性,症状缓解或消失,包块缩小为有效。通常在使用 MTX 治疗后 2~3 周 HCG 即可降至非孕期水平,但若初始 HCG 水平较高,也可能需要 6~8 周或更长的时间。如果下降中的 HCG 水平再次升高,那么需考虑持续性异位妊娠的诊断。若在使用 MXT 4~7 天后,HCG 水平不降反升、与初始值持平或下降幅度<15%,均提示治疗失败。此时,可在重新评估患者情况后再次予以 MTX 治疗,或直接手术治疗。

在开始MTX药物治疗前应向患者充分、详细地告知治疗过程中有输卵管破裂的风险,此外,在治疗过程中应避免摄入叶酸、非甾体类抗炎药、酒精,避免阳光照射防止MTX皮炎,限制性生活或强烈的体育运动。

静脉注射:多采用1 mg/kg体重或50 mg/m²体表面积的剂量单次给药,不需用解毒药物,但由于不良反应大,现极少应用。

局部用药:MTX局部用药临床应用较少,腹腔镜直视下或在超声引导下穿刺输卵管妊娠囊,吸出部分囊液后,将药液注入;子宫颈妊娠患者可全身加局部治疗,用半量MTX肌内注射,另经阴道超声引导下在子宫颈妊娠囊内抽出羊水后局部注射MTX。此外,当宫内、宫外同时妊娠时,在超声引导下向异位孕囊或胎儿注射KCI,治疗异位妊娠安全有效,在去除了异位妊娠的同时,保存了正常的宫内妊娠和完整的子宫。

2.手术治疗

手术治疗的指征:血流动力学不稳定;即将发生或已发生的异位妊娠包块破裂;药物保守治疗失败;患者不能或不愿意依从内科治疗后的随访;患者无法及时到达医疗机构行输卵管破裂的处理。

手术方式取决于有无生育要求、输卵管妊娠部位、包块大小、内出血程度及输卵管损害程度、对侧输卵管状况、术者技术水平及手术设施等综合因素。

(1)根治性手术:患侧输卵管切除术为最基本最常用的根治性手术,对破裂口大、出血多、无法保留的输卵管异位妊娠,有子女、对侧输卵管正常、妊娠输卵管广泛损害或在同条输卵管的复发的异位妊娠及想要绝育的患者,可行此术,以间质部妊娠及严重内出血休克者尤为适合。从输卵管峡部近端,逐渐电凝并切断输卵管系膜,直至伞端,即可自子宫上切除输卵管。虽彻底清除了病灶,但同时切断了输卵管系膜及卵巢之间的血液循环,使卵巢的血液供应受到影响,其影响程度的大小,还有待于临床的进一步研究。而输卵管部分切除术是在包含妊娠物的输卵管的近远两端、自对系膜缘向系膜逐渐充分电凝并切除该部分的病变输卵管,并将下方的输卵管系膜一并切除。此术式在清除病灶的同时,还保留了输卵管、系膜与卵巢之间的血液循环,对卵巢的血液供应影响较小,若剩余的输卵管足够长还可行二期吻合术。

(2)保守性手术:凡输卵管早期妊娠未破裂并且妊娠病灶<5 cm,对侧输卵管缺如或阻塞(粘连、积水、堵塞)及要求保留生育功能者可考虑行保守性手术。但能否施行保守性手术还取决于孕卵植入部位(输卵管间质部妊娠一般不选择保守性手术)、输卵管破损程度和以前输卵管存在的病变。如输卵管有明显病变或解剖学改变,陈旧性输卵管妊娠部位有血肿形成或积血,严重失血性休克者均列为禁忌。

经腹手术。①输卵管线形切开取胚术:当妊娠物种植于输卵管壶腹部者更适于此术式。在输卵管系膜的对侧,自妊娠物种植处,沿输卵管长轴表面最肿胀薄弱纵向线性切开各层组织,长度约2 cm,充分暴露妊娠物,取净妊娠物,勿搔刮、挤压妊娠组织。若输卵管破裂,出血活跃时亦可先电凝输卵管系膜内血管,再取妊娠物。可用3/4个0肠线间断缝合管腔2~3针止血,也可不缝合,管腔或切缘出血处以双极电凝止血待其自然愈合,称为开窗术。②输卵管伞端妊娠囊挤出术:主要适用于妊娠囊位于输卵管伞端或近输卵管伞端,沿输卵管走行,轻轻挤压输卵管,将妊娠物自输卵管伞端挤出,用水冲洗创面看清出血点,双极电凝止血,此术式有时可能因残留而导致手术失败。③部分输卵管切除+端端吻合术:此术式较少应用。具体操作步骤为分离输卵管系膜,将妊娠物种植处的部分输卵管切除,然后通过显微手术,行端端吻合术。

腹腔镜下手术:腹腔镜手术微创,恢复快,术后输卵管再通率及宫内妊娠率高,目前是异位妊娠的首选手术方式,手术方式主要包括以下两种。①输卵管线性造口/切开术:适用于未破裂的输卵管壶腹部妊娠。于输卵管对系膜缘,自妊娠物种植处,沿输卵管长轴表面最肿胀薄弱处,纵行做"内凝"形成2～3 cm长的"内凝带"(先凝固后切开,以免出血影响手术野的清晰),已破裂的输卵管妊娠,则从破口处向两端纵行延长切开,切口的长度略短于肿块的长度。输卵管一旦切开妊娠产物会自动向切口外突出或自动滑出,钳夹输卵管肿块两端轻轻挤压,妊娠产物会自然排出,有时需要借助抓钳来取出妊娠物,清除妊娠产物及血凝块,冲洗切口及输卵管腔,凝固切缘出血点止血,切口不缝合。操作中应当避免用抓钳反复搔抓输卵管腔,这样会损伤输卵管黏膜和导致止血困难,还应避免对管腔内的黏膜进行过多的凝固止血操作,这样会导致输卵管的功能丧失。输卵管峡部妊娠时输卵管内膜通常受损较重,行输卵管线性造口/切开术效果欠佳,术后再次发生异位妊娠的概率高,故线性造口/切开术不是输卵管峡部妊娠的首选手术方式,可选择输卵管部分切除或全切术。②输卵管伞部吸出术/挤压术或切开术:若孕囊位于输卵管伞端,可考虑应用此术式。用负压吸管自伞端口吸出妊娠组织,或夹持输卵管壶腹部顺次向伞部重复挤压数次,将妊娠产物及血凝块从伞部挤出,然后冲洗输卵管伞部将血凝块清除,此术式操作简单,但可引起出血、输卵管损伤、持续性输卵管妊娠,术后再次发生异位妊娠的可能性高。对于HCG<200 U/L的陈旧性输卵管伞部妊娠,采用此术式是可行的,对HCG>500 U/L的患者,术中或术后应给予 MTX 等化学药物治疗。伞部妊娠的腹腔镜保守治疗更多的是采用伞部切开术。用无损伤钳固定输卵管伞部,将电凝剪刀的一叶从伞部伸入输卵管内,于输卵管系膜的对侧缘剪开输卵管,切口的长度以妊娠着床部位暴露为限。钳夹清除妊娠产物及血凝块,电凝切缘止血,冲洗输卵管伞及黏膜,切开的伞部不缝合。

无论采取何种术式,术中均应将腹腔内的出血洗净、吸出,不要残留凝血块及妊娠胚胎组织。在手术进行过程中,用生理盐水边冲洗边操作,既利于手术又有预防粘连的作用,必要时予病灶处局部注射 MTX。为减少术中出血,可将20单位垂体后叶素以等渗盐水稀释至20 mL 注射于异位妊娠部位下方的输卵管系膜,误入血管可致急性动脉高压和心动过缓,故回抽无血方可注射。

术后可给予米非司酮25 mg,2次/天,口服3～5天,防止持续性异位妊娠。

术后随访:手术切除异位妊娠物后,需每周检测 HCG 水平直到正常,这对接受保守性手术的患者尤为重要。一般术后2～3周 HCG 水平可恢复至正常,但部分病例可长达6周。术后72小时 HCG 水平下降少于20%提示可能存在妊娠组织残留,大多数情况为滋养细胞组织残留,极少数情况下亦可能是存在未被发现的多部位的异位妊娠。初始 HCG 水平<3 000 U/L 的患者术后发生持续性异位妊娠的可能性很小。若存在输卵管积血直径>6 cm,HCG 水平高于20 000 U/L,腹腔积血超过2 L,则术后发生持续性异位妊娠的可能性很大。

二、其他类型的异位妊娠

(一)子宫颈妊娠

子宫颈妊娠是指受精卵种植在组织学内口水平以下的子宫颈管内,并在该处生长发育,占异位妊娠的1‰～2‰,发生率约为1/9 000例,属于异位妊娠中罕见且危险的类型。子宫颈妊娠的病因尚不明确,目前认为主要有以下原因:①受精卵运行过快或发育过缓,子宫内膜成熟延迟,或子宫平滑肌异常收缩。②人工流产、剖宫产或引产导致子宫内膜病变、缺损、瘢痕形成或粘连,或宫内节育器的使用,都可干扰受精卵在子宫内的着床。③体外受精-胚胎移植等助孕技术的子宫颈管内操作导致局部的病理改变。④子宫发育不良、内分泌失调、子宫畸形或子宫肌瘤致宫腔变形。临床表现多为停经后出现阴道流血或仅为血性分泌物,可突然大量、无痛性的流血危及生命,不足1/3的患者可出现下腹痛或痛性痉挛,疼痛但不伴出血很少见。子宫颈膨大呈圆锥状,蓝紫色,变软,子宫颈外口可能是张开的,外口边缘薄,显示呈蓝色或紫色的妊娠组织,内口紧闭,无明显触痛,而子宫正常大小或稍大,硬度正常,这种表现被称为"沙漏状"子宫。

子宫颈妊娠的超声诊断准确率约为87%,超声检查的诊断标准:①子宫体正常或略大,宫腔空虚,子宫蜕膜较厚。②子宫颈管膨大如球状,与宫体相连呈沙漏状(8字形)。③子宫颈管内可见完整的孕囊,有时还可见到胚芽或原始心管搏动,如胚胎已死亡则回声紊乱。④子宫颈内口关闭,胚胎不超过子宫颈内口或子宫动脉平面以下。子宫颈妊娠若未得到早期诊断,或是由于误诊而行刮宫术,都极可能发生致死性的阴道大量流血,从而不得不切除子宫,使患者丧失生育能力,甚至导致患者死亡。确诊后根据阴道流血情况及血流动力学稳定与否采用不同的方法。

流血量少或无流血:可选择药物保守治疗,成功率约为95.6%,首选MTX全身用药,方案见输卵管妊娠;或经子宫颈注射于胚囊内。应用MTX后应待血HCG明显下降后再行刮宫术,否则仍有大出血的可能。

流血量多或大出血:须在备血后操作,可刮除子宫颈管内胚胎组织,纱条填塞或小水囊压迫创面止血,或直视下切开子宫颈剥除胚胎管壁,重建子宫颈管;宫腔镜下吸取胚胎组织,创面电凝止血或选择子宫动脉栓塞,同时使用栓塞剂和MTX,如发生失血性休克,应积极纠正休克,必要时应切除子宫挽救患者生命。

(二)卵巢妊娠

卵巢妊娠是指受精卵在卵巢组织内着床和生长发育,是较罕见的异位妊娠,发生率为1/7 000例妊娠,占异位的0.5%～3.0%,近年发病率有增高的趋势。与输卵管妊娠相反,盆腔炎性疾病病史或使用IUD并不增加卵巢妊娠的风险,从某种意义上来说,卵巢妊娠似乎是与不孕或反复异位妊娠史不相关的随机事件。临床表现与输卵管妊娠极为相似,表现为急性腹痛、盆腔包块、早孕征象及阴道流血,往往被诊断为输卵管妊娠或误诊为卵巢黄体破裂。有时阴道超声也很难区分输卵管妊娠和卵巢妊娠,但可以除外宫内妊娠,腹腔镜诊断极有价值,但确诊仍需病理检查。诊断标准:①双侧输卵管完整,并与卵巢分开;②孕囊位于卵巢组织内;③卵巢及孕囊必须以卵巢固有韧带与子宫相连;④孕囊壁上有卵巢组织。符合上述4条病理学诊断标准,称为原发性卵巢妊娠,治疗可行卵巢楔形切除。

(三)宫角妊娠

宫角妊娠是指受精卵植入在宫腔外侧角子宫输卵管结合处的内侧,接近输卵管近端开口,与输卵管间质部妊娠相比,宫角妊娠位于圆韧带的内侧。宫角妊娠占异位妊娠的1.5%～4.2%,但病死率却占异位妊娠的20%。80%的宫角妊娠患者存在1项或多项高危因素,影响受精卵的正常运行及着床,受精卵不能如期到达正常宫腔种植,使之在非正常位置种植。在宫角处的妊娠囊随妊娠进展,可向宫腔侧发展,向宫腔侧发展的妊娠囊会逐渐移向宫腔,但胎盘仍附着于宫角。由于宫角处内膜和肌层较薄,早期滋养层发育不良,可发生早期流产、胚胎停育,部分出现胎盘植入、产后胎盘滞留。妊娠囊向输卵管间质部扩展者,宫角膨胀、外突,最终出现和输卵管间质部妊娠相同的结果。由于宫角妊娠在解剖上的特殊性,妊娠结局可以多样:可妊娠至足月,可发生宫内流产,也可发生宫角破裂。B超检查特点:宫角处突起包块,内有妊娠囊,与子宫内膜相连续,其周围见完整的肌壁层。在腹腔镜或剖腹手术过程中从外部观察子宫时,看到因宫角妊娠而增大的子宫使圆韧带向上、向外移位,但仍位于圆韧带本身的内侧。另一方面,间质部妊娠导致的子宫增大位于圆韧带外侧。

治疗方法有经腹或腹腔镜下宫角切除术,B超引导下刮宫术,全身或妊娠囊局部化疗。也有采用子宫动脉结扎治疗宫角妊娠破裂的病例报道,术后应当找到绒毛组织且超声检查宫角部无异常同声,继续追踪至血 HCG 降至正常。

(四)腹腔妊娠

腹腔妊娠是指妊娠囊位于输卵管、卵巢、阔韧带以外的腹腔内妊娠,是一种罕见的异位妊娠,发病率大约为 1/5 000 例,对母儿生命威胁极大。临床表现不典型,易被忽视而误诊,不易早期诊断,分原发性和继发性两种。原发性腹腔妊娠指受精卵直接种植于腹膜、肠系膜、大网膜、盆壁、肠管、直肠子宫陷凹等处,少有异位妊娠位于肝、脾、横结肠脾曲的文献报道。继发性腹腔妊娠往往发生于输卵管妊娠流产或破裂后,偶可继发于卵巢妊娠或子宫内妊娠而子宫存在缺陷破裂后,胚胎落入腹腔。患者一般有停经、早孕反应、腹痛、阴道流血等类似一般异位妊娠的症状,然后阴道流血停止,腹痛缓解,以后腹部逐渐增大,胎动时,孕妇常感腹部疼痛,无阴道流血,有些患者有嗳气、便秘、腹部不适,随着胎儿长大,症状逐渐加重。腹部检查发现子宫轮廓不清,但胎儿肢体极易触及,胎位异常(肩先露或臀先露),胎先露部高浮,胎心音异常清晰,胎盘杂音响亮,即使足月后也难以临产。若胎儿死亡,妊娠征象消失,月经恢复来潮,粘连的脏器和大网膜包裹死胎。胎儿逐渐缩小,日久若干尸化或成为石胎。若继发感染,形成脓肿,可向母体的肠管、阴道、膀胱或腹壁穿通,排出胎儿骨骼。B超检查能清晰地示子宫大小、宫外孕囊、胎儿和胎盘结构,以及这些结构与相邻脏器的关系,是目前用于腹腔妊娠诊断首选的辅助检查方法。原则上一旦确诊,应立即终止妊娠。具体手术方式因孕期长短、胎盘情况而异:如果胎盘附着于子宫、输卵管及圆韧带,可以将胎盘及其附着器官一并切除;如果胎儿死亡,胎盘循环停止已久,可以试行胎盘剥除;如果胎盘附着于重要器官而不宜切除或无法剥离者,可留置胎盘于腹腔内,术后可逐渐吸收。

(五)剖宫产术后子宫瘢痕妊娠(cesarean scar pregnancy,CSP)

CSP 是指受精卵着床于既往剖宫产子宫瘢痕处的异位妊娠,可导致胎盘植入、子宫破裂甚至孕产妇死亡,是剖宫产术后远期潜在的严重并发症,发生率 1/2 216～1/1 800 例,在有剖宫产史女性的异位妊娠中约占 6.1%。

CSP 的确切病因及发病机制尚不明确,CSP 不同于宫内妊娠合并胎盘植入,后者系妊娠囊位于宫腔内,由于子宫蜕膜发育不良,胎盘不同程度地植入子宫肌层内;而前者系妊娠囊位于宫腔外瘢痕处,四周被瘢痕处子宫肌层和纤维组织包绕。有关 CSP 受精卵着床,最为可能的解释是剖宫产术中损伤子宫内膜基底层,形成与宫腔相通的窦道或细小裂隙,受精卵通过窦道侵入瘢痕处肌层内种植。

出现症状的孕周早晚不一,平均诊断孕周为(7.5±2.0)周,距离前次剖宫产时间为 4 个月～15 年。不规则阴道流血通常为首发症状,占 38.6%～50.0%,可为点滴状或大出血,有或无明确停经史。阴道流血可有如下几种不同形式:①停经后阴道流血淋漓不断,出血量不多或似月经样,或突然增多,也可能一开始即为突然大量出血,伴大血块,血压下降,甚至休克。②人工流产术中或术后大量出血不止,涌泉样甚至难以控制,短时间内出现血压下降甚至休克,也可表现为术后阴道流血持续不断或突然增加。③药物流产后常无明显组织排出或仅有少量蜕膜样组织排出,药流后阴道流血持续不净或突然增加,行清宫术时发生大出血。约 16％的患者伴有轻、中度腹痛,8.8％的患者表现为单纯下腹痛,约 40％的患者无症状,只是在超声检查时偶然发现。CSP患者子宫切口处瘢痕未破裂时,症状常不明显,可有瘢痕局部疼痛和压痛。随着妊娠的进展,CSP 患者发生子宫破裂、大出血的危险逐渐增加,若突发剧烈腹痛、晕厥或休克、腹腔内出血,常提示子宫发生破裂。

超声检查简便可靠,是诊断 CSP 最常用的方法,经阴道超声更有利于观察胚囊大小,与剖宫产瘢痕的位置关系及胚囊与膀胱间的肌层厚度,经腹部超声利于了解胚囊或团块与膀胱的关系,测量局部肌层的厚度以指导治疗,两种超声联合检查可以更全面了解病情。CSP 的超声检查诊断标准:①宫腔及子宫颈管内未探及妊娠囊,可见内膜线;②妊娠囊或混合性包块位于子宫前壁下段肌层(相当于前次剖宫产切口部位),部分妊娠囊内可见胚芽或胎心搏动;③妊娠囊或包块与膀胱之间子宫肌层变薄,甚至消失,妊娠囊或包块与膀胱间隔变窄,子宫肌层连续性中断;④彩色多普勒血流成像在胚囊周围探及明显的高速低阻环状血流信号;⑤附件区未探及包块,直肠子宫陷凹无游离液体(CSP 破裂除外)。当 CSP 的超声声像图不典型时,难以与子宫峡部妊娠、子宫颈妊娠、难免流产、妊娠滋养细胞疾病相鉴别,可进行 MRI 检查。MRI 检查矢状面及横断面的 T_1、T_2 加权连续扫描均能清晰地显示子宫前壁下段内的妊娠囊与子宫及其周围器官的关系,但因为费用较昂贵,所以,MRI 检查不作为首选的诊断方法。血 β-HCG 水平与正常妊娠没有明显差别,与相对应的妊娠周数基本符合,主要用于指导治疗方法的选择和监测治疗结果。

根据超声检查显示的着床于子宫前壁瘢痕处的妊娠囊的生长方向,以及子宫前壁妊娠囊与膀胱间子宫肌层的厚度进行分型。此分型方法有利于临床的实际操作。

Ⅰ型:①妊娠囊部分着床于子宫瘢痕处,部分或大部分位于宫腔内,少数甚或达宫底部宫腔;②妊娠囊明显变形、拉长、下端成锐角;③妊娠囊与膀胱间子宫肌层变薄,厚度>3 mm;④CDFI:瘢痕处见滋养层血流信号(低阻血流)。

Ⅱ型:①妊娠囊部分着床于子宫瘢痕处,部分或大部分位于宫腔内,少数甚或达宫底部宫腔;②妊娠囊明显变形、拉长、下端成锐角;③妊娠囊与膀胱间子宫肌层变薄,厚度≤3 mm;④CDFI:瘢痕处见滋养层血流信号(低阻血流)。

Ⅲ型:①妊娠囊完全着床于子宫瘢痕处肌层并向膀胱方向外凸;②宫腔及子宫颈管内空虚;③妊娠囊与膀胱之间子宫肌层明显变薄、甚或缺失,厚度≤3 mm;④CDFI:瘢痕处见滋养层血流信号(低阻血流)。

Ⅲ型中还有一种特殊的超声表现,即包块型,其声像图的特点:①位于子宫下段瘢痕处的混合回声(呈囊实性)包块,有时呈类实性;包块向膀胱方向隆起。②包块与膀胱间子宫肌层明显变薄、甚或缺失。③CDFI:包块周边见较丰富的血流信号,可为低阻血流,少数也可仅见少许血流信号或无血流信号。包块型多由 CSP 流产后(如药物流产后或负压吸引术后)子宫瘢痕处妊娠物残留并出血所致。

CSP 的治疗目标为终止妊娠、去除病灶、保障患者的安全,治疗原则为尽早发现,尽早治疗,减少并发症,避免期待治疗和盲目刮宫。对于 CSP 的治疗目前尚无规范化的统一治疗方案。治疗方案的选择,主要根据患者年龄、病情的严重程度、孕周大小、子宫肌层缺损情况、血 β-HCG 水平、对生育的要求及诊疗经验及技术进行综合考虑。治疗前必须与患者充分沟通,充分告知疾病和各种治疗的风险并签署知情同意书。包括 B 超监视下清宫术、甲氨蝶呤治疗后清宫术、子宫动脉栓塞后清宫术、腹腔镜或开腹子宫局部切开取胚及缝合术及子宫次全切除或子宫全切除术等。患者出院后应定期随访,行超声和血 HCG 检查,直至血 HCG 正常,局部包块消失。

(六)残角子宫妊娠

残角子宫又称为遗迹性双角子宫,在胚胎发育过程中,子宫残角为一侧副中肾管发育不全所致的子宫先天发育畸形。残角子宫按 Battram 分型分 3 型:①Ⅰ型残角子宫腔与单角子宫的宫腔相通;②Ⅱ型残角子宫腔与正常单角子宫腔不相通;③Ⅲ型无宫腔实体残角子宫,仅以纤维带同单角子宫相连,以Ⅱ型为最多见。残角子宫妊娠是受精卵于残角子宫内着床并生长发育,残角子宫妊娠破裂的发生率高达 89%,一旦破裂,可出现致命性的腹腔内出血。

不同类型的残角子宫妊娠,有不同的临床表现。Ⅰ型残角子宫妊娠有类似输卵管异位妊娠的症状,有停经史、腹痛、阴道流血、血 β-HCG 升高,一般腹痛轻微,甚至无腹痛,如果发生急剧腹痛表明已有子宫破裂。双合诊检查时,在子宫旁可扪及略小于停经月份妊娠子宫的、质地较软的包块,大多在妊娠早期有类似流产的不规则阴道流血。Ⅱ型残角子宫早期妊娠症状与正常子宫妊娠相同,没有阴道流血,发生破裂时间晚,多数在孕 12~26 周发生肌层完全破裂或不完全破裂,引起严重内出血。Ⅲ型残角子宫因无宫腔,体积小,无内膜,不会造成残角子宫妊娠,但会导致输卵管妊娠。B 超检查特点:子宫腔内无妊娠囊,而在子宫一侧可见一圆形或椭圆形均匀的肌样组织包块,包块内可见妊娠囊或胚胎,妊娠包块与子宫颈不相连接。在 B 超监视下由子宫颈内置入金属探针更有助于诊断。

残角子宫妊娠的典型临床表现出现较晚,在术前明确诊断少,到发生子宫破裂时,往往病情较危重,一旦明确诊断,应尽早手术治疗。妊娠早、中期者行残角子宫切除术并将患侧输卵管结扎或切除为宜,以防以后发生同侧输卵管妊娠的可能,保留卵巢。当妊娠已达足月且为活胎者,应先行剖宫产抢救胎儿,然后切除残角子宫与同侧输卵管。

(七)阔韧带间妊娠

阔韧带间妊娠是一种较少见的一种异位妊娠,文献报道发生率为每 300 次异位妊娠中发生1 例。阔韧带间妊娠通常是由输卵管妊娠的滋养细胞组织穿过输卵管浆膜层进入输卵管系膜,继发性种植在两叶阔韧带之间而致。如果在宫腔和后腹膜间隙之间存在子宫瘘管,也可发生阔韧带间妊娠。与腹腔妊娠相似,阔韧带间妊娠胎盘可以附着到子宫、膀胱和盆腔侧壁,如果有可能,应该切除胎盘,当无法切除胎盘时,可以将其留在原位自行吸收。

(八)多发性异位妊娠

与宫内宫外同时妊娠相比,两个或者多个异位妊娠的发生率相对很少,可以出现在多个部位和有多种组合形式。尽管绝大多数报道的是输卵管双胎妊娠,但是也有卵巢、间质部和腹腔的双胎妊娠报道,也有部分输卵管切除术后及 IVF-ET 术后双胎和三胎妊娠的报道。处理同其他类型的异位妊娠,取决于妊娠的部位。

(张翠焕)

第五节 多 胎 妊 娠

双胎妊娠分为双卵双胎和单卵双胎。单卵双胎分为双绒毛膜双羊膜囊双胎、单绒毛膜双羊膜囊双胎、单绒毛膜单羊膜囊双胎和联体双胎四种类型。

双胎的预后取决于绒毛膜性,而并非合子性。应该在早孕期对双胎妊娠进行绒毛膜性的判断。

双胎妊娠的非整体筛查策略与单胎不一样,不建议单独使用生化血清学方法对双胎妊娠进行唐氏综合征发生风险的筛查。可以考虑早孕期血清学＋NT＋年龄联合筛查非整倍体的风险。

双胎妊娠是高危妊娠,孕产妇和胎儿并发症增加,应加强孕期管理。复杂性双胎,包括所有的单绒毛膜双胎、有胎儿并发症的双绒毛膜双胎(如双胎体重生长不一致、一胎畸形、一胎胎死宫内),应建议转诊至有胎儿医学中心的三甲医院。

在一次妊娠中,宫腔内同时有两个或两个以上胎儿时称双胎妊娠或多胎妊娠。近年随着辅助生育技术广泛开展和母亲受孕年龄的增加,多胎妊娠发生率明显提高。双胎出生率增加了近70％,从 1980 年 19/1 000 例活产儿到 2006 年 32/1 000 例活产儿。

世界各地单卵双胎的发生率相对恒定,为 4‰,并与种族、遗传、年龄和产次等基本无关;而双卵双胎和多胎妊娠的发生率变化较大,受种族、遗传、年龄、孕产次、促排卵药物及辅助生育技术等因素影响,双卵双胎的发生率为 1.3‰～49.0‰。本节主要讨论双胎妊娠。

一、双胎的类型和特点

(一)双卵双胎

由两个卵细胞和两个精子分别受精形成两个受精卵,约占双胎妊娠的 70％。由于双胎的遗传基因不完全相同,所以与两次单胎妊娠形成兄弟姐妹一样,双卵双胎的两个胎儿的性别、血型可以相同或不同,而外貌、指纹等表型不同。胎盘分为分离的两个,也可以融合成一个,但胎盘内血液循环各自独立,没有血管吻合支。胎盘胎儿面见两个羊膜腔,中间隔有两层羊膜和两层绒毛膜,为双绒毛膜双羊膜囊双胎。

(1)同期复孕:一种两个卵细胞在短时期内不同时间受精而形成的双卵双胎,精子可以是来自相同或不同男性,检测 HLA 型别可识别精子的来源。曾有新闻报道,国外一女子生育的双胎中一个为白人、一个为黑人。

(2)异期复孕:在一次受精后隔一个排卵周期后再次受精妊娠。属于双卵双胎中特殊罕见的类型。人类未见报道。

(二)单卵双胎

一个卵细胞和一个精子受精后分裂形成两个胎儿,约占双胎妊娠的 30％。单卵双胎的遗传基因完全相同,故两个胎儿性别、血型及其他各种表型完全相同。根据受精卵在早期发育阶段发生分裂的时间不同,可形成以下四种类型。

1.双绒毛膜双羊膜囊双胎(dichorionic diamnionic,DCDA)

在受精后 72 小时内分裂,形成两个独立的受精卵、两个羊膜囊,羊膜囊间隔有两层绒毛膜、两层羊膜,胎盘为两个或融合为一个。此种类型占单卵双胎的 30％左右。

2.单绒毛膜双羊膜囊双胎(monochorionic diamnionic,MCDA)

受精卵在受精 72 小时后至 8 天内分裂,胚胎发育处于囊胚期,即已分化为滋养细胞,羊膜囊尚未形成。胎盘为一个,两个羊膜囊,羊膜囊间隔只有两层羊膜。此种类型占单卵双胎的 68％。

3.单绒毛膜单羊膜囊双胎(monochorionic monoamnionic,MCMA)

受精卵在受精后 9～13 天分裂,此时羊膜囊已形成,故两个胎儿共存于一个羊膜腔内,共有一个胎盘。此种类型占单卵双胎的 1％～2％。

4.联体双胎

受精卵在受精13天后分裂,此时原始胚盘已形成,机体不能完全分裂成两部分,导致不同形式的联体双胎。寄生胎也是联体双胎的一种形式,发育差的内细胞团被包入正常发育的胚胎体内,常位于胎儿的上腹部腹膜后,胎体的发育不完整。联体双胎的发生率为单卵双胎的1/1 500。

二、妊娠期母体变化

双胎或多胎妊娠时,与单胎妊娠相比母体负担更重,变化更大。子宫体积及张力明显增大,其容量将增加超过1 L,重量将增加至少9 kg,当合并羊水过多时,容积和重量增加更明显。孕妇血容量扩张较单胎妊娠多500 mL,心率和心搏量都增加,心排血量增多,加上宫底上升抬高横隔,心脏向左向上移位更加明显,心脏负担加重。由于血容量的剧增,以及两个胎儿的发育,对铁、叶酸等营养物质的需要剧增,而孕妇常常早孕反应重,胃储纳、消化吸收功能减弱,孕期易患贫血、低钙血症等。相对于单胎,双胎或多胎妊娠孕妇骨关节及韧带的变化更加明显。容易发生腰椎间盘突出或耻骨联合分离,影响孕妇活动。

三、诊断及鉴别诊断

(一)诊断

1.病史及临床表现

有家族史和/或孕前曾用过促排卵药或接受体外受精多个胚胎移植的多为双卵双胎。早孕期早孕反应明显。中期妊娠后体重增加迅速,腹部增大与停经月份不相符,多伴有下肢水肿、静脉曲张等压迫症状,妊娠晚期常感身体沉重,行走不便,严重者有呼吸困难。

2.孕期产科检查

宫底高度大于停经月份,常超出妊娠图的90百分位数,四步诊时腹部可触及多个小肢体或三个胎极,在腹部不同部位可听到两个或多个胎心,胎心率相差10次以上。下腹部和下肢皮肤可见妊娠纹,多见脚背或脚踝水肿。

3.产科超声检查

产科超声检查是诊断双胎或多胎的主要手段,还可筛查胎儿结构畸形,早期诊断复杂性双胎如双胎输血综合征、双胎动脉反向灌注序列、联体双胎等。

4.绒毛膜性判断

一旦确诊为双胎,应尽一切努力判定和报告羊膜性和绒毛膜性。双胎的预后取决于绒毛膜性,而并非合子性。绒毛膜性的判断主要依靠产前超声检查。

(1)早孕期:早期绒毛膜性的判定最准确的体征(准确率接近100%)为孕7~10周孕囊的个数及孕11~14周双胎峰的出现。孕7~10周,如果宫腔内可见两个妊娠囊,为双绒毛膜双胎,如仅见一个孕囊,则单绒毛膜双胎的可能性极大。孕11~14周,根据有无"双胎峰"来判断绒毛膜性。所谓双胎峰指分隔的胎膜与胎盘胎儿面接触处呈三角形,提示双绒毛膜双胎。如分隔的胎膜与胎盘胎儿面接触处呈T形,提示单绒毛膜双胎。

(2)中孕期:早孕期之后判断绒毛膜性的难度增加,准确率约80%。可通过检查胎儿性别、两个羊膜囊间隔厚度、胎盘是否独立综合判断绒毛膜性。如有两个独立胎盘和/或胎儿性别不同,提示双卵双胎;如超声影像图上只有一个胎盘,可以是单绒毛膜双胎,也可以是双绒毛膜双胎。此外,测定两个羊膜囊间隔的胎膜厚度可辅助诊断,如间隔胎膜厚度≥2 mm,提示双绒毛膜双胎可能性大。

(二)鉴别诊断

当宫底高度大于停经月份时,首先应重新核定孕周,特别对于月经周期不规则的孕妇,然后应排空膀胱再测宫底高度,做好这两项工作后确定子宫大于停经月份,还应与以下情况相鉴别:①妊娠滋养细胞疾病。②子宫畸形(纵隔子宫、双角子宫或残角子宫)合并妊娠。③子宫肌瘤合并妊娠。④附件肿瘤合并妊娠。⑤羊水过多。⑥巨大胎儿。

通过询问相关病史,主要依靠超声检查,可以鉴别诊断。

四、双胎并发症及对母儿的影响

多胎妊娠比单胎妊娠发生孕产妇与胎儿并发症的风险增加,除容易流产、早产、妊娠期高血压疾病等常见并发症外,还有一些特有的围生儿并发症,危及母儿安全。

(一)孕产妇的并发症

1.贫血

双胎并发贫血的发生率为 74.6%,是单胎的 2.4 倍,与铁及叶酸缺乏有关。

2.妊娠期高血压疾病

双胎并发妊娠期高血压疾病可高达 30%,比单胎高 3~4 倍,具有发病早、程度重、容易出现心肺并发症等特点。

3.妊娠肝内胆汁淤积症

发生率是单胎的 2 倍,胆酸常高出正常值 10~100 倍,容易引起死胎及死产。

4.羊水过多及胎膜早破

双胎羊水过多发生率约为 12%,约 14% 双胎并发胎膜早破。

5.胎盘早剥

双胎易发胎盘早剥,可能与妊娠期高血压疾病发病率增加有关,另外,胎膜早破或双胎第一胎儿娩出后宫腔压力骤降,是胎盘早剥的另一个常见原因。

6.宫缩乏力和产后出血

双胎子宫肌纤维伸展过度,常并发原发性宫缩乏力,易致产程延长和产后出血。双胎产后出血发生率是单胎的 2 倍,导致全子宫切除的比率是单胎的 3 倍,与子宫过度膨胀、产后宫缩乏力加上胎盘附着面积增大有关。

(二)围生儿并发症

1.流产

双胎妊娠容易发生自然流产,据报道流产的双胎比足月分娩的双胎多三倍以上。单绒毛膜双胎是自然流产的高危因素,与双绒毛膜双胎的流产比例为 18:1。

2.早产

因胎膜早破或宫腔内压力过高及严重母儿并发症等原因,约 60% 的双胎并发早产,导致围生儿病死率增高。美国一项调查显示 16 年间,双胎足月分娩数下降 22%,与医源性干预有关,但并未造成围生儿病死率增高。

3.胎儿畸形

双卵双胎和单卵双胎妊娠胎儿畸形的发生率分别为单胎妊娠的 2 倍和 3 倍。

4.难产

胎位为臀头位,易发生胎头交锁导致难产;即使是头头位,胎头碰撞也会引起难产。

5.脐带异常

脐带插入点异常如球拍状胎盘或帆状胎盘是单绒毛膜双胎常见并发症。单绒毛膜单羊膜囊双胎几乎均有脐带缠绕。脐带脱垂多发生在双胎胎儿异常或胎先露未衔接出现胎膜早破时,以及第一胎胎儿娩出后,第二胎胎儿娩出前,可致胎儿死亡。

6.过期妊娠

美国一项研究表明孕39周以后双胎死产的风险超过了新生儿死亡的风险。有学者建议将40周以后的双胎妊娠视为过期妊娠。

(三)双胎特有并发症

1.双胎体重生长不一致

双胎体重生长不一致发生于20%～30%双胎,定义为双胎之一胎儿体重小于第10百分位数,且两胎儿体重相差>25%,又称为选择性生长受限(selective FGR,sFGR)。两个胎儿的体重均小于第10百分位数,称为小于胎龄儿(small for gestational age,SGA)。双胎体重生长不一致原因不明,可能与胎儿拥挤、胎盘占蜕膜面积相对较小或一胎畸形有关。双绒毛膜双胎体重生长不一致,不一样的遗传生长潜力,特别在性别不同时也是原因之一。单绒毛膜双胎,主要原因是胎盘分配不均及脐带插入异常,FGR胎儿胎盘通常为球拍状胎盘或帆状胎盘。双胎体重生长不一致,围生期不良结局增加,总的围生期丢失率为7.3%。当体重相差超过30%时,胎儿死亡的相对风险增加5倍以上。此外,新生儿呼吸窘迫综合征、脑室内出血、脑室周围白质软化、败血症和坏死性小肠结肠炎等的发生率都随着双胎生长不一致程度的上升而上升。

2.双胎输血综合征(twin to twin transfusion syndrome,TTTS)

10%～15%的单绒毛膜双胎会发生TTTS。绝大部分是MCDA,MCMA发生TTTS非常少见。通过胎盘间的动-静脉吻合支,血液从动脉向静脉单向分流,使一个胎儿成为供血儿,另一个胎儿成为受血儿。导致供血儿贫血、血容量减少,致使发育迟缓,肾灌注不足,羊水过少,胎儿活动受限并引起"贴附胎",甚或死亡;受血儿血容量过多,可因循环负荷过重而发生羊水过多、胎儿水肿、胎儿充血性心力衰竭。产前诊断TTTS的标准:①单绒毛膜性双胎;②羊水过多-羊水过少,受血儿羊水过多,最大羊水池深度>8 cm;供血儿羊水过少,最大羊水池深度<2 cm。

3.双胎贫血-多血序列征(twin anemia polycythemia sequence,TAPS)

TAPS是单绒毛膜双胎的特有并发症,原发于3%～5%的单绒毛膜双胎,2%～13%的TTTS激光治疗后继发发生TAPS。其发生机制与TTTS相似,为胎盘间的动静脉吻合支导致单向的血流,但吻合支均为直径<1 mm的微小血管,故表现为双胎网织红细胞的差异,一胎严重贫血,另一胎红细胞增多,不发生羊水量的改变。产前诊断标准:①单绒毛膜双胎;②一胎大脑中动脉血流峰值(MCA-PSV)>1.5 MOM,另一胎MCA-PSV<1.0 MOM;③缺乏TTTS的诊断依据,没有羊水过少或过多。

4.双胎反向动脉灌注序列(twin reversed arterial perfusion sequence,TRAPS)

TRAPS又称无心双胎,是单绒毛膜双胎的罕见、特有并发症,发生于1%的单绒毛膜双胎。可通过产前超声检查做出诊断,表现为双胎妊娠一胎儿心脏缺如、退化或无功能(称为无心胎),另一胎儿正常(称为泵血胎)。TRAPS最显著的特征是结构正常的泵血胎通过胎盘表面的一根动-动脉吻合向寄生的无心胎供血。通常泵血胎儿解剖结构正常,其为非整倍体的风险为9%;

无心胎常伴有其他解剖结构异常,如先天性无脑畸形、前脑无裂畸形、重要器官缺如等。如不治疗,泵血胎多因高负荷心力衰竭而死亡,围生期死亡率为 50%~75%。

5.单绒毛膜单羊膜囊双胎(MCMA)

MCMA 是一种两个胎儿同在一个羊膜囊的罕见妊娠方式,大约占单绒毛膜双胎的 5%。在 16 周前,流产率为 50%,大部分丢失是由于胎儿异常和自然流产。一项系统综述包括 114 个 MCMA,得出结论:几乎所有的 MCMA 都存在脐带缠绕,脐带缠绕不会导致围生儿的发病率和死亡率。单有脐动脉切迹,而没有其他胎儿恶化的证据,并不能提示围生儿预后不良。TTTS 和脑损伤的发生率分别为 6% 和 5%。

6.联体双胎

受精卵在胚盘已开始形成后才分裂形成双胎,属于单羊膜囊妊娠的特有并发症。联体双胎很罕见,估计每 100 000 例妊娠中有一例,约占单绒毛膜双胎的 1%。连体可涉及任意数量的器官,可分为前(胸部联胎)、后(臀部联胎)、头(头部联胎)和尾(骶部联胎)四类,其中最常见的连体类型包括胸部连体、脐部连体、臀部连体、坐骨连体、颅部连体。

五、临床管理

(一)孕期管理

(1)绒毛膜性的判定和核实孕龄双胎的预后取决于绒毛膜性,故早孕期超声检查判断绒毛膜性显的至关重要。建议所有诊断双胎妊娠的孕妇均应在孕 14 周前通过超声检查孕囊的个数和双胎峰的出现,准确判断绒毛膜性。

尽管早孕期和中孕期超声推算孕龄的准确性相似,但还是推荐使用早孕期 B 超来推算预产期。没有充分的证据推荐使用哪个胎儿(当胎儿大小不一致时)来决定双胎的预产期。但是,为避免漏诊早期的一胎胎儿宫内生长受限,大多数专家同意临床医师应根据大胎儿来推算孕龄。

(2)产前非整倍体筛查及结构筛查双胎妊娠的非整体筛查策略与单胎不一样,不建议单独使用生化血清学方法对双胎妊娠进行唐氏综合征发生风险的筛查。可以考虑早孕期血清学+NT+年龄联合筛查,在假阳性率为 5% 的情况下,此筛查策略非整倍体的检出率单胎为 89%,DCDA 为 86%,MCDA 为 87%。目前由于缺乏大样本的研究,非侵入性产前筛查(NIPT)应用于双胎产前筛查仍然不确定其准确性。ACOG 仍不建议 NIPT 应用于双胎妊娠的产前筛查。建议在孕18~24 周进行双胎妊娠的超声结构筛查。

(3)孕期超声检查的频率和内容建议双胎妊娠早孕期建卡登记,孕 14 周前超声确定绒毛膜性,孕11~14 周 NT 检查联合孕妇年龄、血清学指标行非整体筛查,孕 20~24 周超声结构畸形筛查,同时测量子宫颈长度。双绒双胎孕 24 周后每 4 周超声检查一次,监测胎儿生长发育、羊水量和脐动脉多普勒血流。单绒双胎自孕 16 周起,每 2 周超声检查一次,内容包括胎儿生长发育、羊水量、脐动脉多普勒血流和大脑中动脉血流峰值。

(4)妊娠期处理及监护:①营养指导,补充含一定叶酸量的复合维生素,纠正贫血,适当补充铁及钙剂,合理饮食,保证胎儿生长所需的足够营养。②防治早产,合理应用宫缩抑制剂。双胎孕妇应增加休息时间,减少活动量。34 周前如出现宫缩或阴道流液,应住院治疗,给予宫缩抑制剂。孕期可行阴道超声检查了解子宫颈内口形状和子宫颈管长度,预测早产的发生。双胎妊娠的糖皮质激素促进胎肺成熟方案与单胎妊娠相同。③防治母体妊娠期并发症,妊娠期注意血压及尿蛋白变化,及时发现和治疗妊娠期高血压疾病。重视孕妇瘙痒主诉,动态观察孕妇血胆汁酸及肝功能变化,早期诊断和治疗妊娠肝内胆汁淤积症。④定期监测胎心、胎动变化,可自孕 33 周起,每周行 NST 检查。⑤妊娠晚期通过腹部触诊和 B 超检查确定胎位,帮助选择分娩方式。

(二)终止妊娠时机及指征

1.终止妊娠时机

对于双胎终止妊娠时机选择,目前仍有不同观点。多数专家认为,对于无并发症及合并症的双绒毛膜双胎可期待至孕 38 周时再考虑分娩。对于无并发症及合并症的单绒毛膜双羊膜囊双胎可以在严密监测下至妊娠 37 周分娩。单绒毛膜单羊膜囊双胎的分娩孕周多为 32～34 周。复杂性双胎(如双胎输血综合征、选择性生长受限及贫血多血质序列等)需要结合每个孕妇及胎儿的具体情况制订个体化的分娩方案。

2.终止妊娠指征

(1)单绒毛膜双胎出现严重的特殊并发症,如 TTTS、sFGR、TAPS 等,为防止一胎死亡对另一胎产生影响。

(2)母亲有严重并发症,如子痫前期或子痫,不能继续妊娠时。

(3)预产期已到但尚未临产,胎盘功能减退者。

3.分娩期处理及产后观察

(1)分娩方式的选择:无合并症的单绒毛膜双羊膜囊双胎及双绒毛膜双羊膜囊双胎可以选择阴道试产。双胎计划阴道分娩时,第二胎儿的胎方位不作为分娩方式选择的主要依据,具体为:①胎方位为头-头位,可以阴道试产;②第一胎为头位、第二胎儿为臀位且估计体重介于 1 500～4 000 g时,可进行阴道试产;第二胎儿估计体重 1 500 g 以下时,仍无充分证据支持哪种分娩方式更为有利;③双胎体重不一致并不能作为剖宫产的指征。

剖宫产指征:①第一胎儿为肩先露、臀先露。②联体双胎孕周＞26 周。③单胎妊娠的所有剖宫产指征,如短期不能阴道分娩的胎儿窘迫、严重妊娠并发症等。④单绒毛膜单羊膜囊双胎。

(2)产程处理:宫缩乏力时可在严密监护下给予低浓度缩宫素静脉滴注加强宫缩;第一产程全程严密观察胎心变化和产程进展;第二产程行会阴侧切,当第一胎儿娩出后,立即用血管钳夹紧胎盘侧脐带,防止第二胎儿失血。助手在腹部协助固定第二胎儿为纵产式,定时记录胎心和宫缩,及时阴道检查了解胎位,注意有无脐带脱垂或胎盘早剥。如无异常,尽快行人工破膜,必要时静脉滴注低浓度缩宫素加强宫缩,帮助胎儿在半小时内娩出。若发现脐带脱垂、胎盘早剥、第二胎横位,应立即产钳助产、内倒转术或臀牵引术等阴道助产术,甚至是剖宫产术,迅速娩出胎儿。产程中注意补充产妇高热量、易吸收的食物或饮品,使产妇有足够的体力完成分娩。

(3)产后观察:无论阴道分娩还是剖宫产,均需积极防治产后出血,常规临产后备血,第三产程建立静脉通路。注意观察生命体征、子宫收缩和阴道出血量,加强宫缩剂的应用。

4.双胎常见胎儿并发症的处理

(1)双胎体重生长不一致(sFGR)。一般处理同单胎 FGR 一样,首先需寻找原因:①详细的结构超声扫描;②查找病毒感染(巨细胞病毒、风疹病毒和弓形虫);③建议羊水穿刺排除染色体异常;④MCDA 的 sFGR 主要原因是胎盘和血管的分配不均。

双胎体重生长不一致时,须加强超声监测:①胎儿生长发育和羊水量,每 2 周 1 次;②脐动脉和大脑中动脉多普勒血流监测,DCDA 每 2 周一次,MCDA 每周一次;③如果脐动脉多普勒血流异常,加做静脉导管和脐静脉血流,目的是尽量延长孕龄至新生儿能存活,同时避免一胎胎死宫内,导致存活胎严重的后果。估计医源性早产,应用糖皮质激素促胎肺成熟。

双绒毛膜双胎:双绒毛膜双胎体重生长不一致对围生儿的预后无明显影响。终止妊娠的时机:①由双胎中 FGR 胎儿发生胎窘时决定何时干预,并计划相应的胎儿监护;②一般不建议32~34 周前分娩;③在严重的早期生长差异双胎中,推荐以 FGR 胎儿自然死亡为代价,不干预从而最大化适于胎龄儿的生存机会。

单绒毛膜双胎:单绒毛膜双胎体重生长不一致的处理比较棘手,根据脐动脉多普勒血流的异常分为3型,终止妊娠的时机。分型:①Ⅰ型,FGR 胎儿脐动脉血流多普勒波形正常。预后最好,存活率 90% 以上。如宫内监测良好,建议 34~35 周终止妊娠。②Ⅱ型,FGR 胎儿脐动脉舒张末期血流持续性消失或反流。预后最差,任何一胎发生胎死宫内的风险高达 29%。一般建议30 周左右选择性终止妊娠。③Ⅲ型,FGR 胎儿脐动脉舒张末期血流间断性消失或反流。自然预后比Ⅱ型好,但 FGR 胎儿发生不可预测的宫内死亡和大胎儿出现脑损伤的概率升高。建议32~34 周选择性终止妊娠。

(2)双胎输血综合征(TTTS)。TTTS Quintero 分期分为 5 期:①Ⅰ期,羊水过多/过少,供血儿膀胱可见;②Ⅱ期,观察60 分钟,供血儿膀胱缺失;③Ⅲ期,任何一个胎儿出现多普勒血流异常,如脐动脉舒张期血流缺失或倒置,大脑中动脉血流异常或静脉导管反流;④Ⅳ期,任何一个胎儿水肿;⑤Ⅴ期,双胎之一或双胎死亡。

处理原则:①Ⅰ期,可行保守治疗并加强监测,每周随访一次超声。内容包括羊水量、供血儿膀胱、脐动脉多普勒血流。也可考虑行胎儿镜胎盘血管交通支激光凝固术。一项针对 TTTS Ⅰ期治疗的系统综述显示,激光治疗和保守治疗两组的总生存率相近(85% 和 86%),羊水减量组稍低(77%)。②Ⅱ期及以上首选胎儿镜胎盘血管交通支激光凝固术。如果不能行激光治疗,可以行连续的羊水减量。

预后:TTTS 如果不治疗,90% 胎儿会死亡,存活的新生儿发病率为 50%。激光治疗后,60%~70% 两个胎儿存活,80%~90% 最起码一胎存活。平均分娩孕周为 33~34 周。

(3)双胎贫血-红细胞增多症系列。没有很好的治疗方法,有以下几种治疗方案:①宫内输血(供血儿)+部分换血(受血儿);②胎儿镜胎盘血管交通支激光凝固术;③选择性减胎,首选射频消融术,还可以运用脐带结扎术,双极电凝脐带术;④分娩,产后治疗。

六、临床特殊情况的思考和建议

(一)双胎一胎死亡的处理

(1)双绒毛膜双胎因不存在胎盘血管吻合支,故一胎死亡对另一胎的影响除可能诱发早产外,无其他不良影响,无需特殊处理。

(2)单绒毛膜双胎如已足月,建议即刻终止妊娠,否则建议期待妊娠,因为对另一胎的损伤在死亡那一刻已经发生。期待妊娠过程中每 2~4 周行脐动脉和大脑中动脉多普勒血流检查,建议 34~36 周给予 1 个疗程的促胎肺成熟后终止妊娠。4~6 周后 MRI 检查存活胎的大脑是否受到损伤,2 岁时还应评估神经系统的发育情况。存活胎如果有严重神经系统损伤的证据,应考虑晚期终止妊娠。

(二)双胎一胎畸形的处理

(1)双绒毛膜双胎如为致死性畸形,可保守性治疗;如为非致死畸形但会导致严重障碍,倾向于减胎治疗,可行心脏内或脊髓内注射氯化钾减胎。

(2)单绒毛膜双胎如需选择性减胎,因存在胎盘血管吻合,不能使用氯化钾注射,首选射频消融术,还可以运用脐带结扎术、双极电凝脐带术。

(张翠焕)

第六节 过 期 妊 娠

妊娠达到或超过 42 周,称为过期妊娠。发生率为妊娠总数的 5%~10%。过期妊娠的胎儿围生期病率和死亡率增高,孕 43 周时围生儿死亡率为正常妊娠的 3 倍,孕 44 周时为正常妊娠的 5 倍。

一、原因

(一)雌、孕激素比例失调

可能与内源性前列腺素和雌二醇分泌不足及孕酮水平增高有关,导致孕激素优势,抑制前列腺素和缩宫素,使子宫不收缩,延迟分娩发动。

(二)胎儿畸形

无脑儿畸胎不合并羊水过多时,由于胎儿无下丘脑,垂体-肾上腺轴发育不良,胎儿肾上腺皮质产生的肾上腺皮质激素及雌三醇的前身物质 16α-羟基硫酸脱氢表雄酮不足,使雌激素形成减少,孕周可长达 45 周。

(三)遗传因素

某家族、某个体常反复发生过期妊娠,提示过期妊娠与遗传因素可能有关。胎盘硫酸酯酶缺乏症是罕见的伴性隐性遗传病,可导致过期妊娠,因胎儿肾上腺与肝脏虽能产生足量 16α-羟基硫酸脱氢表雄酮,但胎盘缺乏硫酸酯酶,使其不能脱去硫酸根转变成雌二醇及雌三醇,从而血中雌二醇及雌三醇明显减少,致使分娩难以启动。

(四)子宫收缩刺激发射减弱

头盆不称或胎位异常,胎先露对子宫颈内口及子宫下段的刺激不强,可致过期妊娠。

二、病理

(一)胎盘

过期妊娠的胎盘主要有两种类型,一种是胎盘的外观和镜检均与足月胎盘相似,胎盘功能基本正常;另一种表现为胎盘功能减退,如胎盘绒毛内的血管床减少,间质内纤维化增加,以及合体细胞结节形成增多;胎盘表面有梗死和钙化,组织切片显示绒毛表面有纤维蛋白沉淀、绒毛内有血管栓塞等。

(二)胎儿

1.正常生长

过期妊娠的胎盘功能正常,胎儿继续生长,约 25%体重增加成为巨大儿,颅骨钙化明显,不易变形,导致经阴道分娩困难,使新生儿病率相应增加。

2.成熟障碍

由于胎盘血流不足和缺氧及养分的供应不足,胎儿不易再继续生长发育。可分为 3 期:第 Ⅰ期为过度成熟,表现为胎脂消失,皮下脂肪减少,皮肤干燥松弛多皱褶,头发浓密,指(趾)甲长,身体瘦长,容貌似"小老人"。第Ⅱ期为胎儿缺氧,肛门括约肌松弛,有胎粪排出,羊水及胎儿皮肤黄染,羊膜和脐带绿染,围生儿病率及围生儿死亡率最高。第Ⅲ期为胎儿全身因粪染历时较长广泛着色,指(趾)甲和皮肤呈黄色,脐带和胎膜呈黄绿色。此期胎儿已经历和渡过Ⅱ期危险阶段,其预后反而比Ⅱ期好。

3.胎儿生长受限

小样儿可与过期妊娠共存,后者更增加胎儿的危险性。过期妊娠的诊断首先要应正确核实预产期,并确定胎盘功能是否正常。

三、过期妊娠对母儿的影响

(一)胎儿窘迫

胎盘功能减退、胎儿供氧不足是过期妊娠时的主要病理变化,同时胎儿越成熟,对缺氧的耐受能力越差,故当临产子宫收缩较强时,过期胎儿就容易发生窘迫,甚至在子宫内死亡。过期妊娠时胎儿宫内窘迫的发生率为 $13.1\%\sim40.5\%$,为足月妊娠的 $1.5\sim10.0$ 倍。1979－1986 年在柏林国立妇产医院的 62 804 次分娩中,由过期妊娠导致的围产死亡中近 3/4 与产时窒息和胎粪吸入有关。新生儿早期癫痫发作的发生率为 $5.4‰$,而足月产新生儿为 $0.9‰$。

(二)羊水量减少

妊娠 38 周后,羊水量开始减少,妊娠足月羊水量约为 800 mL,后随妊娠延长羊水量逐渐减少。妊娠 42 周后约 30% 减少至 300 mL 以下;羊水胎盘粪染率明显增高,是足月妊娠的 2～3 倍,若同时伴有羊水过少,羊水粪染率增加。

(三)分娩困难及损伤

过期妊娠使巨大儿的发生率增加,达 $6.4\%\sim15.0\%$。

四、诊断

(一)核实预产期

(1)认真核实末次月经。

(2)月经不规则者,可根据孕前基础体温上升的排卵期来推算预产期;或根据早孕反应及胎动出现日期推算,或早孕期妇科检查子宫大小情况,综合分析判断。

(3)B 超检查:早期或孕中期的超声检查协助明确预产期。

(4)临床检查子宫符合足月孕大小,孕妇体重不再增加,或稍减轻,子宫颈成熟,羊水逐渐减少,均应考虑过期妊娠。

(二)判断胎盘功能

判断胎盘功能的方法:①胎动计数;②HPL 测定;③尿 E_3 比值测定;④B 超检查,包括双顶径、胎盘功能分级、羊水量等;⑤羊膜镜检查;⑥NST、OCT 试验等。

1.胎动计数

胎动计数是孕妇自我监护胎儿情况的一种简易的手段,每个孕妇自感的胎动数差异很大,孕妇 18～20 周开始自感有胎动,夜间尤为明显,孕 29～38 周为胎动最频繁时期,接近足月略为减少。如胎动异常应警惕胎儿宫内窘迫。缺氧早期胎儿躁动不安,表现为胎动明显增加,当缺氧严重时,胎动减少、减弱甚至消失,胎动消失后,胎心一般在 24～48 小时内消失。每天早、中、晚固定时间各数 1 小时,每小时＞3 次,反映胎儿情况良好。也可将早、中、晚三次胎动次数的和乘4,即为 12 小时的胎动次数。如 12 小时胎动达 30 次以上,反映胎儿情况良好;如果胎动少于

10次,则提示胎儿宫内缺氧。

2.尿雌三醇(E_3)及雌三醇/肌酐(E/C)比值测定

如24小时尿雌三醇的总量<10 mg,或尿E/C比值<10时,为子宫胎盘功能减退。

3.无负荷试验(NST)及宫缩负荷试验(CST)

(1)NST反应型:①每20分钟内有两次及以上伴胎心率加速的胎动;②加速幅度15次/分以上,持续15秒以上;③胎心率长期变异正常,3~6周期/分,变异幅度6~25次/分。

(2)NST无反应型:①监测40分钟无胎动或胎动时无胎心率加速反应。②伴胎心率基线长期变异减弱或消失。

(3)NST可疑型:①每20分钟内仅一次伴胎心加速的胎动;②胎心加速幅度<15次/分,持续<15秒;③基线长期变异幅度<6次/分;④胎心率基线水平异常,>160或<120次/分;⑤存在自发性变异减速。符合以上任何一条即列为NST可疑型。

4.胎儿超声生物物理相的观察

评价胎儿宫内生理状态采用五项胎儿生物物理指标(biophysical profile score,BPS)。BPS最先由Manning提出,五项指标:①无负荷试验(non-stress test,NST);②胎儿呼吸样运动(fetal breath movement,FBM);③胎动(fetal movement,FM);④胎儿肌张力(fetal tone,FT);⑤羊水量。

胎儿生物物理活动受中枢神经系统支配,中枢神经的各个部位对缺氧的敏感性存在差异。胎儿缺氧时首先NST为无反应型,FBM消失;缺氧进一步加重,FM消失,最后为FT消失。参照此顺序可了解胎儿缺氧的程度,估计其预后,也可减少监测中的假阳性率与假阴性率。

五、处理

过预产期应更严密地监护宫内胎儿的情况,每周应进行两次产前检查。凡妊娠过期尚不能确定,胎盘功能又无异常的表现,胎儿在宫内的情况良好,子宫颈尚未成熟,可在严密观察下待其自然临产。妊娠确已过期,并有下列任何一种情况时,应立即终止妊娠:①子宫颈已成熟;②胎儿体重>4 000 g;③每12小时内的胎动计数<10次;④羊水中有胎粪或羊水过少;⑤有其他并发症者;⑥妊娠已达43周。

根据子宫颈成熟情况和胎盘功能及胎儿的情况来决定终止妊娠的方法。如子宫颈已成熟者,可采用人工破膜;破膜时羊水多而清,可在严密监护下经阴道分娩。子宫颈未成熟者可普贝生引产。如胎盘功能不良或胎儿情况紧急,应及时行剖宫产。

目前,促子宫颈成熟的药物有PGE_2制剂,如阴道内栓剂(可控释地诺前列酮栓);PGE_1类制剂,如米索前列醇。普贝生已通过美国食品药品监督管理局(FDA)和国家食品药品监督管理局(SFDA)批准,可用于妊娠晚期引产前的促子宫颈成熟。而米索前列醇被广泛用于促子宫颈成熟,证明合理使用是安全有效的,2003年美国FDA已将米索前列醇禁用于晚期妊娠的条文删除。其他促子宫颈成熟的方法,包括低位水囊、Foley导尿管、昆布条、海藻棒等,需要在阴道无感染及胎膜完整时才能使用。但是有潜在感染、胎膜早破、子宫颈损伤的可能。

(一)前列腺素制剂

常用的促子宫颈成熟的药物主要是前列腺素制剂。PG促子宫颈成熟的主要机制,一是通过改变子宫颈细胞外基质成分,软化子宫颈,如激活胶原酶,是胶原纤维溶解和基质增加;二是影响子宫颈和子宫平滑肌,使子宫颈平滑肌松弛,子宫颈扩张,宫体平滑肌收缩,牵拉子宫颈;三是促进子宫平滑肌细胞间缝隙连接的形成。

目前临床使用的前列腺素制剂如下。

1.PGE$_2$制剂

如阴道内栓剂（可控释地诺前列酮栓）；是一种可控制释放的前列腺素 E$_2$制剂，含有 10 mg地诺前列酮，以 0.3 mg/h 的速度缓慢释放，低温保存。外阴消毒后将可控释地诺前列酮栓置于阴道后穹隆深处，在药物置入后，嘱孕妇平卧位 20～30 分钟以利于吸水膨胀。2 小时后复查，仍在原位后可活动。可以控制药物释放，在出现宫缩过强或过频时能方便取出。出现以下情况时应及时取出：①临产；②放置 12 小时后；③如出现过强和过频宫缩、变态反应或胎心律异常时；④如取出后宫缩过强、过频仍不缓解，可使用宫缩抑制剂。

2.PGE$_1$ 类制剂

米索前列醇是一种人工合成的前列腺素 E$_1$类似物，有 100 μg 和 200 μg 两种片剂，主要用于防治消化道溃疡，大量临床研究证实其可用于妊娠晚期促子宫颈成熟。米索前列醇促子宫颈成熟具有价格低、性质稳定易于保存、作用时间长等优点，尤其适合基层医疗机构应用。美国妇产科学会（ACOG）2003 年和 2009 年又重申对米索前列醇在产科领域使用的规范，新指南提出的多项建议中最重要的是将 25 μg 作为促子宫颈成熟和诱导分娩的米索前列醇初始剂量，频率不宜超过每 3～6 小时给药 1 次；有关大剂量米索前列醇（每 6 小时给药 50 μg）安全性的资料有限且不明确，所以对大剂量米索前列醇仅定为 B 级证据建议。参考 ACOG 2003 的规范标准并结合我国米索前列醇临床应用经验，中华医学会妇产科学分会产科学组成员与相关专家经过多次讨论，制定我国米索前列醇在妊娠晚期促子宫颈成熟的应用常规：①用于妊娠晚期需要引产而子宫颈条件不成熟的孕妇。②每次阴道内放药剂量为 25 μg，放药时不要将药物压成碎片。如 6 小时后仍无宫缩，在重复使用米索前列醇前应做阴道检查，重新评估子宫颈成熟度，了解原放置的药物是否溶化、吸收。如未溶化和吸收者则不宜再放。每天总量不得超过 50 μg，以免药物吸收过多。③如需加用缩宫素，应该在最后一次放置米索前列醇 4 小时以上，并阴道检查证实药物已经吸收。④使用米索前列醇者应在产房观察，监测宫缩和胎心率，一旦出现宫缩过强或过频，应立即进行阴道检查，并取出残留药物。⑤有剖宫产史者或子宫手术史者禁用。

（二）缩宫素

小剂量静脉滴注缩宫素为安全常用的引产方法，但在子宫颈不成熟时，引产效果不好。其特点是可随时调整用药剂量，保持生理水平的有效宫缩，一旦发生异常可随时停药，缩宫素作用时间短，半衰期为 5～12 分钟。静脉滴注缩宫素推荐使用低剂量，最好使用输液泵，起始剂量为 2.5 mU/min开始，根据宫缩调整滴速，一般每隔 30 分钟调整一次，直至出现有效宫缩。有效宫缩的判定标准为 10 分钟内出现 3 次宫缩，每次宫缩持续 30～60 秒。最大滴速一般不得超过 10 mU/min，如达到最大滴速，仍不出现有效宫缩可增加缩宫素浓度。增加浓度的方法是以 5%葡萄糖 500 mL 中加 5 U 缩宫素即 1%缩宫素浓度，相当于每毫升液体含 10 mU 缩宫素，先将滴速减半，再根据宫缩情况进行调整，增加浓度后，最大增至 20 mU/min，原则上不再增加滴速和浓度。

（三）人工破膜术

用人工的方法使胎膜破裂，引起前列腺素和缩宫素释放，诱发宫缩。适用于子宫颈成熟的孕妇。缺点是有可能引起脐带脱垂或受压、母婴感染、前置血管破裂和胎儿损伤。不适用于胎头浮的孕妇。破膜前要排除阴道感染。应在宫缩间歇期破膜，以避免羊水急速流出引起脐带脱垂或胎盘早剥。破膜前后要听胎心、破膜后观察羊水性状和胎心变化情况。单纯应用人工破膜术效果不好时,可加用缩宫素静脉滴注。

(四)其他

其他促子宫颈成熟的方法主要是机械性扩张,种类很多,包括低位水囊、Foley 导尿管、昆布条、海藻棒等,需要在阴道无感染及胎膜完整时才能使用。主要是通过机械刺激子宫颈管,促进子宫颈局部内源性前列腺素合成与释放而促进子宫颈管软化成熟。其缺点是有潜在感染、胎膜早破、子宫颈损伤的可能。

(五)产时处理

临产后应严密观察产程进展和胎心监测,如发现胎心律异常,产程进展缓慢,或羊水混有胎粪时,应即行剖宫产。产程中应充分给氧。胎儿娩出前做好一切抢救准备,当胎头娩出后即应清除鼻腔及鼻咽部黏液和胎粪。过期产儿病率及死亡率高,应加强其护理和治疗。

六、临床特殊情况的思考和建议

(1)子宫存在疤痕的延期妊娠。

(2)子宫疤痕有剖宫产、子宫肌瘤剥出(腹腔镜下或开腹子宫肌瘤剥出)、子宫损伤。随着我国剖宫产率居高不下,剖宫产后再次妊娠的比例越来越高,这里主要指剖宫产史的延期妊娠。随着剖宫产后再次妊娠阴道分娩开展,出现了剖宫产史的延期妊娠。对于剖宫产史的延期妊娠,处理比较棘手:由于采用药物(前列腺素或缩宫素)或人工破膜引产后,在产程中子宫破裂的风险将会增加,并不主张进行药物和人工破膜引产,所以采用再次择期剖宫产是比较安全的选择。

(张翠焕)

第七节 胎儿窘迫

胎儿在子宫内因急性或慢性缺氧危及其健康和生命者,称胎儿窘迫。发生率为 2.7%~38.5%。胎儿窘迫分急性及慢性 2 种:急性常发生在分娩期;慢性发生在妊娠晚期,但可延续至分娩期并加重。

一、病因

母体血液含氧量不足、母胎间血氧运输或交换障碍及胎儿自身因素异常均可导致胎儿窘迫。

(一)胎儿急性缺氧

因子宫胎盘血液循环障碍,气体交换受阻或脐带血液循环障碍所致。常见病因:①前置胎盘、胎盘早剥时,胎盘在胎儿娩出前与子宫壁剥离,如剥离面积大,则引起胎儿缺氧,甚至胎死宫内。②缩宫素使用不当,造成子宫收缩过强、过频及不协调,使宫内压长时间超过母血进入绒毛间隙的平均动脉压,而致绒毛间隙中血氧含量降低。③脐带脱垂、真结、扭转等,使脐带血管受压甚至闭塞,血运受阻,胎儿急性缺氧,很快死亡。④母体严重血液循环障碍致胎盘灌注急剧减少,如各种原因所致的休克。

(二)胎儿慢性缺氧

常见病因：①母体血液氧含量不足，如妊娠合并发绀型先天性心脏病或伴心功能不全、较大面积肺部感染、慢性肺功能不全如驼背、哮喘反复发作及重度贫血等；②子宫胎盘血管硬化、狭窄，使绒毛间腔血流灌注不足，如妊娠期高血压疾病、妊娠合并慢性肾炎、糖尿病等；③胎盘绒毛上皮细胞广泛变性、纤维蛋白沉积、钙化，甚至大片梗死，使胎盘有效气体交换面积减少，如过期妊娠、妊娠期高血压疾病等；④胎儿运输及利用氧能力降低，如严重心血管畸形、各种原因所致的溶血性贫血等。

二、病理生理

胎儿对宫内缺氧有一定的代偿能力。轻、中度或一过性缺氧时，往往通过减少自身及胎盘耗氧量、增加血红蛋白释氧而缓解，不产生严重代谢障碍及器官损害，但长时间重度缺氧则可引起严重并发症。

(一)血气变化

因母体低氧血症引起的胎儿缺氧，胎儿脐静脉血氧分压降低，但二氧化碳分压往往正常。若胎盘功能正常，胎儿排出酸性代谢产物多无障碍，不发生呼吸性及代谢性酸中毒，胎儿可通过增加红细胞生成代偿低氧血症。而胎盘功能不良引起的胎儿缺氧，因胎盘血管阻力增高，脐静脉血液回流继发性减少，使胎儿下腔静脉中来自肢体远端含氧较少的血液比例相对增加，胎儿可利用氧减少，无氧酵解占优势，乳酸形成增加；又因胎盘功能障碍，二氧化碳通过胎盘弥散减少，致碳酸堆积，故胎盘功能不良所致的胎儿缺氧，常较早地出现呼吸性及代谢性酸中毒。

(二)心血管系统的变化

因母体缺氧致低氧血症时，由于胎儿肾上腺髓质直接分泌或通过化学感受器、压力感受器的反射作用，使血中儿茶酚胺浓度增高，心血管系统产生三个主要变化，即血压增高、心率减慢、血液重新分布。胎盘血流量及胎儿心排血量多无改变。因胎盘功能不良引起的胎儿缺氧，同样可观察到血液重新分布：心、脑、肾上腺血管扩张，血流量增加，其他器官血管收缩，血流量减少。而血压变化则取决于两个相反因素的作用结果：一是胎盘血管阻力增高及儿茶酚胺分泌增加使血压增高；二是酸中毒时，心肌收缩力减弱使心排血量减少，引起的血压下降。通常，缺氧早期血压轻度增高或维持正常水平，晚期则血压下降。心率变化取决于儿茶酚胺浓度及心脏局部因素相互作用的结果，前者使心率加快，而心肌细胞缺氧，局部 H^+ 浓度增高时，心率减慢。

(三)泌尿系统变化

缺氧使肾血管收缩，血流量减少，肾小球滤过率降低，胎儿尿形成减少，从而使羊水量减少。

(四)消化系统变化

缺氧使胃肠道血管收缩，肠蠕动亢进，肛门括约肌松弛，胎粪排出污染羊水。

(五)呼吸系统变化

缺氧初期深呼吸增加，并出现不规则喘气，使粪染的羊水吸入呼吸道深处，继之呼吸暂停直至消失。

(六)中枢神经系统变化

缺氧初期通过血液重新分布维持中枢神经系统供氧。但长期严重缺氧、酸中毒使心肌收缩力下降，当心排血量减少引起血压下降时，则脑血流灌注减少，血管壁损害，致脑水肿及出血；又因脑细胞缺氧，代谢障碍，细胞变性坏死，可能产生神经系统损伤后遗症。

三、临床表现及诊断

主要临床表现:胎心率异常、羊水粪染及胎动减少或消失。目前正常胎心率范围有不同标准。我国多年来一直采用的标准为 120~160 次/分,美国妇产科医师协会的标准也为 120~160 次/分。而世界妇产科联盟采用 110~150 次/分。综合相关资料、结合目前国情,本书仍以 120~160 次/分为正常胎心率。诊断胎儿窘迫时不能单凭 1 次胎心听诊的结果,而应综合其他的因素一并考虑。若持续胎心听诊胎心<120 次/分或>160 次/分时应疑及胎儿有缺氧可能,须结合医疗条件采取相应措施排除或作出胎儿窘迫的诊断。有条件者可采用胎儿电子监护仪监护,了解胎心基率、基线变异及周期变化。

(一)急性胎儿窘迫

急性胎儿窘迫多发生在分娩期。常因脐带脱垂、前置胎盘、胎盘早剥、产程延长或宫缩过强及不协调等引起。

1.胎心率异常

缺氧早期,胎心率于无宫缩时增快,>160 次/分;缺氧严重时,胎心率<120 次/分。胎儿电子监护 CST 可出现晚期减速、变异减速。胎心率<100 次/分,伴频繁晚期减速提示胎儿缺氧严重,可随时胎死宫内。

2.羊水胎粪污染

羊水呈绿色、混浊、稠厚及量少。依据程度不同,羊水污染分 3 度:Ⅰ度浅绿色;Ⅱ度黄绿色、混浊;Ⅲ度稠厚、呈棕黄色。若胎先露部固定,前羊水囊中羊水的性状可与胎先露部上方羊水不同。因此,胎心率<120 次/分,而前羊水仍清,应在无菌条件下,于宫缩间隙期轻轻上推胎儿先露部,了解其后羊水性状。注意勿用力上推胎儿先露部,以免脐带脱垂。

3.胎动异常

初期胎动频繁,继而减少至消失。

4.酸中毒

胎儿头皮血进行血气分析,pH<7.2(正常值 7.25~7.35),PO_2<1.3 kPa(10 mmHg)[正常值 2.0~4.0 kPa(15~30 mmHg)]及 PCO_2>8.0 kPa(60 mmHg)[正常值 4.7~7.3 kPa(35~55 mmHg)]可诊断为胎儿酸中毒。

(二)慢性胎儿窘迫

慢性胎儿窘迫常发生在妊娠晚期,多因妊娠期高血压疾病、慢性肾炎、糖尿病、严重贫血、妊娠肝内胆汁淤积症及过期妊娠等所致。

1.胎动减少或消失

胎动<10 次/12 小时为胎动减少,是胎儿缺氧的重要表现之一。临床上常可见胎动消失 24 小时后胎心突然消失,应予警惕。监测胎动常用方法:嘱孕妇每天早、中、晚自行计数胎动各 1 小时,3 小时胎动之和乘以 4 得到 12 小时的胎动计数。

2.胎儿电子监护异常

NST 表现为无反应型,即持续 20 分钟胎动时胎心率加速≤15 次/分,持续时间≤15 秒,基线变异频率<5 次/分。OCT 可见频繁变异减速或晚期减速。

3.胎儿生物物理评分低下

根据 B 超监测胎动、胎儿呼吸运动、胎儿肌张力、羊水量,加之胎儿电子监护 NST 结果综合评分(每项 2 分),≤3 分提示胎儿窘迫,4~7 分为胎儿可疑缺氧。

4.宫高、腹围小于正常

持续慢性胎儿缺氧,使胎儿宫内生长受阻,各器官体积减小,胎儿体重低,表现为宫高、腹围低于同期妊娠第 10 百分位数。

5.胎盘功能低下

实验室检查:①雌三醇值降低。24 小时尿雌三醇<10 mg 或连续测定下降>30%;以及随意尿中雌激素/肌酐比值<10 均提示胎盘功能不良,胎儿缺氧;也可测定血清游离雌三醇,其值<40 nmol/L 提示胎盘功能低下。②人胎盘催乳素、妊娠特异 β_1 糖蛋白降低。晚期妊娠时,血清胎盘生乳素<4 mg/L、妊娠特异 β_1 糖蛋白<100 mg/L,提示胎盘功能不良。

6.羊水胎粪污染

羊膜镜检查见羊水混浊呈浅绿色至棕黄色。

7.胎儿氧脉仪检查异常

其原理是通过测定胎儿血氧饱和度了解血氧分压情况。主要优点:①无创伤检测,能连续监护;②预测缺氧较敏感,当氧分压仅轻度降低或尚无明显变化,而 pH 下降或二氧化碳分压增高时,可监测到血氧饱和度已明显下降。

四、处理

(一)急性胎儿窘迫

应采取果断措施,紧急处理。

(1)积极寻找原因并予以治疗。如仰卧位低血压综合征者,应立即让患者取左侧卧位;若孕产妇有严重摄入不足,水电解质紊乱或酸中毒时,应予以纠正;若缩宫素致宫缩过强者,应立即停用缩宫素,必要时使用抑制宫缩的药物。

(2)吸氧。左侧卧位,面罩或鼻导管持续给氧,每分钟流量 10 L,能明显提高母血含氧量,使胎儿氧分压提高。

(3)尽快终止妊娠,根据产程进展,决定分娩方式。①宫口未开全,出现下列情况之一者,应立即剖宫产:胎心率持续低于 120 次/分或高于 180 次/分,伴羊水污染Ⅱ度;羊水污染Ⅲ度,伴羊水过少;胎儿电子监护 CST 出现频繁晚期减速或重度变异减速;胎儿头皮血 pH<7.20。②宫口开全:骨盆各径线正常者,胎头双顶径已过坐骨棘平面以下,一旦诊断为胎儿窘迫,应尽快经阴道助产,娩出胎儿。

无论剖宫产或阴道分娩,均须做好新生儿窒息抢救的准备。

(二)慢性胎儿窘迫

根据妊娠并发症特点及其严重程度,结合孕周、胎儿成熟度及胎儿窘迫的严重程度综合判断,拟定处理方案。

1.一般处理

卧床休息,取左侧卧位。定时吸氧,每天 2~3 次,每次 30 分钟。积极治疗妊娠并发症。

2.终止妊娠

妊娠近足月者胎动减少或 OCT 出现晚期减速、重度变异减速,或胎儿生物物理评分≤3 分时,以剖宫产终止妊娠为宜。

3.期待疗法

孕周小、估计胎儿娩出后存活可能性小，须根据当地医疗条件，尽量采取保守治疗，以期延长孕周，同时促胎肺成熟，争取胎儿成熟后终止妊娠。并向家属说明，期待过程中，胎儿可能随时胎死宫内；胎盘功能低下可影响胎儿发育，预后不良。

（张翠焕）

第八节 胎 儿 畸 形

胎儿畸形可能由遗传因素、环境因素或综合因素等多种原因造成。我国主要出生缺陷2007 年排前五位的是先天性心脏病、多指（趾）、总唇裂、神经管缺陷和脑积水。

胎儿畸形的产前诊断手段主要包括超声检查、磁共振成像检查、母体血清学检查及侵入性产前诊断。

胎儿畸形分为致死性和非致死性两大类。对于致死性畸形应尽快终止妊娠，非致死性畸形的处理需结合发现的孕周、畸形的严重程度、预后情况、有无合并的其他结构异常和染色体异常，以及孕妇和家属的意愿综合决定。

广义的胎儿畸形，指胎儿先天异常，包括胎儿各种结构畸形、功能缺陷、代谢及行为发育的异常。又细分为代谢障碍异常、组织发生障碍异常、先天畸形和先天变形。狭义的胎儿畸形，是指由于内在的异常发育而引起的器官或身体某部位的形态学缺陷，又称为出生缺陷。

据美国 2006 年全球出生缺陷报告，全球每年大约有 790 万的出生缺陷儿出生，占出生总人口的 6%。已被确认的出生缺陷有 7 000 多种，其中全球前五位的常见严重出生缺陷占所有出生缺陷的 25%，依次为先天性心脏病（congenital heart disease，CHD）、神经管缺陷（neural tube defects，NTD）、血红蛋白病（地中海贫血）、唐氏综合征（Down's syndrome，DS）和红细胞 6-磷酸葡萄糖脱氢酶（G-6-PD）缺陷症（俗称"蚕豆病"）。我国每年有 20 万～30 万肉眼可见的先天畸形儿出生，加上出生后数月和数年才显现的缺陷，先天残疾儿童总数高达 80 万～120 万，占每年出生人口总数的 4%～6%。据全国妇幼卫生监测办公室/中国出生缺陷监测中心调查，我国主要出生缺陷 2007 年排前五位的是先天性心脏病、多指（趾）、总唇裂、神经管缺陷和脑积水。

一、病因

目前认为胎儿畸形主要由遗传、环境因素，以及遗传和环境因素共同作用所致。遗传原因（包括染色体异常和基因遗传病）占 25%；环境因素（包括放射、感染、母体代谢失调、药物及环境化学物质等）占 10%；两种原因相互作用及原因不明占 65%。

（一）遗传因素

目前已经发现有 5 000 多种遗传病，究其病因，主要分为单基因遗传病、多基因遗传病和染色体病。

1.单基因遗传病

单基因遗传病是由于一个或一对基因异常引起，可表现为单个畸形或多个畸形。按遗传方式分为常见常染色体显性遗传病［多指（趾）、并指（趾）、珠蛋白生成障碍性贫血、多发性家族性结肠息肉、多囊肾、先天性软骨发育不全、先天性成骨发育不全、视网膜母细胞瘤等]、常染色体隐性遗传病（白化病、苯丙酮尿症、半乳糖血症、黏多糖病、先天性肾上腺皮质增生症等）、X连锁显性遗传病（抗维生素D佝偻病、家族性遗传性肾炎等）和X连锁隐性遗传病（血友病、色盲、进行性肌营养不良等）。

2.多基因遗传病

多基因遗传病是由于两对以上基因变化引起，通常仅表现为单个畸形。多基因遗传病的特点是基因之间没有显性、隐性的区别，而是共显性，每个基因对表型的影响很小，称为微效基因，微效基因具有累加效应，常常是遗传因素与环境因素共同作用。常见多基因遗传病有先天性心脏病、小儿精神分裂症、家族性智力低下、脊柱裂、无脑儿、少年型糖尿病、先天性肥大性幽门狭窄、重度肌无力、先天性巨结肠、气管食管瘘、先天性腭裂、先天性髋脱位、先天性食管闭锁、马蹄内翻足、原发性癫痫、躁狂抑郁精神病、尿道下裂、先天性哮喘、睾丸下降不全、脑积水等。

3.染色体病

染色体病指染色体数目或结构异常，包括常染色体和性染色体，均可导致胎儿畸形，如21-三体综合征、18-三体综合征、13-三体综合征、Tuner综合征等。

（二）环境因素

环境因素包括放射、感染、母体代谢失调、药物及环境化学物质、毒品等环境中可接触的物质。环境因素致畸与其剂量-效应、临界作用及个体敏感性吸收、代谢、胎盘转运、接触程度等有关。自20世纪40年代广岛长崎上空爆炸原子弹诱发胎儿畸形，20世纪50年代甲基汞污染水体引起先天性水俣病，以及20世纪60年代反应停在短期内诱发近万例海豹畸形以来，环境因素引起先天性发育缺陷受到了医学界的高度重视。风疹病毒可引起胎儿先天性白内障、心脏异常，梅毒也可引起胎儿畸形。另外，环境因素常常参与多基因遗传病的发生。

（三）综合因素

多基因遗传价值环境因素常可导致先天性心脏病、神经管缺陷、唇裂、腭裂及幽门狭窄等胎儿畸形。

二、胎儿畸形的发生易感期

在卵细胞受精后2周，孕卵着床前后，药物及周围环境毒物对胎儿的影响表现为"全"或"无"效应。"全"表示胚胎受损严重而死亡，最终流产；"无"指无影响或影响很小，可以经其他早期的胚胎细胞的完全分裂代偿受损细胞，胚胎继续发育，不出现异常。"致畸高度敏感期"在受精后3～8周，亦即停经后的5～10周，胎儿各部开始定向发育，主要器官均在此时期内初步形成。如神经在受精后15～25天初步形成，心脏在20～40天，肢体在24～26天。该段时间内受到环境因素影响，特别是感染或药物影响，可能对将发育成特定器官的细胞产生伤害，胚胎停育或畸变。8周后进入胎儿阶段，致畸因素作用后仅表现为细胞生长异常或死亡，极少导致胎儿结构畸形。

三、常见胎儿畸形

（一）先天性心脏病

由多基因遗传及环境因素综合致病。发病率为8‰左右，妊娠期糖尿病孕妇胎儿患先天性心脏病的概率升高，为4‰左右。环境因素中妊娠早期感染，特别是风疹病毒感染容易引起发病。

先天性心脏病种类繁多,有法洛四联症、室间隔缺损、左心室发育不良、大血管转位、心内膜垫缺损、Ebstein 畸形、心律失常等。由于医学超声技术水平的提高,绝大多数先天性心脏病可以在妊娠中期发现。

1.法洛四联症

法洛四联症占胎儿心脏畸形的 6%～8%,指胎儿心脏同时出现以下四种发育异常:室间隔缺损、右心室肥大、主动脉骑跨和肺动脉狭窄。

2.室间隔缺损

室间隔缺损是最常见的先天性心脏病,占 20%～30%,可分为 3 种类型。①漏斗部:又称圆锥间隔,约占室间隔的 1/3。②膜部间隔:面积甚小,直径不足 1.0 cm。③肌部间隔:面积约占 2/3。膜部间隔为缺损好发部位,肌部间隔缺损最少见。

各部分缺损又分若干亚型:①漏斗部缺损分干下型(缺损位于肺动脉瓣环下,主动脉右与左冠状瓣交界处之前)、嵴上(内)型缺损(位于室上嵴之内或左上方);②膜部缺损分嵴下型(位于室上嵴右下方)、单纯膜部缺损、隔瓣下缺损(位于三尖瓣隔叶左下方);③肌部缺损可发生在任何部位,可单发或多发。大部分室间隔缺损出生后需要手术修补。

3.左心室发育不良

左心室发育不良占胎儿心脏畸形的 2%～3%,左心室狭小,常合并有二尖瓣狭窄或闭锁、主动脉发育不良。预后不良。

4.大血管转位

大血管转位占胎儿心脏畸形的 4%～6%,发生于孕 4～5 周,表现为主动脉从右心室发出,肺动脉从左心室发出,属复杂先天畸形。出生后需要手术治疗。首选手术方式是动脉调转术,但因需冠状动脉移植、肺动脉瓣重建为主动脉瓣、血管转位时远段肺动脉扭曲、使用停循环技术等,术后随访发现患儿存在冠状动脉病变、主动脉瓣反流、神经发育缺陷、肺动脉狭窄等并发症。

5.心内膜垫缺损

心内膜垫缺损占胎儿心脏畸形的 5%左右,其中 60%合并有其他染色体异常。心内膜垫是胚胎的结缔组织,参与形成心房间隔、心室间隔的膜部,以及二尖瓣和三尖瓣的瓣叶和腱索。心内膜垫缺损又称房室管畸形,主要病变是房室环上、下方心房和心室间隔组织部分缺失,且可伴有不同程度的房室瓣畸形。出生后需手术治疗,合并染色体异常时,预后不良。

6.Ebstein 畸形

Ebstein 畸形占胎儿心脏畸形的 0.3%左右,属致死性心脏畸形。1866 年 Ebstein 首次报道,又名三尖瓣下移畸形。三尖瓣隔瓣和/或后瓣偶尔连同前瓣下移附着于近心尖的右心室壁上,将右心室分为房化右心室和功能右心室,异位的瓣膜绝大多数关闭不全,也可有狭窄。巨大的房化右心室和严重的三尖瓣关闭不全影响患者心功能,有报道 48%胎死宫内,35%出生后虽经及时治疗仍死亡。

7.胎儿心律失常

胎儿心律失常占胎儿心脏畸形的 10%～20%,主要表现为期外收缩(70%～88%),心动过速(10%～15%)和心动过缓(8%～12%)。胎儿超声心动图是产前检查胎儿心律失常的可靠的无创性影像技术,其应用有助于早期检出并指导心律失常胎儿的处理。大多数心律失常的胎儿预后良好,不需要特殊治疗,少部分合并胎儿畸形或出现胎儿水肿,则预后不良,可采用宫内药物(如地高辛)治疗改善预后。

除上述胎儿心脏畸形外,还有永存动脉干、心室双流出道、心肌病、心脏肿瘤等。必须提出的是,心脏畸形常常不是单独存在,有的是某种遗传病的一种表现,需要排查。

(二)多指(趾)

临床分为三种类型:①单纯多余的软组织块或称浮指;②具有骨和关节正常成分的部分多指;③具有完全的多指。多种异常或遗传综合征合并有多指(趾)表现,预后也与是否合并有其他异常或遗传综合征有关。单纯多指(趾)具有家族遗传性,手术效果良好。

(三)总唇裂

总唇裂包括唇裂和腭裂。发病率为 1‰,再发危险为 4%。父为患者,后代发生率 3%;母为患者,后代发生率 14%。单纯小唇裂出生后手术修补效果良好,但严重唇裂同时合并有腭裂时,影响哺乳。B超妊娠中期筛查有助诊断,但可能漏诊部分腭裂,新生儿预后与唇腭裂种类、部位、程度,以及是否合并其他畸形或染色体异常有关。孕前 3 个月开始补充含有一定叶酸的多种维生素可减少唇腭裂的发生。

(四)神经管缺陷

神经管在胚胎发育的 4 周前闭合。孕早期叶酸缺乏可引起神经管关闭缺陷。神经管缺陷包括无脑儿、枕骨裂、露脑与脊椎裂。各地区的发病率差异较大,我国北方地区高达 6‰～7‰,占胎儿畸形总数的 40%～50%,而南方地区的发病率仅为 1‰左右。

1.无脑儿

颅骨与脑组织缺失,偶见脑组织残基,常伴肾上腺发育不良及羊水过多。孕妇血清甲胎蛋白(AFP)异常升高,B超检查可以确诊,表现为颅骨不显像,双顶径无法测量。属致死性胎儿畸形,无论在妊娠的哪个时期,一旦确诊,应尽早引产。即使妊娠足月,约 75% 在产程中死亡,其他则于产后数小时或数天死亡。无脑儿外观颅骨缺失、双眼暴突、颈短。

2.脊柱裂

脊柱裂是指由于先天性的椎管闭合不全,在脊柱的背或腹侧形成裂口,可伴或不伴有脊膜、神经成分突出的畸形。可分为囊性脊柱裂和隐性脊柱裂,前者根据膨出物与神经、脊髓组织的病理关系分为脊膜膨出、脊髓脊膜膨出和脊髓裂。囊性脊柱裂的患儿于出生后即见在脊椎后纵轴线上有囊性包块突起,呈圆形或椭圆形,大小不等,有的有细颈或蒂,有的基底部较大无颈。脊髓脊膜膨出均有不同程度神经系统症状和体征,患儿下肢无力或足畸形,大小便失禁或双下肢呈完全弛缓性瘫痪。脊髓裂生后即可看到脊髓外露,局部无包块,有脑脊液漏出,常并有严重神经功能障碍,不能存活。囊性脊柱裂几乎均须手术治疗。隐性脊柱裂为单纯骨性裂隙,常见于腰骶部第五腰椎和第一骶椎。病变区域皮肤大多正常,少数显示色素沉着、毛细血管扩张、皮肤凹陷、局部多毛现象。在婴幼儿无明显症状;长大以后可出现腰腿痛或排尿排便困难。

孕期孕妇血清甲胎蛋白(AFP)异常升高,B超排畸筛查可发现部分脊柱排列不规则或有不规则囊性物膨出,常伴有 Lemon 征(双顶径测定断面颅骨轮廓呈柠檬状)和 Banana 征(小脑测定断面小脑呈香蕉状)。孕前 3 个月起至孕后 3 个月补充叶酸,可有效预防脊柱裂发生。脊柱裂的预后变化很大,应根据发现孕周、严重程度、孕妇和家属的意愿决定是否继续妊娠。严重者建议终止妊娠。

(五)脑积水

脑积水与胎儿畸形、感染、遗传综合征、脑肿瘤等有关。最初表现为轻度脑室扩张,处于动态变化过程。单纯轻度脑室扩张无严重后果,但当脑脊液大量蓄积,引起颅压升高、脑室扩张、脑组织受压、颅腔体积增大、颅缝变宽、囟门增大时,则会引起胎儿神经系统后遗症,特别是合并其他畸形或遗传综合征时,则预后不良。孕期动态 B 超检查有助于诊断。对于严重脑室扩张伴有头围增大时,或合并有 Dandy-Walker 综合征等其他异常时,建议终止妊娠。

(六)唐氏综合征

唐氏综合征又称 21-三体综合征或先天愚型,是最常见的染色体异常。发病率为 1/800。根据染色体核型的不同,唐氏综合征分为三种类型,即单纯 21-三体型、嵌合型和易位型。唐氏综合征的发生起源于卵细胞或精子发生的减数分裂过程中随机发生的染色体的不分离现象,导致 21 号染色体多了一条,破坏了正常基因组遗传物质间的平衡,造成患儿智力低下,颅面部畸形及特殊面容,肌张力低下,多并发先天性心脏病,患者白血病的发病率增高,为普通人群的 10～20 倍。生活难以自理,患者预后一般较差,50% 左右于 5 岁前死亡。目前对唐氏综合征缺乏有效的治疗方法。

通过妊娠早、中期唐氏综合征母体血清学检测(早期 PAPP-A、游离 β-HCG,中期 AFP、β-HCG 和 uE_3 等),结合 B 超检查,可检测 90% 以上的唐氏综合征。对高风险胎儿,通过绒毛活检或羊水穿刺或脐血穿刺等技术做染色体核型分析可以确诊。一旦确诊,建议终止妊娠。

四、辅助检查

随着产前诊断水平的提高,很多胎儿畸形可以在产前发现或干预。采用的手段有以下几方面。

(一)影像学检查

1.超声检查

超声检查是检查胎儿畸形的主要方法。早期妊娠和中期妊娠遗传学超声筛查,可以发现 70% 以上的胎儿畸形。

2.磁共振成像(MRI)检查

对于中枢神经系统病变的诊断价值优于超声检查。但由于价格昂贵,不易临床推广,可作为超声检查发现胎儿异常的重要验证和补充诊断手段。

(二)生化检查

1.母体血清学筛查

早孕期检测 PAPPA 和 β-HCG,中孕期检测 AFP、β-HCG 和 uE_3,除了可用于胎儿染色体病特别是唐氏综合征的筛查外,还可以帮助判断是否存在胎儿神经管缺陷。优点是无创伤性,缺点是只能提供风险率,不能确诊。

2.TORCH 检测

有助于了解胎儿畸形的风险与病因。

(三)染色体核型分析或基因检测

1.侵入性检查

孕早期绒毛活检术,孕中期羊膜腔穿刺术和孕中晚期脐静脉穿刺术可以直接取样,获取胎儿组织细胞进行染色体核型分析或基因检测。

2.无创 DNA 检查

通过采取孕妇外周血中胎儿游离 DNA,可用于胎儿 13、18、21、性染色体等染色体非整倍体的检测,近年来已成为热点。

（四）胎儿镜

属于有创性诊断技术，但能更直观、准确地观察胎儿情况，且可进行组织取样诊断，甚至可进行宫内治疗。

五、预防和治疗

预防出生缺陷应实施三级预防。一级预防是通过健康教育、选择最佳生育时机、遗传咨询、孕前保健、合理营养、避免接触放射线和有毒有害物质、预防感染、谨慎用药、戒烟戒酒等孕前阶段综合干预，减少出生缺陷的发生。二级预防是通过孕期筛查和产前诊断识别胎儿严重先天缺陷，早期发现，早期干预，减少缺陷儿的出生。三级预防是指对新生儿疾病的早期筛查、早期诊断、及时治疗，避免或减轻致残，提高患儿生活质量和生存概率。

建立、健全围生期保健网，向社会广泛宣传优生知识，避免近亲婚配或严重的遗传病患者婚配，同时提倡适龄生育，加强遗传咨询和产前诊断，注意环境保护，减少各种环境致畸因素的危害，可有效地降低各种先天畸形儿的出生率。对于无存活可能的先天畸形，如无脑儿、严重脑积水等，一经确诊应行引产术终止妊娠；对于有存活机会且能通过手术矫正的先天畸形，分娩后转有条件的儿科医院进一步诊治。

六、临床特殊情况的思考和建议

胎儿医学的飞速发展正是始于"出生缺陷"的产前筛查与产前诊断。对于非致死性胎儿畸形的治疗，应根据胎儿畸形的诊断孕周、严重程度、治疗方案、效果及围生儿的远期预后，有无合并的其他结构异常和染色体异常，与孕妇和家属充分沟通交流后，决定是否放弃胎儿还是进行宫内治疗。宫内治疗需遵循多学科联合诊治的原则，将产科学、儿科学、外科学、影像学、遗传学、生物学、生物化学、伦理学等众多不同领域的学科有机结合在一起。临床上以母体医学为基础，将胎儿视为完整个体，从而给予全面的监测与管理。

（张翠焕）

第九节　巨　大　胎　儿

巨大胎儿常见高危因素有糖尿病、母亲肥胖、母亲出生体重>4 000 g、经产妇、过期妊娠、高龄孕妇、男胎、上胎巨大胎儿等。

巨大胎儿使孕妇产程异常、手术产、软产道裂伤、产后出血、感染的发病率增加；新生儿产伤的发病率增加，新生儿窒息、死亡率均增加；后代糖尿病、肥胖、代谢综合征、心血管疾病的发病率增加。

有巨大胎儿高危因素的孕妇孕期给予营养指导、适当运动，控制血糖；根据孕妇骨盆情况、血糖、胎儿大小等综合考虑，决定分娩方式。

肩难产是产科急症，可以导致严重的母婴损伤，助产人员要加强培训演练，熟练掌握肩难产的相关知识和操作手法，尽量减少母婴并发症。

巨大胎儿是指胎儿生长超过了某一特定阈值，国内外尚无统一的阈值标准，在发达国家，最常用的阈值为 4 000 g、4 500 g 或 4 536 g。美国妇产科医师学会采用新生儿出生体重≥4 500 g 的标准，我国以≥4 000 g 为巨大胎儿。近些年，巨大胎儿的出生率呈现先增高、后逐渐下降的趋势。上海市普陀区 1989 年巨大胎儿的发生率为 5.05%，1999 年增加到 8.62%。由于糖尿病的筛查和治疗的规范化，孕前和孕期的营养指导，以及孕妇阴道分娩的意愿增强，复旦大学附属妇产科医院 2015 年巨大胎儿发生率为 5.15%。美国≥4 000 g 胎儿发生率从 1990 年的 10.9% 降至 2010 年的 7.6%。

一、高危因素

巨大胎儿是多种因素综合作用的结果，很难用单一的因素解释。临床资料表明仅有 40% 的巨大胎儿存在高危因素，其他 60% 的巨大胎儿并无明显的高危因素存在。巨大胎儿常见的因素有糖尿病、父母肥胖（尤其是母亲肥胖）、母亲出生体重＞4 000 g、经产妇、过期妊娠、高龄孕妇、男胎、上胎巨大胎儿、种族、环境或基因异常等。不同因素的长期影响后果是不同的。

（一）孕妇糖尿病

孕妇糖尿病包括妊娠合并糖尿病和妊娠期糖尿病。如血糖未控制，巨大胎儿的发生率均明显升高。在胎盘功能正常的情况下，孕妇血糖升高，通过胎盘进入胎儿血循环，使胎儿的血糖浓度升高，刺激胎儿胰岛 β 细胞增生，导致胎儿胰岛素分泌反应性升高、胎儿高血糖和高胰岛素血症，促进氨基酸的摄取、蛋白合成并抑制脂肪分解，使胎儿脂肪堆积，脏器增大，体重增加，导致巨大胎儿发生。胎盘转运及代谢功能改变也是造成巨大胎儿的可能原因，糖尿病孕妇可能通过胎儿胰岛素样生长因子-1 系统影响宫内胎儿生长代谢，导致巨大胎儿的发生。糖尿病孕妇如果血糖未很好控制，巨大胎儿的发病率可达 25%～40%，而正常孕妇中巨大胎儿的发生率仅为 5%。但是，当糖尿病 White 分级在 B 级以上时，由于胎盘血管的硬化，胎盘功能降低，反而使胎儿生长受限的发生率升高。此外，糖尿病孕妇过分控制饮食导致营养摄入不足，也可导致胎儿生长受限。

（二）孕前肥胖及孕期体重增加过快

当孕前体质指数＞30 kg/m² 、孕期营养过剩、孕期体重增加过快时，巨大胎儿发生率均明显升高。Johnson 等对 588 例体重＞113.4 kg 及 588 例体重＜90.7 kg 妇女的妊娠并发症比较，发现前者的妊娠期糖尿病、巨大胎儿及肩难产的发病率分别为 10%、24% 和 5%，明显高于后者的 0.7%、7% 和 0.6%。当孕妇体重＞136 kg 时，巨大胎儿的发生率高达 30%。可见孕妇肥胖与妊娠期糖尿病、巨大胎儿和肩难产等均有密切的相关性。这可能与能量摄入大于能量消耗导致孕妇和胎儿内分泌代谢平衡失调有关。母体肥胖对巨大胎儿发生率的影响可能高过母体糖尿病。

（三）经产妇

胎儿体重随分娩次数增加而增加，妊娠 5 次以上者胎儿平均体重比第一胎增加 80～120 g。

（四）过期妊娠

孕晚期是胎儿生长发育最快时期，过期妊娠而胎盘功能正常者，子宫胎盘血供良好，持续供给胎儿营养物质和氧气，胎儿不断生长，以致孕期越长，胎儿体重越大，过期妊娠巨大胎儿的发生率是足月儿的 3～7 倍，肩难产的发生率比足月儿增加 2 倍。

（五）孕妇年龄

高龄孕妇并发肥胖和糖尿病的机会增多，因此，分娩巨大胎儿的可能性增大。

(六)巨大胎儿分娩史

曾经分娩过超过 4 000 g 新生儿的妇女与无此既往史的妇女相比,再次分娩巨大胎儿的概率增加 5～10 倍。

(七)遗传因素

遗传因素包括胎儿性别、种族及民族等。在所有有关巨大胎儿的资料中都有男性胎儿巨大胎儿发生率增加的报道,通常占 70%。在妊娠晚期,同一孕周男性胎儿的体重比相应的女性胎儿重 150 g。身材高大的父母其子女为巨大胎儿的发生率高。不同种族、不同民族巨大胎儿的发生率各不相同:Rodrigues 等报道排除其他因素的影响,原为加拿大民族的巨大胎儿发生率明显高于加拿大籍的其他民族人群的发生率。Stotland 等报道美国白种人巨大胎儿发生率为 16%,而非白色人种为 11%。

(八)环境因素

高原地区由于空气中氧分压低,巨大胎儿的发生率较平原地区低。

(九)罕见综合征

当巨大胎儿合并结构异常时,如羊水过多、巨大胎盘、巨舌症等,应考虑胎儿是否存在与生长过快相关的某种罕见综合征,如 Pallister-Killian 综合征、Beckwith-Wiedemann 综合征、Sotos 综合征、Perlman 综合征、Simpson-Golabi-Behmel 综合征(SGBS)等。遗传学的相关检查有助于诊断。

二、对母儿的影响

(一)对母体的影响

Stotland 等报道新生儿体重＞3 500 g 母体并发症开始增加,且随出生体重增加而增加,在新生儿体重 4 000 g 时肩难产和剖宫产率明显增加,4 500 g 时再次增加。其他并发症增加缓慢而平稳。

1.产程延长或停滞

由于巨大胎儿的胎头较大,头盆不称的发生率增加。临产后胎头始终不入盆,若胎头搁置在骨盆入口平面以上,称为跨耻征阳性,表现为第一产程延长。胎头即使入盆,亦可发生胎头下降受阻,导致活跃期延长、停滞或第二产程延长。产程延长易导致继发性宫缩乏力;同时巨大胎儿的子宫容积较大,子宫肌纤维的张力较高,肌纤维的过度牵拉,易发生原发性宫缩乏力;宫缩乏力反过来又导致胎位异常、产程延长。巨大胎儿双肩径大于双顶径,尤其是糖尿病孕妇的胎儿,若经阴道分娩,易发生肩难产。

2.手术产发生率增加

巨大胎儿头盆不称的发生率增加,容易产程异常,因此,阴道助产、剖宫产的概率增加。

3.软产道损伤

由于胎儿大,胎儿通过软产道时可造成子宫颈、阴道、Ⅲ或Ⅳ度会阴裂伤,严重者可裂至阴道穹隆、子宫下段甚至盆壁,形成腹膜后血肿或阔韧带内血肿。如果梗阻性难产未及时发现和处理,可以导致子宫破裂。

4.产后出血和感染

巨大胎儿子宫肌纤维过度牵拉,易发生产后宫缩乏力,或因软产道损伤引起产后出血,甚至出血性休克。上述各种因素均可造成产褥感染率增加。

5.生殖道瘘

由于产程延长甚至停滞,胎头长时间压迫阴道壁、膀胱、尿道和直肠,导致局部组织缺血坏死形成尿瘘或粪瘘;或因阴道手术助产直接导致损伤。

6.盆腔器官脱垂

因分娩时盆底组织过度伸长或裂伤,产后可发生子宫脱垂或阴道前后壁膨出。

(二)对新生儿的影响

1.新生儿产伤

随着体重的增加,巨大胎儿肩难产发生率增高,新生儿产伤发生率增加,如臂丛神经损伤及麻痹、颅内出血、锁骨骨折、胸锁乳突肌血肿等。超过10%的肩难产会发生永久性的臂丛神经损伤。

2.新生儿窘迫、新生儿窒息

胎头娩出后胎肩以下部分嵌顿在阴道内,脐带受压,导致胎儿窘迫、新生儿窒息。脑瘫、高胆红素血症、红细胞增多症、低血糖、新生儿死亡率均增加。

3.对后代的远期影响

后代发展为糖耐量受损、肥胖、血脂异常、代谢综合征、心血管疾病的概率增加。

三、诊断

目前尚无方法能准确预测胎儿体重,临床上通过病史、临床表现、超声检查等综合评估,做出初步判断,出生后才能确诊。

(一)病史

多存在高危因素,如孕妇糖尿病、肥胖、巨大胎儿分娩史、过期妊娠或产次较多的经产妇。

(二)临床表现

孕期体重增加过快,在妊娠后期出现呼吸困难,腹部沉重及两胁部胀痛等症状。腹部检查:视诊腹部明显膨隆,宫高>35 cm;触诊胎体大,先露部高浮,跨耻征阳性;听诊胎心正常但位置较高,当子宫高加腹围≥140 cm时,巨大胎儿的可能性较大。

(三)B超检查

超声测量胎儿双顶径、头围、腹围、股骨长等各项指标,监测胎儿的生长发育情况,并将这些参数代入公式计算,估计胎儿体重(estimated fetal weight,EFW),但对于巨大胎儿的预测有一定难度。当胎头双顶径≥100 mm,股骨长≥75 mm,腹围≥350 mm,应考虑巨大胎儿的可能性。

四、处理

(一)妊娠期

检查发现胎儿大或既往分娩巨大胎儿者,应检查孕妇有无糖尿病。不管是否存在妊娠期糖尿病,有巨大胎儿高危因素的孕妇在孕早期进行营养咨询,合理调节膳食结构,同时适当的运动可以降低巨大胎儿的发生率。糖尿病孕妇,应监测血糖,必要时予胰岛素控制血糖。

(二)分娩期

根据宫高、腹围、超声结果,预测胎儿体重,并结合孕妇的身高、骨盆情况决定分娩方式。

1.剖宫产

估计非糖尿病孕妇胎儿体重≥4 500 g,糖尿病孕妇胎儿体重≥4 000 g,即使骨盆正常,为防止母儿产时损伤应建议剖宫产终止妊娠。

2.阴道试产

不宜试产过久。若产程延长,估计胎儿体重＞4 000 g,胎头下降停滞也应剖宫产。若胎头双顶径已达坐骨棘下 3 cm,宫口已开全者,做好产钳助产准备,同时做好处理肩难产的准备工作。分娩后应行子宫颈及阴道检查,了解有无软产道损伤,并预防产后出血和感染。

3.是否预防性引产

非糖尿病孕妇,预防性引产并没有降低剖宫产率、肩难产的发生率,也没有改善新生儿的预后,而引产失败反而增加了剖宫产率。因此,不建议在产程自然发动前进行干预引产。糖尿病孕妇,如血糖控制好者,妊娠 40 周前,引产或剖宫产;血糖控制不佳者,妊娠 38 周终止妊娠。但也有文献报道:无论是否妊娠期糖尿病,估计体重大于相应胎龄的第 95 百分位数的胎儿,在孕 37～38^{+6} 周引产,肩难产及其相关的并发症明显降低。

4.新生儿处理

新生儿应预防低血糖发生,出生后 30 分钟监测血糖,出生后 1～2 小时开始喂糖水,及早开奶,必要时静脉输入葡萄糖。积极治疗高胆红素血症,多选用蓝光治疗。新生儿易发生低钙血症,用 10％葡萄糖酸钙 1 mL/kg 加入葡萄糖液中静脉滴注,补充钙剂。

五、病因

(一)巨大胎儿

肩难产的发生率随胎儿体重的增加而逐渐上升,尤其是糖尿病孕妇和高龄孕妇的巨大胎儿。糖尿病孕妇的胎儿的脂肪大量堆积于肩部和躯干,使得胎儿胸/头和肩/头径线比增加,这些胎儿更易发生肩难产,其发生率是非糖尿病孕妇巨大胎儿的 2～4 倍。约 50％的肩难产发生于出生体重低于 4 000 g 的婴儿。当出生体重≥4 500 g 时,肩难产的并发症和死亡率显著增加。

(二)B 超测定

当胎儿胸径－双顶径≥1.4 cm、胸围－头围≥6 cm、肩围－头围≥4.8 cm、腹径－双顶径≥2.6 cm时,约 30％发生肩难产。

(三)胎儿畸形

联体双胎、胎儿颈部肿瘤、胎儿水肿。

(四)骨盆异常

扁平骨盆、骨盆倾斜度过大、耻骨弓位置过低。此时,体重＜3 000 g 的胎儿,也有可能发生肩难产。

(五)既往有肩难产病史

文献报道,肩难产在随后妊娠中的复发率为 1％～25％,是无肩难产病史孕妇的 10 倍。但许多既往发生过肩难产的孕妇再次妊娠时选择了剖宫产终止妊娠,因此,真实的复发风险可能比文献报道要高。

(六)过期妊娠

可能与出生体重随着孕龄的延长而增加有关。

(七)产程异常

产程的延长或停滞与胎儿偏大、头盆不称有关。急产往往由于胎头下降过快,胎肩来不及缩拢而直接嵌顿于耻骨联合上方导致肩难产。

六、对母儿的影响

肩难产发生时,胎儿前肩嵌顿,血流受阻,此时胎头虽已娩出,但因胎儿胸廓受产道挤压,不能建立呼吸,导致胎儿宫内缺氧;若助产失败,胎肩不能及时娩出,易导致母儿严重损伤。肩难产对胎儿的危害超过对母亲的危害。

(一)对母体的影响

产妇因宫缩乏力、产道严重损伤导致产后出血、产褥感染。严重软产道损伤包括会阴Ⅲ度和Ⅳ度裂伤、子宫颈裂伤,甚至子宫破裂。产程时间过长还可导致膀胱麻痹、尿潴留、尿瘘、粪瘘等严重并发症。

(二)对胎儿及新生儿的影响

约11%的肩难产并发严重的胎儿损伤。肩难产处理不及时或失败,可造成胎儿窘迫、新生儿窒息、臂丛神经损伤、肱骨骨折、锁骨骨折、颅内出血、缺血缺氧性脑病、肺炎、神经系统异常,甚至死亡。臂丛神经损伤是最严重的新生儿并发症之一,在肩难产中的发生率为2%~16%,大多数病例可以恢复,但仍有约10%将发生永久性神经损伤。值得注意的是有极少部分的臂丛神经损伤没有高危因素,可发生在没有并发症的剖宫产术中。

七、诊断

巨大胎儿如有第二产程延长,肩难产的发生率明显上升,可作为肩难产的预示信号。

当较大胎头娩出后,不能顺利完成复位、外旋转,胎颈回缩,胎儿面部和额部娩出困难,胎儿额部紧压会阴(通常称为"乌龟征"),胎肩娩出受阻,排除胎儿畸形,即可考虑肩难产。

八、处理

所有助产人员都必须平时进行培训和演练,一旦发生肩难产,能迅速识别、熟练掌握肩难产的抢救步骤和人员的配合。肩难产发生时多无思想准备,必须镇定,一方面,要尽量缩短胎头娩出到胎肩娩出的时间,如在5分钟内解除肩难产,胎儿缺血缺氧性损伤的发生率低;另一方面,要减少因粗暴操作而引起的母亲和胎儿的损伤。常采取以下步骤。

(一)一般处理

一旦发生肩难产,应立即发出紧急求援信号,请上级医师、麻醉医师、新生儿科医师到场协助抢救,迅速处置,以减少新生儿窒息和产伤。鼓励产妇深呼吸,停止腹压和按压子宫,腹部的压力使胎儿前肩不断撞击坚硬的耻骨,导致胎儿和产妇的损伤风险增大。牵引时,忌用暴力。若膀胱充盈,立刻导尿。双侧阴部充分的神经阻滞麻醉,行较大的会阴侧切术;但也有文献报道,较大的会阴切开术并没有减少胎儿臂丛神经的损伤。

(二)屈大腿法

两名救助者分别站在孕妇的两侧,协助孕妇双腿极度屈曲,贴近腹部,头部抬高,下颌贴近胸部,双手抱膝减少骨盆倾斜度,使腰骶部前凸变直,骶骨位置相对后移,骶尾关节增宽,嵌顿耻骨联合上方的前肩自然松解,同时适当力量向下牵引胎头而娩出胎儿前肩。这是处理肩难产的首选方法,也是唯一必须实施的处理方法。

(三)压前肩法

在屈大腿的基础上,助手在产妇耻骨联合上方触到胎儿前肩部位并向后下加压,使胎儿双肩周径轻度缩小；同时助产者向下牵引胎头，两者相互配合持续加压与牵引，有助于嵌顿的前肩娩出。注意不要用暴力，操作时间 30～60 秒。屈大腿法和压前肩法联合使用，可以增加肩难产处置的成功率，有效率达 90％。

（四）旋肩法（Wood 法）

当后肩入盆时助产者以示指和中指伸入阴道，紧贴胎儿后肩的胸侧，将后肩向侧上方旋转，助手协助将胎头同向旋转，当后肩旋转至前肩的位置时娩出。操作时，胎背在母体右侧用右手，胎背在母体左侧用左手。但该方法使肩关节外展，肩径增加。Rubin 等建议在旋肩时将手指放在后肩的背侧或前肩的背侧这样可使肩径缩小，该方法称为 Rubin 手法，或反 Wood 手法，临床上常选择后者。

（五）牵引后臂娩后肩法

助产者的手顺着骶骨进入阴道，明确胎背朝向，胎背在母体右侧用右手，胎背在母体左侧用左手，握住胎儿后上肢，保持胎儿肘部屈曲的同时，上抬肘关节，沿胎儿胸前轻轻滑过，然后抓住胎儿手，以洗脸样动作沿面部侧面滑过，伸展后臂，娩出胎儿的后肩及后上肢。再将胎肩旋至骨盆斜径上，牵引胎头，使前肩入盆后即可娩出胎儿。当阴道过紧手无法进入或者胎儿手臂伸直无法触及胎儿肘关节和胎手，此操作较为困难。当上肢嵌顿于骨盆时，从阴道内牵引较困难，可造成肱骨骨折。因此，动作一定要轻柔忌用暴力，并注意保护会阴，防止撕裂。

（六）四肢着地法

1976 年 Gaskin 首先介绍该方法。改变产妇的体位，帮助产妇的双手和双膝着地（不同于胸膝位），胎儿重力的作用使胎儿的前肩解除嵌顿；改变孕妇体位的过程中，胎儿的体位亦发生改变，相当于内倒转；手膝体位扩大了骨盆的径线。当 McRobert、压前肩法和 Wood 法均失败后可考虑选择该法，在此四肢着地体位的基础上可以进行上述的各种阴道内操作。

（七）断锁骨法

以上手法均失败后，方可考虑剪断或用指头勾断胎儿锁骨，断端远离肺尖，防损伤胎肺，娩出胎儿后缝合软组织，锁骨固定后能自愈。该法臂丛神经损伤的风险明显增加。

（八）Zavanelli 方法

该方法由 Zavanelli 提出，1985 年 Sandberg 重做介绍，但学者们对此评价不一。将胎头回复成枕前位或枕后位，然后缓缓纳入阴道，并行剖宫产。在回纳的过程中需要应用宫缩抑制剂、吸氧。此时，产妇子宫破裂、阴道严重裂伤、胎儿窘迫甚至死亡的风险明显增加，胎儿臂丛神经损伤的风险并没有降低。

（九）耻骨联合切开术

在上述方法都失败的情况下，为了抢救胎儿的生命选择耻骨联合切开术，解除胎儿前肩嵌顿，胎肩进入骨盆并经阴道娩出。该法对母体的损伤极大，国内未有报道应用。

（十）产后处理

积极处理产后出血和严重的软产道裂伤，预防感染。新生儿复苏后，认真进行新生儿检查，及时识别臂丛神经损伤、锁骨骨折、肱骨骨折、气胸、缺血缺氧性脑损伤，及早治疗。加强与产妇及其家属的沟通，告知母婴的近期和远期并发症。详细记录肩难产发生时间、处置的步骤和时间，面对可能发生的医疗诉讼。

九、预测和预防

由于肩难产对母婴危害大，故预测和预防极为重要。肩难产的高危因素明确，但肩难产预测仍是比较困难,绝大部分的肩难产不能被预测和阻止。尽管如此,临床上仍应重视下述情况。

(1)降低巨大胎儿发生率:对于有高危因素的孕妇,孕前或者孕早期开始营养指导,减少孕妇肥胖和体重过度增加;高危孕妇尽早 OGTT 检查,加强孕期血糖监测,及早发现糖尿病合并妊娠或妊娠期糖尿病,通过合理饮食、运动、必要时加用胰岛素,使孕期血糖控制在正常范围,降低巨大胎儿发生率。

(2)临产前应根据宫高、腹围、先露高低、腹壁脂肪厚薄、超声等尽可能准确推算胎儿体重。估计非糖尿病孕妇胎儿体重≥4 500 g,糖尿病孕妇胎儿体重≥4 000 g,骨盆测量为中等大小,发生肩难产的可能性大,应建议行剖宫产结束分娩。对于非糖尿病孕妇,不推荐选择性的引产或提前剖宫产终止妊娠。糖尿病孕妇,在近预产期引产或选择性剖宫产可以降低肩难产的发生率。

(3)对于既往发生过肩难产的孕妇,如果没有严重的母婴损伤、胎儿体重适中、无明显相对头盆不称、有再次分娩意愿,在经过充分评估后,可阴道试产。

(4)B 超准确测量胎头双顶径、胸径及双肩径。胎儿胸径-双顶径>1.4 cm 者有发生肩难产的可能。B 超检查还应注意胎儿有无畸形,如联体双胎,胎儿颈部有无肿瘤、胎儿水肿等。

(5)凡产程延长,尤其是活跃期及第二产程延长者,应重新估计胎儿体重,警惕发生肩难产,必要时行剖宫产。

(6)骨盆狭窄、扁平骨盆应警惕肩难产的发生,适时剖宫产终止妊娠。骨盆倾斜度过大及耻骨弓过低的高危产妇,分娩时应让其采用屈曲大腿或垫高臀部的姿势,以预防肩难产的发生。

(7)常规助产时胎头娩出后,切勿急于协助进行复位和外旋转,应让胎头自然复位及外旋转,防止人工干预转错方向。并继续指导产妇屏气,使胎肩同时自然下降。当胎头完成外旋转后,胎儿双肩径应与骨盆出口前后径相一致,等待下一次宫缩,轻轻按压胎头协助胎儿前肩娩出,后肩进入骶凹处,顺利娩出双肩。

十、临床特殊情况的思考和建议

孕期准确估计胎儿体重,对孕妇营养指导,预防巨大胎儿和肩难产,非常重要。产前预测胎儿体重,筛选巨大胎儿特别是≥4 500 g 胎儿,对选择分娩方式和指导产程处理至关重要。但迄今为止,尚无在宫内准确估计胎儿体重的方法。大多数巨大胎儿在出生后诊断。常用的预测胎儿体重的方法为临床评估和超声测量。

(一)临床评估

临床上可通过四步触诊手法触诊胎儿、测量宫底高度(从耻骨联合上方至子宫底最高点的距离)估计胎儿体重。影响评估准确性的因素包括孕妇体型、腹壁脂肪的厚度、胎位、羊水量,最重要的是检查者的经验。该方法对预测巨大胎儿的敏感性和阳性预测值均较低。但对过期妊娠和糖尿病妊娠等巨大胎儿高发人群,临床评估准确率较高。

(二)超声测量

超声检查并非高度准确,但仍是最有价值的预测方法,前提是各项生物指标要测量准确。文献报道的超声预测胎儿体重的生物指标很多,比较常用的径线为胎儿双顶径(biparietal diameter,BPD)、头围(head circumference,HC)、腹围(abdominal circumference,AC)和股骨长(femur length,FL)等。

1.单项参数估计体重

多数学者认为,在单项参数中以腹围(abdominal circumference,AC)诊断巨大胎儿的准确性最高。因为肝脏的大小可以反映胎儿生长发育的情况,腹围是在经肝脏的平面上测量的。预测巨大胎儿常用的阈值为 AC 35～38 cm。在孕晚期由于 BPD 增长缓慢,且受胎头变形影响,个体差异较大,误差可达1 000 g,结果很不可靠。

2.多项生物学参数联合估计体重

此种方法更为准确,最常组合应用的参数是双顶径、头围、腹围和股骨长。最常用的计算公式如下。

Hadlock 等用多项参数得出的公式,对胎儿体重的评估精确性较好,许多超声仪器中都包含了该公式(BPD、HC、AC、FL 的单位为厘米)。

Log_{10} 出生体重(g)=1.478 7+0.001 837$(BPD)^2$+0.045 8(AC)+0.158(FL)−0.003 343(AC×FL)。

Shephard 等用 BPD 和 AC 预测新生儿出生体重公式:Log_{10} 出生体重(g)=−1.749 2+0.166×BPD+0.046×AC−2.646×AC×BPD/1 000。该方法预测精度较差。

3.其他超声指标

胎儿皮下脂肪的厚度对胎儿体重变化的影响是显著的,占出生体重变异量的 46%。当胎儿生长加速或减慢时,脂肪组织易发生变化,此时,即使生物学指标相似的胎儿,出生体重的差异也可能非常明显。例如,血糖控制不佳的糖尿病孕妇,胎儿皮下贮存大量脂肪,巨大胎儿的概率增高。超声已开始评估胎儿皮下脂肪,以更好地评估正常和异常胎儿生长情况。

4.查阅有关参考书的体重估计表

临床预测巨大胎儿要根据临床病史、腹部检查、宫底高度、腹围和超声测量的胎儿径线,综合分析,结合临床经验诊断巨大胎儿。相对于仅用任意单一方法,将上述方法联合应用,可能更有助于预测巨大胎儿。还应加强对产科工作者预测能力的培训,预测肩难产风险,不断总结经验,减少估计误差,以提高诊断符合率。

(张翠焕)

第十节　胎儿生长受限

胎儿生长受限(FGR)是指胎儿体重低于同胎龄应有胎儿体重第10百分位数以下,未达到其应有的生长潜力的胎儿。管理 FGR,关键在于区分出病理性生长受限的患者,给予干预,降低发病率和死亡率。

FGR 的病因包括母体、胎儿和胎盘三方面,应积极寻找病因并对因治疗。

FGR 胎儿主要的监测手段是超声检查,包括生长超声测量(胎儿腹围、双顶径、头围、股骨)、羊水量及多普勒血流检测(脐动脉、大脑中动脉、静脉导管和脐静脉)。

FGR 终止妊娠的时机需遵循个体化原则,综合考虑母体因素及胎儿因素(孕周、羊水量、生物物理评分/NST 和多普勒血流监测)。FGR 不是剖宫产的指征,但可适当放宽剖宫产指征。

小于胎龄儿(small for gestational age,SGA)指超声检查估计体重低于同胎龄应有体重第10百分位数以下。这个定义仅仅描述体重位于正常低限,但不指示病理性生长异常。胎儿生长受限(fetal growth restriction,FGR)是指受某些病理过程的影响,超声估重低于同胎龄应有体重第 10 百分位数以下,未达到其应有的生长潜力的胎儿。

并不是出生体重低于第 10 百分位数的婴儿都是病理性生长受限,有些偏小是因为体质因素,仅仅是小个子。多达 70％诊断为小于胎龄儿的婴儿,如果排除如母体的种族、孕产次及身高等影响出生体重的因素,这些婴儿实际上是适于胎龄儿,他们围生期发生并发症和死亡的风险不高。在不同国家出生的胎儿存在不同程度的生长受限,其中发达国家占 4％～7％,发展中国家占 6％～30％。严重的 FGR 被定义为胎儿估计体重小于第 3 百分位数,同时伴有多普勒血流的异常(定义为脐动脉搏动指数大于第 95 百分位数,舒张末期血流缺失或反流),这些胎儿的围生期并发症和死亡率明显增加,是不良结局的一个较强且一致的预测因素。

一、病因

胎儿生长受限的病因迄今尚未完全阐明。约有 40％发生于正常妊娠,30％～40％发生于母体有各种妊娠并发症或合并症者,10％由于多胎妊娠,10％由于胎儿感染或畸形。下列各因素可能与胎儿生长受限的发生有关。

(一)母体因素

1.妊娠并发症和合并症

妊娠期高血压疾病、慢性肾炎、糖尿病血管病变的孕妇由于子宫胎盘灌注不够易引起胎儿生长受限。自身免疫性疾病、发绀型心脏病、严重遗传型贫血、严重肺部疾病等均引起 FGR。

2.遗传因素

胎儿出生体重差异,40％来自父母的遗传基因,又以母亲的影响较大,如孕妇身高、孕前体重、妊娠时年龄及孕产次等。

3.营养不良

孕妇偏食、妊娠剧吐及摄入蛋白质、维生素、微量元素和热量不足的,容易产生小样儿,胎儿出生体重与母体血糖水平呈正相关。

4.药物暴露和滥用

苯妥英钠、丙戊酸、华法林、吸烟、酒精、可卡因、毒品等均与 FGR 相关。某些降压药由于降低动脉压,降低子宫胎盘的血流量,也影响胎儿宫内生长。

5.母体低氧血症

如长期处于高海拔地区。

(二)胎儿因素

1.染色体异常

21-三体综合征、18-三体综合征、13-三体综合征、Turner 综合征、猫叫综合征、染色体缺失、单亲二倍体等常伴发 FGR。超声没有发现明显畸形的 FGR 胎儿中,近 20％可发现核型异常,当生长受限和胎儿畸形同时存在时,染色体异常的概率明显增加。21-三体综合征胎儿生长受限一般是轻度的,18-三体综合征胎儿常有明显的生长受限。

2.胎儿结构畸形

如先天性成骨不全和各类软骨营养障碍、无脑儿、脐膨出、腹裂、膈疝、肾发育不良、心脏畸形等可伴发 FGR,严重结构畸形的婴儿有 1/4 伴随生长受限,畸形越严重,婴儿越可能是小于胎龄儿。许多遗传性综合征也与 FGR 有关。

3.胎儿感染

在胎儿生长受限病例中,多达 10％的人发生病毒、细菌、原虫和螺旋体感染。常见宫内感染包括风疹病毒、单纯疱疹病毒、巨细胞病毒、弓形虫、梅毒螺旋体及艾滋病病毒。

4.多胎妊娠

与正常单胎相比,双胎或多胎妊娠更容易发生其中一个或多个胎儿生长受限。

(三)胎盘脐带因素

单脐动脉、帆状胎盘、轮廓状胎盘、副叶胎盘、小胎盘、胎盘嵌合体等是 FGR 的高危因素。此外,慢性部分胎盘早剥、广泛性梗死或绒毛膜血管瘤均可造成胎儿生长受限。

二、临床表现及分类

(一)正常的胎儿生长

正常的胎儿生长反映了胎儿遗传生长潜能与胎儿、胎盘和母体健康调节的相互作用。胎儿生长过程包含 3 个连续且有些许重叠的阶段。第 1 个阶段是细胞增生阶段,包括了妊娠的前 16 周。第 2 个阶段被认为是细胞增生和增大并存的阶段,发生在妊娠第 16～32 周,涉及细胞大小和数量的增加。第 3 个也是最后一个阶段,被称为细胞增大阶段,发生在妊娠第 32 周至足月期间,且特征为细胞大小迅速增加。

(二)异常的胎儿生长

上述的正常生长模式形成 FGR 临床分类的基础。

(1)均称型 FGR 占生长受限胎儿的 20％～30％,是指由于早期胎儿细胞增生的总体受损而导致所有胎儿器官成比例减小的一种生长模式。

(2)非均称型 FGR 特征是腹部尺寸(如肝脏体积和皮下脂肪组织)比头围减小得相对较多,占 FGR 人群剩余的 70％～80％。认为非均称型胎儿生长是由胎儿适应有害环境的能力所致,即以减少非重要胎儿器官(如腹部脏器、肺、皮肤和肾脏)血供为代价重新分配血流优先供应重要的器官(如脑、心脏、胎盘)。

在美国妇产科学会(ACOG)2012 年修订的关于 FGR 的指南中,没有进行匀称型 FGR 和非匀称型 FGR 的比较,因为这两者的差别对于病因和预后的重要性还不清楚。

三、诊断及孕期监测

(一)病史

(1)准确判断孕龄:尽管早孕期和中孕期超声推算孕龄的准确性相似,但还是推荐使用早孕期 B 超来推算预产期。除了早孕期 B 超,推荐联合使用多种方法优于单一方法来推算孕龄。如果是 IVF 导致的双胎,应根据胚胎种植时间来准确推算孕龄。

(2)详细询问病史,分析寻找本次妊娠过程中是否存在导致 FGR 的高危因素,如母体有无慢性高血压、慢性肾病、自身免疫性疾病、严重贫血等疾病史;有无接触有毒有害物质、滥用药品或毒品;有无吸烟、酗酒等。

(二)体征

根据宫高推测胎儿的大小和增长速度,确定末次月经和孕周后,产前检查测量子宫底高度,在孕 28 周后如连续 2 次宫底高度小于正常的第 10 百分位数时,则有 FGR 的可能。宫底高度是最常用的筛查胎儿大小的参数,但有 1/3 的漏诊率和大约 1/2 的误诊率,因此对于诊断 FGR 的价值有限。

(三)超声检查

1.B超检查

B超检查是诊断FGR的关键手段,最常用的几个参数为胎儿腹围、头围、双顶径、股骨和羊水量。测量胎儿腹围,或腹围联合头部尺寸(双顶径或头围)和/或股骨长,可以较好地估算胎儿体重。

(1)双顶径(BPD):对疑有FGR者,应动态监测胎头双顶径的生长速度,来评估胎儿的发育状况。一般来说,胎儿双顶径每周增长<2.0 mm,或每3周增长<4.0 mm,或每4周增长<6.0 mm,或妊娠晚期每周增长<1.7 mm,则应考虑有FGR的可能。

(2)腹围(AC):胎儿腹围的测量是估计胎儿大小最可靠的指标。有学者认为腹围百分位数是筛查FGR最敏感的独立指标,如果胎儿腹围在正常范围内,就可以排除FGR,其假阴性率<10%。如果腹围或胎儿估计体重在相应孕龄的第10百分位数以下,可以诊断FGR。

(3)股骨(FL):有报道股骨长度低值仅能评价是否存在匀称型FGR。

(4)羊水量:是FGR胎儿重要的诊断和评估预后的指标。当胎儿血流重分布以保障重要脏器血液灌注时,肾脏血流量不足,胎儿尿液产生减少导致羊水量减少。77%~83%的FGR合并有超声诊断的羊水过少。但是羊水过少难以准确评估,且通常伴发FGR以外的妊娠并发症。此外,一些明显发育受限的病例羊水量反而正常。因此,没有羊水过少也不能排除FGR的诊断。

2.多普勒超声

一旦确诊FGR,应开始严密监测。每两周进行超声下胎儿估重,同时进行多普勒超声检测脐动脉血流。如条件允许,进一步检查大脑中动脉血流,静脉导管血流及脐静脉的多普勒血流征象。并依据病情需要增加监测频率。脐动脉血流多普勒检测可以有效帮助决定产科干预方法,从而降低新生儿围生期死亡率、严重疾病的发病率及对未足月生长受限胎儿的不必要引产。

(1)脐动脉:缺氧时,反映在血管多普勒超声上,最明显也是最早发生变化的是脐动脉阻力升高。脐动脉首先出现舒张末期血流降低,搏动指数(pulsatility index,PI)升高。但是,脐动脉有时太敏感,外界环境变化都可能影响其测值。因此,一次超声检测脐动脉PI值略微升高不一定表示胎儿存在缺氧,需复查与随访。严重缺氧时,出现脐动脉舒张末期血流缺失(absent end-diastolic velocity,AEDV),甚至出现反流(reversed end-diastolic velocity,REDV),REDV是胎儿状况不佳的证据。

(2)大脑中动脉:大脑中动脉阻力降低,舒张期血流量增加,反映了继发于胎儿缺氧的代偿性"脑保护效应",多普勒血流检测表现为大脑中动脉PI降低。大脑中动脉与脐动脉的PI比值小于1.0,提示胎儿缺氧可能性大。大脑中动脉不如脐动脉那么过分敏感,如果测得阻力降低,很有可能是处于缺氧状态下血流重新分配的结果。

(3)静脉导管及脐静脉:随着脐动脉阻力的进行性增加,胎儿心功能受损且中心静脉压升高,从而导致静脉导管及其他大静脉中的舒张期血流减少。静脉导管a波缺失或反向或脐静脉出现搏动提示心血管系统不稳定,且是即将发生胎儿酸中毒和死亡的征象。

四、孕期处理

(一)积极寻找并尽快解除可能的病因

1.母体

(1)病史采集和体格检查:寻找与FGR相关的母体疾病,如吸烟或饮酒、母体血管疾病、抗磷脂综合征等。

(2)感染:建议行 TORCH 筛查,必要时可行特定的羊水病毒 DNA 检测。病毒感染的超声影像标志通常没有特异性,但包括脑部和/或肝脏的强回声和钙化、积水。

2.胎儿

(1)结构检查:因为重大先天性异常通常都与无法维持胎儿正常生长相关,所以推荐对所有病例进行详细的胎儿解剖结构检查。

(2)染色体检查:当 FGR 为早发均称型(中期妊娠)、较严重(胎儿体重＜第 3 百分位数)、伴随有羊水过多(提示 18-三体综合征)或结构异常时,建议进行胎儿染色体核型分析。

(二)动态监测胎儿宫内状况

脐动脉多普勒血流检测联合标准胎儿监护,如 NST、生物物理评分或两者联合监测,与改善 FGR 胎儿预后有关。

(三)宫内治疗

1.卧床休息

没有证据表明卧床休息能够真正加速胎儿生长或改善生长受限胎儿的预后,却引起孕妇高凝状态导致相应并发症增加,以及孕妇过分紧张和产后恢复较慢。

2.吸氧

孕妇吸氧不能改善围生儿预后,一旦吸氧停止,胎儿氧化能力进一步恶化,长期高氧状态导致胎儿的肺功能障碍。

3.补充营养物质

营养和饮食补充策略对于预防 FGR 的发生无效,所以不推荐。

4.类固醇

如估计在 34 周前分娩 FGR 胎儿,产前需应用糖皮质激素,因为与改善早产儿的预后有关。

5.硫酸镁

如 32 周前可能分娩,硫酸镁的使用可以保护胎儿和围生儿脑神经。

6.改善胎盘血流灌注

没有证据明确药物干预有效,但从几项试验及 Meta 分析的累积数据来看,低剂量阿司匹林可以起到作用。相比之下,尚无证据支持注射用抗凝药物肝素的防治 FGR 的作用。

(四)适时终止妊娠

1.终止妊娠时机

胎儿确定为 FGR 后,决定分娩时间较困难,必须在胎儿死亡的危险和早产的危害之间权衡利弊。

(1)孕 34 周后:如果羊水量、BPP 及多普勒血流检测均正常,每周监测直至 37 周后,并在 40 周前考虑分娩。如果羊水量异常(羊水指数 AFI＜5 cm 或最大羊水深度 DVP＜2 cm),BPP 和/或多普勒表现异常,考虑结束妊娠。

(2)孕 34 周前:如果胎儿监测结果保持良好,对于有脐动脉舒张末期血流缺失者应期待妊娠至 34 周分娩;脐动脉舒张末期血流反流者,建议在妊娠 32 周时分娩;脐动脉舒张末期血流降低但没有缺失或反流时,妊娠可被延迟直至 37 周以后。

2.终止妊娠方式

FGR 不是剖宫产手术指征。选择分娩方式应从胎儿宫内状况和子宫颈成熟度两方面考虑。

如果胎儿宫内情况良好,胎儿成熟,Bishop 子宫颈成熟度评分≥7 分,无产科禁忌证者可以经阴道分娩,但要加强产时胎心监测;如果羊水过少、胎儿窘迫、胎儿停止发育及合并其他产科指征时,应考虑剖宫产。

3.新生儿处理

FGR 儿存在缺氧容易发生胎粪吸入,故应即时处理新生儿,清理声带下的呼吸道吸出胎粪,并做好新生儿复苏抢救。及早喂养糖水以防止低血糖,并注意防止低血钙,防止感染及纠正红细胞增多症等并发症。

五、预后

如果胎儿是小于胎龄儿(SGA),但解剖结构正常且羊水量及生长速率适当,则其结局通常将是正常的体质性小新生儿。相比之下,真正的 FGR 儿围生期死亡率和并发症发病率会增加,且会对生长、发育及心血管健康产生长期影响。这些病例的并发症、发病率和死亡率受 FGR 病因、生长延迟发生、早产时的胎龄小,以及生长受限严重程度的影响。

(一)死亡率

对于估算胎儿体重小于同胎龄体重第 10 百分位数的胎儿,胎儿死亡的总体风险为 1.5%,而小于第 5 百分位数的胎儿其总体风险为 2.5%。

(二)并发症

短期并发症与低出生体重和早产有关,这些并发症包括体温调节受损、低血糖、红细胞增多症、高黏滞血症、低钙血症、高胆红素血症、感染及免疫功能受损。也有关于酸血症、呼吸暂停、呼吸窘迫、脑室内出血及坏死性小肠结肠炎的风险增加的报道。影响 FGR 胎儿出生后远期结局的主要因素有病因和畸形。Low 等随访 FGR 儿至 9～11 岁的研究发现,FGR 胎儿出生后的远期不良结局主要包括认知功能较差、神经系统发育不良、粗大肌肉运动功能较弱、低智商且书写能力差。此外,FGR 儿成年后高血压、糖尿病和冠心病等心血管和代谢性疾病发病率较高。

(三)复发风险

生育过 SGA 的女性在下次妊娠时有再次分娩 SGA 的倾向。来自荷兰的一项前瞻性全国性队列研究发现,对于第 1 次妊娠时分娩了 SGA 的女性和分娩了非 SGA 的女性,第 2 次妊娠时分娩非异常 SGA(<第 5 百分位数)的风险分别为 23% 和 3%。

六、临床特殊情况的思考和建议

FGR 的孕期监测和处理对于改善围生儿预后非常重要,但目前国内的临床处理仍存在许多经验治疗,缺乏循证医学证据,根据 2103 年 ACOG 关于 FGR 的指南,以下为 A 级证据。

(1)脐动脉多普勒血流联合标准胎儿监护,比如 NST、生物物理评分或两者联合监测,与改善 FGR 胎儿预后有关。

(2)如估计在 34 周前分娩 FGR 胎儿,产前须应用糖皮质激素,因为与改善早产儿的预后有关。

(3)如 32 周前可能分娩,硫酸镁的使用可以增加对胎儿和围生儿的脑保护。

(4)营养和饮食补充策略对于预防 FGR 的发生无效,并且不被推荐。

(张翠焕)

第十一节　前　置　胎　盘

妊娠时胎盘正常附着于子宫体部的后壁、前壁或侧壁。孕 28 周后胎盘附着于子宫下段,其下缘甚至达到或覆盖宫颈内口,其位置低于胎先露部,称为前置胎盘。前置胎盘可致晚期妊娠大量出血而危及母儿生命,是妊娠期的严重并发症之一。分娩时前置胎盘的发生率国内报道为 0.24%～1.57%,国外报道为 0.3%～0.9%。

一、病因

(一)子宫内膜损伤

多次刮宫、多次分娩、产褥感染、子宫疤痕等可损伤子宫内膜,引起炎症或萎缩性病变,使子宫蜕膜血管缺陷。当受精卵着床时,因血液供给不足,为摄取足够营养而增大胎盘面积,伸展到子宫下段。前置胎盘患者中 85%～90% 为经产妇,疤痕子宫妊娠后前置胎盘的发生率 5 倍于无瘢痕子宫。

(二)胎盘异常

多胎妊娠时,胎盘较大而延伸至子宫下段,故前置胎盘的发生率较单胎妊娠高 1 倍。副胎盘亦可到达子宫下段或覆盖宫颈内口。

(三)受精卵滋养层发育迟缓

受精卵到达宫腔时,滋养层尚未发育到能着床的阶段,继续下移,着床于子宫下段而形成前置胎盘。

二、临床分类

按胎盘下缘与宫颈内口的关系,分为 3 种类型。①完全性前置胎盘:又称为中央性前置胎盘,宫颈内口全被胎盘覆盖。②部分性前置胎盘:宫颈内口部分被胎盘覆盖。③边缘性前置胎盘:胎盘下缘附着于子宫下段,但未超越宫颈内口。

胎盘下缘与宫颈内口的关系随子宫下段的逐渐伸展、宫颈管的逐渐消失、宫颈口逐渐扩张而改变。因此,前置胎盘的分类可随妊娠的继续、产程的进展而发生变化。临产前的完全性前置胎盘可因临产后宫颈口扩张而变为部分性前置胎盘。故诊断时期不同,分类也可不同,目前均以处理前最后一次检查来确定其分类。

三、临床表现

特点为妊娠晚期无痛性阴道流血,可伴有因出血多所致的症状。

(一)无痛性阴道流血

妊娠晚期或临产时,突发性无诱因、无痛性阴道流血是前置胎盘的典型症状。妊娠晚期子宫峡部逐渐拉长形成子宫下段,而临产后的宫缩又使宫颈管消失而成为产道的一部分。但附着于子宫下段及宫颈内口的胎盘不能相应的伸展,与其附着处错位而发生剥离,致血窦破裂而出血。初次出血一般不多,但也可初次即发生致命性大出血。随着子宫下段的逐渐拉长,可反复出血。

完全性前置胎盘初次出血时间较早,多发生在妊娠28周左右,出血频繁,出血量也较多;边缘性前置胎盘初次出血时间较晚,往往发生在妊娠末期或临产后,出血量较少;部分性前置胎盘的初次出血时间及出血量则介于以上两者之间。部分性及边缘性前置胎盘患者胎膜破裂后,若胎先露部很快下降,压迫胎盘可使出血减少或停止。

(二)贫血、休克

反复出血可致患者贫血,其程度与阴道流血量及流血持续时间呈正比。有时,一次大量出血可致孕妇休克、胎儿发生窘迫甚至死亡。有时,少量、持续的阴道流血也可导致严重后果。

(三)胎位异常

常见胎头高浮,约1/3患者出现胎位异常,其中以臀先露为多见。

四、诊断

(一)病史

妊娠晚期或临产后突发无痛性阴道流血,应考虑前置胎盘;了解每次出血量及出血的总量。但也有许多前置胎盘无产前出血,通过超声检查才能获得诊断。同时应询问有无多次刮宫或多次分娩史。

(二)体征

反复出血者可有贫血貌,严重时出现面色苍白、四肢发冷、脉搏细弱、血压下降等休克表现。

1.腹部体征

子宫大小与停经月份相符,子宫无压痛,但可扪及阵发性宫缩,间歇期能完全放松。可有胎头高浮、臀先露或胎头跨耻征阳性。出血多时可出现胎心异常,甚至胎心消失;胎盘附着子宫前壁时可在耻骨联合上方闻及胎盘血流杂音。

2.宫颈局部变化

一般不做阴道检查,如果反复阴道出血,怀疑宫颈阴道疾病,需明确诊断,则在备血、输液、输血或可立即手术的条件下进行阴道窥诊。严格消毒外阴后,用阴道窥器观察阴道壁有无静脉曲张、宫颈糜烂或息肉等病变引起的出血。不做阴道指检,以防附着于宫颈内口处的胎盘剥离而发生大出血。如发现宫颈口已经扩张,估计短时间可经阴道分娩,可行阴道检查。首先以一手示、中两指轻轻行阴道穹隆部扪诊,如感觉手指与胎先露之间有较厚的软组织,应考虑前置胎盘,如清楚感觉为胎先露,则可排除前置胎盘;然后,可轻轻触摸宫颈内有无胎盘组织,确定胎盘下缘与宫颈内口的关系。如为血块则易碎。若触及胎膜并决定阴道分娩时,可刺破胎膜,使羊水流出,胎先露部下降压迫胎盘而减少出血。怀疑前置胎盘时禁止行肛门检查,因肛门检查不能明确诊断,反而可加重前置胎盘剥离而导致大出血。

(三)辅助检查方法

1.B超检查

B超可清楚地显示子宫壁、宫颈、胎先露部及胎盘的关系,为目前诊断前置胎盘最有效的方法,准确率在95%以上。超声诊断前置胎盘还要考虑孕龄。中期妊娠时胎盘占据宫壁一半面积,邻近或覆盖宫颈内口的机会较多,故有半数胎盘位置较低。晚期妊娠后,子宫下段形成及向上扩展成宫腔的一部分,大部分胎盘上移而成为正常位置胎盘。附着于子宫后壁的前置胎盘容易漏诊,因为胎先露遮挡或腹部超声探测深度不够。经阴道彩色多普勒检查可以减少漏诊,而且安全、准确。

2.磁共振成像检查

磁共振成像检查可用于确诊前置胎盘。但价格昂贵,国内尚难普及应用。

3.产后检查胎盘胎膜

产后应检查胎盘有无形态异常,有无副胎盘。胎盘边缘见陈旧性紫黑色血块附着处即为胎盘前置部分;胎膜破口距胎盘边缘在 7 cm 以内,则为边缘性或部分性前置胎盘。

五、对孕妇、胎儿的影响

(一)产时、产后出血

附着于子宫前壁的前置胎盘行剖宫产时,如子宫切口无法避开胎盘,则出血明显增多。胎儿分娩后,子宫下段肌肉收缩力较差,附着的胎盘不易剥离。即使剥离后因开放的血窦不易关闭而常发生产后出血。

(二)植入性胎盘

前置胎盘偶可合并胎盘植入。由于子宫下段蜕膜发育不良,胎盘绒毛可植入子宫下段肌层,使胎盘剥离不全而发生大出血。有时须切除子宫而挽救产妇生命。

(三)贫血及感染

产妇出血,贫血而体弱,加上胎盘剥离面又靠近宫颈内口,容易发生感染。

(四)围生儿预后不良

出血量多可致胎儿缺氧或宫内窘迫。有时因大出血而须提前终止妊娠,新生儿病死率高。

六、处理

原则是抑制宫缩、止血、纠正贫血及预防感染。根据出血量、休克程度、妊娠周数、胎儿是否存活而采取相应的处理。

(一)期待疗法

期待疗法适用于出血不多或无产前出血者、生命体征平稳、胎儿存活、胎龄＜36 周、胎儿体重不足 2 300 g 的孕妇。在孕妇安全的前提下,继续延长胎龄,以期提高围生儿的存活率。若无阴道流血,在妊娠 34 周前可以不必住院,但要定期超声检查,了解胎盘与宫颈内口的关系;一旦出现阴道流血,就要住院治疗。期待疗法应在备血、有急诊手术条件下进行,并用 B 超连续监护胎盘迁移情况及胎儿宫内安危状态,一旦出血增多,应立即终止妊娠。期待疗法具体如下。

1.绝对卧床休息

左侧卧位,定时吸氧(每天吸氧 3 次,每次 20～30 分钟)。禁止性生活、阴道检查、肛门检查、灌肠及任何刺激,保持孕妇良好情绪,适当应用地西泮等镇静剂。备血及做好急诊手术准备。

2.抑制宫缩

子宫收缩可致胎盘剥离而引起出血增多,可用硫酸镁、利托君、沙丁胺醇、硝苯地平等药物抑制宫缩。密切监护胎儿宫内生长情况,＞32 孕周妊娠者,可给予地塞米松 10 mg 静脉或肌内注射,每天两次,连用 2～3 天,以促进胎儿肺成熟。急需时可羊膜腔内一次性注射。

3.纠正贫血

视贫血严重程度补充铁剂,或少量多次输血。

4.预防感染

可用广谱抗生素预防感染。

(二)终止妊娠

1.剖宫产

完全性前置胎盘须以剖宫产终止妊娠。近年来,对部分性及边缘性前置胎盘亦倾向剖宫产分娩。终止妊娠的时间选择在前置胎盘的处理中十分重要,对于无阴道流血的前置胎盘,尽量延长孕周至足月后终止妊娠;若有少量阴道流血,完全性前置胎盘可在孕36周后、部分性及边缘性前置胎盘可在孕37周后终止妊娠;若阴道流血量较多,胎肺不成熟者,可经短时间促肺成熟后终止妊娠;一旦前置胎盘发生严重出血而危及孕妇生命安全时,不论胎龄大小均应立即剖宫产。

术前应积极纠正休克、备血、输液。子宫切口视胎盘位置而定。胎盘附着于子宫下段前壁时,进腹后往往可见下段部位血管充盈或怒张,做子宫切口时应尽可能避开,或先行血管结扎,采用子宫下段偏高纵切口或体部切口,推开胎盘边缘后破膜,娩出胎儿。但应避免纵切口向下延伸而撕裂膀胱,更不主张撕裂胎盘而娩出胎儿。后壁前置胎盘可选择子宫下段横切口。

胎儿娩出后,立即以缩宫素20 U或麦角新碱0.2～0.4 mg子宫肌壁内及子宫下段肌壁内注射,以加强子宫收缩,并徒手剥离胎盘。胎盘剥离后,子宫下段胎盘附着面往往不易止血,可用热盐水纱垫直接压迫,也可在吸收性上放置凝血酶压迫出血处,或用可吸收线8字缝合血窦、双侧子宫动脉或髂内动脉结扎、髂内动脉栓塞及宫腔内纱条填塞等方法止血。如无效或合并胎盘植入,可行子宫全切除术或子宫次全切除术(应完全切除胎盘附着的出血处)。

2.阴道分娩

适用于边缘性前置胎盘、出血不多、头先露、无头盆不称及胎位异常,且宫颈口已开大、估计短时间内分娩者。可在备血、输液条件下人工破膜,并加强宫缩促使胎头下降压迫胎盘而止血。一旦产程停滞或阴道流血增多,应立即剖宫产结束分娩。

(三)紧急转送

如无输血、手术等抢救条件时,应立即在消毒下阴道填塞纱布、腹部加压包扎,由医务人员亲自护送至附近有条件的医院治疗。

(张翠焕)

第十二节 胎 盘 早 剥

妊娠20周后或分娩期,正常位置的胎盘于胎儿娩出前,全部或部分从子宫壁剥离,称为胎盘早剥。它是晚期妊娠严重的并发症之一。由于其起病急、发展快,处理不当可威胁母儿生命。发生率的高低还与产后是否仔细检查胎盘有关,有些轻型胎盘早剥患者症状不明显,易被忽略。

一、病因

发病机制尚不完全清楚,但下列情况时胎盘早剥发病率增高。

(一)孕妇血管病变

胎盘早剥多发生于子痫前期、子痫、慢性高血压及慢性肾脏疾病的孕妇。当这类疾病引起全身血管痉挛及硬化时,子宫底蜕膜也可发生螺旋小动脉痉挛或硬化,引起远程毛细血管缺血坏死而破裂出血,血液流至底蜕膜层与胎盘之间,并形成血肿,导致胎盘从子宫壁剥离。

(二)机械因素

腹部外伤或直接被撞击、性交、外倒转术等都可诱发胎盘早剥。羊水过多时突然破膜,或双胎分娩时第一胎儿娩出过快,使宫内压骤减,子宫突然收缩而导致胎盘早剥。临产后胎儿下降,脐带过短使胎盘自子宫壁剥离。

(三)子宫静脉压升高

仰卧位低血压综合征时,子宫压迫下腔静脉使回心血量减少,子宫静脉淤血使静脉压升高,导致蜕膜静脉床淤血或破裂而发生胎盘剥离。

(四)其他

高龄孕妇、经产妇易发生胎盘早剥;不良生活习惯如吸烟、酗酒及吸食可卡因等也是国外发生率增高的原因;胎盘位于子宫肌瘤部位易发生胎盘早剥。

二、病理变化

胎盘早剥的主要病理变化是底蜕膜出血,形成血肿,使该处胎盘自子宫壁剥离。如剥离面小,血液很快凝固而出血停止,临床可无症状或症状轻微。如继续出血,胎盘剥离面也随之扩大,形成较大的胎盘后血肿,血液可冲开胎盘边缘及胎膜经宫颈管流出,表现为外出血,称为显性剥离。如胎盘边缘或胎膜与子宫壁未剥离,或胎头进入骨盆入口压迫胎盘下缘,使血液积聚于胎盘与子宫壁之间而不能外流,故无阴道流血,称为隐性剥离。由于血液不能外流,胎盘后出血越积越多,可致子宫底升高,当出血达到一定程度,压力增大,血液冲开胎盘边缘和胎膜经宫颈管流出,即为混合性出血。有时胎盘后血液可穿破羊膜而溢入羊膜腔,形成血性羊水。

胎盘早剥尤其是隐性剥离时,胎盘后血肿增大及压力增加,使血液浸入子宫肌层,引起肌纤维分离、断裂及变性,称为子宫胎盘卒中。当血液经肌层浸入浆膜层时,子宫表面可见蓝紫色瘀斑,以胎盘附着处为明显;偶尔血液也可渗入阔韧带、输卵管系膜,或经输卵管流入腹腔。卒中后的子宫收缩力减弱,可发生大量出血。

严重的早剥胎盘,剥离处的胎盘绒毛及蜕膜释放大量组织凝血活酶,进入母体血液循环后激活凝血系统,而导致弥散性血管内凝血(DIC),在肺肾等器官内形成微血栓,引起器官缺氧及功能障碍。DIC继续发展可激活纤维蛋白溶解系统,产生大量纤维蛋白原降解产物(FDP),引起继发性纤溶亢进。由于凝血因子的大量消耗及高浓度 FDP 的生成,最终导致严重的凝血功能障碍。

三、临床表现及分类

国内外对胎盘早剥的分类不同。国外分为Ⅰ、Ⅱ、Ⅲ度,国内则分为轻、重两型。我国的轻型相当于 Sher Ⅰ度,重型则包括 Sher Ⅱ、Ⅲ度。

(一)轻型

轻型以外出血为主,胎盘剥离面不超过胎盘面积的 1/3,体征不明显。主要症状为较多量的阴道流血,色暗红,无腹痛或伴轻微腹痛,贫血体征不明显。子宫软,无压痛或胎盘剥离处有轻压痛,宫缩有间歇,子宫大小与妊娠月份相符,胎位清楚,胎心率多正常。部分病例仅靠产后检查胎盘,发现胎盘母体面有陈旧凝血块及压迹而得以确诊。

(二)重型

重型常为内出血或混合性出血,胎盘剥离面一般超过胎盘面积的 1/3,伴有较大的胎盘后血肿,多见于子痫前期、子痫,主要症状为突发的持续性腹痛,腰酸及腰背痛。疼痛程度与胎盘后积血多少呈正相关,严重时可出现恶心、呕吐、出汗、面色苍白、脉搏细弱、血压下降等休克征象。临床表现的严重程度与阴道流血量不相符。子宫硬如板状,压痛,尤以胎盘剥离处最明显,但子宫后壁胎盘早剥时压痛可不明显。子宫往往大于妊娠月份,宫底随胎盘后血肿的增大而增高,子宫多处于高张状态,如有宫缩则间歇期不能放松,故胎位触不清楚。如剥离面超过胎盘面积的1/2,由于缺氧,常常胎心消失,胎儿死亡。重型患者病情凶猛,可很快出现严重休克、肾功能异常及凝血功能障碍。

四、辅助检查

(一)B超检查

B超检查可协助了解胎盘种植部位及胎盘早剥的程度,并可明确胎儿大小及存活情况。超声声像图显示胎盘与子宫壁间有边缘不清楚的液性暗区即为胎盘后血肿,血块机化时,暗区内可见光点反射。如胎盘绒毛膜板凸入羊膜腔,表明血肿较大。有学者认为,超声诊断胎盘早剥的敏感性仅15%左右,即使阴性也不能排除胎盘早剥,但可排除前置胎盘。

(二)实验室检查

了解贫血程度及凝血功能。可行血常规、尿常规及肝、肾功能等检查。重症患者应做以下试验:①DIC筛选试验,包括血小板计数、血浆凝血酶原时间、血浆纤维蛋白原定量。②纤溶确诊试验,包括凝血酶时间、副凝试验和优球蛋白溶解时间。③情况紧急时,可行血小板计数,并用全血凝块试验监测凝血功能,并可粗略估计血纤维蛋白原含量。

五、诊断

结合病史、临床症状及体征可作出临床诊断。轻型患者临床表现不典型时,可结合B超检查判断。重型患者出现典型临床表现时诊断较容易,关键应了解病情严重程度,了解有无肝、肾功能异常及凝血功能障碍,并与以下晚期妊娠出血性疾病进行鉴别。

(一)前置胎盘

往往为无痛性阴道流血,阴道流血量与贫血程度呈正比,通过B超检查可以鉴别。

(二)先兆子宫破裂

应与重型胎盘早剥相鉴别。可有子宫瘢痕史,常发生在产程中,由于头盆不称、梗阻性难产等使产程延长或停滞。子宫先兆破裂时,患者宫缩强烈,下腹疼痛拒按,胎心异常,可有少量阴道流血,腹部可见子宫病理缩复环,伴血尿。

六、治疗

(1)纠正休克立即面罩给氧,快速输新鲜血和血浆补充血容量及凝血因子,以保持血细胞比容不<0.30,尿量>30 mL/h。

(2)了解胎儿宫内安危状态、胎儿是否存活。

(3)及时终止妊娠胎盘早剥后,由于胎儿未娩出,剥离面继续扩大,出血可继续加重,并发肾功能衰竭及DIC的危险性也更大,严重危及母儿的生命。因此,确诊后应立即终止妊娠,娩出胎儿以控制子宫出血。

剖宫产:适用于重型胎盘早剥,估计不可能短期内分娩者;即使是轻型患者,出现胎儿窘迫而需抢救胎儿者;病情急剧加重,危及孕妇生命时,不管胎儿存活与否,均应立即剖宫产。此外,有产科剖宫产指征、或产程无进展者也应剖宫产终止。术前应常规检查凝血功能,并备足新鲜血、血浆和血小板等。术中娩出胎儿和胎盘后,立即以双手按压子宫前后壁,用缩宫素20 U静脉推注、再以 20 U 子宫肌内注射,多数可以止血。如子宫不收缩或有严重的子宫胎盘卒中而无法控制出血时,应快速输入新鲜血及凝血因子,并行子宫切除术。

阴道分娩:轻型患者,全身情况良好,病情较稳定,出血不多,且宫颈口已开大,估计能在短时间内分娩者,可经阴道分娩。先行人工破膜使羊水缓慢流出,减少子宫容积,以腹带紧裹腹部加压,使胎盘不再继续剥离。如子宫收缩乏力,可使用缩宫素加强宫缩以缩短产程。产程中应密切观察心率、血压、宫底高度、阴道流血量及胎儿宫内情况,一旦发现病情加重或出现胎儿窘迫征象,或产程进展缓慢,应剖宫产结束分娩。

胎盘早剥患者易发生产后出血,产后应密切观察子宫收缩、宫底高度、阴道流血量及全身情况,加强宫缩剂的使用,并警惕 DIC 的发生。

(4)凝血功能异常的处理。①补充血容量和凝血因子:大量出血可导致血容量不足及凝血因子的丧失,输入足够的新鲜血液可有效补充血容量及凝血因子。10 U 新鲜冰冻血浆可提高纤维蛋白原含量 1 g/L。无新鲜血液时可用新鲜冰冻血浆替代,也可输入纤维蛋白原 3~6 g,基本可以恢复血纤维蛋白原水平。血小板计数减少时可输入血小板浓缩液。经过以上处理而尽快终止妊娠后,凝血因子往往可恢复正常。②肝素:是有效的抗凝剂,可阻断凝血过程,防止凝血因子及血小板的消耗,宜在血液高凝状态下尽早使用,禁止在有显著出血倾向或纤溶亢进阶段使用。③抗纤溶治疗:当 DIC 处于血液不凝固而出血不止的纤溶阶段时,可在肝素化和补充凝血因子的基础上应用抗纤溶药物治疗。临床常用药物有抑肽酶、氨甲环酸、氨基己酸、氨甲苯酸等。

(5)防止肾功能衰竭患者出现少尿(尿量<17 mL/h)或无尿(尿量<100 mL/24 h)时应诊断肾功能衰竭,可用呋塞米 40 mg 加入 25%葡萄糖液 20 mL 中静脉推注,或用 20%甘露醇250 mL快速静脉滴注,必要时可重复应用,一般多在 1~2 天恢复。如尿量仍不见增多,或出现氮质血症、电解质紊乱、代谢性酸中毒等严重肾功能衰竭时,可行血液透析治疗。

(张翠焕)

第十章

妊娠合并症

第一节　妊娠期高血压疾病

妊娠期高血压疾病是妊娠期特有的疾病,包括妊娠期高血压、子痫前期、子痫、慢性高血压并发子痫前期及慢性高血压。其中妊娠高血压、子痫前期和子痫以往统称为妊娠高血压综合征、妊娠中毒征、妊娠尿毒症等。我国发病率为 9.4% ,国外报道 $7\%\sim12\%$ 。本病以妊娠20周后高血压、蛋白尿、水肿为特征,并伴有全身多脏器的损害;严重患者可出现抽搐、昏迷、脑出血、心力衰竭、胎盘早剥和弥散性血管内凝血,甚至死亡。该病严重影响母婴健康,是孕产妇和围生儿发病及死亡的主要原因之一。

一、病因和发病机制

至今尚未完全阐明。国内外大部分的研究集中在子痫前期-子痫的病因和发病机制。目前认为子痫前期-子痫的发病起源于胎盘病理生理改变,进一步导致全身血管内皮细胞损伤,后者引起子痫前期的一系列临床症状。子痫前期-子痫的发病机制可能与遗传易感性、免疫适应不良、胎盘缺血和氧化应激反应有关。

(一)遗传易感性学说

子痫前期的遗传易感性学说是基于临床流行病学调查的结果:①子痫前期患者的母亲、女儿、姐妹,甚至祖母和孙女患病的风险升高,而具有相似生活环境的非血缘女性亲属(如妯娌等)的风险无明显改变。②子痫前期妊娠出生的女儿将来发生子痫前期的风险高于正常血压时出生的姐妹。③具有相同遗传物质的单卵双胎女性都发生子痫前期的概率远远高于双卵双胎女性;当然,并不是所有的单卵双胎女性在妊娠时都出现相同的子痫前期,提示胎儿的基因型或环境因素也在子痫前期易感性中发挥作用。④来自胎儿或父系的遗传物质亦可导致子痫前期,如胎儿染色体异常,或父系原因所致的完全性葡萄胎等均与子痫前期明显相关。⑤多次妊娠妇女在更换性伴侣后,特别是性伴侣的母亲曾患子痫前期,该妇女再次发生子痫前期的可能性显著增加。

虽然子痫前期的遗传易感性学说得到普遍接受,但是,其遗传方式尚未定论。有人认为子痫前期是女性单基因常染色体隐性遗传或显性基因的不完全外显;胎儿的基因型也可能发挥十分重要的作用。也有人提出更加复杂的多基因遗传模式:母亲多个的基因、胎儿基因(父源性)及环境因素之间的相互作用的结果；某些基因同时作用于母体和胎儿，同时受到环境因素的调节。在这种观点的支持下，人们通过基因组的方法筛查到一些与子痫前期发生有关的基因位点，但目前尚不足以充分解释疾病的发生，有待进一步研究。

(二)免疫适应不良学说

子痫前期被认为可能是母体的免疫系统对滋养层父系来源的抗原异常反应的结果。子痫前期的免疫适应不良学说的流行病学证据主要有以下几方面：①在第一次正常妊娠后，子痫前期的风险明显下降。②改变性伴侣后，这种多次妊娠的效应消失。③流产和输血具有预防子痫前期的作用。④通过供卵或捐精的妊娠易发生子痫前期。

该学说的免疫学证据：①子痫前期患者体内的抗血管内皮细胞抗体、免疫复合物和补体增加。②补体和免疫复合物沉积在子宫螺旋动脉、胎盘、肝脏、肾脏和皮肤。③Th1∶Th2 比值失衡。④T 细胞受体 CD3 抑制能力减低。⑤炎性细胞因子增加等。子痫前期患者普遍发生免疫异常，但尚不能确定这些异常改变间因果关系。蜕膜的免疫活性细胞释放某些介质作用于血管内皮细胞，有关介质包括弹性蛋白酶、α-组织坏死因子、白细胞介素。这些介质在子痫前期孕妇血液和羊水中的浓度明显升高，并且对血管内皮细胞起作用。

(三)胎盘缺血学说

在正常妊娠过程，胎盘滋养细胞侵入子宫蜕膜有 2 个时期：第一时期为妊娠早期的受精卵种植过程；第二时期为在妊娠早中期(14～16 周)。合体滋养细胞侵入子宫螺旋动脉，重铸血管，使螺旋动脉总的横截面积比非孕期增加 4～6 倍，胎盘的血流量增加。在子痫前期-子痫患者中，第二时期的滋养细胞侵入和螺旋动脉重铸不足，螺旋动脉总横截面积仅为正常妊娠的 40%，胎盘灌注不足，处于相对缺氧状态。

目前，至少有两种理论解释胎盘缺血后导致血管内皮细胞损伤的过程。一种理论认为子痫前期患者的合体滋养层微绒毛膜的退化可导致血管内皮细胞损伤，并抑制其增生。另一种理论则强调胎盘缺血后氧化应激反应增强使血管内皮细胞发生损伤。当灌注器官的血流量减少，但血氧浓度正常时，局部的氧化应激反应可形成活性氧(如超氧自由基)。如果孕妇存在脂代谢异常、高半胱氨酸血症或抗氧化剂缺乏时，降低胎盘的血流量使局部缺氧，进一步导致血管内皮细胞损伤和引起子痫前期的临床表现。

(四)氧化应激学说

妊娠使能量的需求增加，导致整个妊娠期孕妇血液中的极低密度脂蛋白浓度升高。在子痫前期患者发病前(妊娠 5～20 周)，孕妇血浆中的游离脂肪酸浓度就开始升高，血浆清蛋白的保护作用减弱，使脂肪以三酰甘油的形式集聚在血管内皮细胞上。根据氧化应激学说，缺氧胎盘的局部氧化应激反应转移到孕妇全身的体循环系统，导致全身血管内皮细胞的氧化应激能力损伤。氧化应激反应产生的不稳定的活性氧沉积于血管内皮下，产生相对稳定的脂质过氧化物，这些物质进一步损伤血管内皮细胞的结构和功能。虽然在正常妊娠中也存在脂质过氧化物增加，但可以通过同步增加的抗氧化作用抵消，氧化-抗氧化作用仍维持平衡；在子痫前期的患者中，抗氧化作用相对减弱，氧化作用占优势，导致血管内皮细胞损伤。

以上四种学说都是从某个侧面反映了子痫前期-子痫的发病过程，这种分类不是排他的，事实上是相互作用的。目前，似乎没有一个遗传基因能够准确地反映子痫前期-子痫的易感性，而是一组基因决定了母体的易感性，这组基因可能表现为其他三个发病机制中某些关键物质的遗传信息发生改变。子痫前期-子痫患者的免疫反应异常和螺旋动脉狭窄是胎盘发生病变的基础，

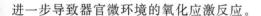

进一步导致器官微环境的氧化应激反应。

二、高危因素

流行病学调查发现如下高危因素:初产妇、孕妇年龄<18岁或>40岁、多胎妊娠、妊娠期高血压病史及家族史、慢性高血压、慢性肾炎、抗磷脂综合征、糖尿病、血管紧张素基因T_{235}阳性、营养不良及低社会经济状况均与子痫前期-子痫发病风险增加密切相关。

三、病理生理变化

全身小动脉痉挛是子痫前期-子痫的基本病变。由于小动脉痉挛,外周阻力增大,血管内皮细胞损伤,通透性增加,体液及蛋白渗漏,表现为血压升高、水肿、蛋白尿及血液浓缩。脑、心、肺、肝、肾等重要脏器严重缺血可导致心、肝及肾功能衰竭,肺水肿及脑水肿,甚至抽搐、昏迷;胎盘梗死,出血而发生胎盘早剥及胎盘功能减退,危及母儿安全;血小板、纤维素沉积于血管内皮,激活凝血过程,消耗凝血因子,导致 DIC。

四、重要脏器的病理生理变化

(一)脑

脑血管痉挛,通透性增加,导致脑水肿、充血、缺血、血栓形成及出血等。轻度患者可出现头痛、眼花、恶心、呕吐等;严重者发生视力下降,甚至视盲,感觉迟钝、混乱,个别患者可出现昏迷,甚至发生脑疝。

(二)肾脏

肾血管痉挛,肾血流量和肾小球滤过率均下降。病理表现为肾小球扩张、血管内皮细胞肿胀、纤维素沉积于血管内皮细胞下或肾小球间质;严重者肾皮质坏死,肾功能损伤将不可逆转。蛋白尿的多少标志着肾功能损害程度;进一步出现低蛋白血症,血浆肌酐、尿素氮、尿酸浓度升高,少尿等;少数可致肾功能衰竭。

(三)肝脏

子痫前期可出现肝脏缺血、水肿,肝功能异常。表现为肝脏轻度肿大,血浆中各种转氨酶和碱性磷酸酶升高,以及轻度黄疸。严重者门静脉周围坏死,肝包膜下血肿形成,亦可发生肝破裂,危及母儿生命,临床表现为持续右上腹疼痛。

(四)心血管

血管痉挛,血压升高,外周阻力增加,心肌收缩力和射血阻力(即心脏后负荷)增加,心排血量明显减少,心血管系统处于低排高阻状态。血管内皮细胞损伤,血管通透性增加,血管内液进入细胞间质,导致心肌缺血、间质水肿、心肌点状出血或坏死。肺血管痉挛,肺动脉高压,易发生肺水肿,严重时导致心力衰竭。

(五)血液

1.容量

子痫前期-子痫患者的血液浓缩,血容量相对不足,表现为红细胞比容升高。主要原因:①血管痉挛收缩,血压升高,血管壁两侧的压力梯度增加。②血管内皮细胞损伤,血管壁渗透性增加。③由于大量的蛋白尿导致低蛋白血症,血浆的胶体渗透压降低。当血细胞比容下降时多合并贫血或红细胞受损或溶血。

2.凝血

子痫前期-子痫患者存在广泛的血管内皮细胞损伤,启动外源性或内源性的凝血机制,表现为凝血因子缺乏或变异所致的高凝血状态。严重者可出现微血管病性溶血,并伴有红细胞破坏的表现,即碎片状溶血,其特征为溶血、破裂红细胞、球形红细胞、网状红细胞增多及血红蛋白尿。血小板减少($<100×10^9$/L)、肝酶升高、溶血,反映了疾病严重损害了凝血功能。

(六)子宫胎盘血流灌注

绒毛浅着床及血管痉挛导致胎盘灌流量下降;胎盘螺旋动脉呈急性的粥样硬化,血管内皮细胞脂肪变性,管壁坏死,管腔狭窄,易发生不同程度的胎盘梗死;胎盘血管破裂,可导致胎盘早剥。胎盘功能下降可导致胎儿生长受限、胎儿窘迫、羊水过少,严重者可致死胎。

五、临床表现

典型临床表现为妊娠 20 周后出现高血压、水肿、蛋白尿。视病变程度不同,轻者可无症状或有轻度眩晕,血压轻度升高,伴水肿或轻微蛋白尿;重者出现头痛、眩晕、恶心、呕吐、持续性右上腹疼痛等,血压明显升高,蛋白尿增多,水肿明显;甚至昏迷、抽搐。

六、诊断

根据病史、临床表现、体征及辅助检查即可作出诊断,同时应注意有无并发症及凝血机制障碍。

(一)病史

有本病的高危因素及上述临床表现,特别应询问有无头痛、视力改变、上腹不适等。

(二)高血压

至少出现两次以上血压升高,≥12.0/18.7 kPa(90/140 mmHg)、其间隔时间≥6 小时才能确诊。血压较基础血压升高 2.0~4.0 kPa(15~30 mmHg),但<12.0/18.7 kPa(90/140 mmHg),不作为诊断依据,须密切观察。

(三)尿蛋白

由于在 24 小时内尿蛋白的浓度波动很大,单次尿样检查可能导致误差。应留取 24 小时尿做定量检查;也可取中段尿测定,避免阴道分泌物污染尿液,造成误诊。

(四)水肿

一般为凹陷性水肿,自踝部开始,逐渐向上延伸,经休息后不缓解。水肿局限于膝以下为"+",延及大腿为"++",延及外阴及腹壁为"+++",全身水肿或伴有腹水为"++++"。同时应注意体重异常增加,若孕妇体重每周突然增加 0.5 kg 以上,或每月增加 2.7 kg 以上,表明有隐形水肿存在。

(五)辅助检查

(1)血液检查:包括全血细胞计数、血红蛋白含量、血细胞比容、血黏度、凝血功能,根据病情轻重可多次检查。

(2)肝、肾功能测定:肝细胞功能受损可致 ALT、AST 升高。患者可出现清蛋白缺乏为主的低蛋白血症,白/球蛋白比值倒置。肾功能受损时,血清肌酐、尿素氮、尿酸升高,肌酐升高与病情严重程度相平行。尿酸在慢性高血压患者中升高不明显,因此,可用于本病与慢性高血压的鉴别诊断。重度子痫前期与子痫应测定电解质与二氧化碳结合力,以便及早发现并纠正酸中毒。

(3)尿液检查:应测尿比重、尿常规。尿比重≥1.020 提示尿液浓缩,尿蛋白(+)时尿蛋白含量约 300 mg/24 h;当尿蛋白(+++)时尿蛋白含量 5 g/24 h。尿蛋白检查在严重妊娠期高血压疾病患者应每两天一次或每天检查。

(4)眼底检查:通过眼底检查可以直接观察到视网膜小动脉的痉挛程度,是子痫前期-子痫严重程度的重要参考指标。子痫前期患者可见视网膜动静脉比值 1:2 以上、视盘水肿、絮状渗出或出血,严重时可发生视网膜剥离。患者可出现视物模糊或视盲。

(5)损伤性血流动力学监测:当子痫前期-子痫患者伴有严重的心脏病、肾脏疾病、难以控制的高血压、肺水肿及不能解释的少尿时,可以监测孕妇的中心静脉压或肺毛细血管楔压。

(6)其他:心电图、超声心动图可了解心功能,疑有脑出血可行 CT 或 MRI 检查。同时常规检查胎盘功能、胎儿宫内安危状态及胎儿成熟度检查。

七、处理

妊娠期高血压疾病治疗的基本原则是镇静、解痉、降压、利尿,适时终止妊娠。病情程度不同,治疗原则略有不同:①妊娠期高血压一般采用休息、镇静、对症等处理后,病情可得到控制,若血压升高,可予以降压治疗。②子痫前期除了一般处理,还要进行解痉、降压等治疗,必要时终止妊娠。③子痫需要及时控制抽搐的发作,防治并发症,经短时间控制病情后及时终止妊娠。④妊娠合并慢性高血压以降血压为主。

(一)一般处理

(1)休息:对于轻度的妊娠高血压可住院也可在家治疗,但子痫前期患者建议住院治疗。保证充足的睡眠,取左侧卧位,每天休息不少于 10 小时。左侧卧位可减轻子宫对腹主动脉、下腔静脉的压迫,使回心血量增加,改善子宫胎盘的血供。左侧卧位 24 小时可使舒张压降低 1.3 kPa(10 mmHg)。

(2)密切监护母儿状态:应询问孕妇是否出现头痛、视力改变、上腹不适等症状。每天测体重及血压,每天或隔天复查尿蛋白。定期监测血压、胎儿发育状况和胎盘功能。

(3)间断吸氧:可增加血氧含量,改善全身主要脏器和胎盘的氧供。

(4)饮食:应包括充足的蛋白质、热量,不限盐和液体,但对于全身水肿者应适当限制盐的摄入。

(二)镇静

轻度患者一般不需要药物治疗,对于精神紧张、焦虑或睡眠欠佳者可给予镇静剂。对于重度的子痫前期或子痫患者,需要应用较强的镇静剂,防治子痫发作。

(1)地西泮:具有较强的镇静、抗惊厥、肌肉松弛作用,对胎儿及新生儿的影响较小。用法:2.5~5.0 mg 口服,每天 3 次,或 10 mg 肌内注射或静脉缓慢注射(>2 分钟)。

(2)冬眠药物:冬眠药物可广泛抑制神经系统,有助于解痉降压,控制子痫抽搐。用法:①哌替啶 100 mg,氯丙嗪 50 mg,异丙嗪 50 mg 加入 10% 葡萄糖 500 mL 内缓慢静脉滴注。②紧急情况下,可将三种药物的 1/3 量加入 25% 葡萄糖液 20 mL 缓慢静脉推注(>5 分钟),余 2/3 量加入 10% 葡萄糖 250 mL 静脉滴注。由于氯丙嗪可使血压急骤下降,导致肾及子宫胎盘血供减少、胎儿缺氧,且对母儿肝脏有一定的损害作用,现仅应用于硫酸镁治疗效果不佳者。

(3)其他镇静药物:苯巴比妥、异戊巴比妥、吗啡等具有较好的抗惊厥、抗抽搐作用,可用于子痫发作时控制抽搐及产后预防子痫发作。由于该药可致胎儿呼吸抑制,分娩 6 小时前慎用。

(三)解痉

治疗子痫前期和子痫的主要方法,可以解除全身小动脉痉挛,缓解临床症状,控制和预防子痫的发作。首选药物为硫酸镁,其作用机制:①抑制运动神经末梢与肌肉接头处钙离子和乙酰胆碱的释放,阻断神经肌肉接头间的信息传导,使骨骼肌松弛;②降低中枢神经系统兴奋性及脑细胞的耗氧量,降低血压,抑制抽搐发生;③降低机体对血管紧张素Ⅱ的反应;④刺激血管内皮细胞合成前列环素,抑制内皮素合成,从而缓解血管痉挛状态;⑤解除子宫胎盘血管痉挛,改善母儿间血氧交换及围生儿预后。

1.用药方案

静脉给药结合肌内注射。①静脉给药:首次负荷剂量25%硫酸镁10 mL加于10%葡萄糖液20 mL中,缓慢静脉注入,5～10分钟推完;继之25%硫酸镁60 mL加入5%葡萄糖液500 mL静脉滴注,滴速为1～2 g/h。②根据血压情况,决定是否加用肌内注射,用法为25%硫酸镁20 mL加2%利多卡因2 mL,臀肌深部注射,每天1～2次。每天总量为25～30 g。用药过程中可监测血清镁离子浓度。

2.毒性反应

正常孕妇血清镁离子浓度为0.75～1.00 mmol/L,治疗有效浓度为1.7～3.0 mmol/L,若血清镁离子浓度>3 mmol/L即可发生镁中毒。首先表现为膝反射减弱或消失,继之出现全身肌张力减退、呼吸困难、复视、语言不清,严重者可出现呼吸肌麻痹,甚至呼吸、心跳停止,危及生命。

3.注意事项

用药前及用药过程中应注意以下事项:定时检查膝反射是否减弱或消失;呼吸不少于16次/分;尿量每小时不少于25 mL或每24小时不少于600 mL;硫酸镁治疗时需备钙剂,一旦出现中毒反应,立即静脉注射10%葡萄糖酸钙10 mL,因钙离子与镁离子可竞争神经细胞上的受体,从而阻断镁离子的作用。肾功能不全时应减量或停用,有条件时监测血镁浓度。

(四)降压

目的为延长孕周或改变围生期结局。对于收缩压≥21.3 kPa(160 mmHg),或舒张压≥14.7 kPa(110 mmHg),或平均动脉压≥18.7 kPa(140 mmHg)者,以及原发性高血压妊娠前已用降血压药者,须应用降压药物。降压药物选择原则:对胎儿无毒副作用,不影响心每搏输出量、肾血流量及子宫胎盘灌注量,不致血压急剧下降或下降过低。

(1)肼屈嗪:为妊娠期高血压疾病的首选药物。主要作用于血管舒缩中枢或直接作用于小动脉平滑肌,可降低血管紧张度,扩张周围血管而降低血压,并可增加心排血量,有益于脑、肾、子宫胎盘的血流灌注。降压作用快、舒张压下降较显著。用法:每15～20分钟给药5～10 mg,直至出现满意反应,即舒张压控制在12.0～13.3 kPa(90～100 mmHg);或10～20 mg,每天2～3次口服;或40 mg加入5%葡萄糖液500 mL内静脉滴注。不良反应为头痛、心率加快、潮热等。有心脏病或心力衰竭者,不宜应用此药。

(2)拉贝洛尔:为α、β肾上腺素受体阻断剂,降低血压但不影响肾及胎盘血流量,并可对抗血小板凝集,促进胎儿肺成熟。该药显效快,不引起血压过低或反射性心动过速。静脉滴注剂量为50～100 mg加入5%葡萄糖液中静脉滴注,5天为1个疗程,血压稳定后改口服;每次100 mg,每天2～3次,2～3天后根据需要加量,常用维持量为200～400 mg,每天2次,饭后服用。总剂量<2 400 mg/d。不良反应为头皮刺痛及呕吐。

(3)硝苯地平:钙通道阻滞剂,可解除外周血管痉挛,使全身血管扩张,血压下降,由于其降压作用迅速,目前不主张舌下含化。用法:10 mg 口服,每天 3 次,24 小时总量<60 mg。其不良反应为心悸、头痛,与硫酸镁有协同作用。

(4)尼莫地平:亦为钙通道阻滞剂,其优点在于可选择性的扩张脑血管。用法:20~60 mg 口服,每天 2~3 次;或 20~40 mg 加入 5％葡萄糖液 250 mL 中静脉滴注,每天 1 次,每天总量<360 mg,不良反应为头痛、恶心、心悸及颜面潮红。

(5)甲基多巴:可兴奋血管运动中枢的 α 受体,抑制外周交感神经而降低血压,妊娠期使用效果较好。用法:250 mg 口服,每天 3 次。其不良反应为嗜睡、便秘、口干、心动过缓。

(6)硝普钠:强有力的速效血管扩张剂,扩张周围血管使血压下降。由于药物能迅速通过胎盘进入胎儿体内,并保持较高浓度,其代谢产物(氰化物)对胎儿有毒性作用,不宜在妊娠期使用。产后血压过高,其他降压药效果不佳时,方考虑使用。用法:50 mg 加于 5％葡萄糖液 1 000 mL 内,缓慢静脉滴注。用药不宜>72 小时。用药期间应严密监测血压及心率。

(7)肾素血管紧张素类药物:可导致胎儿生长受限、胎儿畸形、新生儿呼吸窘迫综合征、新生儿早发性高血压,妊娠期应禁用。

(五)扩容

一般不主张应用扩容剂,仅用于严重的低蛋白血症、贫血。可选用人血清蛋白、血浆和全血。

(六)利尿药物

一般不主张应用,仅用于全身性水肿、急性心力衰竭、肺水肿、血容量过多且伴有潜在性肺水肿者。常用利尿剂有呋塞米、甘露醇等。

(七)适时终止妊娠

终止妊娠是治疗妊娠期高血压疾病的有效措施。

1.终止妊娠的指征

(1)重度子痫前期患者经积极治疗 24~48 小时仍无明显好转者。

(2)重度子痫前期患者孕周已超过 34 周。

(3)重度子痫前期患者孕龄不足 34 周,但胎盘功能减退,胎儿已成熟。

(4)重度子痫前期患者孕龄不足 34 周,胎盘功能减退,胎儿尚未成熟者,可用地塞米松促胎肺成熟后终止妊娠。

(5)子痫控制后 2 小时可考虑终止妊娠。

2.终止妊娠的方式

(1)引产适用于病情控制后,宫颈条件成熟者。先行人工破膜,羊水清亮者,可给予缩宫素静脉滴注引产。第一产程应密切观察产程进展状况,保持产妇安静和充分休息。第二产程应行会阴后侧切开术、胎头吸引或低位产钳助产缩短第二产程。第三产程应预防产后出血。产程中应加强母儿安危状况和血压监测,一旦出现头昏、眼花、恶心、呕吐等症状,病情加重,立即以剖宫产结束分娩。

(2)剖宫产适用于有产科指征者,宫颈条件不成熟,不能在短时间内经阴道分娩,引产失败,胎盘功能明显减退,或已有胎儿窘迫征象者。产后子痫多发生于产后 24 小时内,最晚可在产后 10 天发生,故产后应积极处理,防止产后子痫的发生。

(八)子痫的处理

子痫是妊娠期高血压疾病最严重的阶段,是妊娠期高血压疾病所致母儿死亡的最主要原因,应积极处理。子痫处理原则为控制抽搐,纠正缺氧和酸中毒,控制血压,抽搐控制后终止妊娠。

(1)控制抽搐:①25%硫酸镁 10 mL 加于 25%葡萄糖液 20 mL 静脉推注(>5 分钟),继之用以 2 g/h 静脉滴注,维持血药浓度,同时应用有效镇静药物如地西泮,控制抽搐。②20%甘露醇 250 mL 快速静脉滴注,降低颅内压。

(2)血压过高时给予降压药。

(3)纠正缺氧和酸中毒:间断面罩吸氧,根据二氧化碳结合力及尿素氮值给予适量的 4%碳酸氢钠纠正酸中毒。

(4)终止妊娠:抽搐控制 2 小时后可考虑终止妊娠。

(5)护理:保持环境安静,避免声光刺激;吸氧,防止口舌咬伤,防止窒息,防止坠地受伤,密切观察体温、脉搏、呼吸、血压、神志、尿量(应保留导尿管监测)等。

(6)密切观察病情变化,及早发现心力衰竭、脑出血、肺水肿、HELLP 综合征、肾功能衰竭、DIC 等并发症,并积极处理。

(九)慢性高血压的处理

1.降压治疗指征

收缩压在 20.0～24.0 kPa(150～180 mmHg),或舒张压>13.3 kPa(100 mmHg),或伴有高血压导致的器官损伤的表现。血压≥14.7/24.0 kPa(110/180 mmHg)时,需要静脉降压治疗,首选药物为肼屈嗪和拉贝洛尔。

2.胎儿监护

超声检查,动态监测胎儿的生长发育。NST 或胎儿生物物理监护,在妊娠 28 周开始每周一次;妊娠 32 周以后每周两次。

3.终止妊娠

对于轻度、没有并发症的慢性高血压,可足月自然分娩;若慢性高血压并发子痫前期,或伴其他的妊娠并发症(如胎儿生长受限、上胎死胎史等),应提前终止妊娠。

(韦翠玲)

第二节　妊娠合并心脏病

妊娠合并心脏病是产科领域内的高危并发症之一,研究显示,妊娠合并心脏病占所有妊娠的 1%～3%,占总死亡产妇人数的 10%～15%。近 15 年来,随着广谱抗生素的应用对链球菌感染的有效治疗,以往发病率较高的风湿性心脏病呈逐年下降趋势。此外,由于心血管病诊断水平的发展与心脏外科手术的提高,先天性心脏病女性生存至生育年龄且妊娠者逐渐增多。其他心脏病,如各类心律失常、妊娠期高血压疾病性心脏病、先兆子痫前期、围生期心肌病、肺动脉高压心力衰竭等发生率显著增加,反映了产科工作者对心脏病认识水平的提高。

一、病理生理

(一)妊娠期血流动力学变化

(1)血容量增加:妊娠期血容量增加是妊娠期最主要的血流动力学改变。非孕期时血容量 3 250 mL,孕 6 周开始血容量逐渐增加,至孕 32～34 周达高峰,平均增加 35%～45%。

（2）心排血量变化：由于妊娠期的血流动力学变化，在孕期心排血量持续增加，平均较孕前增加30％～50％，每次心搏出量增加80 mL，盆腔血流到下腔静脉的血流增加，妊娠子宫压迫下腔静脉使血回流受阻，心排血量下降。母体承担逐渐增加，从14周开始孕期心率每分钟增加10～15次。心搏出量增加在孕32～34周达高峰，平均增加30％，以侧卧位最为明显。

（3）血压变化：下肢静脉压可因增大的子宫压迫而升高。仰卧位时压迫更明显，下肢静脉回流受阻，回心血量减少，可引起仰卧低血压综合征，心排血量减少1.2 L/min。

（二）分娩期及产褥期血流动力学变化

（1）分娩期又增加了相当于强体力劳动的宫缩影响，能量及氧耗均增加，更加重心脏负荷。第一产程时，子宫收缩对子宫血窦的挤压，回心血量增加，每次宫缩时有300～500 mL血液进入中心循环，使心排血量增加约20％，平均动脉压增高约10％。第二产程时除子宫收缩外，腹肌和骨骼肌都参加活动，外周循环阻力更增，当用力屏气时，肺循环压力增高，另一方面腹压加大时，使内脏血液涌向心脏，因此第二产程中，心脏负担更加重，心排血量较孕期增加60％，患有心脏病的产妇易在此阶段发生心力衰竭。第三产程胎儿娩出后子宫缩小，血窦关闭，胎盘循环停止。存在于子宫血窦内的大量血液突然进入血液循环中，使回心血急剧涌向心脏，易引起心力衰竭；另一方面，由于腹内压骤减，大量血液都淤滞于内脏血管床，回心血严重减少，造成外周循环衰竭。

（2）产褥期：产后24～48小时之内，潴留在组织内的大量液体回到体循环，又使血容量增加，再次加重心脏负担。此阶段亦是心脏病产妇易发生心力衰竭的危险时期。

（三）心脏功能改变

妊娠期间血流动力学的改变使心脏负担加重，心肌代偿性肥大以保证足够的心排血量，当心脏病存在时，由于心脏的代偿能力差，容易引起心功能不全。心率增快主要是由于心室舒张期缩短。心率过快时，心肌耗氧量增加，而心室舒张期过短，心室充盈不足，心排血量减少。心肌过度肥厚，不仅增加氧耗量，亦减弱心肌收缩力和减少心排血量，引起体循环不足而出现左心衰竭。左心衰竭又导致肺循环淤血、肺动脉高压，出现右心衰竭，体循环不足时，循环血液重新分布，肾脏血液减少最明显，其次为四肢及腹腔器官，而心脏血流减少不明显。右心衰竭时，引起全身静脉淤血，出现颈静脉怒张、肝大、肝区压痛、下垂部位甚至全身水肿。另外，左心衰竭引起左心房扩张，尤其在有心瓣膜病变如二尖瓣狭窄时更为明显。可出现房扑、房颤等心律不齐。心律不齐可加重肺淤血并促使左心房内附壁血栓形成。血栓脱落可引起脑、肾等重要器官的栓塞。

二、妊娠合并心脏病的诊断

（一）正常妊娠与妊娠合并心脏病的体征鉴别

1.正常妊娠

出现下肢水肿、过度活动后可有轻度心悸、气短，心浊音界轻度扩大，肺动脉瓣区、心尖区及锁骨下区可闻及收缩期杂音，第一心音亢进，第二心音分裂（妊娠晚期），不要误诊为心脏病。

2.妊娠合并心脏病者

（1）严重的进行性的呼吸困难，甚至为端坐呼吸、夜间阵发性呼吸困难。

（2）咯血。

（3）劳力性晕厥。

（4）发绀和杵状指。

（5）舒张期杂音。

（6）收缩期杂音Ⅲ度以上，粗糙而时限较长。

（7）严重的心律失常。

（8）局限性或弥漫性心界扩大。

（9）出现肺动脉高压征象。

（二）妊娠期早期心力衰竭的诊断

孕妇早期心力衰竭的症状：①轻微活动即感胸闷，气急和心悸，休息也不能恢复。②休息时心率＞110次/分，呼吸＞20次/分。③夜间睡眠中胸闷、气短憋醒无心外原因可解释。④肺底出现小水泡音，咳嗽后仍存在。⑤辅助检查：心电图异常，心脏超声见房室充盈改变。应考虑为早期心力衰竭。

三、妊娠合并心脏病的围生期监护

（一）妊娠前

心脏病多在妊娠前已发现。根据妊娠前全面的心脏病诊断结果，拟定一个周密的妊娠计划。

（1）妊娠前检查评估，是否可以妊娠及妊娠前准备：心脏病史搜集、12导联心电图、基础运动耐力和功能检测（如有必要则行运动耐力检测）、基础超声心动图（瓣膜病变的病因和血流动力学检测、肺动脉压力检测、心室功能检测）、基础运动耐力和功能检测（如有必要则行运动耐力检测）、心脏血流动力学的稳定性、生育要求前的有效避孕、妊娠前对瓣膜修复和置换术的考虑、降低胎儿负影响的辅助药物治疗。

（2）遗传咨询：通过家族史、超声检查及染色体分析等综合来预测先心病遗传的概率。一般，单纯的、无明显血流动力影响（如房间隔缺损之类）的先心病遗传性低，而像马方综合征遗传率高达50%，艾森门格综合征遗传率高达27.7%，对于这类患者应建议避免妊娠或进行产前诊断。

（3）心脏病越复杂、越严重，并发症比例越高，胎儿早产率及病死率也越高；母体及新生儿的病死率及发病率与心功能分级密切相关。建议下列心脏病变不宜妊娠：①肺动脉高压。②未经手术治疗的严重主动脉狭窄。③严重心室功能损害（射血分数＜20%）。④伴主动脉根部扩张的马方综合征。

（二）妊娠期

（1）妊娠期风险评估及处理：病史采集和体检频繁认真执行，至少每3月一次；必要的无妊娠禁忌药物的选择变更；出现新症状加强产前检查频率；功能级别的改变；症状体征变化后的系列超声心动图；必要时行药物治疗、卧床休息及吸氧等措施控制症状；必要时选择合适时机行瓣膜成形术；心功能Ⅲ或Ⅳ级无法控制时行瓣膜修复或置换术。

（2）心力衰竭：早期防治：扩血管（畅通血循环）、利尿（排水）、加强心脏功能（加泵）。治疗或中断发病的原因及诱因：①纠正心律失常，尤其是快速心律失常。②减轻心脏（阻力）负荷，应用血管扩张剂或间接扩张血管药，解除心内与血管梗阻使循环路径畅通。③减轻心脏前（容量）负荷，使用利尿剂和扩血管药物，解除瓣膜反流或心内、血管分流。④改善心功能，用强心苷类或其他心肌正性药物，若有心脏压塞应纠正。治疗决策的选择为了解心力衰竭的病因和诱发因素；了解发病机制，如心脏前负荷加重，抑或后负荷加重，还是前后两者均加重；掌握心脏的基本病理特点及对泵功能的估计。

（3）血管扩张药物的应用：急性心力衰竭时，由于交感因子或体内诸多加压因子代偿性增高，几乎所有的患者肺小动脉及周围小血管均处于收缩或痉挛状态，使左、右心室阻碍，负荷加重，从而导致或加重心力衰竭。治疗中应用血管扩张剂或间接扩张血管药已成了首选。不论利尿或加泵(心脏正性药物),必须畅通循环通路。使用血管扩张药,畅通循环后,利尿或加泵才能达到治疗目的。对气促、胸闷、发绀等,可选用血管扩张剂或间接血管扩张药。如子痫前期、充血性心肌病引起的心力衰竭则应用血管扩张剂。扩张剂有不同类型,应用血管扩张剂或间接扩张血管药物的注意事项:①因不可逆转的梗阻引起的肺淤血,如重度二尖瓣狭窄所致的咯血,用血管扩张剂有时可加重咯血,且能使体循环有效血流量更降低,应慎用或不用。②血浆渗透压过低者,应用血管扩张剂,可使血管内液外溢于组织间隙或浆膜腔内,加重水肿,应适当提高血浆渗透压后,使用血管扩张剂,才能获得满意效果。③血管扩张剂,特别是容量血管扩张药,可使回心血量减少,暂时缓解或改善心力衰竭症状。但反复使用后,使血容量增加,而加重心力衰竭,因此,血管扩张剂、利尿剂应适当应用。

(4)手术治疗:妊娠期血流动力学的改变使心脏储备能力下降,影响心脏手术后的恢复,加之术中用药及体外循环对胎儿的影响,一般不主张在妊娠期手术,尽可能在幼年、妊娠前或延至分娩后再行心脏手术。有统计称,妊娠期行开放式心脏手术可增加5%产妇病死率及33%围生期病死率,故妊娠期行心脏手术更应从安全出发。在一些极少见的情况下须行急诊手术,如主动脉壁夹层形成,由于心脏病诊断或治疗时引起的急性心脏压塞等。

妊娠期行心脏手术应同时考虑孕妇的心功能情况及胎龄两大关键因素。①孕前:心脏手术尽可能在怀孕前进行,从而降低孕产妇风险和胎死宫内的可能。②早孕至孕12周:孕期内心脏手术应尽量避免在孕12周内进行。因为此时手术既容易引起流产,又有胎儿畸形发生率高的危险。若此时心脏功能不堪妊娠重负时,宜先行人工流产终止妊娠,待非孕时进行纠正手术,心功能改善后再妊娠。③孕12周以上至胎儿基本成熟:对于此阶段孕妇,应充分尊重其知情同意权。有强烈生育要求的孕妇可以施行心脏手术,术后保胎至胎儿成熟分娩。如果患者无强烈生育要求,鉴于孕妇生理及全身血流动力学的改变对于心脏手术和术后治疗可能产生负面影响,建议在心脏手术前施行引产术或剖宫产术。④胎儿发育基本成熟后:可先行剖宫产术,根据产妇手术后情况再考虑行心脏手术,也可以再行剖宫产术的同时施行心脏手术。

(三)分娩期

分娩期处理方式原则:精湛的麻醉技术辅助快速阴道分娩;左侧卧位;有产科指征时行剖宫产;必要时行有创性检测,如左心室功能失代偿的产妇、心功能Ⅲ~Ⅳ级、重度二尖瓣狭窄、重度主动脉瓣狭窄和肺动脉高压的产妇等应做有创血流动力学监测以防肺水肿发生;药物治疗改善心脏负荷状况;肺水肿的治疗。

在分娩方式的选择上应综合评估病情,积极阴道试产,放宽剖宫产指征。①第一产程:安慰镇静产妇,密切监测指标;②第二产程:避免屏气增压,助产缩短产程;③第三产程:腹部沙袋加压,计量出血,慎重补液。

(四)产褥期

产后2~3天是发生心力衰竭的危险期。预防措施:产妇充分休息,医师密切监护,心内科医师协同诊治,严重者延长监护期。应用广谱抗生素预防感染,直至产后1周无感染征象时停药。产后出血危险很大,尤其是妊娠期间需要抗凝治疗者,在产后又存在胎盘剥离面、切口出血问题,须密切监护出血量和按摩维持子宫有力收缩,如果需要可用止血药、血制品或血浆。心功能Ⅲ级以上者不宜哺乳;不宜再妊娠者,产后1周行绝育术。

(韦翠玲)

第三节 妊娠合并哮喘

哮喘是一种比较常见的肺部疾患,多数患者发作是短暂的,持续几分钟至几小时,严重时可持续几天或几周,称之为哮喘持续状态,因急性发作而致死者罕见。孕期哮喘发生率为 1%～4%,哮喘持续状态约 0.2%。

一、病因及发病机制

炎症近年来被认为是导致支气管哮喘的基本原因。支气管哮喘的诱发因素较多而且复杂。传统上,哮喘分外源性和内源性两大组。

外源性又称过敏性,在儿童中常见,89%随疾病一起生长,常有哮喘家族史,过敏性哮喘伴有特异性湿疹、鼻炎、荨麻疹及对皮内注射空气传播的抗原产生阳性风团和潮红反应,50%～60%患者血清中 IgE 水平升高,并对吸入特异性抗原的支气管激发试验呈阳性反应。常见的抗原刺激物包括粉尘、花粉、动物皮屑。

内源性或特异性哮喘,绝大多数成人期发作的哮喘无家族史或过敏史,皮肤试验阴性,IgE水平正常或偏低。大多数因对感染、污染、运动、冷空气、情绪压力或不明原因的物质起反应而出现症状。

还有些患者不能明确分类,而作为混合组,带有两种哮喘的特点。

发病机制:尚不清楚,哮喘的特点是可恢复性的气道梗阻,包括支气管平滑肌收缩、黏液分泌增加、黏膜水肿、气管和支气管发炎及对刺激物的敏感性增加。支气管哮喘患者往往有气管和支气管的非特异高反应性。急性发作时纤维支气管镜检查发现红斑、水肿的气管、支气管。黏膜活检证实有嗜酸性粒细胞、中性粒细胞、淋巴细胞、棘突状细胞和巨噬细胞浸润。炎性介质释放导致平滑肌收缩,上皮细胞完整性破坏,血管舒张,形成水肿,黏液分泌增多。

二、病理改变

其病理过程包括大量炎细胞浸润、分泌物增多、呼吸道水肿、支气管平滑肌增生及基底膜增厚。

三、哮喘和妊娠的相互影响

妊娠对哮喘的影响:妊娠对哮喘无特殊影响,但正常妊娠时呼吸系统的生理改变可使得妊娠期哮喘患者对缺氧更敏感。疾病轻微的患者孕期可无变化,有 1/3 的人孕期可能会恶化。严重哮喘的妇女,孕期会发生恶化。有 10%的患者分娩过程中会加重。剖宫产和阴道产相比,剖宫产对孕妇更不利。

哮喘对妊娠的影响:严重哮喘时因缺氧会导致早产、低出生体重儿、先兆子痫和围生儿死亡。母亲病死率与哮喘持续状态有关,当哮喘需要呼吸机辅助呼吸时,病死率高达 40%以上。

四、临床表现

主要症状是发作性呼吸困难或胸闷,临床上表现不一,从轻微的喘息到严重的支气管收缩,引起呼吸衰竭,严重低氧血症和死亡。检查患者可发现弥漫性的哮鸣音,呼吸期较重。哮喘症状常于夜间或清晨加重。

五、诊断和鉴别诊断

(一)诊断

根据病史、临床症状、体格检查及实验室结果可作出诊断。如有胸闷或咳嗽或反复发作呼吸困难、喘息、夜间或清晨加重,其发作与接触或吸入某些刺激物、变应原或运动有关,经检查排除其他原因引起上述症状的人应考虑为哮喘。诱发试验孕期不常做,如果患者有内科诊断过哮喘史,则通常被作为哮喘者。

(二)鉴别诊断

应与下列疾病鉴别。

1.左心衰竭喘息

左心衰竭喘息常在夜间加重,应与支气管哮喘鉴别。但心力衰竭患者往往有高血压、心悸等病史和症状;咳粉红色泡沫状痰;双肺可闻及细小啰音,心电图或胸部 X 线检查有助于诊断。

2.上呼吸道梗阻

上呼吸道梗阻也可造成呼吸困难,应与支气管哮喘鉴别。

3.慢性支气管炎

根据支气管哮喘的临床表现可与慢性支气管炎鉴别。

六、治疗

由于哮喘的患者复杂,病情轻重不一及个体对药物的反应差异,因而治疗方案和效果也不相同。孕期哮喘的处理分以下四个方面。

(一)母儿监测

1.孕妇监测

应与内科医师密切配合,20%～30%的中度或重度患者,应定期监测肺功能,根据肺功能情况进行治疗。

2.胎儿监测

胎儿监测包括准确核对孕周、超声检查、胎心监护或生物物理监测。对可疑宫内生长受限、中重度疾病患者、哮喘恶化和胎动减少的患者及时做胎心监护,了解胎儿宫内情况。

(二)环境监测

清除哮喘诱因有助于减轻患者的症状,最有用的方法之一是将枕头和床垫用不透气的塑料布罩上,以控制室内尘螨。花粉和粉尘高发季节使用空调,不要吸烟或留在吸烟人群中。避免接触宠物,包括猫、狗、鸟和啮齿类动物,因为它们能使哮喘加重。

(三)药物治疗

1.β 受体激动剂

β 受体激动剂是强有力的支气管扩张药,用于治疗急性和慢性哮喘。常用药物有特普他林、沙丁胺醇和二羟苯基异丙氨基乙醇(支气管扩张药)。不良反应包括过敏、心律不齐、难以解释的支气管收缩。

2.可的松

用药途径有口服片剂、雾化吸入和静脉点滴输入。喷雾吸入可获得较高的支气管局部作用浓度,疗效好,全身不良反应低。孕期常用的可的松吸入剂为倍他米松。

3.氨茶碱

孕期可使用,维持血清水平在 $5\sim12$ mg/mL,高剂量可引起母亲和新生儿紧张、心动过速、呕吐,未发现胎儿畸形。

4.抗胆碱类药物

用于哮喘急性发作。

关于药物治疗时母乳喂养的问题:口服可的松、雾化的可的松、β 受体激动剂、色甘酸钠、茶碱和异丙托溴铵,乳汁中含有少量,不会引起明显的不良反应,可以哺乳。

(四)教育患者

教育可以帮助患者获得控制疾病的动力、技能和信心。指导中、重度哮喘患者一天两次测量和记录呼气流量峰值,测得自己的平均值。使用这些测量值来指导治疗。

(五)产程和分娩期处理

分娩期有 10% 的人哮喘会发作。因此,分娩及产后应继续服用控制哮喘的药物。孕期长期口服泼尼松或几种短效全身使用的可的松患者,产后 24 小时应给予 100 mg 的氢化可的松,每 8 小时一次,以防肾上腺功能不足。

哮喘孕妇需要引产者,可选用催产素,不用 $PGF_{2\alpha}$,因它是支气管收缩剂。死胎或治疗性流产时用 PGE_2 促宫颈成熟未发现支气管痉挛的报道。早产者可用 β 受体激动剂、硫酸镁或硝苯地平,如果患者已用 β 受体激动剂治疗哮喘,应避免使用另一种 β 受体激动剂。

非皮质素抗炎药如吲哚美辛可加重哮喘,属相对禁忌药物。产后出血者可使用催产素帮助子宫收缩。避免使用麦角新碱和 15-甲基 $PGF_{2\alpha}$(卡孕栓、欣母沛)。止痛药吗啡和哌替啶应避免使用。硬膜外麻醉对患者较安全,如果需要全身麻醉,可用氯胺酮,它是支气管扩张剂,也可用低浓度的卤化的麻醉剂。

脱敏或免疫治疗虽受欢迎,但有报道孕期免疫治疗可致患者子宫收缩,导致流产。普遍认为孕期不应该进行免疫治疗,但孕前已开始的免疫治疗可继续维持原量。

(韦翠玲)

第四节　妊娠合并肺炎

肺炎是指肺组织的急性炎症,种类很多。常见的有大叶性肺炎、支气管肺炎和原发性非典型肺炎。妊娠合并肺炎并不常见,发生率与 0.44‰~8.47‰,20 世纪 30~70 年代间,其发生率逐年下降,20 世纪 80 年代起妊娠合并肺炎的发生率又有上升趋势。原因可能与近年来人类免疫缺陷病毒(HIV)感染增加、吸毒、免疫抑制剂的大量应用及患慢性呼吸系统疾病人数增加有关。肺炎可发生在孕期任何时间,病情较非孕期妇女严重,病死率在抗生素广泛应用之前,接近 30%,

现降至 4%,重症肺部感染、菌血症、脓胸的发生率亦有所下降,但对病毒性肺炎,母亲的发生率和病死率无明显降低。

一、细菌性肺炎

(一)病因及发病机制

孕期合并肺炎,致病微生物与非孕时无明显不同,常见病原体有肺炎链球菌、溶血性链球菌、流感嗜血杆菌和支原体。孕期由于胸部解剖学的改变及免疫学方面的变化,易发生上呼吸道感染及支气管炎,顺行而导致肺部感染。

(二)病理改变

肺炎链球菌可引起大叶性肺炎、支气管肺炎,其典型病理改变包括充血水肿期、红色肝变期、灰色肝变期、黄色肝变期和溶解消散期。由于抗生素的使用,这种典型的病理分期已不常见。

(三)临床表现

1.症状和体征

细菌性肺炎典型的症状和体征包括突然畏寒、寒战、发热、胸痛、呼吸困难、咳脓痰或铁锈色痰。病侧呼吸运动减弱,叩诊浊音,触及震颤,听诊病变部位有支气管呼吸音,语音增强,可闻及干、湿啰音及胸膜摩擦音,水泡音和捻发音,常有胸膜渗出。

2.实验室检查

白细胞总数升高,中性粒细胞增多,并有核左移或细胞内见中毒颗粒。痰标本涂片可发现革兰氏染色阳性、带荚膜的双球菌。血培养 20%～30% 的患者可以阳性。

3.X 线检查

有典型的改变。

(四)诊断和鉴别诊断

1.诊断

根据典型症状和体征,结合 X 线检查,可作出初步诊断,结合病原菌检测,确诊并不困难。临床表现不典型,病原菌检测是确诊的主要依据。需注意的是孕妇症状和体征在开始时不明显,因此,当有明显上呼吸道症状超过 2 周时,应考虑行胸部 X 片检查。

2.鉴别诊断

应与其他类型肺炎相鉴别,如非典型肺炎、支原体肺炎、病毒性肺炎等。

(五)治疗

1.抗感染治疗

(1)轻症:青霉素 80 万 U 肌内注射,一天 2 次。青霉素过敏者用红霉素 0.25 g 口服,一天 4 次;或头孢菌素Ⅳ号 0.5 g 口服,一天 3 次;或阿奇霉素治疗,第一天口服 500 mg,以后每天 250 mg,连续 4 天。

(2)重症:青霉素 400 万 U 静脉点滴,一天 2 次;或头孢唑林钠(头孢菌素Ⅴ)2.0 g 静脉点滴,一天 3 次。或头孢曲松 2 g 静脉点滴,一天一次,并加红霉素 0.5 g 静脉点滴,6 小时一次。

2.对症治疗

吸氧,监测动脉血气,纠正酸碱平衡、水电解质紊乱,营养支持治疗,镇静退热,化痰止咳。

3.产科处理

严密观察胎心、胎动及宫缩情况,如果治疗及时,无明显产科并发症出现则无需引产。肺炎病情不重时若出现早产情况可以保胎治疗;若病情较重则不必保胎,任其自然分娩。临产后可持续给氧,阴道分娩为宜,第二产程时应避免产妇屏气用力,可以助产,产后继续维持肺功能,应用抗生素至病情恢复。

(六)预防

对孕妇有呼吸道症状者,应仔细询问病史,特别是既往有无呼吸系统疾病史、吸毒、吸烟。注意纠正贫血;检查 HIV。

二、病毒性肺炎

(一)病因及发病机制

流感病毒性肺炎可造成孕妇死亡,应引起重视。病毒来源于急性流感患者的呼吸道分泌物,大多数情况下是通过咳嗽和喷嚏形成的飞沫传入呼吸道所传播,亦可因接触而传播,如通过手与手,甚至污染物引起。流感病毒进入上呼吸道在纤毛柱状上皮细胞内进行复制,借神经氨酸酶作用释放至黏液中,又侵入其他细胞引起感染蔓延,导致上皮细胞变性坏死、脱落。病损一般局限在上呼吸道,少数播散至下呼吸道引起支气管、细支气管和肺泡等部位上皮细胞坏死、脱落、黏膜下层出血、水肿及炎症细胞浸润。病毒性肺炎可造成孕妇死亡,应引起重视。

(二)病理改变

病毒最初累及纤毛柱状上皮细胞,也可累及其他呼吸道细胞,包括肺泡细胞、黏液腺细胞及巨噬细胞,被感染的纤毛上皮细胞出现退行性变包括颗粒形成、空泡形成、细胞肿胀和核固缩,继而坏死和崩解,细胞碎片聚集在气道内,阻塞小气道,出现呼吸道黏膜肿胀,肺泡间隔有显著炎性细胞浸润和水肿,肺泡毛细血管内也可发现伴坏死和出血的纤维蛋白血栓,沿肺泡和肺泡管可见到嗜酸性透明膜。

(三)临床表现

1.症状

病初与单纯性流感相似,常表现为畏寒、发热、头痛、肌痛及关节疼痛,伴有咳嗽,痰少但可带血、咽痛等呼吸道症状。1～2 天后病情加重,出现持续发热,伴咳嗽、呼吸困难、咯血、发绀。流感潜伏期为 1～3 天,流感病毒肺炎常发生于急性流感尚未消退时,无合并症者通常 3 天可恢复,超过 5 天应考虑有合并症的可能。

2.体征

呼吸急促,重者可见鼻翼翕动和肋间肌、肋骨下凹陷。病情严重时,双肺可闻及弥散性水泡音及哮鸣音,偶尔迅速进展,发生心、肺功能衰竭。病程可持续 3～5 周。有的可合并继发性细菌性或混合性肺炎。

3.实验室检查

白细胞计数和中性粒细胞正常或减少。后期白细胞计数可略升高,当白细胞高于 $15×10^9/L$,常提示有继发细菌感染。动脉血气分析显示明显的低氧血症。

4.X 线检查

表现双肺散在絮状阴影或双肺斑点状或小片阴影。

(四)诊断和鉴别诊断

流感流行期间,诊断并不困难,结合患者的症状、体征和 X 线检查,可以作出诊断。确诊有赖于咽拭子病毒分离或血中病毒抗体滴度增加。

鉴别诊断:支原体肺炎、细菌性肺炎、支气管哮喘等。

(五)治疗

(1)抗病毒治疗:口服金刚烷胺,早期使用能防止甲型流感病毒进入细胞。预防感染时必须在发病前给药,治疗患者必须在发病的最初1～2天给药,才能减轻症状,缩短病程。剂量:50～100 mg,一天2次,疗程5～7天。

(2)吸氧。

(3)抗生素治疗,同细菌性肺炎。

(4)对症治疗,卧床休息,多饮水。

(5)产科处理同细菌性肺炎。

(六)预防

(1)接种疫苗。

(2)药物预防:盐酸金刚烷胺对预防甲型流感病毒相关的疾病有效率为70%～100%,主要用于未接种疫苗的高危者,或由于流感病毒抗原变异而使既往接种的疫苗相对失效的患者。

(韦翠玲)

第五节 妊娠合并病毒性肝炎

病毒性肝炎是孕妇并发的最常见的肝脏疾病,妊娠期感染可严重地危害孕妇及胎儿,病原发病率为非妊娠期妇女的6～9倍,急性重型肝炎发生率为非孕期妇女的65.5倍。常见的病原体有甲型(HAV)、乙型(HBV)、丙型(HCV)、丁型(HDV)、戊型(HEV)等肝炎病毒。近年来,还提出己型(HFV)、庚型病毒性肝炎(HGV),以及输血传播病毒(TTV)感染等。这些病毒在一定条件下都可造成严重肝功能损害,甚至肝功能衰竭。对病毒性肝炎孕妇的孕期保健及阻止肝炎病毒的母儿传播已成为围生医学研究的重要课题。

一、病因和分类

(一)甲型病毒性肝炎(viral hepatitis A)

由甲型肝炎病毒(HAV)引起,HAV是一种直径27～28 nm、20面立体对称的微小核糖核酸病毒,病毒表面无包膜,外层为壳蛋白,内部含有单链RNA。病毒基因组由7 478个核苷酸组成,分子量为$2.25×10^8$。病毒耐酸、耐碱、耐热、耐寒能力强,经高热100 ℃5分钟、紫外线照射1小时、1∶400的37 ℃甲醛浸泡72小时等均可灭活。

甲型肝炎主要经粪-口直接传播,病毒存在于受感染的人或动物的肝细胞质、血清、胆汁和粪便中。在甲型肝炎流行地区,绝大多数成人血清中都有甲肝病毒,因此,婴儿在出生后6个月内,由于血清中有来自母体的抗-HAV而不易感染甲型肝炎。

(二)乙型病毒性肝炎(viral hepatitis B)

由乙型肝炎病毒(HBV)引起,孕妇中HBsAg的携带率为5%～10%。妊娠合并乙型肝炎的发病率为0.025%～1.600%,70.3%产科肝病是乙型肝炎,乙型肝炎表面抗原携带孕妇的胎儿宫内感染率为5%～15%。

乙型肝炎病毒又称 Dane 颗粒,因系 Prince 在澳大利亚发现,也称澳大利亚抗原。乙型肝炎病毒是一种直径 42 nm、双层结构的嗜肝 DNA 病毒,由外壳蛋白和核心成分组成。外壳蛋白含有表面抗原(HBsAg)和前 S 基因的产物;核心部分主要包括核心抗原(HBcAg)、e 抗原(HBeAg)、DNA 及 DNA 多聚酶,是乙型肝炎病毒复制部分。

乙型肝炎的传播途径主要有血液传播、唾液传播和母婴垂直传播等。人群中 40%～50% 的慢性 HBsAg 携带者是由母婴传播造成的。母婴垂直传播的主要方式:宫内感染、产时传播和产后传播。

(三)丙型病毒性肝炎(viral hepatitis C)

由丙型肝炎病毒(HCV)引起,HCV 与乙肝病毒的流行病学相似,感染者半数以上发展成为慢性,可能是发生肝硬化和肝癌的原因。

HCV 经血液和血液制品传播是我国丙型肝炎的主要传播途径,据国外报道,90% 以上的输血后肝炎是丙型肝炎,吸毒、性混乱、肾透析和医源性接触都是高危人群,除此之外,仍有 40%～50% 的 HCV 感染无明显的血液及血液制品暴露史,其中母婴传播是研究的热点。

(四)丁型病毒性肝炎(viral hepatitis D)

丁型病毒性肝炎又称 δ 病毒,是一种缺陷的嗜肝 RNA 病毒。病毒直径 38 nm,含 1 678 个核苷酸。HDV 需依赖 HBV 才能复制,常与 HBV 同时感染或在 HBV 携带情况下重叠发生,导致病情加重或慢性化。国内各地的检出率为 1.73%～25.66%。

HDV 主要经输血和血制品、注射和性传播,也存在母婴垂直传播,研究发现,HBV 标志物阴性,HDV 阳性母亲的新生儿也可能有 HDV 感染。

(五)戊型病毒性肝炎(viral hepatitis E)

戊型病毒性肝炎又称流行性或肠道传播的非甲非乙型肝炎。戊型肝炎病毒(HEV)直径 23～37 nm,病毒基因组为正链单股 RNA。

戊肝主要通过粪-口途径传播,输血可能也是一种潜在的传播途径,目前尚未见母婴垂直传播的报道。

(六)其他病毒性肝炎

除以上所列各种病毒性肝炎外,还有 10%～20% 的肝炎患者病原不清,这些肝炎主要有己型病毒性肝炎、庚型病毒性肝炎、单纯疱疹病毒性肝炎和巨细胞病毒性肝炎等。己型病毒性肝炎病情和慢性化程度均不如输血后肝炎严重,目前缺少特异性诊断方法。庚型病毒性肝炎主要通过输血等肠道外途径传播,也可能经母婴和性传播,有待进一步证实。单纯疱疹病毒性肝炎和巨细胞病毒性肝炎文献报道少见。

二、病毒性肝炎对妊娠的影响

(一)对母体的影响

妊娠早期发生病毒性肝炎可使妊娠反应如厌食、恶心、呕吐等症状加重。妊娠晚期由于肝病使醛固酮灭活能力下降,较易发生妊娠高血压综合征,发生率可达 30%。分娩时,由于肝功能受损,凝血因子合成功能减退,易发生产后出血。如为重症肝炎,极易并发 DIC,导致孕产妇死亡。HCV 感染较少增加产科并发症的危险,戊型肝炎暴发流行时,孕妇感染后,可导致流产、死胎、产后出血。妊娠后期易发展为重症肝炎、肝功能衰竭,病死率可达 30%。

妊娠合并病毒性肝炎孕产妇病死率各地报道不同,上海地区为 1.7%～8.1%;武汉地区为

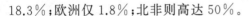

18.3％；欧洲仅 1.8％；北非则高达 50％。

（二）对胎儿的影响

目前尚无 HAV 致畸的报道。

妊娠早期患病毒性肝炎，胎儿畸形率约增高 2 倍。患乙型肝炎和慢性无症状 HBV 携带者的孕妇，均可能导致胎儿畸形、流产、死胎、死产，新生儿窒息率、病死率明显增加，也可能使新生儿成为 HBV 携带者，部分导致慢性肝炎、肝硬化和肝癌。妊娠晚期合并病毒性肝炎时，早产率和围生儿病死率亦明显增高。

（三）母婴传播

1.甲型肝炎

无宫内传播的可能性，分娩时由于吸入羊水可引起新生儿感染及新生儿监护室甲型肝炎的暴发流行。

2.乙型肝炎

乙型肝炎母婴传播可分为宫内感染、产时传播、产后传播。

（1）宫内感染：主要是子宫内经胎盘传播，是母婴传播中重要的途径。脐血 HBV 抗原标志物阳性则表示可能有宫内感染。Sharma 等报道单纯 HBsAg 阳性的孕妇胎儿受感染率为 50％～60％；合并 HBeAg 阳性和抗 HBc 阳性孕妇宫内感染率可达 88％～90％。

HBV 经胎盘感染胎儿的机制：①HBV 使胎盘屏障受损或通透性改变，通过细胞与细胞间的传递方式实现的母血 HBV 经蜕膜毛细血管内皮细胞和蜕膜细胞及绒毛间隙直接感染绒毛滋养层细胞，然后进一步感染绒毛间质细胞，最终感染绒毛毛细血管内皮细胞而造成胎儿宫内感染的发生。②HBV 先感染并复制于胎盘组织。③HBV 患者精子中存在 HBV DNA，提示 HBV 有可能通过生殖细胞垂直传播，父系传播不容忽视。

（2）产时传播：是 HBV 母婴传播的主要途径，约占 50％。其机制可能是分娩时胎儿通过产道吞咽或接触了含有 HBV 的母血、羊水和阴道分泌物，也有学者认为分娩过程中，胎盘绒毛血管破裂，少量血渗透入胎儿血中，引起产时传播。

（3）产后传播：主要与接触母亲唾液、汗液和乳汁有关。HBV 可侵犯淋巴细胞和精细胞等，而早期母乳中有大量淋巴细胞，所以不能排除 HBV DNA 在母乳中整合和复制成 HBV 的可能。当新生儿消化道任何一处黏膜因炎症发生水肿、渗出，导致通透性增加或黏膜直接受损时，母乳中该物质就可能通过毛细血管网进入血液循环而引起乙肝感染。研究发现，当 HBsAg 阳性母亲唾液中 HBsAg 也阳性时，其婴儿的感染率为 22％。母血中乙肝三项阳性者和 HBeAg 及抗-HBc 阳性者因其初乳中 HBV DNA 的阳性率为 100％，故不宜哺乳；血中 HBsAg 及 HBeAg、HBsAg 及抗-HBc 和 HBeAg 阳性者其初乳中排毒率达 75％以上，所以应谨慎哺乳。如果初乳中单纯抗-HBs 和/或抗-HBe 阳性者，因其排毒率为零，可以哺乳。

3.丙型肝炎

有关 HCV 母婴传播的感染率各家报道不一（0～100％），可能与母体血中 HCV RNA 水平不同、研究方法不同、婴儿追踪观察的时间不同等有关。研究证实，孕妇的抗 HCV 可通过胎盘到达婴儿体内，母婴感染的传播可发生于产前妊娠期，即 HCV 感染子宫内胎儿，并定位于胎儿肝脏。研究发现，抗 HCV 或 HCV RNA 任意一项阳性孕妇所分娩的新生儿 HCV 感染率极高，有输血史和丙型肝炎病史者，发生宫内传播的危险性更大。HCV 可能通过宫内感染、分娩过程中感染，也可于产后母乳喂养的过程中感染。

4.其他类型的肝炎

HDV 存在母婴传播,其传播机制可能是经宫内感染,也有可能类似某些 RNA 病毒经生殖细胞传播。目前尚未见 HEV 母婴传播的报道。庚型病毒性肝炎可经母婴传播和性传播,其途径可能是分娩过程或产后哺乳。

三、妊娠对病毒性肝炎的影响

肝脏代谢在妊娠期有别于非妊娠期,一旦受到肝炎病毒侵袭,其损害就较为严重,原因:①妊娠期新陈代谢旺盛,胎儿的呼吸排泄等功能均需母体完成;②肝脏是性激素代谢及灭活的主要场所,孕期内分泌变化所产生的大量性激素需在肝内代谢和灭活,加重肝脏的负担;③妊娠期机体所需热量较非妊娠期高 20%,铁、钙、各种维生素和蛋白质需求量大大增加,若孕妇原有营养不良,则肝功能减退,加重病情;④妊娠期高血压疾病可引起小血管痉挛,使肝、肾血流减少,而肾功能损害,代谢产物排泄受阻,可进一步加重肝损害,若合并肝炎,易致肝细胞大量坏死,诱发重症肝炎;⑤由于妊娠期的生理变化和分娩、手术创伤、麻醉影响、上行感染等因素,不可避免地对已经不健康的肝脏造成再损伤,使孕妇患肝炎较普通人更易发生严重变化;⑥为了适应妊娠的需要,循环系统血液再分配使孕期的肝脏处于相对缺血状态,使原本不健康的肝脏更加雪上加霜甚至不堪重负。所以,肝炎产妇更易加重肝损害,甚至诱发重症肝炎。国内外的资料显示,约 8% 的妊娠肝炎患者发展为重症肝炎,大大高于非孕人群乙型肝炎诱发重症肝炎的发生率(1%～5%)。

四、临床表现

甲型肝炎临床表现均为急性,好发于秋冬季,潜伏期为 2～6 周。前期症状可有发热、厌油、食欲下降、恶心呕吐、乏力、腹胀和肝区疼痛等,一般于 3 周内好转。此后出现黄疸、皮肤瘙痒、肝大,持续 2～6 周或更长。多数病例症状轻且无黄疸。

乙型肝炎分急性乙型肝炎、慢性乙型肝炎、重症肝炎和 HBsAg 病毒携带者。潜伏期一般为 1～6 个月。

急性期妊娠合并乙肝的临床表现出现不能用妊娠反应或其他原因解释的消化道症状,与甲型肝炎类似,但起病更隐匿,前驱症状可能有急性免疫复合物样表现,如皮疹、关节痛等,黄疸出现后症状可缓解。乙型肝炎病程长,5% 左右的患者转为慢性。极少数患者起病急,伴高热、寒战、黄疸等,如病情进行性加重,演变为重症肝炎则黄疸迅速加深,出现肝性脑病症状,凝血机制障碍,危及生命。妊娠时更易发生重症肝炎,尤其是妊娠晚期多见。

其他类型的肝炎临床表现与乙型肝炎类似,症状或轻或重。丙型肝炎的潜伏期为 2～26 周,输血引起者为 2～16 周。丁型肝炎的潜伏期为 4～20 周,多与乙型肝炎同时感染或重叠感染。戊型肝炎与甲肝症状相似,暴发流行时,易感染孕妇,妊娠后期发展为重症肝炎,导致肝功能衰竭,病死率可达 30%。有学者报道,散发性戊型肝炎合并妊娠,起病急,症状轻,临床预后较好,不必因此终止妊娠。

五、诊断

妊娠合并病毒性肝炎的前驱症状与妊娠反应类似,容易被忽视,诊断需要根据病史、症状、体征和实验室检查等综合分析。

（一）病史

要详细了解患者是否有与肝炎患者密切接触史；是否接受输血、血液制品、凝血因子等治疗；是否有吸毒史。

（二）症状和体征

近期内有无其他原因解释的消化道症状、低热、肝区疼痛、不明原因的黄疸。体格检查肝脏肿大、压痛，部分患者可有脾大。重症肝炎出现高热、烦躁、谵妄等症状，黄疸迅速加深，伴有肝性脑病，可危及生命。查体肝浊音界明显减小，有腹水形成。

（三）实验室检查

1.周围血象

急性期白细胞多减低，淋巴细胞相对增多，异常淋巴细胞不超过 10%。急性重型肝炎白细胞总数及中性粒细胞百分比均可显著增多。合并弥散性血管内凝血时，血小板急骤减少，血涂片中可发现形态异常的红细胞。

2.肝功能检查

（1）血清酶活力测定：血清丙氨酸氨基转移酶（ALT），即谷丙转氨酶（GPT）及血清羧门冬氨酸氨基转移酶（AST），即谷草转氨酶（GOT）是临床上常用的检测指标。肝细胞有损害时，ALT增高，为急性肝炎早期诊断的敏感指标之一，其值可高于正常十倍至数十倍，一般于 3～4 周下降至正常。若 ALT 持续数月不降，可能发展为慢性肝炎。急性重型肝炎 ALT 轻度升高，但血清胆红素明显上升，为酶胆分离现象，提示有大量肝细胞坏死。当肝细胞损害时 AST 亦增高，急性肝炎升高显著，慢性肝炎及肝硬化中等升高。急性黄疸出现后很快下降，持续时间不超过 3 周，乙肝则持续较长。AST/ALT 的比值对判断肝细胞损伤有较重要意义。急性重型肝炎时 AST/ALT<1，提示肝细胞有严重坏死。

（2）胆色素代谢功能测定：各类型黄疸时血清胆红素增高，正常时<17 μmol/L，重型肝炎、淤胆型肝炎均明显增高>170 μmol/L，以直接胆红素为主，黄疸消退时胆红素降低。急性肝炎时尿胆红素先于黄疸出现阳性，在黄疸消失前转阴。尿胆原在黄疸前期增加，黄疸出现后因肝内胆红素排出受阻，尿胆原则上减少。

（3）慢性肝炎时白/球蛋白比值倒置或丙种球蛋白增高。麝香草酚浊度及絮状试验、锌浊度试验反映肝实质病变，重症肝炎时氨基酸酶谱中支链氨基酸/芳香族氨基酸比值降至 1.0～1.5。病毒性肝炎合并胆汁淤积时碱性磷酸酶（AKP）及胆固醇测定明显升高。有肝细胞再生时甲胎蛋白（AFP）增高。

3.病原学检查

对临床诊断、治疗、预后及预防等方面有重要意义。最常用且敏感的为酶联免疫法（EIA）及放射免疫法（RIA）检测抗原和抗体。

（1）甲型肝炎：急性期抗-HAV IgM 阳性，抗 HAVIgG 阳性表示既往感染。一般发病第 1 周抗-HAV IgM 阳性，1～2 个月后抗体滴度下降，3～6 个月后消失。感染者粪便免疫电镜可检出 HAV 颗粒。

（2）乙型肝炎：有多种抗原抗体系统。临床常用有乙型肝炎表面抗原 HBsAg、e 抗原 HBeAg 和核心抗原 HBcAg 及其抗体系统。HBsAg 阳性是乙型肝炎的特异性标志，急性期其滴度随病情恢复而下降，慢性及无症状携带者 HBsAg 可长期阳性。HBeAg 阳性表示 HBV 复制，这类患者临床有传染性，抗 HBe 出现则表示 HBV 复制停止。HBcAg 阳性也表示 HBV 复制，慢性

HBV 感染者,抗 HbcAg 可持续阳性。有条件者测前 S_1、前 S_2 和抗前 S_1、抗前 S_2,对早期诊断乙型肝炎和判断转归有重要意义。

(3)丙型肝炎:抗-HCV 阳性出现于感染后期,即使抗体阳性也无法说明现症感染还是既往感染,需结合临床。判断困难时可用反转录聚合酶链反应(RT-PCR)检测 HCVRNA。

(4)丁型肝炎:血清抗-HD 或抗-HD IgM 阳性,或 HDAg 阳性,一般出现在肝炎潜伏期后期和急性期早期;亦可测 HDV RNA,均为 HDV 感染的标志。

(5)戊型肝炎:急性期血清抗-HEV IgM 阳性;或发病早期抗-HEV 阴性,恢复期转为阳性。患者粪便内免疫电镜可检出 HEV 颗粒。

4.其他检测方法

B 超诊断对判断肝硬化、胆管异常、肝内外占位性病变有参考价值;肝活检对确定弥散性肝病变及区别慢性肝炎临床类型有重要意义。

六、鉴别诊断

(一)妊娠剧吐引起的肝损害

妊娠剧吐多发生在妊娠早期,由于反复呕吐,可造成脱水、尿少、酸碱失衡、电解质失调、消瘦和黄疸等。实验室检查血胆红素和转氨酶轻度升高、尿酮体阳性。与病毒性肝炎相比,妊娠剧吐引起的黄疸较轻,经过治疗如补足液体、纠正电解质紊乱和酸中毒后,症状迅速好转。

(二)妊娠高血压综合征引起的肝损害

重度妊高征子痫和先兆子痫常合并肝功能损害,恶心、呕吐、肝区疼痛等临床症状与病毒性肝炎相似。但妊高征症状典型,除有高血压、水肿、蛋白尿和肾损害及眼底小动脉痉挛外,还可有头痛、眩晕、视物模糊与典型子痫抽搐等,部分患者转氨酶升高,但妊娠结束后可迅速恢复。如合并 HELLP 综合征,应伴有溶血、肝酶升高及血小板减少。妊娠期肝炎合并妊高征时,两者易混淆,可检测肝炎病毒抗原抗体帮助鉴别诊断。

(三)妊娠期急性脂肪肝

临床罕见,多发生于妊娠 28~40 周,妊娠高血压综合征、双胎等多见。起病急,以忽然剧烈、持续的呕吐开始,有时伴上腹疼痛及黄疸。1~2 周后,病情迅速恶化,出现弥散性血管内凝血、肾衰竭、低血糖、代谢性酸中毒、肝性脑病、休克等。其主要病理变化为肝小叶弥漫性脂肪变性,但无肝细胞广泛坏死,可与病毒性肝炎鉴别。实验室检查转氨酶轻度升高,血清尿酸、尿素氮增高,直接胆红素明显升高,尿胆红素阴性。B 超为典型的脂肪肝表现,肝区内弥漫的密度增高区,呈雪花状,强弱不均;CT 为肝实质呈均匀一致的密度减低。

(四)妊娠期肝内胆汁淤积综合征

妊娠期肝内胆汁淤积综合征又称妊娠期特发性黄疸、妊娠瘙痒症等,是发生于妊娠中、晚期,以瘙痒和黄疸为特征的疾病。其临床特点为先有皮肤瘙痒,进行性加重,黄疸一般为轻度。分娩后 1~3 天黄疸消退,症状缓解。患者一般情况好,无病毒性肝炎的前驱症状。实验室检查转氨酶正常或轻度升高,血胆红素轻度增加。肝组织活检无明显的实质性肝损害。

(五)药物性肝炎

妊娠期易引起肝损害的药物主要有氯丙嗪、异烟肼、利福平、对氨基水杨酸钠、呋喃妥因、磺胺类、四环素、红霉素、地西泮和巴比妥类药物等。酒精中毒、氟烷、氯仿等吸入也可能引起药物性肝炎。有时起病急,轻度黄疸和转氨酶升高,可伴有皮疹、皮肤瘙痒、蛋白尿、关节痛和嗜酸性粒细胞增多等,停药后可自行消失。诊断时应详细询问病史,尤其是用药史。妊娠期禁用四环素,因其可引起肝脏急性脂肪变,出现恶心呕吐、黄疸、肌肉酸痛、肝肾功能衰竭,并可致死胎、早产等。

七、治疗

原则上与非孕期病毒性肝炎治疗相同,目前尚缺乏特效治疗,治疗应以中西医药结合为主,对没有肯定疗效的药物,应慎重使用,尽量少用药物,以防增加肝脏负担。

(一)一般处理

急性期应充分卧床休息,减轻肝脏负担,以利于肝细胞的修复。黄疸消退症状开始减轻后,逐渐增加活动。合理安排饮食,以高糖、高蛋白和高维生素"三高饮食"为主,对有胆汁淤积或肝性脑病者应限制脂肪和蛋白质。禁用可能造成肝功能损害的药物。

(二)保肝治疗

以对症治疗和辅助恢复肝功能为原则。给予大量的维生素和葡萄糖,口服维生素以维生素C、复合B族维生素或酵母为主。如黄疸较重、凝血酶原时间延长或有出血倾向,可给予维生素K;黄疸持续时间较长者还应增加维生素A。病情较重、食欲较差或有呕吐不能进食者,可以静脉滴注葡萄糖、维生素C。三磷酸腺苷(ATP)、辅酶A和细胞色素等可促进肝细胞的代谢,新鲜血、血浆和人体清蛋白等可改善凝血功能,纠正低蛋白血症起到保肝作用。另外,一些药物如二异丙胺、肝宁、肌苷等也有保肝作用。

(三)免疫调节药物

免疫调节药物糖皮质激素目前仅用于急性重型肝炎、淤胆型肝炎及慢性活动性肝炎。常用药物为泼尼松、泼尼松龙及氟美松(地塞米松)。疗程不宜过长,急性者1~2周;慢性肝炎疗程较长,用药过程中应注意防止并发感染或骨质疏松等,停药时需逐渐减量。转移因子、左旋咪唑、白细胞介素-2(IL-2)、干扰素及干扰素诱导剂等免疫促进剂,效果均不肯定。

(四)抗病毒制剂

近年国外应用白细胞干扰素或基因重组α、β或γ-干扰素或阿糖腺苷或单磷酸阿糖腺苷、阿昔洛韦或去氧阿昔洛韦,单独或与干扰素合用,可使血清HBV-DNA及HBeAg缓慢下降,同时肝内DNA形成及HBeAg减少,病毒停止复制,肝功能渐趋正常。

(五)中医治疗

根据症状辨证施治,以疏肝理气、清热解毒、健脾利湿、活血化瘀的重要治疗为主。黄疸型肝炎需清热、佐以利湿者,可用茵陈蒿汤加味。需利湿佐以清热者可用茵陈五苓散加减。如慢性肝炎、胆汁淤积型肝炎后期等,应以温阳去寒、健脾利湿为主,用茵陈术附汤。如急性、亚急性重型肝炎应以清热解毒、凉血养阴为主,用犀角地黄汤加味等。另外,联苯双酯、强力宁、香菇多糖等中成药也有改善肝细胞功能的作用。

(六)产科处理

1.妊娠期

早期妊娠合并急性甲型肝炎,因HAV无致畸依据,也没有宫内传播的可能性,如病程短、预后好,则原则上可继续妊娠,但有些学者考虑到提高母婴体质,建议人工流产终止妊娠。合并乙型肝炎者,尤其是慢性活动性肝炎,妊娠可使肝脏负担加重,应积极治疗,病情好转后行人工流产。中晚期妊娠合并肝炎则不主张终止妊娠,因终止妊娠时创伤、出血等可加重肝脏负担,使病情恶化,可加强孕期监护,防止妊娠高血压综合征。对个别重症患者,经各种保守治疗无效,病情继续发展时,可考虑终止妊娠。

2.分娩期及产褥期

重点是防治出血和感染。可于妊娠近预产期前一周左右,每天肌内注射维生素 K 20～40 mg,临产后再加用 20 mg 静脉注射。产前应配好新鲜血,做好抢救休克及新生儿窒息的准备,如可经阴分娩,应尽量缩短第二产程,必要时可行产钳或胎头吸引助产。产后要防止胎盘剥离面严重出血,及时使用宫缩剂,必要时给予补液和输血。产时应留脐血做肝功能及抗原的测定。如有产科指征需要行剖宫产时,要做好输血准备。选用大剂量静脉滴注对肝脏影响小的广谱抗生素如氨苄西林、三代头孢类抗生素等防止感染,以免病情恶化。产褥期应密切监测肝功能变化,给予相应的治疗。

3.新生儿的处理

新生儿出生后应隔离 4 周,产妇为甲型肝炎传染期的新生儿,可于出生时及出生后 1 周内各接受 1 次丙种球蛋白注射。急性期禁止哺乳。乙肝等存在垂直传播的肝炎不宜哺乳。

(七)急性重型肝炎的治疗

(1)限制蛋白质,尤其是动物蛋白摄入,每天蛋白质摄入量限制在 0.5 g/(kg·d)以下。给予大量葡萄糖和适量 B 族维生素、维生素 C、维生素 K、维生素 D、维生素 E 及 ATP、辅酶 A 等。口服新霉素、庆大霉素、头孢菌素类抗生素或甲硝唑抑制肠道内细菌,盐水清洁灌肠和食醋保留灌肠清除肠道内积存的蛋白质或血液,减少氨的吸收。

(2)促进肝细胞再生,保护肝脏。①人血清蛋白或血浆:有助于肝细胞再生,提高血浆胶体渗透压,减轻腹水和脑水肿,清蛋白还可结合胆红素,减轻黄疸。每次 5～10 g,每周 2～3 次。输新鲜血浆可补充调理素、补体及多种凝血因子,增强抗感染能力,可与清蛋白交替,每天或隔天 1 次。②胰高血糖素-胰岛素疗法:有防止肝细胞坏死,促进肝细胞再生,改善高氨血症和调整氨基酸代谢失衡的作用。用法:胰高血糖素 1～2 mg 加胰岛素 6～12 个单位,溶于 5％或 10％葡萄糖溶液 250～500 mL 中静脉滴注,2～3 周为 1 个疗程。③其他:近年国内有些医院用新鲜制备的人胎肝细胞悬液治疗重症肝炎,有一定效果。选用精氨酸或天门冬氨酸钾镁,可促进肝细胞再生,控制高胆红素血症。剂量 400 mL 的天门冬氨酸钾镁溶液,加入葡萄糖液中静脉滴注,每天 1～2 次。

(3)控制脑水肿、降低颅内压、治疗肝性脑病:糖皮质激素应用可降低颅内压,改善脑水肿。用 20％甘露醇或 25％山梨醇静脉滴注,脱水效果好。应用以支链氨基酸为主要成分的复合氨基酸液可防止肝性脑病,提供肝细胞的营养素。如 6 氨基酸-520 250 mL 与等量 10％葡萄糖液,内加 L-乙酰谷氨酰胺 500 mg,缓慢滴注,5～7 天为 1 个疗程,主要用于急性重型肝炎肝性脑病。14 氨基酸-800 500 mL 每天应用可预防肝性脑病。左旋多巴可通过血-脑屏障,进入脑组织内衍化为多巴胺,提供正常的神经传递介质,改善神经细胞的功能,促进意识障碍的恢复。可用左旋多巴 100 mg 加多巴脱羧酶抑制剂卡比多巴 20 mg,静脉滴注,每天 1～2 次。

(4)出血及 DIC 的治疗:出血常因多种凝血因子合成减少或 DIC 凝血因子消耗过多所致。可输新鲜血液、血浆;给予维生素 K_1、凝血酶复合因子注射。一旦发生 DIC,应用肝素要慎重,用量一般为 25 mg 静脉点滴,根据患者病情及凝血功能再调整剂量,使用过程应加强凝血时间监测,以防肝素过量出血加剧。临产期间及产后 12 小时内不宜应用肝素,以免发生致命的创面出血。有消化道出血时,可对症服云南白药或西咪替丁(甲氰咪胍)、奥美拉唑等。

（5）改善微循环，防止肾衰竭：可用肝素、654-2 等，能明显改善微循环，减轻肝细胞损伤。川芎嗪注射液有抑制血小板聚集、扩张小血管及增强纤维蛋白溶解等作用；双嘧达莫可抑制血小板聚集及抑制免疫复合物形成的作用；低分子右旋糖苷可改善微循环。

八、预防

病毒性肝炎尚无特异性治疗方法，除乙肝外其他型肝炎也尚无有效主动免疫制剂，故采取以切断传播途径为主的综合防治措施极为重要。

（一）加强宣教和围生期保健

急性期患者应隔离治疗。应特别重视防止医源性传播及医院内感染，产房应将 HBsAg 阳性者床位、产房、产床及器械等严格分开；肝炎流行区孕妇应加强营养，增加抵抗力预防肝炎的发生。对最近接触过甲型肝炎的孕妇应给予丙种球蛋白。患肝炎妇女应于肝炎痊愈后半年、最好 2 年后怀孕。HBsAg 及 HBeAg 阳性孕妇分娩时应严格实行消毒隔离制度，缩短产程、防止胎儿窘迫、羊水吸入及软产道裂伤。

（二）免疫预防

甲型肝炎灭毒活疫苗可对 1 岁以上的儿童或成人预防接种，如注射过丙种球蛋白，应于 8 周后再注射。

乙型肝炎免疫球蛋白（HBIG）是高效价的抗 HBV 免疫球蛋白，可使母亲或新生儿获得被动免疫，是预防乙肝感染有效的措施。产前 3 个月每月给 HBsAg 携带孕妇肌内注射 HBIG，可使其新生儿的官内感染明显减少，随访无不良反应。新生儿注射时间最好在生后 24 小时以内，一般不超过 48 小时。注射次数多效果好，可每月注射一次，共 2～3 次，剂量每次 0.5 mL/kg，或每次 1～2 mL。意外暴露者应急注射一般为 1～2 mL。最后 1 次同时开始注射乙肝疫苗。乙肝疫苗有血源疫苗及基因重组疫苗两种。基因重组疫苗免疫原性优于血源性疫苗。两种疫苗的安全性、免疫原性、保护性及产生抗体持久性相似。疫苗的免疫对象以 HBV 携带者、已暴露于 HBV 的易感者及其新生儿为主，保护率可达 80％。对 HBsAg 及 HBeAg 均阳性母亲的新生儿联合使用 HBIG 可提高保护率达 95％。全程免疫后抗体生成不好者可再加强免疫一次。HCV DNA 疫苗的研制尚停留在动物试验基础上，但可用来源安全可靠的丙种球蛋白对抗-HCV 阳性母亲的婴儿在 1 岁前进行被动免疫。丁、戊等型肝炎尚无疫苗。

（韦翠玲）

第六节　妊娠合并胆汁淤积症

妊娠期肝内胆汁淤积症（intrahepatic cholestasis of pregnancy，ICP）主要发生在妊娠晚期，少数发生在妊娠中期，以皮肤瘙痒和胆酸高值为特征，主要危及胎儿。发病率为 0.8％～12.0％，有明显的地域和种族差异，智利发病率最高，国内无确切的 ICP 流行病学资料。

一、病因

目前尚不清楚，可能与雌激素、遗传及环境等因素有关。

(一)雌激素作用

妊娠期体内雌激素水平大幅度增加。雌激素可使 Na^+-K^+-ATP 酶活性下降,能量提供减少,导致胆酸代谢障碍;可使肝细胞膜中胆固醇与磷脂比例上升,流动性降低,从而影响了对胆酸的通透性,使胆汁流出受阻;作用于肝细胞内雌激素受体,改变肝细胞蛋白质的合成,导致胆汁回流增加。上述因素综合作用可能导致 ICP 的发生。临床研究发现:①高雌激素水平的双胎妊娠 ICP 的发病率明显高于单胎妊娠,但三胎妊娠与 ICP 的关系尚有待进一步明确;②ICP 仅在孕妇中发生,并在产后迅速消失;③应用避孕药或孕激素的妇女发生的胆汁淤积性肝炎类似于 ICP 的临床表现,但测定 ICP 血中雌、孕激素与正常妊娠一样平行增加,且雌、孕激素的合成是正常的,提示 ICP 可能是雌激素代谢异常及肝脏对雌激素的高敏感性所致。

(二)遗传与环境因素

流行病学研究发现,世界各地 ICP 发病率明显不同,并且在母亲或姐妹中有 ICP 病史的孕妇 ICP 发病率明显增高,其完全外显的特性及母婴直接传播的特性,符合孟德尔显性遗传规律,表明遗传及环境因素在 ICP 发生中起一定作用。

二、对母儿的影响

(一)对孕妇的影响

ICP 患者脂溶性维生素 K 的吸收减少,致使凝血功能异常,导致产后出血,也可发生糖、脂代谢紊乱。

(二)对胎儿、新生儿的影响

由于胆汁酸毒性作用,使围生儿发病率和病死率明显升高。可发生胎膜早破、胎儿窘迫、自发性早产或孕期羊水胎粪污染。此外,尚有胎儿生长受限、妊娠晚期不能预测的胎儿突然死亡、新生儿颅内出血、新生儿神经系统后遗症等。

三、临床表现

(一)症状

多数患者首发症状为妊娠晚期发生无皮肤损伤的瘙痒,约 80% 患者在孕 30 周后出现,有的甚至更早。瘙痒程度不一,常呈持续性,白天轻,夜间加剧。瘙痒一般先从手掌和脚掌开始,然后逐渐向肢体近端延伸甚至可发展到面部,但极少侵及黏膜,这种瘙痒症状于分娩后数小时或数日内迅速消失。严重瘙痒时引起失眠和疲劳、恶心、呕吐、食欲减退及脂肪痢。

(二)体征

四肢皮肤可见抓痕;20%～50% 患者在瘙痒发生数日至数周内出现轻度黄疸,部分病例黄疸与瘙痒同时发生,于分娩后数日内消退。同时伴尿色加深等高胆红素血症表现,ICP 孕妇有无黄疸与胎儿预后关系密切,有黄疸者羊水粪染、新生儿窒息及围生儿病死率均显著增加。无急慢性肝病体征,肝大但质地软,有轻压痛。

四、诊断

确诊依靠实验室检查。

(一)血清胆酸

胆汁中的胆酸主要是甘胆酸(CG)及牛磺酸,其比值为 3∶1,临床上常通过检测血清中 CG

值了解胆酸水平。ICP 患者血甘胆酸浓度在 30 周时突然升高为正常水平的 100 倍左右,并持续至产后下降,5~8 周后恢复正常。血清胆酸升高是 ICP 最主要的特异性证据。在瘙痒症状出现或转氨酶升高前数周血清胆酸已升高,且其值越高,病情越严重,出现瘙痒时间越早,因此,测定孕妇血清甘胆酸不但是早期诊断 ICP 最敏感的方法,对判断病情严重程度和及时监护、处理均有参考价值。

(二)肝功能

大多数 ICP 患者的门冬氨酸转氨酶(AST)、丙氨酸转氨酶(ALT)轻至中度升高,为正常水平的 2~10 倍,ALT 较 AST 更敏感;部分患者血清胆红素轻至中度升高,很少超过 85.5 μmol/L,其中直接胆红素占 50% 以上。

(三)产后胎盘病理检查

ICP 可见母体面、胎儿面及羊膜均呈不同程度的黄色和灰色斑块,绒毛膜板及羊膜有胆盐沉积,滋养细胞肿胀、数量增多,绒毛基质水肿,间隙狭窄。

五、鉴别诊断

诊断 ICP 需排除其他能引起瘙痒、黄疸和肝功能异常的疾病。ICP 患者无发热、急性上腹痛等肝炎的一般表现,如果患者出现剧烈呕吐、精神症状或高血压,则应考虑为妊娠急性脂肪肝和先兆子痫。分娩后 ICP 患者所有症状消失,实验室检查异常结果恢复正常,否则需考虑其他原因引起的胆汁淤积。

六、治疗

ICP 治疗的目的是缓解瘙痒症状,恢复肝功能,降低血胆酸水平,改善妊娠结局。重点是胎儿宫内安危监护,及时发现胎儿宫内缺氧并采取措施。

(一)一般处理

适当卧床休息,取左侧卧位增加胎盘血流量,间断吸氧、给予高渗葡萄糖液、维生素类及能量,既保肝又可提高胎儿对缺氧的耐受性。定期检测肝功能、血甘胆酸、胆红素。

(二)药物治疗

可使孕妇临床症状减轻、胆汁淤积的生化指标和围生儿预后改善,常用的药物如下。

1.考来烯胺

能与肠道内胆酸和其他有机离子结合后形成不被吸收的复合物从粪便中排出,从而阻断胆酸的肝肠循环,降低血清胆酸的浓度,有助于减轻瘙痒症状,但不能改善生化参数异常及胎儿预后。用量每次 4 g,每天 2~3 次口服。由于考来烯胺影响脂溶性维生素 K、脂肪和其他脂溶性维生素吸收,可使凝血酶原时间延长,可发生脂肪痢,因此,用药同时应补充维生素 K 和其他脂溶性维生素。

2.苯巴比妥

此药可诱导酶活性和产生细胞素 P_{450},增加胆酸盐流量,改善瘙痒症状;可使肝细胞微粒体与葡萄糖醛酸结合,降低血清胆酸水平;但生化参数变化不明显,一般用量为每次 0.03 g,每天 3 次口服,可连用 2~3 周。

3.地塞米松

可诱导酶活性,能通过胎盘减少胎儿肾上腺脱氢表雄酮的分泌,降低雌激素的产生而减轻胆汁淤积并能促进胎肺成熟,从而降低高胆酸血症所致的死胎及早产所引起的新生儿呼吸窘迫综合征。一般用量为每天 12 mg 口服,连用 7 天,后 3 天逐渐减量直至停药。

4.熊去氧胆酸

人体内一种内源性胆酸,服用后抑制肠道对疏水性胆酸的重吸收从而改善肝功能,降低胆酸水平,改善胎儿胎盘单位的代谢环境,延长胎龄。用法为 15 mg/(kg·d),分 3 次口服,共20 天,ICP 瘙痒症状和生化指标均有明显改善。停药后症状和生化指标若有波动,继续用药仍有效。

(三)产科处理

1.产前监护

妊娠晚期加强监护,尽可能防止胎儿突然死亡。从孕 34 周开始每周行 NST 试验,警惕基线胎心率变异消失,以便及时发现慢性胎儿宫内缺氧;每天测胎动,若 12 小时内胎动少于 10 次应考虑胎儿有宫内窘迫;定期行 B 超检查,警惕羊水过少的发生。

2.适时终止妊娠

(1)终止妊娠指征:足月后尽早终止妊娠可以避免继续待产突然出现的死胎风险。孕妇出现黄疸症状,胎龄已达 36 周;羊水量逐渐减少;无黄疸妊娠已足月或胎肺已成熟。

(2)终止妊娠方式:以剖宫产结束分娩为宜,因经阴道分娩可加重胎儿缺氧,甚至导致死亡,亦有发生新生儿颅内出血的危险。

(韦翠玲)

第七节　妊娠合并肠梗阻

妊娠合并肠梗阻是腹部外科一种少见疾病,其发病率为 0.15%～0.18%,由于妊娠子宫的影响,顾虑到放射线对胎儿的影响,常常使诊断及手术延误,导致孕产妇及围生儿死亡。

一、发病机制

由于妊娠期增大的子宫,推挤肠襻,加上以往手术的粘连,肠管受挤压或扭转,形成梗阻;或因肠系膜过短或过长,受妊娠子宫挤压,使小肠顺时针扭转,而发生梗阻。妊娠合并粘连性肠梗阻占 55%;其次是肠扭转,约占 25%;肠套叠 5%;疝、恶性肿瘤、阑尾炎占 5%;其他占 10%。

二、临床表现

(一)诱因

(1)孕中期子宫升入腹腔。

(2)近足月,胎头入盆,增大的子宫挤压、牵扯肠襻(约占 52.9%)。

(3)产褥期,子宫体积突然减小,肠襻急剧移位而引起肠扭转(约占 8.2%)。

(二)临床症状

(1)突发腹绞痛,阵发性加重,约占 85%。小肠梗阻时,腹痛间隔时间 4～5 分钟;大肠梗阻时,腹痛间隔时间 10～15 分钟。当阵发性腹痛改为持续性剧痛时,应警惕肠绞窄。

(2)呕吐:高位小肠梗阻早期可出现剧烈呕吐(80%);梗阻发生在 Vater 壶腹远侧,可呕吐胆

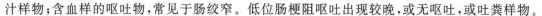

汁样物；含血样的呕吐物，常见于肠绞窄。低位肠梗阻呕吐出现较晚，或无呕吐，或吐粪样物。

（3）一般排气、排便停止，但有排便、排气，也不能排除肠梗阻。肠套叠或乙状结肠扭转时，可出现血便。

（三）体征

（1）腹部可见肠形或肠蠕动波。

（2）腹部压痛，反跳痛，肌紧张，或偶可触及香肠样包块。

（3）腹胀如鼓，多出现在大肠梗阻；而小肠梗阻出现的较晚或无明显肠扩张；当肠绞窄，肠坏死，出现渗出时，可有移动性浊音。

（4）听诊时，可发现肠鸣音减弱或消失，或呈高调金属音。

（5）严重时可出现体温升高、脉搏加快、呼吸深而急促、唇发绀、血压下降、四肢冰冷、无尿等中毒性休克征象。

三、诊断及鉴别诊断

（一）诊断

孕早、中期，子宫增大尚未充满腹腔，腹部体征还可明显；当孕晚期子宫充满腹腔时，常掩盖症状，使体征不明显。因此，应详细询问病史，仔细检查腹部，结合辅助检查，综合分析诊断。

肠梗阻本身诊断并不困难，但由于妊娠这一生理过程的干扰，影响了诊断的及时和正确性，原因：①妊娠期肠梗阻主要症状为腹痛、腹胀、呕吐与便秘，正常妊娠时也可出现这些症状，易被混淆而漏诊。②妊娠时顾虑放射线对母婴的潜在影响，产妇及家属难以接受腹部平片的检查，导致诊断的延误。③子宫增大和肠管的移位，使肠梗阻体征不明显，需与妇产科急腹症，如子宫破裂、附件肿物的扭转或破裂、子宫肌瘤变性、妊娠剧烈呕吐等鉴别，甚至误认为晚期流产、隐匿型胎盘早剥或其他内科疾病。因此，对于妊娠后半期出现反复呕吐、腹痛、腹胀，要想到妊娠合并肠梗阻等外科疾病的可能。腹部超声检查能在早期发现肠管扩张和积液现象，如"同心圆样"改变、"套筒枪样杯口征"值得重视。④血磷的测定、腹腔液内肌酸激酶测定有助于肠绞窄的诊断。

引起梗阻的原因较多，肠粘连是最常见病因，其次是肠扭转和肿瘤。近年来，随着孕妇年龄的增大，消化道肿瘤及妇科肿瘤所导致的肠梗阻日益受到关注。

（二）辅助检查

（1）X线腹部透视或平片，可见梗阻以上部位的肠管积液或积气，必要时在6小时后再次复查腹部X线片，以动态观察病情的发展以辅助诊断。

（2）当出现肠坏死时，可以有白细胞的升高及核左移。

（3）病情严重时，可有水电平衡紊乱表现；肠系膜血管栓塞时，可出现血纤维蛋白原的下降。

（三）鉴别诊断

需与妊娠剧吐、临产、隐性胎盘早剥、子宫破裂、早产、急性羊水过多等产科并发症，附件肿物扭转或破裂、子宫肌瘤变性、急性胰腺炎、肾盂肾炎、胃肠炎、阑尾炎或胆管炎等急腹症鉴别。

四、治疗

妊娠合并肠梗阻的治疗关键取决于肠梗阻的种类、严重程度和发生时间，其治疗原则如下。①妊娠早期：经非手术治疗后，情况好转、梗阻解除者，可继续妊娠。保守治疗无效时，可在终止妊娠后剖腹探查。②妊娠中期：先非手术治疗，无效时应及早手术。手术力求操作轻，尽量减少对妊娠子宫的刺激,术后积极保胎,避免晚期流产的发生。③妊娠晚期:在非手术治疗的同时,积极促胎肺成熟,一旦病情保守无效时,可先行剖宫产,再行手术,新生儿按早产婴处理。

(一)非手术治疗

(1)适用于麻痹性肠梗阻及少数单纯性肠梗阻。

(2)在诊断尚未明确时,禁用泻药和止痛药。

(3)胃肠减压,纠正水电解质平衡紊乱。

(4)必要时可输血或血浆,应用抗生素预防感染。

(5)注意排除肿瘤的诊断。

(二)手术治疗

1.手术指征

(1)保守治疗 24～48 小时,症状仍不缓解者或有加重趋势。

(2)确诊或疑有肠绞窄。

(3)诊断合并肿瘤性梗阻时应及时行手术探查。

2.手术方式

腹部纵切口,术中仔细检查全部肠管,松解粘连部分,切除坏死肠管或肿物。

3.术前后处理

(1)胃肠减压,纠正水、电解质平衡。

(2)抗生素治疗预防感染。

(3)可继续妊娠者,积极保胎。

4.假性肠梗阻(Ogilvie 综合征)

由结肠功能紊乱所致的非器质性肠梗阻,是妊娠合并肠梗阻的一种特殊形式,可发生在阴道分娩或剖宫产后,可伴有孕晚期便秘,表现为结肠麻痹性梗阻伴盲肠扩张,可发生肠破裂。症状同肠梗阻,X 线示右结肠过度胀气直至脾区,但远端无机械性梗阻存在。当结肠扩张达 10～12 cm 时,易穿孔致感染、休克、死亡。先保守治疗,抗炎、胃肠减压、补充清蛋白及通便排气治疗,静脉缓慢推注新斯的明 2 mg,能起到一定减压效果。保守治疗 72 小时无效或 X 线提示结肠扩张达临界值时,应行手术治疗。可行结肠镜减压术,若疑腹膜炎时,则是腹腔镜手术指征。

五、预后

妊娠合并肠梗阻预后,取决于诊断是否及时、治疗是否得当、手术决定是否果断及时、手术前准备是否充分。Perdue 等报道,孕产妇病死率为 6%,胎儿病死率 26%。

(韦翠玲)

第八节　妊娠合并尿路感染

尿路感染是妊娠期最常见的内科并发症,如未予以适当治疗,将危及母儿的健康。无症状菌尿是最常见的尿路感染类型,2%～11%的孕妇被诊断有无症状性菌尿,但多数学者报道妊娠期无症状菌尿之发病率为 4%～7%。有症状的尿路感染,如妊娠期膀胱炎、急性肾盂肾炎,其发病率分别为 1.3% 和 1%。Kass 建立了无症状菌尿的诊断原则,并证实无症状菌尿是发生急性肾盂肾炎的最主要的危险因素。在安慰剂及对照研究中,Kass 注意到接受安慰剂的菌尿孕妇,其新生儿病死率和早产率高于无菌尿或接受治疗的菌尿孕妇的 2~3 倍。

一、妊娠期无症状菌尿

尿道内有细菌生长而无临床症状称为无症状菌尿。孕妇患无症状菌尿占 4%~7%。无症状菌尿引起有症状性肾盂肾炎之发病率为 20%~40%,因此其为肾盂肾炎之前提条件。菌尿的诊断标准是指在合格的外阴清洁后,取中段尿培养,每毫升含细菌数超过 10 万时,或上述标本的培养中菌落计数持续在 10 000/mL 以上,或任何导尿、膀胱穿刺标本中出现致病菌时,始可诊断。培养的细菌多数为大肠埃希菌、链球菌、变形杆菌,葡萄球菌或绿脓杆菌较少见。

妊娠期无症状菌尿与妊娠的关系:①Kass 报道孕妇无症状菌尿可导致早产,经抗生素治疗后,可明显降低早产及围生儿病死率。②Mcfadyen 等报道有菌尿的孕妇的妊娠高血压发生率为无菌尿孕妇的 2 倍。③据报道有菌尿的孕妇多伴有贫血,这是由于红细胞破坏增多而产生减少之故,但以上观点均有着不同意见,认为无症状菌尿与早产、妊娠高血压及贫血之间无相互关系。总之孕期无症状菌尿,在分娩后往往持续有菌尿,也提示了其中许多妇女确有肾实质的累及。Kass 发现有 40% 未治疗的无症状菌尿孕妇,以后发生了肾盂肾炎。

可根据药物敏感试验选择治疗。根据作者经验用呋喃妥因 100 mg,每晚睡前服用 1 次,共 10 天,往往有效。表中所有治疗方案的复发率约 30%。如根除菌尿失败,表明有隐蔽的上尿路感染,而需要较长期的治疗。对于复发,作者曾成功应用呋喃妥因 100 mg,睡前服用 1 次,共 21 天。对于持续和频繁的菌尿复发孕妇,在孕期余下的时间内抑菌治疗为给呋喃妥因 100 mg,睡前 1 次。这种方案曾证实非常安全,虽然呋喃妥因罕见引起急性肺部反应,但停药后消退。

早孕时常规做中段尿培养作为菌尿的筛选及药物敏感试验。无症状菌尿患者治疗后必须长期随访,在产后 6 周应做尿培养,并每半年至一年随访检查,以预防复发。妊娠期应尽量减少导尿次数,以免引起尿路感染诱发急性肾盂肾炎,导尿时要注意无菌操作。

二、妊娠期膀胱炎和尿道炎

急性膀胱炎是有症状的下尿路感染。妊娠期发病率约 1.3%。34% 患者细菌培养筛查为阴性。最常见的症状为排尿困难、尿急、尿频以及耻骨上压迫感。诊断根据病史、血尿、脓尿以及尿培养单种尿路病原体 $>1 \times 10^4$/mL。最常见的致病菌包括大肠埃希菌和克雷伯杆菌。虽然膀胱炎往往无合并症,但由于上升性感染可累及上泌尿道。急性肾盂肾炎的孕妇,有 40% 以前为有症状的下尿路感染。

膀胱炎的妇女对任一治疗措施均有效。当有隐蔽的菌尿,3 天疗法往往 90% 有效。单次剂量疗法对非孕妇和孕妇效果均差,如果使用单次剂量疗法,则必须排除同时伴有的肾盂肾炎。

治疗结束后做尿培养,以证实致病菌是否已根除。急性膀胱炎复发率较低,为 17%;无症状菌尿复发率为 30%;肾盂肾炎可高达 60%。

当尿频、尿急、尿痛,有脓尿而尿培养无细菌生长时可能是泌尿生殖道常见的沙眼衣原体引起尿道炎的结果。此时往往同时存在粘脓性宫颈炎,红霉素治疗有效。

三、妊娠期急性肾盂肾炎

急性肾盂肾炎是妊娠期最常见而严重的内科并发症之一,占孕妇的 1％～2％。其中2/3 发生于过去有菌尿病史者,而 1/3 在妊娠期无菌尿者。一般是双侧性的,如果是单侧性时,则以右侧为主。与菌尿及膀胱炎的不同,妊娠期急性肾盂肾炎其危险性明显增加。妊娠期由于尿路的相对性梗阻引起尿液排空延迟及菌尿;其次孕妇尿中含有营养物质,葡萄糖尿及氨基酸尿利于病菌的繁殖。妊娠期急性肾盂肾炎发病有若干倾向因素而与无症状菌尿相同,其中细菌的黏附性对妊娠期发生急性肾盂肾炎起了主要作用。虽然其准确的机制不清,但 Stenguist 等报道妊娠期急性肾盂肾炎与孕妇无症状菌尿相比较,急性肾盂肾炎细菌培养,P 菌毛大肠埃希菌株占优势。

妊娠期急性肾盂肾炎多数发生在孕中、晚期。Gilstrap 等报道 656 例妊娠期急性肾盂肾炎,其中482 例(73％)发生在产前期;而发生于孕期的 9％发生在孕早期,46％发生在孕中期,45％发生在孕晚期,而这与随着妊娠期的进展,继发于相对性尿路梗阻及尿液淤滞增加有关。

Mabie 等强调,尿脓毒症是妊娠期脓毒性休克的主要原因。而尿脓毒症与早产婴脑瘫发生率增加有关。

(一)诊断

1.症状与体征

急性期高热可达 40 ℃、畏寒、寒战、全身不适、恶心、呕吐、食欲缺乏。尿频、尿痛、季肋部痛和腰痛、肋椎角叩痛。轻症者,仅有腰酸痛、低热、尿频及排尿困难等症状。Gilstrap 等报道的 656 例妊娠期急性肾盂肾炎,85％患者体温≥38 ℃,12％患者体温≥40 ℃;而且 54％有右侧肋椎角叩痛,27％为双侧叩痛,16％为左侧叩痛。

2.尿常规及细菌培养

尿色一般无变化,如为脓尿则呈混浊;尿沉渣可见白细胞满视野、白细胞管型,红细胞每高倍视野可超过 10 个。细菌培养多数为阳性,尿路感染常见之病原菌为大肠埃希菌,占 75％～85％;其次为副大肠埃希菌、变形杆菌、产气荚膜杆菌、葡萄球菌及粪链球菌,绿脓杆菌少见。如细菌培养阳性应做药敏试验。如尿细菌培养为阴性,应想到患者是否已使用过抗生素,因为许多肾盂肾炎患者以前曾有过尿路感染,故可能患者已自行开始抗生素治疗,即使抗生素单次口服剂量,也可使尿细菌培养阴性。

3.血白细胞计数

变动范围很大,可从正常升高至≥$17×10^9$/L。

4.其他实验室检查

(1)血清肌酐在约 20％急性肾盂肾炎孕妇中可升高,而同时有 24 小时尿肌酐清除率下降。

(2)有些患者出现血细胞比容下降。

5.血培养

对体温越过 39 ℃者须做血培养,如阳性应进一步做分离培养及药敏试验。对血培养阳性者应注意可能发生败血症休克及 DIC。

(二)对母儿的不良影响

1.孕妇的影响

妊娠期急性肾盂肾炎可以引起多器官系统功能障碍(multple organ dysfunction syndrome, MODS)。

2.胎婴儿的影响

妊娠期急性肾盂肾炎,低体重儿及早产儿的发生率增加。Gilstrap 等报道急性肾盂肾炎孕妇其新生儿约有 15％体重低于 2 500 g,但与无急性肾盂肾炎的对照组比较,其新生儿平均体重无明显差别。

(三)治疗

(1)急性肾盂肾炎均应住院治疗。孕妇应卧床休息,并取侧卧位,以左侧卧位为主,减少子宫对输尿管的压迫,使尿液引流通畅。

(2)持续高热时要积极采取降温措施,妊娠早期发病可引起胎儿神经系统发育障碍,无脑儿发生率远较正常妊娠者发生率高;控制高热也减少了流产、早产的危险。

(3)鼓励孕妇多饮水以稀释尿液,每天保持尿量达 2 000 mL 以上;但急性肾盂肾炎患者,多数有恶心、呕吐、脱水,并且不能耐受口服液体及药物,故应给予补液及胃肠外给药。

(4)监护母儿情况,定期检测母体生命体征,包括血压、呼吸、脉搏及尿量,监护宫内胎儿情况、胎心及 B 超生物物理评分。

(5)抗生素治疗:应给予有效的抗生素治疗。经尿或血培养发现致病菌和药敏试验指导合理用药。目前已不建议单用氨苄西林,许多尿路致病菌,如大肠埃希菌对氨苄西林是耐药的。庆大霉素或其他的氨基糖苷类抗生素也应慎用,虽然这些抗生素对胎儿的毒害作用很低,但易引起暂时性的肾功能障碍。选用头孢菌素类及较新的广谱青霉素,治愈率可达 85％～90％。一般应持续用药 10～14 天。疗程结束后每周或定期尿培养。

(6)对急性肾盂肾炎发生多器官功能障碍时,给以积极的支持疗法。

(四)随访

出院后,患者应定期在门诊随访,Gilstrap 报道复发率约为 25％。对一些不能门诊随访的患者,可在整个妊娠期应给予持续抗生素抑制治疗,Harris 报道接受持续抗生素抑制治疗的患者复发率仅 3％,而未接受抑制治疗患者的复发率为 60％;Hankins 报道应用呋喃妥因胶囊 100 mg,每晚一次口服,可得满意的效果。

(五)预后

妊娠期急性肾盂肾炎或经常有尿路感染的患者,最后多数发现有尿路异常。Whalley 及 Freedman 发现这些患者复发率或 X 线检查异常可多达 27％～37％。Gilstrap 等报道 208 例急性肾盂肾炎妇女随访 8～13 年,其中 41％在非妊娠期时因有症状尿路感染治疗过 1 次或多次,而这些患者以后妊娠时,有 38％在孕期又有尿路感染。Freedman 认为这些患者虽然经常复发或存在尿路异常,但仍少见有终末期肾功能不全。

四、妊娠期慢性肾盂肾炎

一般症状较急性期轻,甚至可表现为无症状菌尿,半数以上患者有急性肾盂肾炎史,以后出现易疲乏、轻度厌食,不规则低热及腰酸、腰痛等。尿路症状可有轻度尿频及小便混浊等。病情较严重者可出现肾功能不全。慢性肾盂肾炎的诊断,往往只有在产后当尿路的生理性扩张消失后(产后 6 周以后)进行静脉肾盂造影才能诊断。

主要在于积极治疗急性肾盂肾炎,以免成为慢性肾盂肾炎;尿细菌检查阳性时应按急性肾盂肾炎治疗;若患者有肾功能减退,勿选用对肾脏有毒性的抗生素。

（韦翠玲）

第九节　妊娠合并肾衰竭

肾衰竭(或肾功能不全)分为急性和慢性。一般而言,因肾脏疾病已致肾功能受损,特别是同时有高血压者已不宜妊娠。为保护其生命安全,已妊娠者亦应早期终止。否则,即使侥幸生出活婴,母亲存活者极少,因为通过持续血液透析维持妊娠成功者实属罕见。本节重点介绍妊娠与急性肾衰竭。

急性肾衰竭(acute renal failure,ARF)是由于多种病因引起的肾功能急剧进行性减退而出现的临床综合征。主要表现为氮质废物血肌酐和尿素氮升高,水、电解质和酸碱平衡紊乱,及全身各系统并发症。常伴有少尿(<400 mL/d),但也可以无少尿表现。尿量无明显变化或有尿量增多,肌酐和尿素氮呈进行性增加,尿浓缩功能障碍,可诊断为急性非少尿型肾衰竭(acute nonoliguric renal failure,ANORF)。

一、妊娠与急性非少尿型肾衰竭

妊娠期 ARF 的发生率为 1/2 000~1/1 000,病死率高达 33.8%,是一种严重的产科并发症。近年来由于感染性流产的减少和产前监护加强,妊娠期 ARF 的发生率明显下降。但随着诊断和治疗的进展,ARF 的诊断也在变化。一般认为,少尿是 ARF 的主要特征,对非少尿状态常未引起重视。

(一)病因与病理变化

各种肾前性、肾性和肾后性氮质血症,均可表现为 ANORF,产科 ARF 以肾前性和肾性多见,主要病理改变为急性肾小管坏死及肾皮质坏死,但非少尿型较少尿型为轻。

氨基糖苷类等肾毒性药物的广泛应用,是引起 ANORF 最常见的原因,预防性应用利尿剂和肾血管扩张剂及积极补液也是 ANORF 发病率增加的原因。

急性肾小管坏死(acute tubular necrosis,ATN)主要由肾缺血和急性肾中毒引起。急性肾缺血多由肾前性因素演变而来,妊娠剧吐引起严重脱水,前置胎盘、胎盘早剥和产后出血等妊娠期并发症可使血压下降,有效循环血量减少,引起 ATN。急性肾毒性包括外源性毒素(生物毒素、化学毒素、抗菌药物、造影剂等)和内源性毒素(血红蛋白、肌红蛋白等)。庆大霉素和妥布霉素所致 ATN 常表现 ANORF,早期无明显症状常被临床医师忽视。如合并先兆子痫、胎盘早剥和发生感染性流产伴有弥散性血管内凝血的病例,会接着发生严重的肾皮质坏死。急性肾皮质坏死占 ARF 的 10%~30%。此时,如能尽快恢复肾的灌注,可迅速改善肾脏状态,不引起永久性损害。

(二)临床表现和诊断依据

妊娠期 GFR 和肾血浆流量比非孕妇女增加 30%~50%,可使尿素氮、肌酐的滤过增多致血清中的值比非孕时减少约 1/3。故血浆尿素氮(BUN)和肌酐(Cr)在正常范围即已有肾功能的异常改变。若 BUN>4.64 mmol/L 和 Cr>70.7 μmol/L,尿酸>267.8 μmol/L 时,应考虑肾功能异常;如动态监测肾功能改变,BUN 每天增高 3.57 mmol/L,Cr 每天增高 44.2 μmol/L 伴尿常规异常,提示 ARF,此时尿诊断指数有助于诊断,尤其是滤过钠排泄分数(FE-Na)最有诊断价值。

ANORF 患者虽然尿量正常甚至增多,但 GFR 极度降低,肾缺血后的非少尿状态是以早期发生肾血管功能不良,而后肾血浆流量减少及肾小球毛细血管滤过压减少为特征,肾脏浓缩作用的缺陷是由于不能产生高张性间质和集合管对血管升压素反应的损害。

ANORF 的全过程无少尿状态,即使在早期少尿,由于接受强力利尿剂及肾血管扩张剂仍可转变为非少尿状态,故易漏诊。尽管患者尿量正常,但仍存在肌酐和尿素氮的进行性增加及水电解质平衡失调。故孕妇凡有肾功能损害高危因素者,无论其尿量多少,均应加强监测血尿素氮及肌酐。

(三)处理

加强孕期检查,防止妊娠并发症的发生。

(1)病因治疗及支持疗法:对产科原发疾病进行治疗,积极补充血容量,增加有效循环血量减少肾缺血,防止肾脏发生不可逆损害。停止使用肾毒性药物,纠正贫血及低蛋白血症,同时改善全身状况,予以低蛋白、高热量饮食,并限制钾盐的摄入。

(2)呋塞米和扩血管药物的应用:在扩容同时使用利尿剂,既可改善肾脏血液循环,提高肾小球滤过率,增加尿液形成,又可将过多血容量及回吸收的组织间液经肾脏排出,可改善预后,在急性少尿型肾衰竭(acute oliguric renal failure,AORF)早期应用强力利尿剂和肾血管扩张药物,能使 AORF 转化为 ANORF。一般说来,在 ARF 少尿期开始的 24 小时左右,可能对强力利尿剂有效。

(3)纠正水、电解质失衡及酸中毒。

(4)积极抗感染治疗:选择对肾脏无毒性作用的抗生素,并以小剂量为宜,以免引起蓄积中毒。

(5)治疗氮质血症及尿毒症:早期血液透析可以防治 ARF 的大部分并发症,ANORF 需要血液透析者较 AORF 明显为少。

(四)预后

妊娠 ANORF 和 AORF 相比较,前者的病程、严重性及并发症都减少,更重要的是死亡率明显降低。感染性流产仍然是妊娠 ARF 的主要原因,80%患者需要透析,病死率高达 40%。肾毒性药物 ARF 死亡率较低。预防感染性流产和减少肾毒性药物的使用,积极治疗妊娠合并症(并发症)可以降低妊娠 ARF 的发生率。加强肾功能监测,在血容量充足情况下,积极使用利尿剂和扩血管药物,早期血液透析,能够将 AORF 转变为 ANORF,改善患者预后,提高生存率。

二、妊娠与急性少尿型肾衰竭

(一)病因及发病机制

妊娠期发生 ARF 最常见的病因:产前出血如流产、胎盘早剥等;产后出血如子宫收缩无力、产道损伤及胎盘滞留等;妊娠高血压状态,DIC 如羊水栓塞、死胎等;感染性休克,特发性产后肾衰竭,肾毒性药物如氨基糖苷类、四环素、第一代和第二代头孢菌素类、两性霉素类、磺胺类药物等。

ARF 的发病机制目前尚有争议,仍有许多问题需要研究和证实,现主要有肾小管堵塞学说、肾小管液反流学说、肾血流动力学改变及肾小球通透性改变等学说。有研究发现,肾缺血时皮质线粒体功能明显降低,腺苷三磷酸合成减少,使细胞膜上依赖腺苷三磷酸能量的离子转运功能下降,细胞内钙聚积,后者又刺激线粒体对钙的摄取增多,线粒体钙含量过高而导致细胞死亡。有报道,用钙通道阻滞剂可防止细胞内钙浓度增加,从而预防 ARF。

(二)病理生理

肾功能正常情况下,从肾小球滤过的水分绝大部分在肾小管被重吸收,排出者不及原尿的 1%。从肾小球滤过的钠,排出者约 0.5%。AFR 患者由于肾小管功能受损,滤过的水分排出达 10%~20%,滤过的钠排出达 5%~15%。本病由于整个肾的 GFR 减少十分严重,多在 5 mL/min 以下,因而尿素肌酐及其他代谢废物不能排出,故患者可出现急性肾衰竭综合征的症状,并且有时患者的尿量每天达 400 mL 以上,如肾小球滤过率为 5 mL/min 时,每天滤过的水分为 5×60×24=7 200 mL,如此时排出的水分仍占滤出水分的 20%,则每天尿量为 7 200×20%=1 440 mL,但即使这样,因尿素等代谢废物仍不能充分排出,血尿素氮、肌酐就会继续上升。

当肾功能逐渐恢复,肾小球滤过率有所增加,则尿量可增加很多,这就是多尿期。其主要原因:①新生的肾小管上皮细胞,其重吸收功能尚不完善,尿比重仍低于 1.015,故每增加尿内额外的 350 mmol 溶质的排出,就要强迫性地增加 1 000 mL 水分的排出;②氮质血症和潴留物的代谢,废物从肾脏排出,起渗透性利尿的作用;③随着肾小球滤过功能的恢复,少尿期蓄积的水、钠此时从尿中排出。

(三)临床特点

ARF 的临床表现包括原发疾病、代谢紊乱和并发症等三方面。引起 ARF 的病因不同,起始表现也不同,一般起病多较急剧,全身症状明显,根据临床表现和病程的共同规律,一般分为三期。

1.少尿或无尿期

(1)尿量减少:尿量骤减或逐渐减少,每天尿量持续少于 400 mL 者称为少尿,少于 100 mL 者称为无尿。由于病因不同,持续时间长短不一,一般为 1~2 周,也可长达 3 个月以上。急性非少尿型肾衰竭指患者在氮质血症期内每天尿量持续在 500 mL 以上,甚至 1 000~2 000 mL,但尿素氮、肌酐可不断升高,病死率可高达 26%,故临床不应忽视。

(2)进行性氮质血症:由于 GFR 降低引起少尿或无尿,致使排出氮质和其他代谢废物减少,血肌酐和尿素氮升高,严重者即出现尿毒症表现,如食欲减退、恶心、呕吐、腹泻、消化道出血等胃肠道症状;嗜睡、神志混乱、扑翼样震颤、肌痉挛和癫痫发作等神经精神症状;贫血、白细胞总数及中性粒细胞分类增高等血液系统表现。

(3)水过多和低钠血症:ARF 患者如对呕吐、出汗、伤口渗液量等估计不准确或忽略计算内生水时,可因为给予过多的液体而发生水中毒,表现为稀释性低钠血症和脑水肿的症状。

(4)高钾血症:由于尿液排钾减少,再加上组织创伤、感染性休克、溶血和高分解代谢状态等导致细胞释放钾过多,或发生代谢性酸中毒而促使细胞内钾向细胞外转移,或大量输库存血,或摄入含钾较多的食物或饮料,上述因素综合作用便可引起高钾血症,主要表现为心率减慢、心律失常、传导阻滞,甚至心搏骤停;四肢无力、感觉异常,肌腱反射消失,甚至弛缓性骨骼肌麻痹。

(5)代谢性酸中毒:由于酸性代谢产物排出减少,肾小管泌酸能力和保存碳酸氢钠能力下降等,致使患者出现酸中毒表现。

(6)低钙血症、高磷血症:由于肾排磷功能受损,常有高磷血症出现,由于高磷血症,肾生成 1,25-$(OH)_2$-D_3 及骨骼对 pH 的钙动员作用减弱,因而出现低钙血症。

(7)由于肾缺血、肾素分泌增多、体液潴留、高钾血症及洋地黄应用,因而常出现高血压、心力衰竭、心律失常、心包炎等症状。

2.多尿期

进行性尿量增多是肾功能开始恢复的一个标志,多尿期开始时,由于GFR增加不明显,血肌酐和尿素氮仍可上升,并可发生高钾血症,多尿后期,肌酐、尿素氮及血钾均可降低。

妊娠期ARF除上述一般急性肾衰竭的表现外,根据引起AFR的原发病因和出现的时间不同而有一些特殊的临床表现,现分述如下。

(1)妊娠早期ARF:常由败血症流产、引产引起,几乎都有全身严重感染和盆腔感染的临床表现。产科严重感染还常伴有溶血反应,天花粉引产的病例可发生严重的变态反应,此外,尚可见不同程度的出血倾向和腔道出血等DIC临床和实验室现象。

(2)妊娠中后期ARF:多由于严重先兆子痫、子痫、前置胎盘大出血、羊水栓塞及妊娠肝脂肪变性等引起。临床常见表现:①剧烈头痛、恶心、呕吐、视物模糊、严重高血压和晕厥等高血压现象;②大出血休克和DIC改变,常见于前置胎盘和胎盘早剥或羊水栓室等病例;③子痫、妊娠肝脂肪变性是产科的危重病况,临床上常出现多器官功能衰竭,如休克、呼吸窒息、脑水肿、肝性脑病和DIC等,病死率甚高。急性脂肪肝并发急性肾衰,病因未阐明,可见于妊娠患者使用四环素者。多发生于妊娠晚期或产后。早期常有发热、呕吐,易被误认为先兆子痫或败血症,直至出现黄疸、严重肝功能损害、DIC等才考虑本病的诊断。本病约60%可并发ARF,约20%同时发生先兆子痫。病死率高(70%以上),胎儿病死率在75%以上,但轻型者病死率低。近来预后有改观。

(3)特发性产后ARF:多指在妊娠期顺利,产后发生急性肾衰竭。本病可见于分娩后第1天或数周内少尿或无尿,快速进展的氮质血症,常伴微血管内溶血性贫血或消耗性凝血病变、血压不正常、轻度增高或急性高血压。有的表现为心脏扩大、心力衰竭及中枢神经系统损害,且与尿毒症程度、高血压或容量负荷程度不一致。病因不详,考虑与病毒感染、胎盘碎片滞留、麦角制剂、缩宫素或产后过早用口服避孕药等有关。亦有呈现低补体血症,提示免疫机制参与。本病预后欠佳,完全恢复者少,多需长期透析,病死率高。

3.恢复期

自我感觉良好,血尿素氮和肌酐接近正常,尿量亦恢复正常。

(四)实验室检查

1.血液检查

可有轻中度贫血;血浆肌酐每天升高44.2～88.4 μmol/L,多在353.6～884.0 μmol/L或更高;血尿素氮每天升高3.6～10.7 mmol/L,多在21.4～35.7 mmol/L;高钾血症,pH常<7.34;血清钠正常或偏低;血钙低、血磷高。

2.尿液检查

尿量减少,少尿期每天尿量在400 mL以下,尿蛋白升高等,尿沉渣检查可见肾小管上皮细胞、上皮细胞管型及少许红、白细胞,比重在1.015以下,尿钠含量升高,多在0～6 mmol/L,尿素与血尿素氮之比、尿肌酐与血肌酐之比降低,常低于10。

(五)诊断和鉴别诊断

根据发病原因、急剧进行性氮质血症伴少尿,结合临床表现和实验室检查,一般诊断不难,鉴别诊断应从以下四方面进行。

1.肾前性少尿

有血容量不足或心血管衰竭病史,补充血容量后尿量增多,氮质血症程度多不严重,尿常规改变不明显,尿比重在 1.020 以上,尿渗透浓度大于 550 mmol/kg,尿钠浓度在 15 mmol/L 以下,尿、血肌酐和尿素氮之比分别在 40∶1 和 20∶1 以上。

2.肾后性尿路梗阻

有泌尿系统结石、盆腔器官肿瘤或手术史,突然完全性无尿或间歇性无尿,有肾绞痛或肾区叩击痛,尿常规无明显改变,泌尿系统 B 超或 X 线检查有助诊断。

3.重症急性肾小球肾炎或急进性肾小球肾炎

重症肾炎早期多有水肿、高血压、大量蛋白尿伴明显镜下或肉眼血尿和各种管型等,肾活组织检查有助诊断。

4.急性间质性病变

有药物过敏或感染史,明显肾区疼痛,可有发热、皮疹、关节疼痛、血嗜酸性粒细胞增多等表现,肾活检有助诊断。

(六)治疗

1.少尿期的治疗

少尿期常因急性肺水肿、高钾血症、上消化道出血和并发感染等导致死亡。故治疗重点为调节水电解质和酸碱平衡,控制氮质潴留,供给足够营养和治疗原发病。其治疗措施包括以下几条。

(1)卧床休息,供给足够的热能,防止机体蛋白的进一步分解。

(2)严格控制水、钠摄入量,应坚持"量出为入"的原则,每天的入液量应为前一日的尿量加上显性失水量和非显性失水量约 400 mL,但应密切观察有无脱水、水肿征象,每天体重变化情况,血清钠浓度,中心静脉压及肺 X 线变化,并结合心率、血压、呼吸综合判断液量是否合适。

(3)高钾血症的处理,最有效的办法是血液透析和腹膜透析,在准备透析前应予以下紧急处理:11.2%乳酸钠 40～200 mL 静脉推注,伴代谢性酸中毒者可给 5%碳酸氢钠 250 mL 静脉滴注;10%葡萄糖酸钙 10 mL 静脉注射,以拮抗钾离子对心肌的毒性作用;25%葡萄糖注射液 200 mL 加胰岛素 16～20 U 静脉滴注。

(4)代谢性酸中毒:轻度的酸中毒无需治疗,当血浆实际碳酸氢根低于 15 mmol/L 时,应予 5%碳酸氢钠纠正,但纠正酸中毒过程中,应注意补钙。

(5)心力衰竭:常是由于体内水、钠过多,细胞外容量扩大,造成心脏负荷加重引起,治疗与一般心力衰竭基本相同,但用洋地黄类药物时,要按肾功能状况调整剂量,最好的措施是尽早进行透析治疗。

(6)感染的预防和治疗:常见感染部位为呼吸道、尿路、血液、胆道、肠道、皮肤等,可根据细菌培养和药敏试验合理选用对肾无毒性作用的抗生素治疗。

(7)血液透析或腹膜透析:透析是有效的治疗方法,其指征如下。①急性肺水肿;②高钾血症,血钾在 6.5 mmol/L 以上;③高分解代谢状态,血 BUN 每天上升 10.7 mmol/L 以上,血钾每天上升 1 mmol/L 以上;④无高分解代谢状态,但无尿 2 天或少尿 4 天以上;⑤酸中毒,二氧化碳结合力在 13 mmol/L 以下,pH<7.25;⑥血 BUN≥21.4 mmol/L 或血 Cr≥442 μmol/L;⑦少尿 2 天以上,并伴有体液潴留,如眼结膜水肿、胸腔积液、心音呈奔马律或中心静脉压高于正常,持续呕吐、烦躁或嗜睡等尿毒症症状,血钾≥6.0 mmol/L,心电图有高钾改变等任何一种情况者。

腹膜透析是有效的,但置管位置可比常规者高位些,由于小分子溶质可通过胎盘进入胎儿体内,故透析要早,以维持透析后血 BUN 在 10.7 mmol/L 为宜。透析过程应勿过多超滤,以免影响子宫胎盘血误流。合并抗凝方法应严密观察。

2.多尿期的治疗

多尿期开始,治疗重点仍为维持水、电解质和酸碱平衡,控制氮质血症,治疗原发病和防止各种并发症。应当注意,多尿期开始时,即使尿量已超过 2 500 mL/d,血尿素氮仍可继续上升,故应继续透析,当血 BUN<17.9 mmol/L,Cr 降至 354 μmol/L 以下并稳定时,可暂停透析,观察病情稳定后可停止。

3.恢复期治疗

一般无需特殊处理,定期随访肾功能,避免使用对肾脏有害的药物。

(七)预后

预后好坏与原发病性质、患者年龄、原有慢性疾患、肾功能损害的严重程度、诊断与治疗是否及时、有无多器官功能衰竭和其他并发症等因素有关。总的说来,多数产科病因的急性肾衰竭预后较外科和内科病因者为好。一旦肾功能完全恢复,对以后妊娠无明显不良影响。

三、妊娠与慢性肾衰竭

慢性肾衰竭(chronic renal failure,CRF)是指慢性肾脏病引起的 GFR 下降及与此相关的代谢紊乱和临床症状组成的综合征。

无论何种慢性肾脏病,妊娠期的临床变化可分为:①病情稳定,在整个妊娠期原有肾脏病不出现加重,肾功能一直稳定或正常,妊娠结束后肾脏病仍稳定在孕前水平。②肾脏病在妊娠期加重,肾功能有所下降,但患者尚能度过妊娠期。③肾脏病在妊娠期明显恶化,肾功能明显减退,甚至出现急性肾衰竭,孕妇往往不能度过妊娠期而不得不终止妊娠。妊娠结束后,患者的肾功能可能部分恢复,但也可能不恢复而进入尿毒症。妊娠对肾脏病的影响不仅是对基础肾脏病的影响,肾脏病的变化可以反过来影响妊娠,导致早产、流产、死胎,甚至对胎儿出生后也可能产生影响。④中至重度肾脏疾病导致妊娠的并发症及新生儿病死率增加。

目前认为,CRF 患者妊娠弊大于利,多数患者妊娠后会加重肾脏疾病进展。因此,原则上不主张 CRF 患者妊娠。如坚持妊娠,须严密监测肾功能及血压、尿常规等指标,必要时及早终止妊娠。

(韦翠玲)

第十节　妊娠合并系统性红斑狼疮

系统性红斑狼疮(SLE)是一种特发的慢性系统性自身免疫性疾病,累及皮肤、关节、肾脏、肺、浆膜、神经系统、肝脏等多个器官,其血清具有大量以抗核抗体为主的多种自身抗体。SLE 的病程以周期性缓解和复发交替出现为特点,有内脏(肾、中枢神经)损害者预后较差。患者 90%～95% 为女性,尤其是 20～40 岁的育龄妇女。SLE 通过自身抗体或免疫复合物的沉积累及全身多个器官系统,临床表现多样。美国风湿病学会最早于 1971 年制订了 SLE 的诊断标准,后经 1982 年、1997 年两次修订,指出在 11 项临床和实验室标准中,同时或先后具备 4 项则可诊断为 SLE,该诊断标准在孕期同样适用,但对那些不能完全满足 SLE 诊断的严格标准的 SLE 样患者,也应接受治疗,在妊娠期进行特殊处理。

一、实验室检查

(一)与 SLE 有关的抗体检查

1.抗核抗体(ANA)

在 SLE 患者中阳性率 98%,如重复试验阴性应排除 SLE。

2.抗 ds-DNA 抗体

阳性率 70%,与疾病的活动性及狼疮肾炎密切相关。

3.抗 ENA 抗体

(1)抗 Sm 抗体,是诊断 SLE 的标记性抗体之一,特异性 99%,但敏感性仅 25%,不代表疾病活动性。

(2)抗 R_0/SSA 抗体:为 SLE 特异性抗体,在干燥综合征时也可为阳性。

(3)抗 La/SSB 抗体:阳性率低于抗 R_0/SSA 抗体,意义与之相同。

(4)抗核糖核蛋白抗体(抗 RNP):阳性率 40%,特异性不高,与雷诺现象、肌炎、狼疮性肾炎有关。

4.抗磷脂抗体

抗磷脂抗体包括抗心磷脂抗体、狼疮抗凝物(LA)等,结合临床表现可诊断是否合并抗磷脂抗体综合征。

(二)其他

补体 C_3、C_4、C_{50}、血沉等。当 SLE 活动时补体减少,尤其是 C_3 下降明显,血沉加快。

SLE 为活动性或急性发作:孕期的一些生理表现与 SLE 活动期的表现相似,既往评价普通人群 SLE 活动性的一些方法,如系统性红斑狼疮疾病活动指数(Systemic Lupus Erythematosus Disease Activity Index,SLEDAI)、狼疮活动性欧洲共识(European Consensus Lupus Activity Measurement,ECLAM)在孕期的价值有限。1999 年以后相继报道了一些专门针对孕期的狼疮活动性的评价方法,但只有孕期狼疮活动指数(Lupus Activity Index in Pregnancy,LAI-P)和改良的狼疮活动性评价(modified Physician Global Assessment,m-PGA)等有证据证明有效。

二、SLE 在妊娠期的风险

妊娠是否会使 SLE 病情加重(即 lupus flare)尚存争议。20 世纪 70 年代以前合并 SLE 的孕产妇死亡率较高,胎儿丢失率达 40%,当时许多学者认为 SLE 患者不应妊娠,但早期的研究样本量少、为回顾性研究、诊断标准不统一。随着近年来对该病研究和认识的深入,母胎监护水平、救治能力的不断提高,SLE 不再是妊娠的禁忌证。在 20 世纪 80 年代以后,总体上报道的孕期和产后 SLE 病情加重率在 13.5%~71.0%,可能是受孕后体内激素水平改变尤其是雌激素水平的升高,免疫反应紊乱,体液免疫反应增强,加重病情。大部分研究认为,妊娠导致 SLE 病情加重的病例孕前大多处于 SLE 活动期,据报道妊娠导致活动期 SLE 发生病情恶化的机会比非活动期者高 2~3 倍。病情加重多数发生在孕早期和产后,且都是轻到中度,可经糖皮质激素的治疗得到缓解。如果不存在狼疮性肾炎,妊娠一般不会改变 SLE 的长期预后。孕期 SLE 复发的风险及程度最强的预测因素是孕前狼疮复发的次数和严重程度。

三、关于妊娠与狼疮性肾炎

SLE 的患者 40％合并肾炎,其中 15％～20％在起病时就已经累及肾脏。对于患狼疮性肾炎的孕妇孕期由于肾脏灌注增加,发生肾性高血压、肾病综合征,肾脏功能可能恶化。Oviasu 等回顾性分析了 1973—1991 年的 151 次妊娠,发现确诊狼疮肾炎的孕妇 17％肾功能暂时受损,8％肾功能永久性受损。当然,狼疮性肾炎的妇女孕前处于缓解期者较处于活动期者发生肾功能恶化的风险明显要低,也很少出现永久性的肾功能损害。Moroni 等报道,孕前处于狼疮缓解期的妇女孕期仅 5％发生肾功能恶化,相反,孕前处于狼疮活动期的妇女这一比例达 39％。

一般认为,活动性的狼疮性肾炎、肾病综合征以及严重高血压的妇女禁忌妊娠。SLE 病情缓解 6 个月至 1 年,停用细胞毒药物 1 年以上,无重要脏器受损,伴有狼疮肾炎者肾脏病变处于非活动期,抗 dsDNA 阴性,血清补体 C_3 基本正常,可以妊娠。普遍认为,孕前血清肌酐在 80 $\mu mol/L$ 以上可能发生狼疮恶化。相反,妊娠不会导致孕前肌酐水平在 80 $\mu mol/L$ 以下的肾功能发生恶化。

四、关于狼疮性脑炎

狼疮性脑炎临床表现复杂,与脑炎相关的临床症状包括周围神经疾病、头痛、呕吐、抽搐、卒中、精神紊乱、情绪障碍等。诊断时需排除代谢异常、感染、颅脑损伤等其他病因。长期使用糖皮质激素的 SLE 患者发生感染是很常见的,必要时需要做腰椎穿刺检查脑脊液,此外,影像学检查、脑电图对于鉴别诊断也有帮助。目前治疗无推荐的指南,治疗方案均为经验性的。糖皮质激素是一线用药,对于顽固病例,要使用环磷酰胺和甲氨蝶呤。据报道,羟氯喹也有效,也可联合使用静脉免疫球蛋白 IVIg。患者有血栓形成的征象时,应采用抗凝治疗。

五、SLE 对妊娠的影响

目前的研究认为,SLE 疾病本身不影响妇女的生育能力,但在狼疮活动期治疗药物可能影响卵巢功能。据报道,患 SLE 的妇女使用环磷酰胺卵巢早衰的发病率在 11％～59％,且口服比静脉使用者卵巢衰竭的发病率更高。妊娠合并 SLE 可能导致不良妊娠结局,对比正常妇女,SLE 患者发生复发性流产、胎死宫内、子痫前期、FGR、早产等的风险增加,较正常人群高 2～3 倍,胎儿丢失率 13％～46％,妊娠丢失的发生率为 8％～22％。妊娠合 SLE 发生自然流产、死产、早产 FGR 等。可能导致妊娠丢失最重要的高危因素是高血压、孕前狼疮恶化的次数及类固醇的用量。其中与妊娠丢失关系最密切的是狼疮抗凝物 LA 和抗心磷脂抗体,20％～30％SLE 患者 LA 阳性,30％～40％抗心磷脂抗体阳性。据报道,SLE 患者如果上述两种抗体阳性,胎儿丢失率达 39％,抗磷脂抗体是预测胎儿死亡的最敏感的独立指标,其阳性预测值超过 50％,对有死胎史的患者,阳性预测值超过 85％。如无 LA 和 ACL,胎儿丢失率 11％。抗磷脂抗体导致胎盘血管病变、血栓形成致胎盘梗死、胎盘循环障碍,影响胎儿氧供和血供,可能是导致妊娠丢失的因素之一。抗 SSA/Ro 及抗 SSB/La 抗体可能沉积在胎儿心脏,使其心内膜纤维化,心肌传导完全性阻滞(CHB),严重者可致胎死宫内。据估计,近年来各种抗体阳性的 SLE 孕妇其胎儿 CHB 的发病率 1％～2％。这类抗体还可能透过胎盘,引起子代学习障碍的发生,尤其是男孩大脑的发育。还有研究认为,SLE 孕妇血清中低水平的抗内皮细胞抗体(AECA)与妊高征发生有关,间接导致妊娠丢失。狼疮性肾炎肾脏损害时继发的高血压引起子宫胎盘血管收缩致胎儿、胎盘循环功能障碍、母体低蛋白血症、蛋白尿症也是胎儿丢失的可能因素。有研究认为，SLE 孕妇低补体血症、SLE 病情处于活动期、相对高维持量的皮质类固醇治疗是妊娠的不利因素，接受 15 mg/d 泼尼松治疗的 SLE 孕妇其早产发生率（60%）明显高于低剂量泼尼松治疗者（13.1%）。据报道，胎儿丢失率在 SLE 活动期为 75%，在缓解期为 14%。SLE 导致早产的原因有相当部分是由于子痫前期、胎儿宫内窘迫、胎膜早破等产科指征或 SLE 疾病所致的内科指征导致的医源性分娩，而非自发性早产。合并 SLE 的患者妊娠时，可能由于子宫胎盘功能不良、高血压、孕期接受糖皮质激素的治疗等因素而导致 FGR。但也有前瞻性的研究未观察到 SLE 患者 FGR 的发生率与正常对照组有差异。

SLE 对胎儿的另一影响是可能导致新生儿患先天性 SLE。新生儿红斑狼疮罕见，发生率为 1/20 000 例活产。皮肤和心脏损害是最突出的临床表现。皮损可发生在出生时，多数在生后 1 周至数周出现，可能因暴露于紫外线所致，可以持续长达 6 个月，色素减退可以长达 2 年。一小部分受累新生儿还可合并其他类型的自身免疫性疾病。心脏损害主要是先天性完全性心脏传导阻滞，以房室结区传导系统破坏导致为主，多在孕 6 个月左右常规产检发现，胎心率 60～80 次/分。继发于 SLE 的胎儿先天性完全房室传导阻滞目前没有有效的治疗方法。大部分新生儿死于生后 90 天，其 3 年存活率仅 79%。如果明确诊断胎儿患先天性完全房室传导阻滞，专家推荐可予地塞米松阻止胎儿心脏的进一步受损。近年来 NLE 的研究发现，母亲体内的抗 Ro/SSA、抗 Ia/SSB 抗体与 NLE 的关系最为密切。分娩 NLE 的母体内 75%～95% 能发现抗 Ro/SSA，一部分能发现抗 Ia/SSB 抗体。血清抗 Ro/SSA 抗体阳性的 SLE 孕妇，15% 可能分娩带有狼疮性皮损的新生儿，而所有患 SLE 的孕妇分娩 NLE 的比例小于 5%。狼疮母亲的后代智力无影响，但有报道男孩的阅读障碍的发病率较女孩高，可能是抗 Ro/SSA、抗 Ia/SSB 这类抗体透过胎盘，影响了男孩大脑的发育。

六、妊娠期狼疮恶化的监测

如上所述，妊娠可能导致活动期的 SLE 病情恶化，活动期的 SLE 患者容易发生不良妊娠结局，因此，孕期应经常全面评估 SLE 患者的病情，及时发现狼疮恶化并积极治疗对于孕期母胎都非常必要。但是，妊娠期的生理变化及常见妊娠并发症如子痫前期的临床表现却与狼疮恶化较难鉴别。

如血管源性的面部红斑、掌部红斑、身体上部的色素沉着，暴露于阳光后的皮疹等皮肤病变既可能是 SLE 的活动期表现，也可能出现在正常的健康孕妇。脱发也可能在狼疮活动期出现，也可能因产后雌激素水平下降导致。关节疼痛可能是因妊娠后韧带松弛所致，也可能是关节无菌性炎症出现积液的表现。如果有炎症改变，并累及 2 个以上关节，可能是 SLE 病情恶化的征象。生理妊娠时孕晚期白细胞计数可增加至 $15×10^9$/L，这主要是中性粒细胞的增加，而淋巴细胞的绝对值没有改变。因此，淋巴细胞减少是孕期 SLE 活动的一个指标。

此外，蛋白尿、高血压、水肿既可能是子痫前期的临床表现，也可能由于 SLE 患者肾脏功能受损所致。如果一名有狼疮性肾炎病史的孕妇，其高血压、蛋白尿伴随关节疼痛、肌痛、皮疹、皮炎的出现，可能是狼疮恶化。相反，如果高血压、蛋白尿是与高尿酸血症、血小板减少、血液浓缩、转氨酶升高、红细胞尿等伴随出现，而缺乏狼疮恶化的其他典型表现，则可能提示为重度子痫前期。血清补体 C_3、C_4、CH_{50} 的检测也有一定的意义，低补体血症提示 SLE 病情可能恶化，而如果血清补体升高,可能是妊娠期高血压疾病。此外,抗 ds-DNA 抗体在狼疮恶化时常明显升高,而在子痫前期无明显变化。然而,临床鉴别往往并非如此容易,必要时甚至需要行肾脏活检才能明确诊断。鉴别诊断的意义在于两者的治疗方法不同,出现狼疮恶化而胎肺又尚未成熟时需要增加糖皮质激素的剂量,而子痫前期则考虑终止妊娠,误诊可能给母胎造成严重后果。

七、SLE 治疗

SLE 目前尚不能根治,但可以通过合理治疗获得缓解,缓解期接受维持治疗。治疗主要以应用肾上腺皮质激素为主。免疫抑制剂在孕期和哺乳期的安全性主要来自动物试验,目前没有国际公认的使用规范。孕期使用环孢霉素 A 和硫唑嘌呤可能导致 PROM、FGR、早产、出生低体重等,但尚不能完全区分是由于药物的不良反应还是疾病本身所致。非甾体抗炎药及水杨酸盐因抑制前列腺素合成可致产程延长、畸胎、胎儿过度成熟及增加产后出血,故应避免使用。多数免疫抑制药物有致畸胎及抑制新生儿免疫反应的作用,如硫唑嘌呤在妊娠中、晚期影响胎儿免疫系统,增加低体重出生儿的危险性,故对 SLE 妊娠患者应慎用或不用免疫抑制药物。

(一)肾上腺皮质激素

肾上腺皮质激素是治疗妊娠合并 SLE 最重要的药物,适用于妊娠合并 SLE 的维持治疗及妊娠期间 SLE 活动的病例。氟化的肾上腺皮质激素如地塞米松和倍他米松能通过胎盘屏障作用于胎儿,一般只用于促胎肺成熟治疗,泼尼松、泼尼松龙和甲泼尼龙可被胎盘的 11-脱氢酶代谢,胎儿暴露剂量仅为母体的 10%,尚未在人类发现致畸效应,目前推荐使用。对于患 SLE 的妇女,推荐在病情控制 1 年以上,泼尼松维持量＜15 mg/d 才考虑妊娠。在妊娠期,应使用能令病情控制满意的泼尼松的最小剂量,一般为 10～80 mg/d。如果狼疮恶化,根据病情调整泼尼松用量,紧急情况下可经静脉点滴氢化可的松。国内上海仁济医院妊娠合并 SLE 使用泼尼松的方案为孕期 SLE 为缓解期或稳定期泼尼松 10 mg/d,妊娠时 SLE 病情恶化增加泼尼松的剂量使病情控制满意,具体剂量按需要而定,1～2 mg/(kg·d);SLE 分娩时用甲泼尼龙 60 mg 或用氢化可的松 200 mg 静脉滴注,产后第 2 天用甲泼尼龙 4 mg 或氢化可的松 160 mg 静脉滴注,产后第 3 天恢复产前剂量,以至少 10 mg/d 维持 6 周。Moroni 建议,用两种方法来减少妊娠期狼疮性肾炎的恶化:①所有妊娠合并 SLE 患者并发狼疮性肾炎时都给予最小有效剂量的泼尼松(每天＞10 mg);②在分娩前几天和产后给予高剂量的泼尼松(每天 80 mg),以减少产褥期病情的恶化。但对于病情稳定者,妊娠期及分娩期均不需要加大泼尼松用量。对于孕前长期使用糖皮质激素的患者,应激状况下任何急诊手术、剖宫产或产程延长,为预防可能出现的肾上腺危象需使用冲击剂量的糖皮质激素。一般可用甲泼尼龙 100～300 mg/d,连用 2～3 天,常无需逐步减量,停用后再继续口服原用剂量的泼尼松。

但长期使用肾上腺皮质激素应注意其不良反应:孕妇易水肿,注意限盐;容易发生骨质疏松,注意孕期补钙,避免外伤性骨折;孕期应及早筛查糖尿病,建议孕 20、28、32 周行糖筛试验。

(二)硫唑嘌呤

动物试验有致畸报道,人类未见致畸但长期使用可能导致新生儿免疫抑制。

(三)环磷酰胺和甲氨蝶呤

二者主要用于严重病例,由于其致畸效应孕期尽量避免使用。对经大剂量糖皮质激素治疗均无效的顽固性狼疮性肾炎,考虑到狼疮恶化对母体带来的严重后果,应考虑使用。特别是对于肾活检提示为增殖性肾炎,需要使用环磷酰胺,有报道提示小剂量使用与大剂量使用疗效相当,但不良反应更小。

(四)阿司匹林和肝素

阿司匹林对改善 SLE 在孕期出现的关节肌肉疼痛有效,并且有利于改善胎盘循环,对于抗磷脂抗体阳性,或 SLE 合并 APS 的孕妇,考虑到可能有较高的胎儿丢失率推荐使用。一般认为,小剂量阿司匹林(75~100 mg/d)在整个孕期使用安全,而大剂量的阿司匹林可能导致过期妊娠、产程延长、产科出血、胎儿动脉导管早闭、新生儿颅内出血等。肝素推荐使用低分子肝素。

(五)羟氯喹

羟氯喹是一种抗疟药,用于治疗 SLE 所致轻、中度皮疹。能透过胎盘屏障,但至今未在人类有致畸性,认为在孕期安全,常用剂量为 200~400 mg/d,哺乳期妇女也可使用。长期使用可能影响视力,但孕期停用可能导致狼疮恶化。Parke A 报道在 SLE 患者在孕期使用羟氯喹,其后代未发现先天畸形。

(六)免疫球蛋白

此外,静脉注射免疫球蛋白(IVIg)也可用于治疗妊娠合并 SLE,尤其是 SLE 合并 APS 的患者。但其价格昂贵,可能导致血源性感染,不列为常规使用。

对于狼疮性肾炎,如果经过药物治疗肾功能仍然恶化,在血清肌酐>20 μmmol/L 时,应及时行肾脏透析治疗。

八、SLE 妇女有关妊娠的处理选择

(一)孕前

患 SLE 的妇女计划妊娠前应常规咨询。对 SLE 是否处于活动期、累及器官的部位和严重程度、是否存在狼疮恶化的高危因素等情况应全面评估,一般认为,活动性的狼疮性肾炎、肾病综合征及严重高血压的妇女禁忌妊娠。SLE 病情缓解 6 个月以上,服用泼尼松<10 mg/d,停用细胞毒药物 1 年以上,无重要脏器受损,伴有狼疮肾炎者肾脏病变处于非活动期,抗 dsDNA 阴性,血清补体 C_3 基本正常,血清肌酐<140 μmol/L 者可以妊娠。肾移植成功的 SLE 妇女,至少应在术后 1 年以上才能妊娠。

(二)孕期

如前所述,孕期 SLE 病情恶化就会对母胎存在潜在威胁,因此,应该增加产前检查的次数,孕早中期每 2 周 1 次,孕晚期每周 1 次。警惕可能出现狼疮恶化、子痫前期、FGR 等于孕期疾病,监测血压、体重、宫高、腹围的变化,定期检查尿常规、肾功能、抗磷脂抗体、抗 ds-DNA 抗体,必要时检测补体水平。对于累及肾脏 SLE 的患者,每月应监测 24 小时肌酐清除率、蛋白定量和肾功能。由于 SLE 可能导致不良妊娠结局,对于胎儿的监测,孕早期超声核实孕周,孕中期监测胎儿生长,排除畸形特别是 SLE 可能导致的胎儿心脏损害。孕 30 周后每周进行 NST 试验、胎儿生物物理评分、胎动计数、B 超监测。

终止妊娠的时机和方式:合并 SLE 的孕妇应避免过期妊娠,一般认为应在预产期前终止妊娠。分娩可能导致 SLE 病情恶化,需要紧急使用糖皮质激素治疗。对于新生儿要警惕可能出现新生儿狼疮相关的先天性完全性房室传导阻滞等相关问题。终止妊娠的时机应根据患者 SLE 病情是否恶化,以及有无产科指征。如出现严重并发症,如心功能衰竭,广泛性肺间质炎合并肺功能衰竭,重度妊高症,伴有 SLE 肾病者尿蛋白>5 g/24 h,血清肌酐>150 μmol/L,经积极治疗无好转,病情恶化者;ACL 异常及低补体血症导致胎盘功能下降,而胎儿已成熟;或胎儿出现

宫内缺氧表现;或出现 FGR,经治疗未见好转均应该终止妊娠。妊娠合并 SLE 并非剖宫产的指征,除非有产科指征,才予剖宫产。

(三)产后

目前,仍不肯定分娩后是否容易发生狼疮恶化,但仍要密切监测可能出现病情恶化的征象。产后应避免哺乳。哺乳妇女使用泼尼松或泼尼松龙对婴儿是安全的,用药剂量大者可于服药 4 小时后恢复母乳喂养。

(韦翠玲)

第十一章

正 常 分 娩

第一节　决定分娩的因素

决定分娩的因素有四：即产力、产道、胎儿及精神因素。产力为分娩的动力，但受产道、胎儿及精神因素制约。产力可因产道及胎儿的异常而异常，或转为异常；产力也可受到产妇精神因素的直接影响，如产程开始后，由于胎位异常，宫缩表现持续微弱，或开始良好继而出现乏力；在产妇对分娩有较大的顾虑时，可能从分娩发动之初宫缩就表现为不规律或持续在微弱状态。骨盆大小、形状和胎儿大小、胎方位正常时，彼此不产生不良影响；但如果胎儿过大、某些胎儿畸形或胎位异常，或骨盆径线小于正常或骨盆畸形，则即便产力正常，仍可能导致难产。

一、产力

产力是分娩过程中将胎儿及其附属物逼出子宫的力量，包括宫缩（子宫收缩力）、腹压（腹壁肌肉即膈肌收缩力）和肛提肌收缩力。

（一）子宫收缩力

子宫收缩力是临产后的主要产力，贯穿于整个分娩过程中。临产后的宫缩能迫使宫颈管短缩直至消失，宫口扩张，胎先露部下降，胎儿和胎盘、胎膜娩出。

临产后的正常宫缩具有以下特点。

1. 节律性

节律性宫缩是临产的重要标志之一。正常宫缩是子宫体部不随意的、有节律的阵发性收缩。每次宫缩总是由弱渐强（进行期），维持一定时间（极期），随后由强渐弱（退行期），直至消失进入间歇期（图 11-1），间歇期子宫肌肉松弛。宫缩如此反复出现，贯穿分娩全过程。

临产开始时，宫缩持续 30 秒，间歇期 5～6 分钟。随着产程进展，宫缩持续时间逐渐加长，间歇期逐渐缩短。当宫口开全之后，宫缩持续时间可长达 60 秒，间歇期可缩短至 1～2 分钟，宫缩强度也随产程进展逐渐增加，子宫腔内压力于临产初期升高至 3.3～4.0 kPa（25～30 mmHg），于第一产程末可增至 5.3～8.0 kPa（40～60 mmHg），于第二产程可高达 13.3～20.0 kPa（100～150 mmHg），而间歇期宫腔压力仅为 0.8～1.6 kPa（6～12 mmHg）。宫缩时子宫肌壁血管及胎盘受压，致使子宫血流量减少，但于子宫间歇期血流量又恢复到原来水平，胎盘绒毛间隙的血流量重新充盈,这对胎儿十分有利。

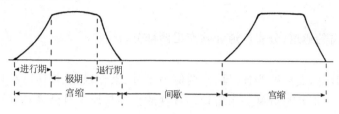

图 11-1　临产后正常节律性宫缩

2.对称性和极性

正常宫缩起自两侧子宫角部,以微波形式迅速向子宫底中线集中,左右对称,此为宫缩的对称性;然后以每秒约 2 cm 的速度向子宫下段扩散,约 15 秒均匀协调地遍及整个子宫,此为宫缩的极性(图 11-2)。

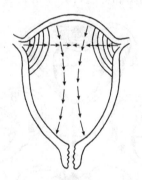

图 11-2　子宫收缩的对称性和极性

宫缩以宫底部最强、最持久,向下则逐渐减弱,子宫底部收缩力的强度几乎是子宫下段的两倍。这一子宫源性控制机制的基础是子宫肌中的起步细胞的去极化。

3.缩复作用

子宫体部的肌肉在宫缩时,肌纤维缩短、变宽,收缩之后,肌纤维虽又重新松弛,但不能完全恢复原状而是有一定的程度缩短,这种现象称为缩复作用或肌肉短滞。缩复作用的结果,使子宫体变短、变厚,使宫腔容积逐渐缩小,迫使胎先露不断下降,而子宫下段逐渐被拉长、扩张,并将子宫向外上方牵拉,颈管逐渐消失、展平。

(二)腹肌及膈肌收缩力(腹压)

腹肌及膈肌收缩力是第二产程时娩出胎儿的重要辅助力量。当宫口开全后,胎先露部已下降至阴道。每当宫缩时前羊水囊或胎先露部压迫盆底组织及直肠,反射性地引起排便感,产妇主动屏气,腹肌和膈肌收缩使腹压升高,促使胎儿娩出。腹压必须在第二产程尤其第二产程末期宫缩时运用最有效,过早用腹压不但无效,反而易使产妇疲劳和宫颈水肿,致使产程延长。在第三产程胎盘剥离后,腹压还可以促使胎盘娩出。

(三)肛提肌收缩力

在分娩过程中,肛提肌收缩力可促使胎先露内旋转。当胎头枕部露于耻骨弓下缘时,由于宫缩向下的产力和肛提肌收缩产生的阻力,两者的合力使胎头仰伸和胎儿娩出。

二、产道

产道是胎儿娩出的通道,分骨产道和软产道两部分。

(一)骨产道

骨产道是指真骨盆,其后壁为骶、尾骨,两侧为坐骨、坐骨棘、坐骨切迹及其韧带,前壁为耻骨联合。骨产道的大小、形状与分娩关系密切。骨盆的大小与形态对分娩有直接影响。因此,对于分娩预测,首先了解骨盆情况是否异常。

(1)骨盆各平面及其径线。

(2)骨盆轴。

(3)产轴。

(4)骨盆倾斜度。

(5)骨盆类型:有时会对分娩过程产生重要影响。按 X 线摄影的骨盆入口形态,将骨盆分为四种基本类型:女型、扁平型、类人猿型和男型(图 11-3)。但临床所见多为混合型。

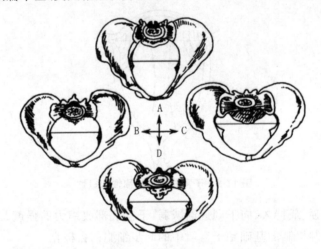

图 11-3　骨盆类型

A.类人猿型骨盆;B.女性型骨盆;C.男性型骨盆;D.扁平型骨盆

(二)软产道

软产道是由子宫下段、宫颈、阴道和盆底软组织构成的管道。在分娩过程中需克服软产道的阻力。

1.子宫下段的形成

子宫下段由非孕时长约 1 cm 的子宫峡部形成。妊娠 12 周后,子宫峡部逐渐扩展成为子宫腔的一部分,妊娠末期逐渐被拉长形成子宫下段。临产后进一步拉长达 7~10 cm,肌层变薄成为软产道的一部分。由于肌纤维的缩复作用,子宫上段的肌壁越来越厚,下段的肌壁被牵拉越来越薄,由于子宫上下段肌壁的厚、薄不同,在子宫内面两者之交界处有一环形隆起,称为生理性缩复环(图 11-4)。

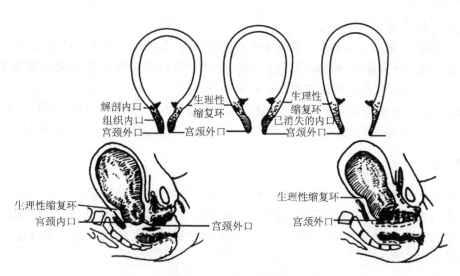

图 11-4 生理性缩复环

2.宫颈的变化

(1)宫颈管消失:临产前的宫颈管长约 2 cm,初产妇较经产妇稍长。临产后由于宫缩的牵拉及胎先露部支撑前羊水囊呈楔形下压,致使宫颈管逐渐变短直至消失,成为子宫下段的一部分。初产妇宫颈管消失于宫颈口扩张之前,经产妇因其宫颈管较松软,则两者多同时进行。

(2)宫口扩张:临产前,初产妇的宫颈外口仅容一指尖,经产妇则能容纳一指。临产后宫口扩张主要是宫缩及缩复向上牵拉的结果。此外,前羊水囊的楔形下压也有助于宫颈口的扩张。胎膜多在宫口近开全时自然破裂,破膜后胎先露部直接压迫宫颈,扩张宫口的作用更明显。随着产程的进展,宫口开全(10 cm)时,妊娠足月的胎头方能娩出(图 11-5)。

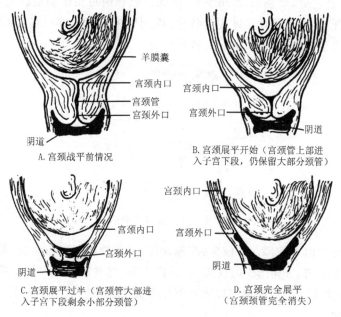

图 11-5 宫颈下段形成和宫口扩张

3.骨盆底、阴道及会阴的变化

在分娩过程中,前羊水囊和胎先露部逐渐将阴道撑开,破膜后先露部下降直接压迫骨盆底,软产道下段形成一个向前弯的长筒,前壁短后壁长,阴道外口开向前上方,阴道黏膜皱襞展平使腔道加宽。肛提肌向下及向两侧扩展,肌束分开,肌纤维拉长,使 5 cm 厚的会阴体变成 2~4 mm薄的组织,以利胎儿通过。阴道及骨盆底的结缔组织和肌纤维,于妊娠晚期增生肥大,血管变粗,血流丰富。于分娩时,会阴体虽然承受一定的压力,若保护不当,也容易造成裂伤。

三、胎儿

足月胎儿在分娩过程必须为适应产道表现出一系列动作,使之能顺利通过产道这一特殊的圆柱形通道。骨盆入口呈横椭圆形,而在中骨盆及骨盆出口则呈前后椭圆形。在分娩过程中,胎头是最重要的因素,只要头能顺利通过产道,一般分娩可以顺利完成,除非胎儿发育过大,则肩或躯干的娩出可能困难。

(一)胎头

胎头为胎儿最难娩出的部分,受压后缩小程度小。胎儿头颅由三个主要部分组成:颜面、颅底及颅顶。颅底由两块颞骨、蝶骨及筛骨所组成。颅顶骨由左右额骨、左右顶骨及枕骨所组成。这些骨缝之间由膜相连接,故骨与骨之间有一定活动余地甚至少许重叠,从而使胎头具有一定适应产道的可塑性,有利于胎头娩出。

胎头颅缝及囟门名称如下(图 11-6)。①额缝:居于左右额骨之间的骨缝。②矢状缝:左右顶骨之间的骨缝,前后走向,将颅顶分为左右两半,前后端分别连接前、后囟门。通过前囟与额缝连接,通过后囟与人字缝连接。③冠状缝:为顶骨与额骨之间的骨缝,横行,在前囟左右两侧。④人字缝:位于左右顶骨与枕骨之间,自后囟向左右延伸。⑤前囟:位于胎儿颅顶前部,为矢状缝、额缝及冠状缝会合之处,呈菱形,2 cm×3 cm 大。临产时可用于确定胎儿枕骨在骨盆中的位置。分娩后可持续开放 18 个月之久才完全骨化,以利脑的发育。⑥后囟:为矢状缝与人字缝连接之处,呈三角形,远较前囟小,产后 8~12 周内骨化。

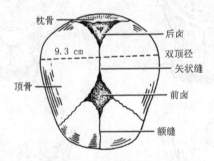

图 11-6 胎头颅缝及囟门

胎儿头颅顶可分为以下各部。①前头:亦称额部,为颅顶前部。②前囟:菱形。③顶部:为前后囟线以上部分。④后囟:三角形。⑤枕部:在后囟下方,枕骨所在地。⑥下颌:胎儿下颌骨。

胎头主要径线(图 11-7):径线命名以解剖部位起止点为度。在分娩过程,胎儿头颅受压,径线长短随之发生变化。

(1)胎头双顶径(biparietal diameter,BPD):为双侧顶骨隆起间径,为胎儿头颅最宽径线,妊娠足月平均为 9.3 cm。

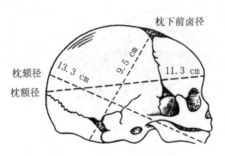

图 11-7 胎头主要径线

（2）枕下前囟径：枕骨粗隆下至前囟中点的长度。当胎头俯屈，颏抵胸前时，胎头以枕下前囟径在产道前进，为头颅前后最小径线，妊娠足月平均为 9.5 cm。

（3）枕额径：枕骨粗隆至鼻根部的距离。在胎头高直位时儿头以此径线在产道中前进，平均为 11.3 cm，较枕下前囟径长。

（4）枕颏径：枕骨粗隆至下颌骨中点间径。颜面后位时，胎头以此径前进，平均为 13.3 cm，远较枕下前囟径长，足月胎儿不可能在此种位置下自然分娩。

（5）颏下前囟径：胎儿下颌骨中点至前囟中点，颜面前位以此径线在产道通过，平均为 10 cm。故颜面前位一般能自阴道分娩。

（二）复胎姿势

复胎姿势指胎儿各部在子宫内所取之姿势。在正常羊水量时，胎儿头略前屈，背略向前弯、下颌抵胸骨。上下肢屈曲于胸腹前，脐带位于四肢之间。在妊娠期间，如果子宫畸形、产妇腹壁过度松弛或胎儿颈前侧有肿物，胎头可有不同程度仰伸，从而无法以枕下前囟径通过产道而导致头位难产。

（三）胎产式

胎产式指胎儿纵轴与产妇纵轴的关系，可分为纵产式、斜产式与横产式三种。横产式或斜产式为胎儿纵轴与产妇纵轴垂直或交叉，产妇腹部呈横椭圆形，胎头胎臀各在腹部一侧。纵产式为胎儿纵轴与产妇纵轴平行，可以是头先露或臀先露（图 11-8）。

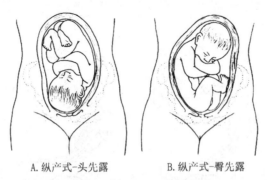

A.纵产式-头先露　　　B.纵产式-臀先露

图 11-8 头先露或臀先露

（四）胎先露及先露部

胎先露指胎儿最先进入骨盆的部分；最先进入骨盆的部分称为先露部。先露部有三种即头、臀、肩。纵轴位为头先露或臀先露，横轴位或斜轴位为肩先露。如果胎头与胎手同时进入骨盆称为复合先露（图 11-9）。

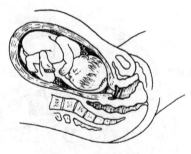

图 11-9　复合先露

1.头先露

头先露占足月妊娠分娩的 96％。由于胎头俯屈和仰伸程度不同,可有四种先露部,即枕先露、前囟先露、额先露及面先露。

(1)枕先露:最常见的胎先露部,此时胎头呈俯屈状,胎头以最小径(枕下前囟径)及其周径通过产道(图 11-10)。

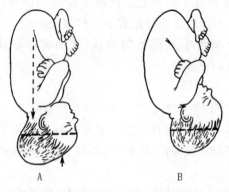

A　　　　　　　　　　B

图 11-10　枕先露

(2)前囟先露:胎头部分俯屈,胎头矢状缝与骨盆入口前后径一致,前囟近耻骨或骶骨(高直位,图 11-11)。分娩多受阻。

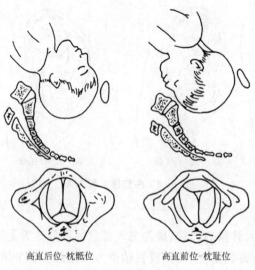

高直后位-枕骶位　　　　　　高直前位-枕耻位

图 11-11　胎头高直位

（3）额先露：胎头略仰伸，足月活胎不可能以额先露经阴道分娩。多数人认为，前顶与额先露为分娩过程中一个过渡表现，不能认为是一种肯定的先露，当分娩进展时，胎头俯屈就形成顶先露，仰伸即为面先露。但实际上确有前顶先露与额部先露存在，故还应作为胎先露的一种（图 11-12）。

（4）面先露：胎头极度仰伸，以下为颌及面为先露部（图 11-13）。

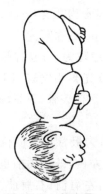

图 11-12　额先露

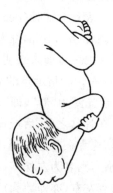

图 11-13　面先露

2.臀先露

臀先露为胎儿臀部先露（图 11-14）。由于先露部不同，可分为单臀先露、完全臀先露及不完全臀先露数种。

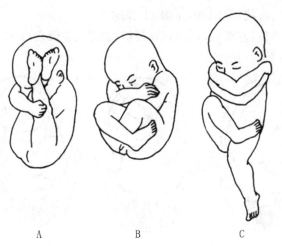

Λ　　　　　　　B　　　　　　　C

图 11-14　臀先露

A.单臀先露；B.完全臀先露；C.不完全臀先露

（1）单臀先露：为髋关节屈，膝关节伸，先露部只为臀部。

（2）完全臀先露：为髋关节及膝关节皆屈，以至胎儿大腿位于胎儿腹部，小腿肚贴于大腿背侧，阴道检查时可触及臀部及双足。

（3）不完全臀先露：包括足先露和膝先露。足先露为臀先露髋关节伸，一个膝关节或两个膝关节伸，形成单足或双足先露。膝先露为髋关节伸膝关节屈曲。

3.肩先露

胎儿横向,肩为先露部。临产一段时间后往往一只手先脱出,有时也可以是胎儿背、胎儿腹部或躯干侧壁被迫逼出。

(五)胎位或胎方位

胎位为先露部的指示点在产妇骨盆的位置,亦即在骨盆的四相位——左前、右前、左后、右后。枕先露的代表骨为枕骨(occipital,缩写为O);臀先露的代表骨为骶骨(sacrum,缩写为S);面先露时为下颏骨(mentum,缩写为M);肩先露时为肩胛骨(scapula,缩写为Sc)。

胎位的写法由三方面来表明:①指示点在骨盆的左侧(left,缩写为L)或右侧(right,缩写为R),简写为左或右。②指示点的名称,枕先露为"枕",即"O";臀先露为"骶",即"S";面先露为"颏",即"M";肩先露为"肩",即"Sc";额位即高直位很少见,无特殊代表骨,只写额位及高直位便可。③指示点在骨盆之前、后或横。

如枕先露,枕骨在骨盆左侧,朝前,则胎位为左枕前(LOA),为最常见之胎位。如枕骨位于骨盆左侧边(横),则名为左枕横(LOT),表示胎头枕骨位于骨盆左侧,既不向前也不向后。肩先露时肩胛骨只有左右(亦即胎头所在之侧)或上、下和前、后定位:左肩前、右肩前、左肩后和右肩后。肩先露以肩胛骨朝上或朝后来定胎位。朝前后较易确定,朝上下不如左右易表达,左右又以胎头所在部位易于确定。如左肩前表示胎头在骨盆左侧,(肩胛骨在上),肩(背)朝前。左肩后,胎头在骨盆左侧(肩胛骨在下),肩(背)朝后。

各胎位缩写如下。

(1)枕先露可有6种胎位:左枕前(LOA,见图11-15A)、左枕横(LOT)、左枕后(LOP)、右枕前(ROA)、右枕横(ROT)、右枕后(ROP,见图11-15B)。

(2)臀先露也有六种胎位:左骶前(LSA)、左骶横(LST)、左骶后(LSP,见图11-15C)、右骶前(RSA)、右骶横(RST)、右骶后(RSP)。

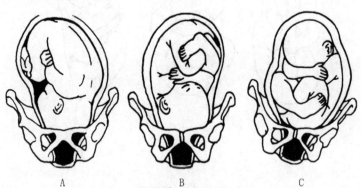

图11-15　枕先露常见3种胎位

A.左枕前位;B.右枕后位;C.左骶后位

(3)面先露也有六种胎位:左颏前(LMA)、左颏横(LMT)、左颏后(LMP)、右颏前(RMA)、右颏横(RMT)、右颏后(RMP)。

(4)肩先露也有四种胎位:左肩前(LScA)、左肩后(LScP)、右肩前(RScA)、右肩后(RScP)。

枕、骶、肩胛位置与胎儿背在同一方向,其前位,背亦朝前;颏与胎儿腹在同一方向,其前位,胎背向后。

(六)各种胎先露及胎位发生率

近足月或者已达足月妊娠时,枕先露占95％,臀先露3.5％,面先露0.5％,肩先露0.5％。有的报道臀先露在3％～8％,目前我国初产妇比例很大,经产妇,尤其是多产妇很少,所以横产发生率很少。在枕先露中,2/3枕骨在左侧,1/3在右侧。臀位在中期妊娠及晚期妊娠的早期比数远较3％～4％为高,尤其是经产妇。但其中约1/3的初产妇和2/3经产妇在近足月时常自然转成头位。

胎头虽然较臀体积大,但臀部及屈曲于躯干前的四肢的总体积显然大于胎头。由于子宫腔似梨形,上部宽大、下部狭小,故为适应子宫的形状,足月胎儿头先露发生比例远高于臀先露。在妊娠32周前,羊水量相对较多,胎体受子宫形态的束缚较小,因而臀位率相对较高些,以后羊水量相对减少,胎儿为适应宫腔形状而取头先露。若胎儿脑积水,臀产比例也较高,表明宽大的宫体部较适合容纳较大的胎头。某些子宫畸形,如双子宫、残角子宫中发育好的子宫,宫体部有纵隔形成者,也容易产生臀先露。经产妇反复为臀产者应想到子宫有某种畸形的可能。

(七)胎先露及胎方位的诊断

有四种方法:腹部检查、阴道检查、听诊及超声影像检查。

1.腹部检查

腹部检查为胎先露及胎方位的基本检查方法,简单易行,在大部分产妇可获得正确诊断,但对少见的异常头先露,往往不易确诊。

2.阴道检查

临产前此法不易查清胎先露及胎方位,所以有可能不能确诊;临产后,宫颈扩张,先露部大多已衔接,始能对先露部有较明确了解。阴道检查应在消毒情况下进行,以中、示指查先露部是头、是臀、还是肩部。如为枕先露,宫颈有较大扩张时,可触及骨缝、囟门以明确胎位(颜面位等异常头先露特点及臀位特点在有关难产节中介绍)。宫颈扩张程度越大,胎位检查越清楚。检查胎方位最好先查出矢状缝走向,手指左右横扫,上下触摸可查出一较长骨缝。矢状缝横置则为枕右或枕左横位,如为斜置或前后置,则为枕前位或后位。如前囟在骨盆前部很易摸到,表示枕骨在骨盆后位。前囟在骨盆左前方,为枕右后位;前囟在骨盆右前方为枕左后位。前囟如果在骨盆后面,阴道检查不易触及,尤其胎头下降胎头俯屈必然较重,后囟较小,用手不易查清。胎头受挤压严重时,骨片重叠,骨缝、囟门也不易触清。另一可靠确定胎方位方法为用手触摸胎儿耳郭,耳郭方向指向枕部,这只有在宫颈口完全扩张时方能实行。

阴道检查时还应了解先露部衔接程度。胎头衔接程度在正常情况下随产程进展而加深。胎头下降程度为判断是否能经阴道分娩的重要指标。胎头下降速度在第一产程比较缓慢,而在第二产程胎头继续下降,速度快于第一产程。一般胎头下降程度是以坐骨棘平面来描述。胎儿头颅骨质部平坐骨棘平面时称为"0"位,高于坐骨棘水平时称为"－"位,如高1 cm,则标为"－1"直到"－3",再高则表示胎头双顶径尚未进入骨盆入口平面,因为骨盆入口平面至坐骨棘平面约为5 cm,胎头双顶径至胎头顶部约为3 cm,所以胎头最低骨质部如在坐骨棘平面以上3 cm,显然胎头双顶径最多是平骨盆入口平面。胎头最低骨质部通过了坐骨棘平面,胎头位置称为"＋"位,低于坐骨棘平面1 cm称为"＋1","＋3"时,胎头最低点已接近骨盆出口,即在阴道下部,因为坐骨棘平面距离骨盆出口亦约为5 cm(图11-16)。在正常女性骨盆坐骨棘并不突出于骨盆侧壁,需经反复检查取得经验方能较准确定位。故可考虑另一较简单而大体可了解胎头衔接程度的方法,即用手指经阴道测胎头骨质最低部距阴道处女膜环的距离。如距离为 5 cm 则表示胎头在坐骨棘水平,低于此为正值,高于此为负值。

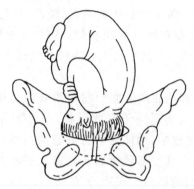

图 11-16　胎头衔接程度

3.听诊

胎心音位置本身并非诊断胎方位的可靠依据,但可加强触诊的准确性。在枕先露和臀先露,躯干微前屈,胎背较贴近于子宫壁,利于胎心音传导,故在胎儿背部所接触之宫壁处胎心音最强。在颜面位,胎背反屈。胎儿胸部较贴近宫壁,故胎心音在胎儿胸壁侧听诊较清晰。

在枕前位,胎心音一般位于脐与髂前上棘连接中点。枕后位胎心音在侧腹处较明显,有时在小肢体侧听得也清楚。臀位则在脐周围。横位胎心音在枕前位的稍外侧。

4.超声检查

在腹壁厚、腹壁紧张及羊水过多的情况下,腹部检查等查不清胎先露及胎方位时,超声扫描检查可清楚检查出胎头、躯干、四肢等部位及胎心情况,不但有助于胎先露、胎方位的诊断,也有助于胎儿畸形及大小的诊断。

(八)临产胎儿应激变化

胎头受压情况下,阵缩时给予胎头的压力增高,尤其是破膜之后,在第二产程宫腔内压力可高达 27.0 kPa(200 mmHg)。颅内压为 5.3～7.3 kPa(40～55 mmHg)时,胎心率就可减慢,其原因为中枢神经缺氧,反射性刺激迷走神经。有时胎头受压而无胎心率变慢是因为胎膜未破,胎头逐渐受压而在耐受阈之内,这种阵发性改变对胎儿无损。

四、精神心理因素

随着医学模式的改变,人们已经开始关注社会及心理因素对分娩过程的影响。亲朋好友间关于分娩的负面传闻、电影中的恐惧场面使相当数量的初产妇进入临产后精神处于高度紧张,甚至焦虑恐惧状态。研究表明,产妇在分娩过程中普遍焦虑和恐惧倾向导致去甲肾上腺素减少,可使宫缩减弱而对疼痛的敏感性增加,强烈的宫缩有加重产妇的焦虑,从而造成恶性循环导致产妇体力消耗过大,产程延长。抑郁情绪与活跃期、第二产程延长及产后出血有一定的相关性。所以在分娩过程中,产妇的精神心理状态可明显的影响产程进展,应予以足够的重视。

（孙瑞景）

第二节　先兆临产及临产的诊断

当孕妇出现先兆临产时，应及时送至医院，不能因可能为假临产致使时间耽误而错过接产时机；而如果错误地诊断临产，则可能导致不适当的干涉而加强产程，造成孕妇及新生儿损害。

一、先兆临产

分娩发动之前，出现的一些预示孕妇不久将临产的症状称先兆临产。

（一）假临产

孕妇在分娩发动前，由于子宫肌层敏感性增强，常出现不规律宫缩。假临产的特点：①宫缩持续时间短且不恒定，间歇时间长且不规律，宫缩强度不增加；②常在夜间出现而于清晨消失；③宫缩时只能引起下腹部轻微胀痛；④宫颈管不缩短，宫口扩张不明显；⑤给予镇静药物能抑制宫缩。

（二）胎儿下降感

胎儿下降感又称为轻松感、释重感。由于胎先露部下降进入骨盆入口，使宫底位置下降，孕妇感觉上腹部受压感消失，进食量增多，呼吸轻快。

（三）见红

在临产前24～48小时，由于成熟的子宫下段及宫颈不能承受宫腔内压力而被迫扩张，使宫颈内口附着的胎膜与该处的子宫壁分离，毛细血管破裂而少量出血，与宫颈管内的黏液相混合并排出，称为见红，是分娩即将开始的比较可靠征象。若阴道流血超过平时月经量，则不应视为见红，应考虑是否有异常情况出现，如前置胎盘及胎盘早剥等。

（四）阴道分泌物增多

分娩前3周左右，孕妇因体内雌激素水平升高，盆腔充血加剧，子宫颈腺体分泌增加，使阴道排出物增多，一般为水样，易与破水相混淆。

二、临产的诊断

临产开始的重要标志为有规律且逐渐增强的子宫收缩，持续时间30秒或30秒以上，间歇5～6分钟，同时伴随进行性宫颈管消失、宫口扩张和胎先露部下降。用镇静药物不能抑制宫缩。

应连续观察宫缩，每次观察时间不能太短，至少要观察3～5次宫缩。既要严密观察宫缩的频率，持续时间及强度。同时要在无菌条件下行阴道检查，了解宫颈的软度、长度、位置、扩张情况及先露部的位置。国际上常用BISHOP评分法判断宫颈成熟度（表11-1），估计试产的成功率，满分为13分，>9分均成功，7～9分的成功率为80%，4～6分成功率为50%，≤3分均失败。

表 11-1　Bishop 宫颈成熟度评分法

指标	分数			
	0	1	2	3
宫口开大(cm)	0	1~2	3~4	≥5
宫颈管消退(%)(未消退为 2~3 cm)	0~30	40~50	60~70	≥80
先露位置(坐骨棘水平=0)	-3	-2	-1~0	+1~+2
宫颈硬度	硬	中	软	
宫口位置	朝后	居中	朝前	

（孙瑞景）

第三节　正常产程和分娩的处理

分娩全过程是从开始出现规律宫缩到胎儿、胎盘娩出为止，称分娩总产程，整个产程如下。①第一产程(宫颈扩张期)：从间歇 5~6 分钟的规律宫缩开始，到宫颈口开全(10 cm)。初产妇宫颈较紧，宫口扩张较慢，需 11~12 小时；经产妇宫颈较松，宫口扩张较快，需 6~8 小时。②第二产程(胎儿娩出期)：从宫口开全到胎儿娩出。初产妇需 1~2 小时，经产妇一般数分钟即可完成，但也有长达 1 小时者，但不超过 1 小时。③第三产程(胎盘娩出期)：从胎儿娩出后到胎盘娩出，需 5~15 分钟，不超过 30 分钟。

一、第一产程及其处理

(一)临床表现

第一产程的产科变化主要为规律宫缩、宫口扩张、胎头下降及胎膜破裂。

1.规律宫缩

第一产程开始，出现伴有疼痛的子宫收缩，习称"阵痛"。开始时宫缩持续时间较短(20~30 秒)且弱，间歇期较长(5~6 分钟)。随着产程的进展，持续时间渐长(50~60 秒)且强度增加，间歇期渐短(2~3 分钟)。当宫口近开全时，宫缩持续时间可达 1 分钟以上，间歇期仅 1 分钟或稍长。

2.宫口扩张

宫口扩张是临产后规律宫缩的结果。在此期间宫颈管变软、变短、消失，宫颈展平和逐渐扩大。宫口扩张分两期：潜伏期及活跃期。潜伏期是从临产后规律宫缩开始，至宫口扩张到 3 cm。此期宫颈扩张速度较慢，平均 2~3 小时扩张 1 cm，需 8 小时，超过 16 小时为潜伏期延长。活跃期是指从宫口扩张 3 cm 至宫口开全。此期宫颈扩张速度显著加快，约需 4 小时，超过 8 小时为活跃期延长。活跃期又分为加速期、最大加速期和减速期(图 11-17)。加速期是指宫颈扩张 3~4 cm，约需 1.5 小时；最大加速期是指宫口扩张 4~9 cm，约需 2 小时，在产程图上宫口扩张曲线呈直线倾斜上升；减速期是指宫口扩张 9~10 cm，约需 30 分钟。宫口开全后，宫口边缘消失，与子宫下段及阴道形成产道。

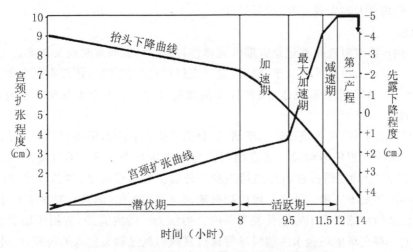

图 11-17　宫颈扩张与胎先露下降曲线分期的关系

3.胎头下降

胎头能否顺利下降,是决定能否经阴道分娩的重要观察项目。胎头下降程度以胎头颅骨最低点与坐骨棘平面的关系标明;胎头颅骨最低点平坐骨棘平面时,以"0"表示;在坐骨棘平面上 1 cm 时,以"−1"表示;在坐骨棘平面下 1 cm 时,以"+1"表示,余依此类推(图 11-18)。一般初产妇在临产前胎头已经入盆,而经产妇临产后胎头才衔接。随着产程的进展,先露部也随之下降。胎头于潜伏期下降不明显,于活跃期下降加快,平均每小时下降 0.86 cm。

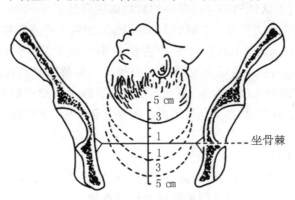

图 11-18　胎头高低的判定

4.胎膜破裂

胎膜破裂简称破膜,胎儿先露部衔接后,将羊水分隔成前、后两部分,在胎先露部前面的羊水,称前羊水,约 100 mL,其形成的囊称前羊水囊。宫缩时前羊水囊楔入宫颈管内,有助于扩张宫口。随着宫缩继续增强,羊膜腔内压力更高,当压力增加到一定程度时胎膜自然破裂。胎膜多在宫口近开全时破裂。

(二)产程观察及处理

入院后首先了解和记录孕妇的病史、全身及产科情况,初步得出是否可以阴道试产或需进行某些处理;外阴部应剃除阴毛,并用肥皂水和温开水清洗;对初产妇及有难产史的经产妇应行骨盆外测量;有妊娠合并症者应给予相应的治疗等。在整个分娩过程中,既要观察产程的变化,也要观察母儿的安危。及时发现异常,尽早处理。

1.子宫收缩

产程中必须连续定时观察并记录宫缩的规律性、持续时间、间歇时间及强度。

(1)触诊法:助产人员将手掌放于产妇腹壁上直接检查,宫缩时宫体部隆起变硬,间歇期松弛变软。并记录下宫缩持续时间、强度、规律性及间歇期时间。每次至少观察3次宫缩,每隔1~2小时观察一次。

(2)电子胎心监护仪:可客观反映宫缩情况,分为外监护和内监护两种类型。①外监护:临床最常用,适用于第一产程任何阶段。将宫缩压力探头固定在产妇腹壁宫体近宫底部,每隔1~2小时连续描记30分钟或通过显示屏连续观察。外监护容易受运动、体位改变、呼吸和咳嗽的影响,过于肥胖的孕妇不适用。外监护可以准确地记录宫缩曲线,测到宫缩频率和每次宫缩持续的时间,但所记录的宫缩强度不完全代表真正的宫内压。②内监护:适用于胎膜已破,宫口扩张1 cm及以上。将充满生理盐水的塑料导管通过宫颈口越过胎头置入羊膜腔内,外端连接压力探头记录宫缩产生的压力,测定宫腔静止压力及宫缩时压力变化。内监护可以准确测量宫缩频率、持续时间及真正的宫内压力。但宫内操作复杂,有造成感染的可能,故临床上较少应用。

良好的宫缩应是间隔逐渐缩短,持续时间逐渐延长,同时伴有宫颈相应的扩张。国外建议用Montevideo单位(MU)来评估有效宫缩。其计算方法是计数10分钟内每次宫缩峰值压力减去基础宫内压力后的压力差之和;或取宫缩产生的平均压力乘以宫缩频率(10分钟内宫缩次数)。该法同时兼顾了宫缩频率及宫缩产生的宫内压力,使宫缩强度的监测有了量化标准。如产程开始时宫缩强度一般为80~100 MU,相当于10分钟内有2~3次宫缩,每次宫缩平均宫内压力约为5.3 kPa(40 mmHg);至活跃期正常产程平均宫缩强度可达200~250 MU,相当于10分钟内有4~5次宫缩,平均宫内压力则在6.7 kPa(50 mmHg);至第二产程在腹肌收缩的协同下,宫缩强度可进一步升到300~400 MU,仍以平均宫缩频率5次计算,平均宫内压力可达8.0~10.7 kPa(60~80 mmHg);而从活跃期至第二产程每次宫缩持续时间相应增加不明显,宫缩强度主要以宫内压力及宫缩频率增加为主,用此方法评估宫缩不仅使产妇个体间的比较有了可比性,也使同一个体在产程不同阶段的变化有了更合理的判定标准。活跃期后当宫缩强度<180 MU时,可诊断为宫缩乏力。

2.宫口扩张及胎头下降

描记宫口扩张曲线及胎头下降曲线,是产程图中重要的两项内容,是产程进展的重要标志和指导产程处理的主要依据。可通过肛门检查或阴道检查的方法测得。在国内一般采用肛门检查的方法,当肛门检查有疑问时可消毒外阴做阴道检查。但在国外皆用阴道检查来了解产程进展情况。

(1)肛门检查(简称肛查)。①方法:产妇取仰卧位,两腿屈曲分开,检查前用消毒纸遮盖阴道口避免粪便污染阴道。检查者站于产妇右侧,以戴指套的右手示指蘸取润滑剂后,轻轻置于直肠内,拇指伸直,其余各指屈曲以利示指深入。示指向后触及尾骨尖端,了解尾骨活动度,再触摸两侧坐骨棘是否突出并确定胎头高低,然后用指端掌侧探查宫口,摸清其四周边缘,估计宫颈管消退情况和宫口扩张厘米数。未破膜者在胎头前方可触到有弹性的前羊水囊;已破膜者能直接触到胎头,若无胎头水肿,还能扪清颅缝及囟门位置,确定胎方位。②时间与次数:适时在宫缩时进行,潜伏期每2~4小时查一次;活跃期每1~2小时查一次。同时也要根据宫缩情况和产妇的临床表现,适当的增减检查的次数。过频的肛门检查可增加产褥感染的机会。研究提示,肛门检查次数≥10次的产妇,其阴道细菌种数及计数均显著提高,且肛门检查与阴道细菌变化密切相关,即细菌种数及其计数随肛门检查次数的增加而增加。而检查次数过少在产程进展十分迅速时则可能失去准备接生的时间,这在经产妇尤其应注意。③检查内容:宫颈软硬度、位置、厚薄及宫颈扩张程度;是否破膜;骶尾关节活动度,坐骨棘是否突出,坐骨切迹宽度,骶棘韧带的弹性、韧度及盆底组织的厚度;确定胎先露、胎方位及胎头下降程度。

(2)阴道检查。①适应证:于肛查胎先露、宫口扩张及胎头下降程度不清时;疑有脐带先露或脱垂;疑有生殖道畸形;轻度头盆不称经阴道试产4～6小时产程进展缓慢者。对产前出血者应慎重,须严格无菌操作,并在检查前做好输液、输血的准备。②方法:产妇排空膀胱后,取截石位,消毒外阴和阴道。检查者戴好口罩,消毒双手、戴无菌手套,铺无菌巾后用左(右)手拇指和示指将阴唇分开,右(左)手示指、中指蘸消毒润滑剂,轻轻插入产妇阴道,注意防止手指触及肛门及大阴唇外侧。因反复阴道检查可增加感染机会,故每次检查应尽量检查清楚,避免反复插入阴道。③内容:测量骨盆对角径、坐骨棘间径、骶骨弧度、耻骨弓和坐骨切迹情况等;胎方位及先露下降程度;宫口扩张程度,软硬度及有无水肿情况;阴道伸展度,有无畸形;会阴厚薄和伸展度等,以决定其分娩方式。

肛查对于了解骨盆腔内的情况比阴道检查更清楚,但肛门检查对宫口、胎先露、胎方位、骨盆入口等情况的了解不及阴道检查直接明了。每次肛查或阴道检查所得的宫颈扩张大小及先露高度的情况均应做详细记录,并绘于产程图上。用红色"○"表示宫颈扩张程度,蓝色"×"表示先露下降水平,每次检查后用红线连接"○",用蓝线连接"×",绘成两条曲线。产程图横坐标标示时间,以小时为单位,纵坐标标示宫颈扩张及先露下降程度,以 cm 为单位。正常情况下宫口开大与胎头下降是并行的,但胎头下降略为滞后。宫口开大的最大加速期是胎头下降的加速期,而胎头下降的最大加速期是在第二产程。对大多数产妇,尤其是初产妇,在宫口开全时胎头应达坐骨棘平面以下。但应指出,有相当一部分产妇胎头下降与宫口开大并不平行。因此,在宫口近开全时,胎头未下降到坐骨棘水平并不意味着不能经阴道分娩。有些产妇在破膜以后胎头才迅速下降,在经产妇尤为常见。1972 年,Philpott 介绍了在产程图上增加警戒线和处理线,其原理是根据活跃期宫颈扩张率不得小于 1 cm 进行产程估算,如果产妇入院时宫颈扩张为 1 cm,按宫颈扩张率每小时 1 cm 计算,预计 9 小时后宫颈将扩张到 10 cm,因此,在产程坐标图上 1 cm 与 10 cm 标志点之处时间相距 9 小时画一斜行连线,作为警戒线,与警戒线相距 4 小时之处再画一条与之平行的斜线作为处理线,两线间为警戒区。临床上实际是以宫颈扩张 3 cm 作为活跃期的起点,因此,可以宫颈扩张 3 cm 标志点处取与之相距 4 cm 的坐标 10 cm 的标志点处画一斜行连线,作为警戒线,与警戒线相距 4 小时之处再画一条与之平行的斜线作为处理线(图 11-19)。两线之间为治疗处理时期,宫颈扩张曲线越过警戒线者应进行处理,一般难产因素可纠正者的产程活跃期不超过正常上限,活跃期经过处理仍超过上限时,常提示难产因素不易纠正,需要再行仔细分析,并及时估计能否从阴道分娩。

3.胎膜破裂及羊水观察

胎膜多在宫口近开全或开全时自然破裂,前羊水流出。一旦胎膜破裂,应立即听胎心,并观察羊水性状、颜色和流出量,记录破膜时间。

羊水粪染与胎儿宫内窘迫的关系目前还有争论。对羊水粪染的发生机制大致可归纳为两种观点,即胎儿成熟理论及胎儿宫内窘迫理论。传统认为羊水粪染是胎儿缺血、缺氧的结果。当胎儿缺血、缺氧时,机体为了保证心、脑等重要脏器的血供,体内循环重新分配,消化系统的血供减少,胃肠道蠕动增加,肛门括约肌松弛,胎粪排出。胎儿成熟理论则认为羊水粪染是一种生理现象。随着妊娠周数增加,胎儿迷走神经张力渐强,胃肠道蠕动渐频,胎粪渐多,羊水粪染率渐增加。

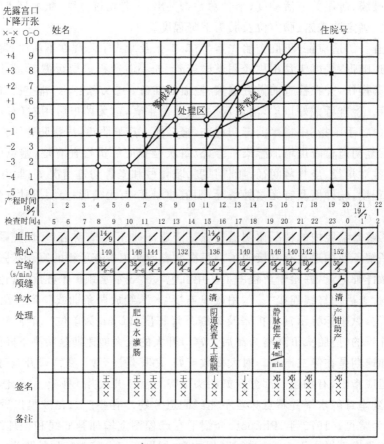

注:↑表示重要处理开始时间, ⚲表示大小囟与矢状缝位置以示胎方位, ×-× 表示阴道助产

图 11-19　产 程

　　羊水粪染的分度:①Ⅰ度,羊水淡绿色、稀薄;②Ⅱ度,羊水深绿色且较稠或较稀,羊水内含簇状胎粪;③Ⅲ度,羊水黄褐色、黏稠状且量少。Ⅰ度羊水粪染一般不伴有胎儿宫内窘迫,Ⅱ～Ⅲ度羊水粪染考虑有胎儿宫内缺氧的存在。对羊水粪染者应做具体分析,既不要过高估计其严重性,也不要掉以轻心,重要的是应结合其他监测结果,明确诊断,及时处理,以降低围生儿的窒息率。在首次发现羊水粪染时,不论其粪染程度如何,均应作电子胎心监护。若 CST 阳性或者 NST 呈反应型而 OCT 又是阳性,提示胎儿宫内缺氧。如能配合胎儿头皮血 pH 测定而 pH<7.2 时,提示胎儿处于失代偿阶段,需要立即结束分娩。如 CST 为阴性、pH 正常,可暂不过早干预分娩,但必须在电子胎心监护下严密观察产程进展,一旦出现 CST 阳性,则应尽快结束分娩。

　　4.胎心

　　临产后应特别注意胎心变化,可用听诊法、胎心电子监护或胎儿心电图等方法观察。在观察胎心时,应注意胎心的频率、规律性和宫缩之后胎心率的变化及恢复的速度等。胎心的规律性和宫缩对胎心的影响较胎心率的绝对数更重要。

（1）听诊器听取：有普通听诊器、木质听诊器和电子胎心听诊器 3 种，现在通常使用电子胎心听诊器。胎心听取应在宫缩间歇时，宫缩时听诊不能听到胎心。潜伏期应每隔 1 小时听胎心一次，活跃期宫缩较频时，应每 15～30 分钟听胎心一次，每次听诊 1 分钟。如遇有胎心异常，应增加听诊的次数。此法能方便获得每分钟胎心率，但不能分辨胎心率变异、瞬间变化及其与宫缩、胎动的关系。

（2）胎心电子监护：多用外监护描记胎心曲线。将测量胎心的探头置于胎心音最响亮的部分，固定于腹壁上；将测量宫压的探头置于产妇腹壁宫体近宫底部，亦固定于腹壁上。观察胎心率变异及其与宫缩、胎动的关系，每次至少记录 20 分钟，有条件者可应用胎儿监护仪连续监测胎心率。此法能较客观地判断胎儿在宫内的状态，如脐带受压、胎头受压、胎儿缺氧和/或酸中毒等。值得注意的是，在胎头入盆、破膜、阴道检查、肛查及做胎儿内监护安放胎儿头皮电极时，可以发生短时间的早期减速，这是由于胎头受骨盆或宫缩压迫所致。

（3）胎儿心电图：分为直接法和间接法，因直接法需宫口开大到一定程度而且破膜后才能进行，并有增加感染的可能性，故较少采用。目前较多采用非侵入性的间接法，一般用三个电极，两个放在产妇的腹壁上，另一个置于产妇的大腿内侧。在分娩过程中如出现 PR 间期明显缩短、ST 段偏高和 T 波振幅加大，是胎儿缺氧的表现。胎儿发生严重的酸中毒时，则 T 波变形。有研究发现，第二产程的胎儿心电图监测与产后胎儿脐动脉血 pH 及血气含量明显相关。

5.胎儿酸血症的监测

胎儿头皮血 pH 与产时异常胎心率的出现，分娩后新生儿脐血 pH 及 Apgar 评分间存在着良好的相关性。因此，胎儿头皮血 pH 被认为是判断胎儿是否存在宫内缺氧的最准确方法。胎儿头皮血 pH 正常值为 7.25～7.35。如 pH 为 7.20～7.24 为胎儿酸血症前期，应警惕有胎儿窘迫可能，此时应给孕妇吸氧。pH＜7.20 则表示重度酸中毒，是胎儿危险的征兆，应尽快结束分娩。胎儿头皮血血气分析值在正常各产程中的变化见表 11-2。

表 11-2　胎儿头皮血血气分析值在正常各产程中的变化

类别	第一产程早期	第一产程末期	第二产程
pH	7.33±0.03	7.32±0.02	7.29±0.04
PCO_2(mmHg)	44.00±4.05	42.00±5.10	46.30±4.20
PO_2(mmHg)	21.80±2.60	21.30±2.10	17.00±2.00
HCO_3(mmol/L)	20.10±1.20	19.10±2.10	17.00±2.00
BE(mmol/L)	3.90±1.90	4.10±2.50	6.40±1.80

胎儿的 pH 还受母体 pH 水平的影响。产程中母体饥饿、脱水、体力消耗可致代谢性酸中毒，过度通气可致呼吸性碱中毒，均可影响胎儿。为消除母源性酸中毒对胎儿头皮血血气分析的影响，可根据母儿间血气的差异进行判断。

（1）母子间血气 pH 差值（△pH）：＜0.15 表示胎儿无酸中毒，0.15～0.20 为可疑，＞0.20 为胎儿酸中毒。

（2）母子间碱短缺值：2.0～3.0 mEq/L 表示胎儿正常，＞3.0 mEq/L 为胎儿酸中毒。

（3）母子间 Hb 5 g/dL 时的碱短缺值：＜0 或由正值变为负值表示胎儿酸中毒。

胎儿头皮血 pH 测定是一种创伤性的检查方法，只能得到瞬时变化而不能连续监测，因而限制了它的应用。当电子胎心监护初筛异常时，可考虑行胎儿头皮血气测定，如临床及胎心监护已确定重度胎儿宫内窘迫,应迅速终止妊娠而抢救胎儿,不必再做头皮血气测定。

6.母体情况观察

(1)生命体征:测量产妇的血压、体温、脉搏和呼吸频率并记录。一般第一产程期间宫缩时血压升高 0.7~1.3 kPa(5~10 mmHg),间歇期恢复原状。应每隔 4~6 小时测量一次。发现血压升高应增加测量次数。

(2)饮食:鼓励产妇少量多次进食,吃高热量、易消化的食物,并注意摄入足够水分,以保证充沛的精力和体力。

(3)活动与休息:宫缩不强且未破膜时,产妇可在室内适当活动,有助于产程进展和减轻产痛。待产时产妇的体位应以产妇感到舒适为准。已破膜者应该卧床,如果胎头已衔接,取平卧位即可,如胎头未衔接或臀位、横位时,应取臀高位,以免发生脐带脱垂。如产妇精神过度紧张,宫缩时喊叫不安,应安慰产妇,在宫缩时指导做深呼吸动作,也可用双手轻揉下腹部或腰骶部。产时镇痛可适当的应用哌替啶 50~100 mg 及异丙嗪 25 mg,可 3~4 小时肌内注射一次。也可选择连续硬膜外麻醉镇痛。

(4)排尿与排便:应鼓励产妇每 2~4 小时排尿一次,以免膀胱充盈影响宫缩及胎头下降。因胎头压迫引起排尿困难者,必要时可导尿。初产妇宫口扩张<4 cm,经产妇宫口扩张<2 cm 时可行温肥皂水灌肠,既能避免分娩时粪便污染,又能反射作用刺激宫缩加速产程进展。但胎膜早破、阴道流血、胎头未衔接、胎位异常、有剖宫产史、宫缩很强估计 1 小时内将分娩者或患严重产科并发症、合并症如心脏病等,均不宜灌肠。

二、第二产程及其处理

(一)临床表现

宫口开全后仍未破膜,常影响胎头的下降,应行人工破膜。破膜后宫缩常暂时停止,产妇略感舒适,随后宫缩重现且较前增强,每次持续时间可达 1 分钟,间歇期仅 1~2 分钟。当胎头降至骨盆出口压迫盆底组织时,产妇有排便感,不由自主向下屏气。随着产程进展,会阴会渐渐膨隆和变薄,肛门松弛。于宫缩时胎头露于阴道口,且露出部分不断增大;在宫缩间歇期又缩回阴道内,称为胎头拨露。随产程进展,胎头露出部分逐渐增多,宫缩间歇期胎头不再缩回,称为胎头着冠,此时胎头双顶径超过骨盆出口。会阴极度扩张,应注意保护会阴,娩出胎头。随后胎头复位和外旋转,前肩、后肩和胎体相继娩出,后羊水随之涌出。经产妇第二产程短,有时仅需几次宫缩即可完成胎头娩出。胎儿娩出后产妇顿感轻松。

(二)产程的观察和处理

1.密切监护胎心及产程进展

第二产程宫缩频且强,应密切观察子宫收缩有无异常及胎先露的下降情况。警惕病理性缩复环及强直性子宫收缩的出现,同时密切观察胎心的变化,每 5~10 分钟听胎心一次(或间隔2~3 次宫缩听一次胎心),如有胎心异常则增加听胎心的次数,有条件者应使用胎心电子监护。尤其应注意观察胎心与宫缩的关系,若第二产程在胎头娩出前,由于脐带受压或受到牵引,可出现变异减速,除非反复多次出现中、重度变异减速,否则不被认为对胎儿有害。如出现胎心变慢且在宫缩后不恢复和恢复慢,应尽快结束分娩。发现第二产程延长,应及时查找原因,采取相应措施尽快结束分娩,避免因胎头长时间受压,引起胎儿窘迫、颅内出血等并发症的发生。

2.指导产妇用力

宫口开全后,医护人员应指导产妇正确用力。方法是让产妇双膝屈曲外展,双脚蹬在产床上,双手握住产床的把手。一旦出现宫缩,产妇深吸气屏住,并向上拉把手,使身体向下用力如排便状,以增加腹压。子宫收缩间期时,产妇呼气,全身肌肉放松,安静休息。当宫缩再次出现时再用同样的屏气用力动作,以加速产程的进展。当胎头着冠后,宫缩时不应再令产妇用力,以免胎头娩出过快而使会阴裂伤。

指导产妇正确用力十分重要,若用力不当使产妇消耗体力或造成不应有的软产道裂伤。尤其应注意的是宫口尚未开全,不可过早屏气用力,因当胎头位置低已深入骨盆到达盆底时,也可使产妇产生排便感并不自觉地用力。但此时用力非但不利于加速产程的进展,反而使宫颈被挤压在骨盆和胎头之间,从而使宫颈循环障碍而造成宫颈水肿,影响宫口开大而造成难产。

3.接产准备

初产妇宫口开全,经产妇宫口扩张 4 cm 且宫缩规律有力时,应将产妇送至产房做好接产准备工作。让产妇仰卧于产床上(或坐于特制的产椅上),两腿屈曲分开,露出外阴部,在臀下放一便盆或塑料布,用消毒纱布球蘸肥皂水擦洗外阴部,顺序是大小阴唇、阴阜、大腿内上 1/3、会阴及肛门周围(图 11-20)。然后用温开水冲掉肥皂水,为防止冲洗液流入阴道,用消毒干纱布盖住阴道口,最后以 0.1% 新洁尔灭冲洗或涂以碘伏进行消毒,随后取下阴道的纱布球和臀下的便盆或塑料布,铺以消毒巾于臀下。接产者按无菌操作常规洗手后,穿手术衣及戴手套,打开产包,铺好消毒巾,准备接产。

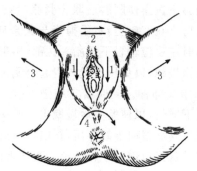

图 11-20　外阴消毒顺序

4.接产的要领

产妇必须与接产者充分合作;保护会阴的同时协助胎头俯屈,让胎头以最小的径线(枕下前囟径)在宫缩间歇时缓慢的通过阴道口,是预防会阴撕裂的关键;控制胎肩娩出速度,胎肩娩出时也要注意保护会阴。

5.产妇的产位

分娩时产妇的体位可分为仰卧位和坐位两种。

(1)仰卧位分娩:目前国内多数产妇分娩取仰卧位。①其优点:有利于经阴道助产手术的操作,如会阴切开术、胎头吸引术、产钳术等;对新生儿处理较为便利。但从分娩的生理来说,并非理想体位。②其缺点:妊娠子宫压迫下腔静脉,使回心血量减少,产妇可出现仰卧位低血压;仰卧位使骨盆的可塑性受限,且宫缩的效率较低,从而增加难产的机会;胎儿的重力失去应有的作用,并导致产程延长;增加产妇的不安和产痛等。

基于上述原因,仰卧位分娩时继发性宫缩乏力和胎儿窘迫的发生率较坐位分娩高,异常分娩也较多。所以它不是理想的分娩体位。

(2)坐位分娩。①其优点:可提高宫缩效率,缩短产程。由于胎儿的纵轴和产轴一致,故能充分发挥胎儿的重力作用,可使抬头对宫颈的压力增加。由于子宫胎盘的血供改善,也可使宫缩加强,胎儿窘迫和新生儿窒息的发生率降低。可减少骨盆的倾斜度,有利于胎头入盆和分娩机制的顺利完成。X线检查表明,由于仰卧位改坐位时,可使坐骨棘间距平均增加 0.76 cm。骨盆出口前后径增加 1~2 cm,骨盆出口面积平均增加 28%。产妇分娩时感觉较舒适,由于产妇在分娩过程中可以环视周围的一切,并与医护人员保持密切联系,可减轻其紧张和不安的情绪。②其缺点:分娩时间不宜过长,否则易发生阴部水肿;坐位分娩时胎头娩出较快,易造成新生儿颅内出血及阴道、会阴裂伤;接生人员须保护会阴和新生儿处理不便,这也是目前坐位分娩较少采用的主要原因。

自 20 世纪 80 年代以来,已对坐式产床做了不少的改进,其基本的构造包括靠背、坐椅、扶手和脚踏板等部分。产床的靠背部分是可调节的,在分娩过程中可根据宫缩的情况和胎头下降的程度适当的调整靠背的角度。在胎头即将娩出时可将靠背放平使产妇改为仰卧位,以便于助产者保护会阴和控制胎头娩出的速度。初产妇宫口开全或近开全,经产妇宫口开大 8 cm 时,在坐式产床上就坐,靠背角度为 60°~80°。在上坐式产床后一小时内分娩最好,时间过长容易引起会阴水肿。

6.接产步骤

接产者站在产妇的右侧,当胎头拨露使阴唇后联合紧张时,开始保护会阴。具体方法:在会阴部盖上一块消毒巾,接产者右肘支在产床上,右手拇指与其余四指分开,每当宫缩时以手掌大鱼际肌向内上方托住会阴部,同时左手应轻轻下压胎头枕部,协助胎头俯屈,且使胎头缓慢下降。宫缩间歇期,保护会阴的右手应当松弛,以免压迫过久引起会阴部水肿。当胎头枕部在耻骨弓下露出时,左手应按分娩机制协助胎头仰伸。此时若宫缩强,应嘱产妇张口哈气以缓解腹压的作用,让产妇在宫缩间歇期使稍向下屏气,以使胎头缓慢娩出。胎头娩出后,右手仍须保护会阴,不要急于娩出胎肩,而应先以左手自其鼻根向下颌挤压,挤出口、鼻内的黏液和羊水,然后协助胎头复位及外旋转,使胎儿双肩径与骨盆出口前后径相一致。接产者的左手将胎儿颈部向下轻压,使前肩自耻骨弓下先娩出,继之再托胎颈向上,使后肩从会阴前缘缓慢娩出。双肩娩出后,保护会阴的右手方可离开会阴部。最后双手协助胎体和下肢相继以侧位娩出,并记录胎儿娩出时间(图 11-21)。

胎儿娩出后 1~2 分钟断扎脐带。若当胎头娩出时,见脐带绕颈一周且较松时,可用手将脐带顺胎肩推下或从胎头滑下。若脐带绕颈过紧或绕颈两周或两周以上,可先用两把血管钳将脐带一段夹住并从中间剪断,注意勿伤及胎儿颈部,待松弛脐带后协助胎肩娩出(图 11-22)。

7.会阴裂伤的诱因及预防

(1)会阴裂伤的诱因:会阴水肿、会阴过紧缺乏弹力、耻骨弓过低、胎儿过大、胎儿娩出过快等,均易造成会阴撕裂。

(2)会阴裂伤的预防:①指导产妇分娩时正确用力,防止胎儿娩出过快。②及时发现会阴、产道的异常,选择合适的分娩方式。如会阴坚韧、水肿或瘢痕形成,估计会造成严重裂伤时,可做较大的会阴切开术或改行剖宫产术。③提高接生操作技术,正确保护会阴。④初产妇行阴道助产前应做会阴切开,切开大小根据胎儿大小及会阴组织的伸展性。助产时术者与助手要密切配合,要求胎头以最小径线通过会阴,且不能分娩过快、过猛。

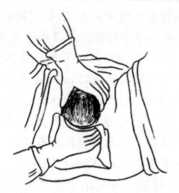 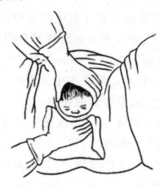

A. 保护会阴,协助胎头俯屈　　　　　　　　B. 协助胎头仰伸

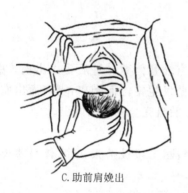

C. 助前肩娩出　　　　　　　　　D. 助后肩娩出

图 11-21　接产步骤

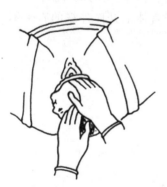 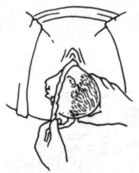 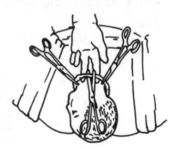

A. 将脐带顺肩部推上.　　B. 把脐带从头上退下　C. 用两把血管钳夹住,从中间剪断

图 11-22　脐带绕颈的处理

8.会阴切开

(1)会阴切开的指征:会阴过紧或胎儿过大,产钳或吸引器助产,估计分娩时会阴撕裂不可避免者,或母儿有病理情况急需结束分娩者。

(2)会阴切开的时间:①一般在宫缩时可看到胎头露出外阴口 3~4 cm 时切开,可以防止产后盆底肌松弛,避免膀胱膨出,直肠膨出及尿失禁;②也有主张胎头着冠时切开,可以减少出血;③决定手术助产时切开。过早的切开不仅无助于胎儿的娩出,反而会导致出血量的增加。

(3)会阴切开术:常用以下两种术式。①会阴左侧后-侧切开术:阴部神经阻滞及局部浸润麻醉生效后,术者于宫缩时以左手食中两指伸入阴道内撑起左侧阴道壁,右手用钝头剪刀自会阴后联合中线向左侧 45°,在宫缩开始时剪开会阴 4~5 cm。若会阴高度膨隆则需外旁开 60°~70°。若会阴体短则以阴唇后联合上 0.5 cm 处为切口起点。会阴侧切时切开球海绵体肌,会阴深、浅横肌及部分肛提肌,切开后用纱布压迫止血。此法可充分扩大阴道口,适于胎儿较大及辅助难产手术,其缺点为出血多,愈合后瘢痕较大。②会阴正中切开术:局部浸润麻醉后,术者于宫缩时沿会阴后联合正中垂直剪开 2 cm。此法切开球海绵体肌及中心腱,出血少,术后组织肿胀疼痛轻微。但切口有自然延长撕裂肛门括约肌危险,胎儿大或接产技术不熟练者不宜采用。

(4)会阴缝合:一般在胎盘娩出后,检查软产道有无裂伤,然后缝合会阴切口。会阴缝合的关键必须彻底止血,重建解剖结构。缝合完毕后,亦行肛指检查缝线是否穿过直肠黏膜,如确有缝线穿过黏膜,则应拆除重缝。

三、第三产程及其处理

(一)胎盘剥离的机制

胎儿娩出后,子宫底降至脐平,产妇有轻松感,宫缩暂停数分钟后再次出现。由于子宫腔容积突然明显缩小,而胎盘不能相应的缩小而与子宫壁发生错位而剥离,剥离面出血,形成胎盘后血肿。由于子宫继续收缩,剥离面积继续扩大,直至胎盘完全剥离而娩出。

(二)胎盘剥离的征象

(1)子宫体变硬呈球形,胎盘剥离后降至子宫下段,下段被扩张,子宫体呈狭长形被推向上,宫底升高达脐上。

(2)剥离的胎盘降至子宫下段,使阴道口外露的一段脐带自行延长。

(3)若胎盘从边缘剥离时有少量阴道流血,若胎盘从中间剥离时则无阴道流血。

(4)用手掌尺侧在产妇耻骨联合上方轻压子宫下段时,子宫体上升而外露的脐带不再回缩(图 11-23)。

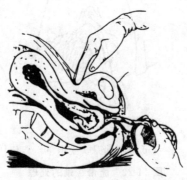

图 11-23　胎盘剥离后在耻骨联合上方压子宫,脐带不再回缩

(三)胎盘娩出方式

胎盘剥离和娩出的方式有两种。

1.胎儿面娩出式

胎儿面娩出式即胎盘以胎儿面娩出。胎盘从中央开始剥离,然后向周围剥离,剥离血液被包于胎膜内。其特点是胎盘先娩出,随后见少量的阴道流血。这种娩出方式多见。

2.母体面娩出式

母体面娩出式即胎盘以母体面娩出。胎盘从边缘开始剥离,血液沿剥离面流出,最后整个胎盘反转娩出。其特点是先有较多的阴道流血随后胎盘娩出,这种方式较少。

(四)第三产程的处理

1.协助胎盘胎膜娩出

正确处理胎盘娩出,可减少产后出血的发生率。为了使胎盘迅速剥离减少出血,可在胎肩娩出后,静脉注射缩宫素 10 U。接产者切忌在胎盘尚未完全剥离之前,用手按揉、下压宫底或牵拉脐带,以免引起胎盘部分剥离出血或拉断脐带,甚至造成子宫内翻。当确认胎盘完全剥离时,于宫缩时以左手握住宫底(拇指置于子宫前壁,其余四指放在子宫后壁)并按压,同时右手轻拉脐带、协助娩出胎盘(图 11-24)。

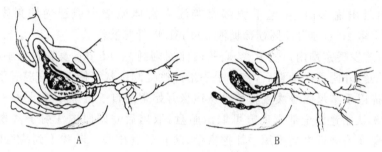

A B

图 11-24 协助胎盘胎膜娩出

当胎盘娩出至阴道口时,接产者用双手捧住胎盘,向一个方向旋转并缓慢向外牵拉,协助胎膜完整剥离娩出。若在胎盘娩出过程中,发现胎膜部分断裂,可用血管钳夹住断裂上端的胎膜,再继续向原方向旋转,直至胎膜完全娩出。胎盘胎膜娩出后,按摩子宫刺激其收缩以减少出血。在按摩子宫的同时注意观察出血量。

2.检查胎盘胎膜

将胎盘铺平,先检查胎盘母体面的胎盘小叶有无缺损,疑有缺损时可用 Küstener 牛乳测试法(从脐静脉注入牛乳,若见牛乳自胎盘母体面溢出,则溢出部位为胎盘小叶缺损部位)。然后将胎盘提起,检查胎膜是否完整。再检查胎盘胎儿面边缘有无血管断裂,以便及时发现副胎盘。副胎盘为另一个小胎盘与正常的胎盘分离,但两者间有血管相连(图 11-25)。若有副胎盘、部分胎盘残留或大块胎膜残留,应无菌操作将手伸入宫腔内取出残留组织。若仅有少量胎膜残留,可给予子宫收缩剂待其自然排出。详细记录胎盘娩出时间、方式及胎盘大小和重量。胎盘娩出后子宫呈强直性收缩,硬如球状,阴道出血很少。

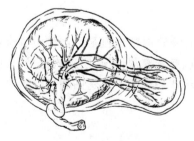

图 11-25 副胎盘

3.检查软产道

胎盘娩出后,应仔细检查软产道(包括会阴、小阴唇内侧、尿道口周围、前庭、阴道和宫颈)有无裂伤。如有裂伤应立即按原来的解剖位置或层次逐层缝合。

4.预防产后出血

正常分娩出血量多不超过 300 mL。对既往有产后出血史或易发生产后出血的产妇(如分娩次数≥5 次的多产妇、多胎妊娠、羊水过多、滞产等),可在胎儿前肩娩出后静脉注射麦角新碱 0.2 mg,或缩宫素 10 U 加于 25% 葡萄糖液 20 mL 内静脉注射;也可在胎儿娩出后,立即经胎盘部脐静脉快速注入加入 10 U 缩宫素的生理盐水 20 mL,均能促使胎盘迅速剥离减少出血。若胎盘尚未完全剥离而阴道出血多时,应行手取胎盘术。若胎儿已娩出 30 分钟,胎盘仍未排出,出血不多时,应排空膀胱,再轻轻按压子宫及静脉注射缩宫素,仍不能使胎盘排出时,再行手取胎盘术。若胎盘娩出后出血多时,可经下腹部直接注入宫体肌壁内或肌内注射麦角新碱 0.2~0.4 mg,并将缩宫素 20 U 加于 5% 葡萄糖液 500 mL 内静脉滴注。

手取胎盘时若发现宫颈内口较紧者,应肌内注射阿托品 0.5 mg 及哌替啶 100 mg。术者须更换手术衣及手套,外阴再次消毒后,将一手手指并拢呈圆锥状直接伸入宫腔。手掌面向着胎盘母体面,手指并拢以手掌尺侧缘缓慢将胎盘从边缘开始逐渐自子宫壁分离,另一手在腹部压宫底(图 11-26)。待确认胎盘已全部剥离方可取出胎盘,取出后立即肌内注射子宫收缩剂。注意操作必须轻柔,避免暴力强行剥离或用手抓挖宫壁,防止子宫破裂。若找不到疏松的剥离面,不能分离者,可能是植入性胎盘,不应强行剥离。取出的胎盘立即检查是否完整,若有缺损应再次以手伸入宫腔清除残留胎盘及胎膜,应尽量减少进出宫腔次数。必要时可用大刮匙刮宫。

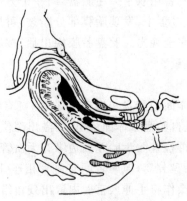

图 11-26　手取胎盘术

5.产后观察

分娩结束后,应仔细收集并记录产时的出血量。产妇应继续留产房观察 2 小时,注意产妇的一般情况、子宫收缩、子宫底高度、膀胱充盈情况、阴道流血量、会阴及阴道有无血肿等,发现异常情况及时处理。产后 2 小时后,将产妇和新生儿送回病房。

(孙瑞景)

第十二章

异 常 分 娩

第一节 胎位异常

胎位异常是造成难产的常见因素之一。分娩时枕前位约占90%，而胎位异常约占10%。其中胎头位置异常居多。有因胎头在骨盆内旋转受阻的持续性枕横位、持续性枕后位。有因胎头俯屈不良呈不同程度仰伸的面先露、额先露；还有高直位、前不均倾位等。总计占6%～7%，胎产式异常的臀先露占3%～4%，肩先露极少见。此外，还有复合先露。

一、持续性枕横位

在分娩过程中，胎头以枕后位或枕横位衔接，在下降过程中，强有力的宫缩多能使胎头向前转135°或90°，转成枕前位而自然分娩。如胎头持续不能转向前方，直至分娩后期，仍然位于母体骨盆的后方或侧方，致使发生难产者，称为持续性枕后位（图12-1）或持续性枕横位（persistent occipito transverse position，POTP），持续性枕后位（persistent occipito posterior position，POPP）。

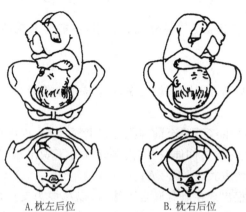

A.枕左后位　　　　　　　B. 枕右后位

图 12-1 持续性枕后位

(一)原因

1.骨盆狭窄

男人型骨盆或类人猿型骨盆,其特点是入口平面前半部较狭窄,后半部较宽大,胎头较容易以枕后位或枕横位衔接,又常伴中骨盆狭窄,影响胎头在中骨盆平面向前旋转,致使成为持续性枕后位或持续性枕横位。

2.胎头俯屈不良

如胎头以枕后位衔接,胎儿脊柱与母体脊柱接近,不利于胎头俯屈,胎头前囟成为胎头下降的最低部位,而最低点又常转向骨盆前方,当前囟转至前方或侧方时,胎头枕部转至后方或侧方,形成持续性枕后位或持续性枕横位。

(二)诊断

1.临床表现

临产后,胎头衔接较晚或俯屈不良,由于枕后位的胎先露部不易紧贴宫颈和子宫下段,常导致宫缩乏力及宫颈扩张较慢;因枕骨持续位于骨盆后方压迫直肠,产妇自觉肛门坠胀及排便感,致使宫口尚未开全时,过早使用腹压,容易导致宫颈前唇水肿和产妇疲劳,影响产程进展,常导致第二产程延长。

2.腹部检查

头位胎背偏向母体的后方或侧方,母体腹部的 2/3 被胎体占有,而肢体占 1/3 者为枕前位,胎体占1/3而肢体占 2/3 为枕后位。

3.阴道(肛门)检查

宫颈部分扩张或开全时,感到盆腔后部空虚,胎头矢状缝位于骨盆斜径上,前囟在骨盆右前方,后囟(枕部)在骨盆左后方为枕左后位,反之为枕右后位;当发现产瘤(胎头水肿)、颅骨重叠,囟门触不清时,需借助胎儿耳郭及耳屏位置及方向判定胎位。如耳郭朝向骨盆后方,则可诊断为枕后位;如耳郭朝向骨盆侧方,则为枕横位。

4.B超检查

根据胎头颜面及枕部的位置,可以准确探清胎头位置以明确诊断。

(三)分娩机制

胎头多以枕横位或枕后位衔接。如在分娩过程中,不能转成枕前位时,可有以下两种分娩机制。

1.枕左后(枕右后)

胎头枕部到达中骨盆向后行 45°内旋转,使矢状缝与骨盆前后径一致,胎儿枕部朝向骶骨成枕后位。其分娩方式有两种。

(1)胎头俯屈较好:当胎头继续下降至前囟抵达耻骨弓下时,以前囟为支点,胎头俯屈,使顶部和枕部自会阴前缘娩出,继之胎头仰伸,相继由耻骨联合下娩出额、鼻、口、颏。此种分娩方式为枕后位经阴道分娩最常见的方式(图 12-2A)。

(2)胎头俯屈不良:当鼻根出现在耻骨联合下缘时,以鼻根为支点,胎头先俯屈,从会阴前缘娩出前囟、顶及枕部,然后胎头仰伸,使鼻、口、颏部相继由耻骨联合下娩出(图 12-2B)。因胎头以较大的枕额周径旋转,胎儿娩出困难,多需手术助产。

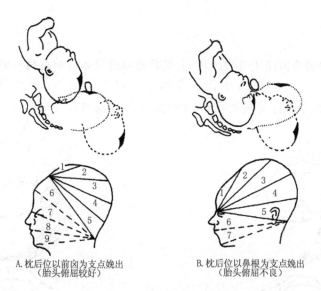

A.枕后位以前囟为支点娩出
（胎头俯屈较好）

B.枕后位以鼻根为支点娩出
（胎头俯屈不良）

图 12-2 枕后位分娩机制

2.枕横位

部分枕横位于下降过程中无内旋转动作，或枕后位的胎头枕部仅向前旋转 45°成为持续性枕横位，多数须徒手将胎头转成枕前位后自然或助产娩出。

(四)对母儿的影响

1.对产妇的影响

常导致继发宫缩乏力，产程延长，常须手术助产；且容易发生软产道损伤，增加产后出血及感染的机会；如胎头长时间压迫软产道，可发生缺血、坏死、脱落，形成生殖道瘘。

2.对胎儿的影响

由于第二产程延长和手术助产机会增多，常引起胎儿窘迫和新生儿窒息，使围生儿发病率和死亡率增高。

(五)治疗

1.第一产程

严密观察产程，让产妇朝向胎背侧方向侧卧，以利胎头枕部转向前方。如宫缩欠佳，可静脉滴注缩宫素。宫口开全之前，嘱产妇不要过早屏气用力，以免引起宫颈水肿而阻碍产程进展。如果产程无明显进展，或出现胎儿窘迫，需行剖宫产术。

2.第二产程

如初产妇已近 2 小时，经产妇已近 1 小时，应行阴道检查，再次判断头盆关系，决定分娩方式。当胎头双顶径已达坐骨棘水平面或更低时，可先行徒手转儿头，待枕后位或枕横位转成枕前位，使矢状缝与骨盆出口前后径一致，可自然分娩，或阴道手术助产(低位产钳或胎头吸引器)；如转成枕前位有困难时，也可向后转成正枕后位，再以低产钳助产，但以枕后位娩出时，须行较大侧切，以免造成会阴裂伤。如胎头位置较高，或疑头盆不称，均需行剖宫产术，中位产钳禁止使用。

3.第三产程

因产程延长，易发生宫缩乏力，故胎盘娩出后立即肌内注射宫缩剂，防止产后出血；有软产道损伤者，应及时修补；应重点监护新生儿；手术助产及有软产道裂伤者，产后给予抗生素预防感染。

二、高直位

胎头以不屈不仰姿势衔接于骨盆入口,其矢状缝与骨盆入口前后径一致,称为高直位。是一种特殊的胎头位置异常:胎头的枕骨在母体耻骨联合的后方,称高直前位,又称枕耻位(图 12-3);胎头枕骨位于母体骨盆骶岬前,称高直后位,又称枕骶位(图 12-4)。

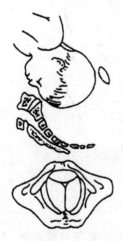

图 12-3　高直前位(枕耻位)

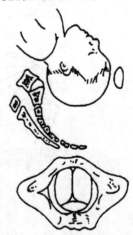

图 12-4　高直后位(枕骶位)

(一)诊断

1.临床表现

临产后胎头不俯屈,胎头进入骨盆入口的径线增大,胎头迟迟不能衔接,胎头下降缓慢或停滞,宫颈扩张也缓慢,致使产程延长。

2.腹部检查

枕耻位时,胎背靠近腹前壁,不易触及胎儿肢体,胎心位置稍高在腹中部听得较清楚;枕骶位时,胎儿小肢体靠近腹前壁,有时在耻骨联合上方,可清楚地触及胎儿下颏。

3.阴道检查

阴道检查发现胎头矢状缝与骨盆前后径一致,前囟在耻骨联合后,后囟在骶骨前,为枕骶位,反之为枕耻位。由于胎头紧嵌于骨盆入口处,妨碍胎头与宫颈的血液循环,阴道检查时常可发现产瘤,其范围与宫颈扩张程度相符合。一般直径为 3～5 cm,产瘤一般在两顶骨之间,因胎头有不同程度的仰伸所致。

(二)分娩机制

1.枕耻位

如胎儿较小,宫缩强,可使胎头俯屈、下降,双顶径达坐骨棘平面以下时,可能经阴道分娩;但胎头俯屈不良而无法入盆时,须行剖宫产。

2.枕骶位

胎背与母体腰骶部贴近,妨碍胎头俯屈及下降,使胎头处于高浮状态,迟迟不能入盆。

(三)治疗

1.枕耻位

可给予试产,加速宫缩,促使胎头俯屈,有望阴道分娩或手术助产,如试产失败,应行剖宫产。

2.枕骶位

一经确诊,应行剖宫产。

三、枕横位中的前不均倾位

头位分娩中,胎头不论采取枕横位、枕后位或枕前位通过产道,均可发生不均倾势(胎头侧屈),枕横位时较多见,枕前位与枕后位时较罕见。而枕横位的胎头(矢状缝与骨盆入口横径一致)如以前顶骨先入盆,则称为前不均倾。

(一)诊断

1.临床表现

因胎头迟迟不能入盆,宫颈扩张缓慢或停滞,使产程延长,前顶骨紧嵌于耻骨联合后方压迫尿道和宫颈前唇,导致尿潴留,宫颈前唇水肿及胎膜早破。胎头受压过久,可出现胎头水肿,又称产瘤。左枕横时产瘤于右顶骨上;右枕横时产瘤于左顶骨上。

2.腹部检查

前不均倾时胎头不易入盆。临产早期,于耻骨联合上方可扪到前顶部,随产程进展,胎头继续侧屈使胎头与胎肩折叠于骨盆入口处,因胎头折叠于胎肩之后,使胎肩高于耻骨联合平面,于耻骨联合上方只能触到一侧胎肩而触不到胎头。

3.阴道检查

胎头矢状缝在骨盆入口横径上,向后移靠近骶岬,同时前后囟一起后移,前顶骨紧紧嵌于耻骨联合后方,致使盆腔后半部空虚,而后顶骨大部分嵌在骶岬之上(图12-5)。

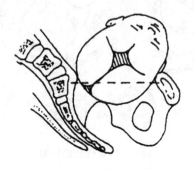

图12-5　前不均倾位

(二)分娩机制

以枕横位入盆的胎头侧屈,多数以后顶骨先入盆,滑入骶岬下骶骨凹陷区,前顶骨再滑下去,至耻骨联合成为均倾姿势;少数以前顶骨先入盆,由于耻骨联合后面平直,前顶骨受阻,嵌顿于耻骨联合后面,而后顶骨架在骶岬之上,无法下降入盆。

(三)治疗

一经确诊为前不均倾位,应尽快行剖宫产术。

四、面先露

面先露多于临产后发现,因胎头极度仰伸,使胎儿枕部与胎背接触。面先露以颏为指示点,有颏左前、颏左横、颏左后、颏右前、颏右横和颏右后六种胎位。以颏左前和颏右后多见,经产妇多于初产妇。

(一)诊断

1.腹部检查

因胎头极度仰伸入盆受阻,胎体伸直,宫底位置较高。颏左前时,在母体腹前壁容易扪及胎儿肢体,胎心由胸部传出,故在胎儿肢体侧的下腹部听得清楚。颏右后时,于耻骨联合上方可触及胎儿枕骨隆突与胎背之间有明显的凹陷,胎心遥远而弱。

2.阴道(肛门)检查

阴道检查可触到高低不平、软硬不均的颜面部,如宫口开大时,可触及胎儿的口、鼻、颧骨及眼眶,并根据颏部所在位置确定其胎位。

(二)分娩机制

1.颏左前

胎头以仰伸姿势入盆、下降,胎儿面部达骨盆底时,胎头极度仰伸,颏部为最低点,故转向前方。胎头继续下降并极度仰伸,当颏部自耻骨弓下娩出后,极度仰伸的胎颈前面处于产道的小弯(耻骨联合),胎头俯屈时,胎头后部能够适应产道的大弯(骶骨凹),使口、鼻、眼、额、前囟及枕部自会阴前缘相继娩出(图 12-6),但产程明显延长。

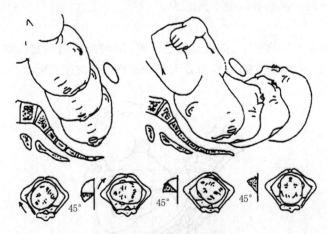

图 12-6　颜面位分娩机制

2.颏右后

胎儿面部达骨盆底后,有可能经内旋转 135°以颏左前娩出(图 12-7A)。如因内旋转受阻,成为持续性颏右后,胎颈极度伸展,不能适应产道的大弯,足月活胎不能经阴道娩出(图 12-7B)。

(三)对母儿的影响

1.对产妇的影响

颏左前时因胎儿面部不能紧贴子宫下段及宫颈,常引起宫缩乏力,致使产程延长,颜面部骨质不能变形,易发生会阴裂伤。颏右后可发生梗阻性难产,如不及时发现,准确处理,可导致子宫破裂,危及产妇生命。

2.对胎儿和新生儿的影响

胎儿面部受压变形,颜面皮肤发绀、肿胀,尤以口唇为著,影响吸吮,严重时会发生会厌水肿影响呼吸和吞咽。新生儿常于出生后保持仰伸姿势达数日之久。

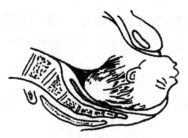
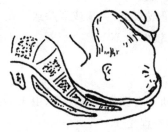

A.颏前位可以自然娩出　　　　　　B.持续性颏后位不能自然娩出

图 12-7　颏前位及颏后位分娩

(四)治疗

1.颏左前

如无头盆不称,产力良好,经产妇有可能自然分娩或行产钳助娩;初产妇有头盆不称或出现胎儿窘迫征象时,应行剖宫产。

2.颏右后

颏右后应行剖宫产术。如胎儿畸形,无论颏左前或颏右后,均应在宫口开全后,全麻下行穿颅术结束分娩,术后常规检查软产道,如有裂伤,应及时缝合。

五、臀先露

臀先露是最常见的异常胎位,占妊娠足月分娩的 3%～4%。因胎头比胎臀大,且分娩时后出胎头无法变形,往往娩出困难;加之脐带脱垂较常见,使围生儿死亡率增高,为枕先露的 3～8 倍。臀先露以骶骨为指示点,有骶左前、骶左横、骶左后、骶右前、骶右横和骶右后 6 种胎位。

(一)原因

妊娠 30 周以前,臀先露较多见,妊娠 30 周以后,多能自然转成头先露。持续为臀先露原因尚不十分明确,可能的因素有以下几种。

1.胎儿在宫腔内活动范围过大

羊水过多,经产妇腹壁松弛以及早产儿羊水相对偏多,胎儿在宫腔内自由活动形成臀先露。

2.胎儿在宫腔内活动范围受限

子宫畸形(如单角子宫、双角子宫等)、胎儿畸形(如脑积水等)、双胎、羊水过少、脐带缠绕致脐带相对过短等均易发生臀先露。

3.胎头衔接受阻

狭窄骨盆、前置胎盘、肿瘤阻塞盆腔等,也易发生臀先露。

(二)临床分类

根据胎儿两下肢的姿势分为以下几种。

1.单臀先露或腿直臀先露

胎儿双髋关节屈曲,双膝关节直伸。以臀部为先露,最多见。

2.完全臀先露或混合臀先露

胎儿双髋关节及膝关节均屈曲,有如盘膝坐,以臀部和双足为先露,较多见。

3.不完全臀先露

胎儿以一足或双足、一膝或双膝或一足一膝为先露,膝先露是暂时的,随产程进展或破水后发展为足先露,较少见。

(三)诊断

1.临床表现

孕妇常感肋下有圆而硬的胎头,由于胎臀不能紧贴子宫下段及宫颈,常导致宫缩乏力,宫颈扩张缓慢,致使产程延长。

2.腹部检查

子宫呈纵椭圆形,胎体纵轴与母体纵轴一致,在宫底部可触到圆而硬、按压有浮球感的胎头;而在耻骨联合上方可触到不规则、软且宽的胎臀,胎心在脐左(或右)上方听得最清楚。

3.阴道(肛门)检查

在肛查不满意时,阴道检查可扪及软而不规则的胎臀或触到胎足、胎膝,同时了解宫颈扩张程度及有无脐带脱垂发生。如胎膜已破,可直接触到胎臀,外生殖器及肛门,如触到胎足时,应与胎手相鉴别(图 12-8)。

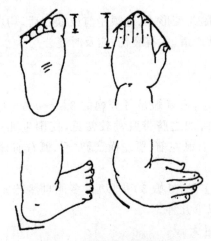

图 12-8　胎手与胎足的区别

4.B 超检查

B 超能准确探清臀先露类型与胎儿大小、胎头姿势等。

(四)分娩机制

在胎体各部中,胎头最大,胎肩小于胎头,胎臀最小。头先露时,胎头一经娩出,身体其他部分随即娩出,而臀先露时则不同,较小而软的胎臀先娩出,最大的胎头则最后娩出。为适合产道的条件,胎臀、胎肩、胎头需按一定机制适应产道条件方能娩出,故需要掌握胎臀、胎肩及胎头三部分的分娩机制,以骶右前为例加以阐述。

1.胎臀娩出

临产后,胎臀以粗隆间径衔接于骨盆入口右斜径上,骶骨位于右前方,胎臀继续下降,前髋下降稍快,故位置较低,抵达骨盆底遭到阻力后,前髋向母体右侧行 45°内旋转,使前髋位于耻骨联合后方,此时粗隆间径与母体骨盆出口前后径一致。胎臀继续下降,胎体侧屈以适应产道弯曲度,后髋先从会阴前缘娩出,随即胎体稍伸直,使前髋从耻骨弓下娩出,继之,双腿双足娩出,当胎臀及两下肢娩出后,胎体行外旋转,使胎背转向前方或右前方。

2.胎肩娩出

当胎体行外旋转的同时,胎儿双肩径衔接于骨盆入口右斜径或横径上,并沿此径线逐渐下降,当双肩达骨盆底时,前肩向右旋转45°转至耻骨弓下,使双肩径与骨盆中、出口前后径一致。同时胎体侧屈使后肩及后上肢从会阴前缘娩出。继之,前肩及前上肢从耻骨弓下娩出。

3.胎头娩出

当胎肩通过会阴时,胎头矢状缝衔接于骨盆入口左斜径或横径上,并沿此径线逐渐下降,同时胎头俯屈,当枕骨达骨盆底时,胎头向母体左前方旋转45°,使枕骨朝向耻骨联合。胎头继续下降。当枕骨下凹到达耻骨弓下缘时,以此处为支点,胎头继续俯屈,使颏、面及额部相继自会阴前缘娩出,随后枕部自耻骨弓下娩出。

(五)对母儿的影响

1.对产妇的影响

胎臀不规则,不能紧贴子宫下段及宫颈,容易发生胎膜早破或继发性宫缩乏力,增加产褥感染与产后出血的风险;如宫口未开全强行牵拉,容易造成宫颈撕裂,甚至延及子宫下段。

2.对胎儿和新生儿的影响

胎臀高低不平,对前羊膜囊压力不均匀,常致胎膜早破,脐带脱垂,造成胎儿窘迫甚至胎死宫内。由于娩出胎头困难,可发生新生儿窒息、臂丛神经损伤及颅内出血等。

(六)治疗

1.妊娠期

妊娠30周前,臀先露多能自行转成头位,如妊娠30周后仍为臀先露应注意寻找形成臀位原因。

2.分娩期

分娩期应根据产妇年龄、胎次、骨盆大小、胎儿大小、臀先露类型及有无并发症,于临产初期作出正确判断,决定分娩方式。

(1)择期剖宫产的指征:狭窄骨盆、软产道异常、胎儿体重大于3 500 g、儿头仰伸、胎儿窘迫、高龄初产、有难产史、不完全臀先露等。

(2)决定阴道分娩的处理:可根据不同的产程分别处理。①第一产程:产妇应侧卧,不宜过多走动,少做肛查,不灌肠,尽量避免胎膜破裂。一旦破裂,立即听胎心。如胎心变慢或变快,立即肛查,必要时做阴道检查,了解有无脐带脱垂。如脐带脱垂,胎心好,宫口未开全,为抢救胎儿,须立即行剖宫产术。如无脐带脱垂,可严密观察胎心及产程进展。如出现宫缩乏力,应设法加强宫缩,当宫口开大4～5 cm时,胎足即可经宫口娩出阴道。为了使宫颈和阴道充分扩张,消毒外阴之后,使用"堵"外阴方法。当宫缩时,用消毒巾以手掌堵住阴道口让胎臀下降,避免胎足先下降。待宫口及阴道充分扩张后才让胎臀娩出。此法有利于后出胎头的顺利娩出。在堵的过程中,应每隔10～15分钟听胎心1次,并注意宫口是否开全。宫口已开全再堵易引起胎儿窘迫或子宫破裂。宫口近开全时,要做好接生和抢救新生儿窒息的准备。②第二产程:接生前,应导尿,排空膀胱。初产妇应做会阴侧切术。可有如下三种分娩方式。自然分娩,胎儿自然娩出,不做任何牵拉,极少见,仅见于经产妇、胎儿小、产力好、产道正常者。臀助产术,当胎臀自然娩出至脐部后,胎肩及后出胎头由接生者协助娩出,脐部娩出后,胎头娩出最长不能超过8分钟;臀牵引术,胎儿全部由接生者牵引娩出,此种手术对胎儿损伤大,不宜采用。③第三产程:产程延长,易并发子宫乏力性出血。胎盘娩出后,应静脉推注或肌内注射缩宫素,防止产后出血。手术助产分娩于产后常规检查软产道,如有损伤,应及时缝合,并给抗生素预防感染。

（王　慧）

第二节　产力异常

产力包括子宫收缩力、腹肌和膈肌收缩力及肛提肌收缩力,其中以宫缩力为主。在分娩过程中,子宫收缩(简称宫缩)的节律性、对称性及极性不正常或强度、频率有改变时,称为子宫收缩力异常。临床上多因产道或胎儿因素异常造成梗阻性难产,使胎儿通过产道阻力增加,导致继发性产力异常。产力异常分为子宫收缩乏力和子宫收缩过强两类。每类又分协调性宫缩和不协调性宫缩(图 12-9)。

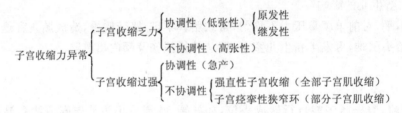

图 12-9　子宫收缩力异常的分类

一、子宫收缩乏力

(一)原因
子宫收缩乏力多由几个因素综合引起。

1.头盆不称或胎位异常

胎先露部下降受阻,不能紧贴子宫下段及宫颈,因此不能引起反射性宫缩,导致继发性子宫收缩乏力。

2.子宫因素

子宫发育不良、子宫畸形(如双角子宫)、子宫壁过度膨胀(如双胎、巨大胎儿、羊水过多等)、经产妇的子宫肌纤维变性或子宫肌瘤等。

3.精神因素

初产妇尤其是高龄初产妇,精神过度紧张、疲劳均可使大脑皮层功能紊乱,导致子宫收缩乏力。

4.内分泌失调

临产后,产妇体内的雌激素、缩宫素、前列腺素的敏感性降低,影响子宫肌兴奋阈,致使子宫收缩乏力。

5.药物影响

产前较长时间应用硫酸镁,临产后不适当地使用吗啡、哌替啶、巴比妥类等镇静剂与镇痛剂;

产程中不适当应用麻醉镇痛等均可使宫缩受到抑制。

（二）临床表现

根据发生时期可分为原发性和继发性两种。原发性宫缩乏力是指产程开始即宫缩乏力，宫口不能如期扩张，胎先露部不能如期下降，产程延长；继发性宫缩乏力是指活跃期即宫口开大3 cm及以后出现宫缩乏力，产程进展缓慢，甚至停滞。子宫收缩乏力有两种类型，临床表现不同。

1.协调性子宫收缩乏力（低张性子宫收缩乏力）

宫缩具有正常的节律性、对称性和极性，但收缩力弱，宫腔压力低（＜2.0 kPa），持续时间短，间歇期长且不规律，当宫缩达极期时，子宫体不隆起和变硬，用手指压宫底部肌壁仍可出现凹陷，产程延长或停滞。由于宫腔内压力低，对胎儿影响不大。

2.不协调性子宫收缩乏力（高张性子宫收缩乏力）

宫缩的极性倒置，宫缩不是起自两侧宫角。宫缩的兴奋点来自子宫的一处或多处，节律不协调，宫缩时宫底部不强，而是体部和下段强。宫缩间歇期子宫壁不能完全松弛，表现为不协调性子宫收缩乏力。这种宫缩不能使宫口扩张和胎先露部下降，属无效宫缩。产妇自觉下腹部持续疼痛，拒按，烦躁不安，产程长，可导致肠胀气，排尿困难，胎儿胎盘循环障碍，常出现胎儿窘迫。检查时，下腹部常有压痛，胎位触不清，胎心不规律，宫口扩张缓慢，胎先露部下降缓慢或停滞。

3.产程曲线异常

子宫收缩乏力可导致产程曲线异常（图12-10）。常见以下四种。

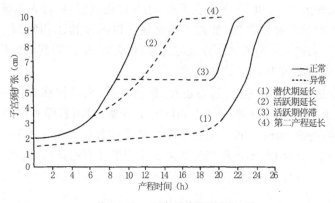

图 12-10　异常的宫颈扩张曲线

（1）潜伏期延长：从临产规律宫缩开始至宫口扩张3 cm称为潜伏期，初产妇潜伏期约需8小时，最大时限为16小时。超过16小时称为潜伏期延长。

（2）活跃期延长：从宫口扩张3 cm至宫口开全为活跃期。初产妇活跃期正常约需4小时，最大时限8小时，超过8小时为活跃期延长。

（3）活跃期停滞：进入活跃期后，宫颈口不再扩张达2小时以上，称为活跃期停滞，根据产程中定期阴道/肛门检查诊断。

（4）第二产程延长：第二产程初产妇超过2小时，经产妇超过1小时尚未分娩，称为第二产程延长。

以上4种异常产程曲线，可以单独存在，也可以合并存在。当总产程超过24小时称为滞产。

(三)对母儿影响

1.对产妇的影响

产程延长,产妇休息不好,精神疲惫与体力消耗,可出现疲乏无力、肠胀气、排尿困难等,还可影响宫缩,严重时还引起脱水、酸中毒。又由于产程延长,膀胱受压在胎头与耻骨联合之间,导致组织缺血、水肿、坏死,形成瘘,如膀胱阴道瘘或尿道阴道瘘。另外,胎膜早破及产程中多次阴道/肛门检查均可增加感染机会;产后宫缩乏力,易引起产后出血。

2.对胎儿的影响

宫缩乏力影响胎头内旋转,增加手术机会。不协调子宫收缩乏力不能使子宫壁完全放松,影响子宫胎盘循环。胎儿在宫内缺氧,胎膜早破,还易造成脐带受压或脱垂,造成胎儿窘迫,甚至胎死宫内。

(四)治疗

1.协调性宫缩乏力

无论是原发性或继发性,一旦出现,首先寻找原因,如判断无头盆不称和胎位异常,估计能经阴道分娩者,考虑采取加强宫缩的措施。

(1)第一产程:消除精神紧张,产妇过度疲劳,可给予地西泮 10 mg 缓慢静脉注射或哌替啶 100 mg 肌内注射或静脉注射,经过一段时间,可使宫缩力转强;对不能进食者,可经静脉输液,10%葡萄糖液 500~1 000 mL 内加维生素 C 2 g,伴有酸中毒时可补充 5%碳酸氢钠。经过处理,宫缩力仍弱,可选用下列方法加强宫缩。

人工破膜:宫颈口开大 3 cm 以上,无头盆不称,胎头已衔接者,可行人工破膜。破膜后,胎头紧贴子宫下段及宫颈,引起反射性宫缩,加速产程进展。Bishop 提出用宫颈成熟度评分法估计加强宫缩措施的效果。如产妇得分在≤3 分,加强宫缩均失败,应改用其他方法。4~6 分成功率约为 50%,7~9 分的成功率约为 80%,≥9 分均成功。

缩宫素静脉滴注:适用于宫缩乏力、胎心正常、胎位正常、头盆相称者。将缩宫素 1 U 加入 5%葡萄糖液 200 mL 内,以 8 滴/分钟,即 2.5 mU/min 开始,根据宫缩强度调整滴速,维持宫缩强度每间隔 2~3 分钟,持续 30~40 秒。缩宫素静脉滴注过程应有专人看守,观察宫缩,根据情况及时调整滴速。经过上述处理,如产程仍无进展或出现胎儿窘迫征象,应及时行剖宫产术。

(2)第二产程:第二产程如无头盆不称,出现宫缩乏力时也可加强宫缩,给予缩宫素静脉滴注,促进产程进展。如胎头双顶径已通过坐骨棘平面,可等待自然娩出,或行会阴侧切后行胎头吸引器或低位产钳助产;如胎头尚未衔接或伴有胎儿窘迫征象,均应立即行剖宫产术结束分娩。

(3)第三产程:为预防产后出血,当胎儿前肩露出于阴道口时,可给予缩宫素 10 U 静脉注射,使宫缩增强,促使胎盘剥离与娩出及子宫血窦关闭。如产程长,破膜时间长,应给予抗生素预防感染。

2.不协调宫缩乏力

处理原则是镇静,调节宫缩,恢复宫缩极性。给予强镇静剂哌替啶 100 mg 肌内注射,使产妇充分休息,醒后多能恢复为协调宫缩。如未能纠正,或已有胎儿窘迫征象,立即行剖宫产术结束分娩。

(五)预防

(1)应对孕妇进行产前教育,解除孕妇思想顾虑和恐惧心理,使孕妇了解妊娠和分娩均为生理过程,分娩过程中医护人员热情耐心,家属陪产均有助于消除产妇的紧张情绪,增强信心,预防精神紧张所致的子宫收缩乏力。

(2)分娩时鼓励及时进食,必要时静脉补充营养。

(3)避免过多使用镇静药物,产程中使用麻醉镇痛应在宫口开全前停止给药,注意及时排空直肠和膀胱。

二、子宫收缩过强

(一)协调性子宫收缩过强

宫缩的节律性、对称性和极性均正常,仅宫缩过强、过频,如产道无阻力,宫颈可在短时间内迅速开全,分娩在短时间内结束,总产程不足 3 小时,称为急产,经产妇多见。

1.对母儿影响

(1)对产妇的影响:宫缩过强过频,产程过快,可致宫颈、阴道及会阴撕裂伤。接生时来不及消毒,可致产褥感染。产后子宫肌纤维缩复不良易发生胎盘滞留或产后出血。

(2)对胎儿和新生儿的影响:宫缩过强影响子宫胎盘的血液循环,易发生胎儿窘迫、新生儿窒息甚或死亡;胎儿娩出过快,胎头在产道内受到的压力突然解除,可致新生儿颅内出血;来不及消毒接生,易致新生儿感染;如坠地可致骨折、外伤。

2.处理

(1)有急产史的产妇:在预产期前 1～2 周不宜外出远走,以免发生意外,有条件应提前住院待产。

(2)临产后不宜灌肠,提前做好接生和抢救新生儿窒息的准备。胎儿娩出时勿使产妇向下屏气。

(3)产后仔细检查软产道,包括宫颈、阴道、外阴,如有撕裂,及时缝合。

(4)新生儿处理:肌内注射维生素 K_1 每天 2 mg 日,共 3 天,以预防新生儿颅内出血。

(5)如属未消毒接生,母儿均给予抗生素预防感染,酌情接种破伤风免疫球蛋白。

(二)不协调性子宫收缩过强

1.强直性宫缩

强直性宫缩多因外界因素造成,如临产后分娩受阻或不适当应用缩宫素,或胎盘早剥血液浸润子宫肌层,均可引起宫颈内口以上部分子宫肌层出现强直性痉挛性宫缩。

(1)临床表现:产妇烦躁不安,持续性腹痛,拒按,胎位触不清,胎心听不清,有时还可出现病理缩复环、血尿等先兆子宫破裂征象。

(2)处理:一旦确诊为强直性宫缩,应及时给予宫缩抑制剂,如 25％硫酸镁 20 mL 加入 5％葡萄糖液 20 mL 缓慢静脉推注。如属梗阻原因,应立即行剖宫产术结束分娩。

2.子宫痉挛性狭窄环(constriction ring)

子宫壁某部肌肉呈由痉挛性不协调性收缩所形成的环状狭窄,持续不放松,称为子宫痉挛性狭窄环。多在子宫上下段交界处,也可在胎体某一狭窄部,以胎颈、胎腰处常见(图 12-11)。

(1)原因:多因精神紧张、过度疲劳及不适当地应用宫缩剂或粗暴地进行产科处理所致。

(2)临床表现:产妇出现持续性腹痛,烦躁不安,宫颈扩张缓慢,胎先露下降停滞。胎心时快时慢,阴道检查可触及狭窄环。子宫痉挛性狭窄环特点是此环不随宫缩上升。

(3)处理:认真寻找原因,及时纠正。禁止阴道内操作,停用缩宫素。如无胎儿窘迫征象,可给予哌替啶 100 mg 肌内注射,一般可消除异常宫缩。当宫缩恢复正常,可行阴道手术助产或等待自然分娩。如经上述处理,狭窄环不缓解,宫口未开全,胎先露部高,或已伴有胎儿窘迫,应立即行剖宫产术。如胎儿已死亡,宫口开全,则可在全麻下经阴道分娩。

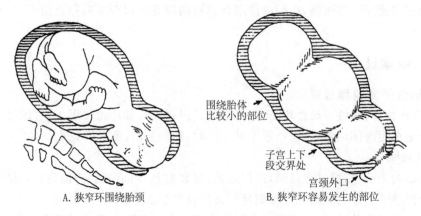

围绕胎体
比较小的部位

子宫上下
段交界处

宫颈外口

A. 狭窄环围绕胎颈　　　　　　B. 狭窄环容易发生的部位

图 12-11　子宫痉挛性狭窄环

（王　慧）

第三节　产道异常

产道包括骨产道(骨盆腔)与软产道(子宫下段、宫颈、阴道、外阴),是胎儿经阴道娩出的通道。产道异常可使胎儿娩出受阻,临床上以骨产道异常多见。

一、骨产道异常

骨盆径线过短或形态异常,致使骨盆腔小于胎先露部可通过的限度,阻碍胎先露部下降,称骨盆狭窄。狭窄骨盆可以为一个径线过短或多个径线同时过短,也可为一个平面狭窄或多个平面同时狭窄。当一个径线狭窄时要观察同一个平面其他径线的大小,再结合整个骨盆腔大小与形态进行综合分析,作出正确判断。

(一)分类

1.骨盆入口平面狭窄

骨盆入口平面狭窄以扁平骨盆为代表,主要为入口平面前后径过短。狭窄分 3 级:Ⅰ级(临界性),绝大多数可以自然分娩,骶耻外径 18 cm,真结合径 10 cm;Ⅱ级(相对性),经试产来决定可否经阴道分娩,骶耻外径 16.5～17.5 cm,真结合径 8.5～9.5 cm;Ⅲ级(绝对性),骶耻外径小于16.0 cm,真结合径小于 8.0 cm,足月胎儿不能经过产道,必须行剖宫产终止妊娠。在临床中常遇到的是前两种,我国妇女常见以下两种类型。

(1)单纯扁平骨盆:骨盆入口前后径缩短而横径正常。骨盆入口呈横扁圆形,骶岬向前下突。

(2)佝偻病性扁平骨盆:骨盆入口呈肾形,前后径明显缩短,骨盆出口横径变宽,骶岬前突,骶骨下段变直向后翘,尾骨呈钩状突向骨盆出口平面。髂骨外展,髂棘间径≥髂嵴间径,耻骨弓角度增大(图 12-12)。

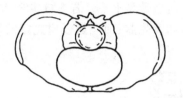

图 12-12　佝偻病性扁平骨盆

2.中骨盆及骨盆出口平面狭窄

狭窄分 3 级。Ⅰ级(临界性):坐骨棘间径 10 cm,坐骨结节间径 7.5 cm;Ⅱ级(相对性):坐骨棘间径 8.5～9.5 cm,坐骨结节间径 6.0～7.0 cm;Ⅲ级(绝对性):坐骨棘间径小于 8.0 cm,坐骨结节间径小于 5.5 cm。我国妇女常见以下两种类型。

(1)漏斗骨盆:骨盆入口各径线值均正常,两侧骨盆壁向内倾斜似漏斗得名。其特点是中骨盆及骨盆出口平面均明显狭窄,使坐骨棘间径、坐骨结节间径均缩短,耻骨弓角度<90°。坐骨结节间径与出口后矢状径之和大于 15 cm。

(2)横径狭窄骨盆:骨盆各横径径线均缩短,各平面前后径稍长,坐骨切迹宽,测量骶耻外径值正常,但髂棘间径及髂嵴间径均缩短。中骨盆及骨盆出口平面狭窄,产程早期无头盆不称征象,当胎头下降至中骨盆或骨盆出口时,常不能顺利地转成枕前位,形成持续性枕横位或枕后位造成难产。

3.均小骨盆

骨盆外形属女型骨盆,但骨盆各平面均狭窄,每个平面径线较正常值小 2 cm 或更多,称均小骨盆。多见于身材矮小、体形匀称的妇女。

4.畸形骨盆

骨盆失去正常形态称畸形骨盆。

(1)骨软化症骨盆:现已罕见,是因缺钙、磷、维生素 D 及紫外线照射不足使成人期骨质矿化障碍,被类骨质组织所代替,骨质脱钙、疏松、软化。由于受躯干重力及两股骨向内上方挤压,使骶岬向前,耻骨联合前突,坐骨结节间径明显缩短,骨盆入口平面呈凹三角形(图 12-13)。严重者阴道不能容两指,一般不能经阴道分娩。

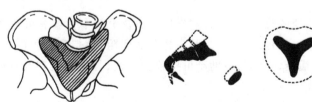

图 12-13　骨软化症骨盆

(2)偏斜型骨盆:系骨盆一侧斜径缩短,一侧髂骨翼与髋骨发育不良所致骶髂关节固定,以及下肢及髋关节疾病(图 12-14)。

(二)临床表现

1.骨盆入口平面狭窄的临床表现

(1)胎头衔接受阻:一般情况下初产妇在妊娠末期,即预产期前 1～2 周或临产前胎头已衔接,即胎头双顶径进入骨盆入口平面,颅骨最低点达坐骨棘水平。若入口狭窄,即使已经临产,胎头仍未入盆,经检查胎头跨耻征阳性。胎位异常,如臀先露、面先露或肩先露的发生率是正常骨盆的3倍。

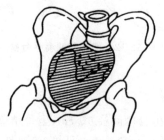

图12-14　偏斜型骨盆

(2)若已临产,根据骨盆狭窄程度、产力强弱、胎儿大小及胎位情况不同,临床表现也不一样。①骨盆临界性狭窄:若胎位、胎儿大小及产力正常,胎头常以矢状缝在骨盆入口横径衔接,多取后不均倾势,即后顶骨先入盆,后顶骨逐渐进入骶凹处,再使前顶骨入盆,则于骨盆入口横径上成头盆均倾势。临床表现为潜伏期活跃早期延长,活跃后期产程进展顺利。若胎头迟迟不入盆,此时常出现胎膜早破,其发生率为正常骨盆的4～6倍。由于胎膜早破母儿可发生感染。胎头不能紧贴宫颈内口诱发宫缩,常出现继发性宫缩乏力。②骨盆绝对性狭窄:若产力、胎儿大小及胎位均正常,但胎头仍不能入盆,常发生梗阻性难产,这种情况可出现病理性缩复环,甚至子宫破裂。如胎先露部嵌入骨盆入口时间长,血液循环障碍,组织坏死,可形成泌尿生殖道瘘。在强大的宫缩压力下,胎头颅骨重叠,可出现颅骨骨折及颅内出血。

2.中骨盆平面狭窄的临床表现

(1)胎头能正常衔接:潜伏期及活跃早期进展顺利,当胎头下降达中骨盆时,由于内旋转受阻,胎头双顶径被阻于中骨盆狭窄部位之上,常出现持续性枕横位或枕后位,同时出现继发性宫缩乏力,活跃后期及第二产程延长,甚至第二产程停滞。

(2)胎头受阻于中骨盆:有一定可塑性的胎头开始变形,颅骨重叠,胎头受压,异常分娩使软组织水肿、产瘤较大,严重时可发生脑组织损伤、颅内出血、胎儿窘迫。若中骨盆狭窄程度严重,宫缩又较强,可发生先兆子宫破裂及子宫破裂。强行阴道助产可导致严重软产道裂伤及新生儿产伤。

(3)骨盆出口平面狭窄的临床表现:骨盆出口平面狭窄与中骨盆平面狭窄常同时存在。若单纯骨盆出口平面狭窄,第一产程进展顺利,胎头达盆底受阻,第二产程停滞,继发性宫缩乏力,胎头双顶径不能通过出口横径,强行阴道助产可导致软产道、骨盆底肌肉及会阴严重损伤,胎儿严重产伤,对母儿危害极大。

(三)诊断

在分娩过程中,骨盆是个不变因素,也是估计分娩难易的一个重要因素。狭窄骨盆影响胎位和胎先露部的下降及内旋转,也影响宫缩。在估计分娩难易时,骨盆是首先考虑的一个重要因素。应根据胎儿的大小及骨盆情况尽早作出有无头盆不称的诊断,以决定适当的分娩方式。

1.病史

询问有无佝偻病、脊髓灰质炎、脊柱和髋关节结核及骨盆外伤等病史。对经产妇应详细询问既往分娩史,如有无难产史或新生儿产伤史等。

2.一般检查

测量身高,孕妇身高＜145 cm 时应警惕均小骨盆。观察孕妇体型、步态,有无下肢残疾,有无脊柱及髋关节畸形,米氏菱形窝是否对称。

3.腹部检查

观察腹型,检查有无尖腹及悬垂腹,有无胎位异常等。骨盆入口异常,因头盆不称、胎头不易入盆常导致胎位异常,如臀先露、肩先露。中骨盆狭窄则影响胎先露内旋转而导致持续性枕横位、枕后位等。部分初产妇在预产期前 2 周左右,经产妇于临产后胎头均应入盆。若已临产胎头仍未入盆,应警惕是否存在头盆不称。检查头盆是否相称具体方法:孕妇排空膀胱后,取仰卧,两腿伸直。检查者用手放在耻骨联合上方,将浮动的胎头向骨盆腔方向推压。若胎头低于耻骨联合,表示胎头可入盆(头盆相称),称胎头跨耻征阴性;若胎头与耻骨联合在同一平面,表示可疑头盆不称,称胎头跨耻征可疑阳性;若胎头高于耻骨联合,表示头盆明显不称,称胎头跨耻征阳性。对出现此类症状的孕妇,应让其取半卧位两腿屈曲,再次检查胎头跨耻征,若转为阴性,提示为骨盆倾斜度异常,而不是头盆不称。

4.骨盆测量

(1)骨盆外测量:骶耻外径＜18 cm 为扁平骨盆。坐骨结节间径＜8 cm,耻骨弓角度＜90°为漏斗骨盆。各径线均小于正常值 2 cm 或以上为均小骨盆。骨盆两侧斜径(以一侧髂前上棘至对侧髂后上棘间的距离)及同侧直径(从髂前上棘至同侧髂后上棘间的距离)相差＞1 cm 为偏斜骨盆。

(2)骨盆内测量:对角径＜11.5 cm,骶骨岬突出为入口平面狭窄,属扁平骨盆。应检查骶骨前面弧度。坐骨棘间径＜10 cm,坐骨切迹宽度＜2 横指,为中骨盆平面狭窄。如坐骨结节间径＜8 cm,则应测量出口后矢状径及检查骶尾关节活动度,如坐骨结节间径与出口后矢状径之和＜15 cm,为骨盆出口平面狭窄。

(四)对母儿影响

1.对产妇的影响

骨盆狭窄影响胎头衔接及内旋转,容易发生胎位异常、胎膜早破、宫缩乏力,导致产程延长或停滞。胎先露压迫软组织过久导致组织水肿、坏死形成生殖道瘘。胎膜早破、肛查或阴道检查次数增多及手术助产增加产褥感染机会。剖宫产及产后出血者增多,严重梗阻性难产若不及时处理,可导致子宫破裂。

2.对胎儿及新生儿的影响

头盆不称易发生胎膜早破、脐带脱垂,脐带脱垂可导致胎儿窘迫甚至胎儿死亡。产程延长、胎儿窘迫使新生儿容易发生颅内出血、新生儿窒息等并发症。阴道助产机会增多,易发生新生儿产伤及感染。

(五)分娩时处理

处理原则:根据狭窄骨盆类别和程度、胎儿大小、胎心率、宫缩强弱、宫口扩张程度、胎先露下降情况、破膜与否,结合既往分娩史、年龄、产次有无妊娠合并症及并发症决定分娩方式。

1.一般处理

在分娩过程中,应使产妇树立信心,消除紧张情绪和恐惧心理。保证能量及水分的摄入,必要时补液。注意产妇休息,监测宫缩、胎心,观察产程进展。

2.骨盆入口平面狭窄的处理

(1)明显头盆不称(绝对性骨盆狭窄):胎头跨耻征阳性者,足月胎儿不能经阴道分娩。应在临产后行剖宫产术结束分娩。

(2)轻度头盆不称(相对性骨盆狭窄):胎头跨耻征可疑阳性,足月活胎估计体重<3 000 g,胎心正常及产力良好,可在严密监护下试产。胎膜未破者可在宫口扩张 3 cm 时行人工破膜,若破膜后宫缩较强,产程进展顺利,多数能经阴道分娩。试产过程中若出现宫缩乏力,可用缩宫素静脉滴注加强宫缩。试产 2~4 小时胎头仍迟迟不能入盆,宫口扩张缓慢,或伴有胎儿窘迫征象,应及时行剖宫产术结束分娩。若胎膜已破,为了减少感染,应适当缩短试产时间。

(3)骨盆入口平面狭窄的试产:必须以宫口开大 3~4 cm,胎膜已破为试产开始。胎膜未破者在宫口扩张 3 cm 时可行人工破膜。宫缩较强,多数能经阴道分娩。试产过程中如果出现宫缩乏力,可用缩宫素静脉滴注加强宫缩。若试产 2~4 小时,胎头不能入盆,产程进展缓慢,或伴有胎儿窘迫征象,应及时行剖宫产术。如胎膜已破,应适当缩短试产时间。骨盆入口平面狭窄,主要为扁平骨盆的妇女,妊娠末期或临产后,胎头矢状缝只能衔接于骨盆入口横径上。胎头侧屈使其两顶骨先后依次入盆,呈不均倾势嵌入骨盆入口,称为头盆均倾不均。前不均倾为前顶骨先嵌入,矢状缝偏后。后不均倾为后顶骨先嵌入,矢状缝偏前(图 12-15)。当胎头双顶骨均通过骨盆入口平面时,即可顺利地经阴道分娩。

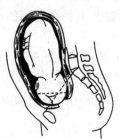

图 12-15 胎头嵌入骨盆姿势——后不均倾

3.中骨盆平面狭窄的处理

在分娩过程中,胎儿在中骨盆平面完成俯屈及内旋转动作。若中骨盆平面狭窄,则胎头俯屈及内旋转受阻,易发生持续性枕横位或持续性枕后位,产妇多表现为活跃期或第二产程延长及停滞、继发性宫缩乏力等。若宫口开全,胎头双顶径达坐骨棘平面或更低,可经阴道徒手旋转胎头为枕前位,待其自然分娩。宫口开全,胎心正常者可经阴道助产分娩。胎头双顶径在坐骨棘水平以上,或出现胎儿窘迫征象,应行剖宫产术。

4.骨盆出口平面狭窄的处理

骨盆出口平面是产道的最低部位,应于临产前对胎儿大小、头盆关系作出充分估计,决定能否经阴道分娩,诊断为骨盆出口平面狭窄者,不能进行试产。若发现出口横径狭窄,耻骨弓角度变锐,耻骨弓下三角空隙不能利用,胎先露部后移,利用出口后三角空隙娩出。临床上常用出口横径与出口后矢状径之和来估计出口大小。出口横径与出口后矢状径之和>15 cm 时,多数可经阴道分娩,有时需阴道助产,应做较大的会阴切开。若两者之和<15 cm 时,不应经阴道试产,应行剖宫产术终止妊娠。

5.均小骨盆的处理

胎儿估计不大,胎位正常,头盆相称,宫缩好,可以试产,通常可通过胎头变形和极度俯屈,以胎头最小径线通过骨盆腔,可能经阴道分娩。若有明显头盆不称,应尽早行剖宫产术。

6.畸形骨盆的处理

根据畸形骨盆种类、狭窄程度、胎儿大小、产力等综合判断。如果畸形严重、明显头盆不称者,应及早行剖宫产术。

二、软产道异常

软产道包括子宫下段、宫颈、阴道及骨盆底软组织构成的弯曲管道。软产道异常所致的难产较少见,临床上容易被忽视。在妊娠前或妊娠早期应常规行双合诊检查,了解软产道情况。

(一)外阴异常

1.外阴白色病变

皮肤黏膜慢性营养不良,组织弹性差,分娩时易发生会阴撕裂伤,宜做会阴后一侧切开术。

2.外阴水肿

某些疾病,如重度子痫前期、重度贫血、心脏病及慢性肾炎孕妇若有全身水肿,可同时伴有重度外阴水肿,分娩时可妨碍胎先露部下降,导致组织损伤、感染和愈合不良等情况。临产前可用50%硫酸镁液湿热敷会阴,临产后仍有严重水肿者,在外阴严格消毒下进行多点针刺皮肤放液;分娩时行会阴后一侧切开;产后加强会阴局部护理,预防感染,可用50%硫酸镁液湿热敷,配合远红外线照射。

3.会阴坚韧

会阴坚韧尤其多见于35岁以上高龄初产妇。在第二产程可阻碍胎先露部下降,宜做会阴后一侧切开,以免胎头娩出时造成会阴严重裂伤。

4.外阴瘢痕

瘢痕挛缩使外阴及阴道口狭小,且组织弹性差,影响胎先露部下降。如瘢痕的范围不大,可经阴道分娩,分娩时应做会阴后一侧切开。如瘢痕过大,应行剖宫产术。

(二)阴道异常

1.阴道横隔

阴道横隔多位于阴道上段或中段,较坚韧,常影响胎先露部下降。因在横隔中央或稍偏一侧常有一小孔,常被误认为宫颈外口。在分娩时应仔细检查。

(1)阴道分娩:横隔被撑薄,可在直视下自小孔处将横隔作"X"形切开。横隔被切开后因胎先露部下降压迫,通常无明显出血,待分娩结束再切除剩余的隔,用可吸收线将残端做间断或连续锁边缝合。

(2)剖宫产:如横隔较高且组织坚厚,阻碍先露部下降,须行剖宫产术结束分娩。

2.阴道纵隔

(1)伴有双子宫、双宫颈时,当一侧子宫内的胎儿下降,纵隔被推向对侧,阴道分娩多无阻碍。

(2)当发生于单宫颈时,有时胎先露部的前方可见纵隔,可自行断裂,阴道分娩无阻碍。纵隔厚时应于纵隔中间剪断,用可吸收线将残端缝合。

3.阴道狭窄

产伤、药物腐蚀、手术感染可导致阴道瘢痕形成。若阴道狭窄部位位置低、狭窄程度轻,可经阴道分娩。狭窄位置高、狭窄程度重时宜行剖宫产术。

4.阴道尖锐湿疣

分娩时,为预防新生儿患喉乳头瘤,应行剖宫产术。病灶巨大时可能造成软产道狭窄,影响胎先露下降时,也宜行剖宫产术。

5.阴道壁囊肿和肿瘤

(1)阴道壁囊肿较大时,会阻碍胎先露部下降,可行囊肿穿刺,抽出其内容物,待分娩后再选择时机进行处理。

(2)阴道内肿瘤大妨碍分娩,且肿瘤不能经阴道切除时,应行剖宫产术,阴道内肿瘤待产后再行处理。

(三)宫颈异常

1.宫颈外口黏合

宫颈外口黏合多在分娩受阻时发现。宫口为很小的孔,当宫颈管已消失而宫口却不扩张,一般用手指稍加压力分离,黏合的小孔可扩张,宫口即可在短时间内开全。但有时须行宫颈切开术,使宫口开大。

2.宫颈瘢痕

因孕前曾行宫颈深部电灼术或微波术、宫颈锥形切除术、宫颈裂伤修补术等所致。虽可于妊娠后软化,但宫缩很强时宫口仍不扩张,应行剖宫产。

3.宫颈坚韧

宫颈组织缺乏弹性,或精神过度紧张使宫颈挛缩,宫颈不易扩张,多见于高龄初产妇,可于宫颈两侧各注射 0.5% 利多卡因 5～10 mL,也可静脉推注地西泮 10 mg。如宫颈仍不扩张,应行剖宫产术。

4.宫颈水肿

宫颈水肿多见于扁平骨盆、持续性枕后位或滞产,宫口没有开全而过早使用腹压,致使宫颈前唇长时间被压于胎头与耻骨联合之间,血液回流受阻引起水肿,影响宫颈扩张。多见于胎位异常或滞产。

(1)轻度宫颈水肿:①可以抬高产妇臀部。②同宫颈坚韧处理。③宫口近开全时,可用手轻轻上托水肿的宫颈前唇,使宫颈越过胎头,能够经阴道分娩。

(2)严重宫颈水肿:经上述处理无明显效果,宫口扩张<3 cm,伴有胎儿窘迫,应行剖宫产术。

5.宫颈癌

宫颈硬而脆,缺乏伸展性,临产后影响宫口扩张,若经阴道分娩,有发生大出血、裂伤、感染及肿瘤扩散等危险,不应经阴道分娩,应考虑行剖宫产术,术后行手术或放疗。

6.子宫肌瘤

较小的肌瘤若没有阻塞产道可经阴道分娩,肌瘤待分娩后再行处理。子宫下段及宫颈部位的较大肌瘤可占据盆腔或阻塞于骨盆入口,阻碍胎先露部下降,宜行剖宫产术。

(王　慧)

第十三章

产科急危重症

第一节　围生期肺栓塞

　　肺栓塞(pulmonary embolism,PE)是由于肺动脉或其分支被内源性或外源性的栓子堵塞而引起的肺循环障碍,导致相应的临床和病理生理改变的综合征,是产科静脉血栓病的最严重的并发症,易导致猝死。妊娠期 PE 的发生率为 0.01%～0.04%,国外报道 PE 所致的孕产妇死亡占不明原因孕产妇死亡的 50%,未经治疗的 PE 病死率可高达 12.88%,而经过治疗后患者病死率降为 0.7%。PE 患者大部分来不及抢救,在 30 分钟内死亡。所以早期诊断,尽早预防是关键。

一、病因及发病机制

　　孕产期 PE 的高危因素。①血液高凝状态:妊娠期除Ⅺ、Ⅹ和Ⅻ因子外,其余凝血因子均增加,其中尤以纤维蛋白原为显著,凝血酶原时间及部分凝血活酶时间均缩短,抗凝血酶Ⅲ水平下降,凝血酶生成增加,这一生理改变持续至产后 2 周方恢复正常。同时,优球蛋白溶解时间延长,纤维蛋白溶酶原增加,纤维溶解活性降低,直至产后 3～5 天恢复正常。②血流淤滞:妊娠期由于增大的子宫压迫髂静脉和下腔静脉,使静脉回流发生障碍,血流淤积,引起血管内皮细胞受损,血管壁发生改变,易导致血栓形成。③孕酮的作用:孕酮可使静脉平滑肌松弛,血流缓慢,下腔静脉发生淤血,增加了深静脉血栓发生的可能性。④分娩或手术时的局部组织损伤:分娩和剖宫产手术时易使血管内壁受损,导致发生静脉栓塞的机会增多。⑤心脏病:有心脏病的孕妇,尤其在合并心房颤动或心力衰竭时,在妊娠及分娩期当血流动力学急剧变化时,心房的栓子即可脱落导致 PE 的发生。⑥其他因素:术后卧床,制动大于 3 天,下肢肌肉收缩功能减弱,血流缓慢,以及术后创伤修复、凝血机制过强和抗凝药物的使用,均易促使血栓形成。

　　PE 引起的病理生理改变主要包括血流动力和呼吸功能两个方面。心肺功能改变的程度决定于肺动脉堵塞的范围、速度、原心肺功能的状态及肺血管内皮的纤溶活性等。轻者可无明显改变,重者可导致低氧血症、低碳酸血症、肺循环阻力增加、肺动脉高压、急性肺功能不全和猝死。①血流动力改变:当血管床有 50% 被堵塞时,可出现肺动脉高压。栓塞前如有严重的心肺疾患,对 PE 的耐受差,肺动脉高压的程度更为严重。神经体液因素除可引起肺动脉收缩外,还可引起冠状动脉及其他动脉血管的收缩,以至呼吸和心搏骤停。②呼吸功能的改变:当 PE 发生后,肺泡无效腔扩大,被栓塞区域出现通气-灌注失常,无灌注的肺泡不能进行有效的气体交换;栓子释放的 5-羟色胺、组胺等可引起无效腔及支气管痉挛,使气道阻力增加、通气受限,以上各种原因均可导致低氧血症的发生。目前研究表明,PE 与血管内皮功能改变有关。

二、临床表现

PE 是静脉血栓的严重并发症,发病急骤,可于短时间内致命。PE 的栓子 75%～90%来自下肢静脉。绝大多数 PE 没有出现任何深静脉血栓形成(DVT)的临床症状和体征,当出现 DVT 症状和体征时,肺梗死的危险性要低得多。下肢或盆腔静脉血栓形成的早期,血栓易于脱落栓子脱落后通过静脉循环到达心脏及肺,阻滞于肺血管形成 PE。PE 的临床症状轻重不一,从一过性气短到急性肺源性心脏病,出现突发呼吸困难、发绀、右心衰竭,甚至猝死。主要取决于肺血管堵塞的多少,发生速度和患者心肺的基础状况。肺血管床堵塞大于 30%者肺动脉平均压可略有升高,大于 50%者可出现持续性肺动脉高压,堵塞达 85%者可猝死。较大的 PE 可引起支气管痉挛肺泡表面活性物质减少,肺泡萎陷及肺通气/血流比失衡。患者发生不同程度的低氧血症、低碳酸血症和碱血症。

PE 的症状和体征无特异性,临床表现多种多样,与血栓的大小、形状及堵塞肺血管床的部位与范围有关,主要取决于堵塞肺动脉的大小及肺段的多少。①呼吸困难:占临床症状的 90% 左右,多表现为不明原因的突然发作或原有呼吸困难突然加重,其特征是呼吸浅快,尤其是在起床活动、排便后更为明显。②胸痛:见于 70%～88%的患者,以大、中肺动脉段堵塞较为常见,常合并外周血管堵塞。③咯血:见于 30%左右的患者,常已发展至肺梗死。④咳嗽:表现为突发的刺激性咳嗽,见于约 50%的患者。⑤惊恐或濒死感:见于 50%～60%的患者。⑥晕厥:主要见于较大面积的 PE 患者,是由于心排血量锐减,血压急剧下降导致脑缺血所致。⑦其他:胸闷、心悸、气短及眩晕亦为常见症状。

主要体征:①呼吸加快,大多数患者有呼吸增快。有研究者提出,如呼吸频率<16 次/分,可以排除 PE。②心率增加,超过半数患者的心率>100 次/分。③发绀,约 20%患者伴有发绀,PE 的栓子越大,影响的肺段越多,发绀表现越明显。④外周循环衰竭,血压下降或休克及组织灌注不良所致。⑤肺动脉瓣听诊区第二心音亢进,胸骨左缘第 2 肋间可闻及收缩期喷射性杂音,并可见有明显的收缩期搏动,偶可闻及舒张期杂音,为肺动脉瓣关闭不全所致,部分患者可出现房性奔马律、颈静脉怒张、充盈。⑥约 20%患者有肝大、下肢水肿,提示右心衰竭的发生。⑦超过半数的患者患侧肺部可闻及湿啰音,有时还可闻及胸膜摩擦音及心包摩擦音。

三、诊断

根据临床表现、实验室检查及各项辅助检查明确诊断。

(一)临床表现

可能表现:①突发性呼吸困难(或原有呼吸困难突然加重),呛咳、咯血、胸痛等。②不明原因的急性右心衰竭及休克。③肺动脉瓣区收缩期杂音,强度较原来加重,肺动脉瓣区第二心音亢进。如有周围静脉血栓形成证据,则更支持 PE 的诊断。结合血气分析、心电图、胸部 X 线检查和肺通气灌注扫描等,基本上可作出诊断,必要时行肺动脉造影确诊。

（二）实验室检查

1.D-二聚体

D-二聚体是纤维蛋白单体经活化因子Ⅻ交联后,再经纤溶酶水解所产生的一种特异性降解产物。D-二聚体主要反映纤维蛋白溶解功能。增高或阳性见于继发性纤维蛋白溶解功能亢进,如高凝状态、弥散性血管内凝血、肾脏疾病、器官移植排斥反应、溶栓治疗等。虽然这项试验敏感性高,但特异性不强,不足以用来确诊。但D-二聚体异常升高的患者,应特别引起重视,而D-二聚体小于 500 $\mu g/L$,则可基本排除诊断。

2.动脉血气分析

患者几乎都有程度不等的低氧血症,动脉血氧分压(PaO_2)<10.7 kPa(80 mmHg),平均8.3~9.6 kPa(62~72 mmHg),有人认为 PaO_2>12.0 kPa(90 mmHg)则可排除 PE。二氧化碳分压($PaCO_2$)多明显下降,呈低碳酸血症,提示呼吸性碱中毒,因过度通气所致。

（三）辅助检查

(1)肺通气灌注扫描为目前诊断 PE 的首选方法,是一项准确的无创技术,能准确地诊断PE。以锝(^{99m}Tc)标记的清蛋白微球静脉注射,微球粒子进入肺血管床能准确地描绘出肺血流的分布,同时与肺通气扫描一起进行可增加该项检查的准确性。方法是让患者吸入^{133}Xe放射性气体或^{99m}Tc标记的药物雾化吸入显示通气情况。

(2)肺动脉造影(pulmonary angiography,PA)是诊断 PE 最可靠的方法,可显示直径为0.5 mm的血管病变及病变的部位、范围、程度和肺功能状况。如果出现肺动脉内充盈缺损,肺动脉分支完全阻断,肺野无血流灌注或肺动脉分支充盈和排空延迟等征象,则可确诊。肺动脉造影有一定的危险性,特别是肺动脉高压的患者,致残率为 1%,病死率为 0.01%~0.50%,目前仅用于复杂病例的鉴别诊断及获取血流动力学资料。

(3)放射性核素肺通气-灌注扫描现被用为诊断 PE 最常用的检查方法。但临床有部分基础疾病,如慢性阻塞性肺疾病、充血性心力衰竭、支气管扩张、肺炎、间质性肺病及肺癌等可影响患者的肺通气和血流状况,致使通气-灌注扫描判定甚为复杂,需结合临床进行判定。

(4)螺旋 CT 血管造影可以取代肺通气-灌注扫描作为最初的检查方法。该方法能直接显示栓子,准确性高。

(5)MRI 的优点在于能在冠状面和矢状面成像。普通 MRI 仅可以显示较大血管内的栓子,而对周围肺动脉则显影欠佳。

四、治疗

（一）一般处理

本病发病急,须做急救处理。

(1)应保持患者绝对卧床休息,高浓度吸氧。放置中心静脉压导管,测量中心静脉压,控制输液入量及速度,并可通过此途径给药。

(2)镇痛:有严重胸痛时可用吗啡 5~10 mg,皮下注射,休克者避免使用。

(3)抗休克:为减低迷走神经兴奋性,防止肺血管和冠状动脉反射性痉挛,可静脉内注射阿托品 0.5~1.0 mg,也可用异丙基肾上腺素、酚妥拉明。抗休克常用多巴胺 200 mg 加入 500 mL 葡萄糖液内静脉滴注,开始速率为 2.5 $\mu g/(kg \cdot min)$,以后调节滴速使收缩压维持在 12.0 kPa(90 mmHg)[10~25 $\mu g/(kg \cdot min)$]。

(4)治疗心力衰竭:毛花苷 K 0.25 mg 或毛花苷 C 0.2～0.4 mg 加入 50％葡萄糖溶液 40 mL 内静脉注射,必要时于 4～6 小时重复用药。

(5)治疗支气管痉挛:给予氨茶碱 0.25 g 加入 50％葡萄糖液 40 mL 内静脉注射,必要时可用地塞米松 10 mg 静脉注射。

(6)控制心律失常:快速室性心律失常,可用利多卡因 50～100 mg 静脉注射,继以 1～2 mg/min 静脉滴注。快速房性心律失常,首选毛花苷 C 0.2～0.4 mg 加入 50％葡萄糖液 20～40 mL 静脉注射;或维拉帕米 5 mg 加入 50％葡萄糖液 20～40 mL 静脉注射。

(二)抗凝疗法

一旦明确诊断或高度怀疑 PE 者,应立即开始抗凝治疗,可防止栓塞的继续发展和再发。

(1)目前常用的有普通肝素(UFH)、低分子肝素(LMWH)和华法林。肝素是一种带负电荷的蛋白,不通过胎盘。常用持续静脉滴注法,负荷剂量为 2 000～3 000 U/h,继之 750～1 000 U/h或15～20 U/(kg·h)维持,根据活化部分凝血活酶时间(APTT)调整剂量,维持 APTT 为正常值的 1.5～2 倍。高度怀疑者可先用首剂。低分子肝素(LMWH)因其半衰期长,可皮下注射,无须实验室监测,应用方便,不通过胎盘,不进入乳汁,对胎儿及哺母乳的新生儿安全,不增加流产、早产及围生儿的病死率,使院外应用成为可能。低分子肝素(5 000 U,每天 1 次),或速碧林 0.2～0.4 mL,每天 1 次或每天 2 次。

(2)维生素 K 拮抗剂:为常用的口服抗凝剂,可抑制依赖于维生素 K 的凝血因子。目前,国内最常用的是醋硝香豆素片,起作用快,口服后 36～48 小时即达高峰,首次量为 2～4 mg,维持量为 1～2 mg/d。也可用双香豆素或双香豆素乙酯,首剂均 200 mg,次天 100 mg 口服,以后每天 25～75 mg 维持。华法林首剂 15～20 mg,次天 5～10 mg,维持量为每天 2.5～5.0 mg。维持国际标准化比值(INR)为 1.8～2.5。因需数天发挥作用,需与肝素/低分子肝素至少重叠应用 4～5 天,直到口服抗凝剂起作用,才停用肝素。一般,口服抗凝剂需持续 3～6 个月。

华法林在妊娠 6～11 周应用可引起"特发性胚胎病变",包括鼻骨发育不良、骨骺发育不良、中枢神经系统异常、胎儿及新生儿出血及畸形。孕期任何时间用药均可引起新生儿出血,此药仅在产后给予。风湿性心瓣膜病换瓣术后,权衡患者母胎利弊,建议整个孕期继续使用。

(三)溶栓治疗

溶栓治疗 PE 是近年来的主要进展,它可使肺动脉内血栓溶解,改善肺组织血流灌注,降低肺循环阻力和肺动脉压力,改善右心功能。溶解深静脉系统的血栓,还可减少栓子来源,减少 PE 复发,改善生活质量和远期预后。一般在栓塞后 5 天内用纤维蛋白溶解剂治疗,效果较好,更适用于急性巨大肺栓塞,此时可与肝素同用,亦可待其疗程结束后再用肝素。常用药物有链激酶(SK)、尿激酶(UK)和组织型阿替普酶(纤溶酶原激活剂)等。

(1)尿激酶负荷量 4 400 U/kg,静脉注射 10 分钟,随后以 2 200 U/(kg·h)持续静脉滴注 12 小时。另可考虑 2 小时溶栓方案:2 万 U/kg 持续静脉滴注 2 小时。

(2)链激酶负荷量 25 万 U,静脉注射 30 分钟,随后以 10 万 U/h 持续静脉滴注 24 小时。链激酶具有抗原性,故用药前须肌内注射苯海拉明或地塞米松,以防止变态反应。

(3)阿替普酶(rt-PA):50～100 mg 持续静脉滴注 2 小时。使用尿激酶、链激酶溶栓期间勿同用肝素,对用阿替普酶(rt-PA)溶栓时是否须停用肝素无特殊要求。其缺点是价格昂贵,目前难以普遍应用。

溶栓治疗结束后,应每 24 小时测定一次凝血酶原时间(PT)或活化部分凝血激酶时间

（APTT），当其水平低于正常值的 2 倍时，即应重新开始规范的肝素治疗。溶栓后应注意对临床及相关辅助检查情况进行动态观察，评估溶栓疗效。

溶栓治疗的绝对禁忌证有活动性胃肠道出血，2 个月内的颅内出血，颅、脊柱术后等。相对禁忌证有 10 天内的外科大手术、分娩，近期严重胃肠道出血，肝、肾衰竭，严重创伤，高血压Ⅲ级及出血性疾病等。

（四）外科治疗

1.肺栓子切除术

据报道肺栓子切除术死亡率高达 65％～70％，但本手术仍可挽救部分患者的生命，必须严格掌握手术指征：①肺动脉造影证明肺血管有 50％或以上被阻塞，栓子位于主肺动脉或左、右肺动脉处；②抗凝和/或溶栓治疗失败或有禁忌证；③经治疗后患者仍处于严重低氧血症、休克、肾、脑损伤。

2.腔静脉阻断术

腔静脉阻断术主要预防栓塞的复发，以至危及肺血管床。方法有手术夹、伞状装置、网筛法、折叠术等。腔静脉阻断术后，侧支循环血管管径可能增大，栓子可通过侧支循环进入肺动脉，阻断器材局部也可有血栓形成，因此，术后须继续抗凝治疗。

3.放置下腔静脉滤器

此方法适用于反复 PE 与下肢 DVT 有密切联系并有抗凝禁忌者。

总之，对围术期出现"不明原因的呼吸困难或同时伴有低血压休克患者"应高度怀疑 PE，及时应用血管活性药物肾上腺素、多巴胺、多巴酚丁胺或联合应用气管内插管、防止猝死，如无禁忌证应积极溶栓或抗凝治疗。未经治疗者病死率高达 25％～30％，合理治疗能使病死率降至 2％～8％。因此，PE 防治形势十分严峻，加强 PE 预防意识，提高 PE 的诊断水平是降低病死率、改善预后的关键。

五、预防

（一）预防措施

一般通过临床细致检查，早期发现下肢深层静脉血栓形成，80％患者可以防止 PE 的发生。为防止静脉血栓形成可采取以下措施。

（1）剖宫产或难产手术应做到操作轻柔细致，减少组织损伤，尤其要注意避免损伤血管而诱发血栓形成。在分娩过程中应及时纠正脱水，保持水、电解质平衡，防止血液凝固性增加。

（2）产后、手术后鼓励患者尽可能多翻身及屈伸下肢，指导患者早期下床活动减少制动，促进血液回流，增强血液循环。

（3）高危患者需辅助机械预防，措施如弹力袜、梯度压力泵等，必要时应用预防性抗凝血疗法。

（二）药物抗凝预防血栓形成

（1）小剂量肝素预防术后 DVT、PE 的发生有肯定效果，尤其是年龄 40 岁以上、肥胖、恶性肿瘤及静脉曲张者，行盆腔、髋部等手术前，测定部分凝血活酶时间（APTT）及血小板、D-二聚体，若正常，于术前 2 小时皮下注射肝素 5 000 U，术后 12 小时再次用药，至患者能起床活动，一般 5～7 天。因肝素剂量低，不易并发肝素诱导的血小板减少症等并发症，不需特别行凝血机制的监测。

（2）口服抗凝剂：如醋硝香豆素、华法林，常用于有 DVT 史、严重静脉曲张者，做预防性抗凝治疗。

（3）抗血小板制剂：双嘧达莫片，每天 100 mg 口服，小剂量阿司匹林（每天口服 0.3～1.0 g）可抑制血小板集聚及粘连。非甾体抗炎药，如吲哚美辛即可抑制凝血酶 A_2，减少静脉血栓形成。

（王雪梅）

第二节 羊 水 栓 塞

羊水栓塞（amniotic fluid embolism，AFE）是指羊水进入母体血液循环，引起的急性肺栓塞、休克、弥散性血管内凝血、肾衰竭甚至骤然死亡等一系列病理生理变化过程。羊水栓塞以起病急骤、病情凶险、难以预料、病死率高为临床特点，是极其严重的分娩期并发症。

1926 年，梅金（Megarn）首次描述了 1 例年轻产妇在分娩时突然死亡的典型症状，直到 1941 年，斯坦纳（Steiner）和卢施堡（Luschbaugh）等在患者血液循环中找到羊水有形成分，才命名此病为羊水栓塞。近年的研究认为羊水栓塞与一般的栓塞性疾病不同，而与过敏性疾病更相似，故建议将羊水栓塞更名为妊娠过敏样综合征。

羊水栓塞的发病率国外为 2.0/10 万，我国为 2.18/10 万～5.00/10 万。足月妊娠时发生的羊水栓塞，孕产妇病死率高达 70%～80%，占我国孕产妇死亡总数的 4.6%。羊水栓塞的临床表现主要是迅速出现、发展极快的心肺功能衰竭及肺水肿，继之以因凝血功能障碍而发生大出血及急性肾衰竭。以上表现常是依次出现的，而急性心肺功能衰竭的出现十分迅速而严重，半数以上的患者在发病 1 小时内死亡，以致抢救常不能奏效。症状出现迅速者，甚至距离死亡的时间仅数分钟，所以仅 40% 的患者能活至大出血阶段。但也有少数患者（10%）在阴道分娩或剖宫产后 1 小时内，不经心肺功能衰竭及肺水肿阶段直接进入凝血功能障碍所致的大量阴道出血或伤口渗血阶段，这种情况称为迟发性羊水栓塞（delayed AFE）。至于中期妊娠引产时亦可出现羊水栓塞，因妊娠期早，羊水内容物很少，因此症状轻，治疗的预后好。

一、病因

羊水栓塞的病因与羊水进入母体循环有关是研究者们的共识，但是对致病机制的看法则有不同，晚期妊娠时，羊水中水分占 98%，其他为无机盐、糖类及蛋白质，如清蛋白、免疫球蛋白 A 及免疫球蛋白 G 等，此外，尚有脂质如脂肪酸及胆红素、尿素、肌酐、各种激素和酶。如果已进入产程，羊水中还含有在产程中产生的大量的各种前列腺素，但重要的是还有胎脂块，自胎儿皮肤脱落下的鳞形细胞、毳毛及胎粪，在胎粪中含有大量的组胺、玻璃酸质酶。很多研究者认为，这一类有形物质进入血流是在 AFE 中引起肺血管机械性阻塞的主要原因。而产程中产生的前列腺素类物质进入人体血流，由于其缩血管作用，加强了羊水栓塞病理生理变化的进程。值得注意的是羊水中物质进入母体的致敏问题也成为人们关注的焦点，人们早就提出 AFE 的重要原因之一就是羊水所致的过敏性休克。在 20 世纪 60 年代，一些研究者发现在子宫的静脉内出现鳞形细胞，但患者无羊水栓塞的临床症状。另外，又有一些患者有典型的羊水栓塞的急性心肺功能衰竭及肺水肿症状，而尸检时并未找到羊水中所含的胎儿物质。克拉克（Clark）等在 46 例 AFE 病例中发现有 40％患者有药物过敏史,基于以上理由,Clark 认为过敏可能也是导致发病的主要原因,他甚至建议用妊娠过敏样综合征,以取代羊水栓塞这个名称。

Clark 认为羊水栓塞的表现与过敏及中毒性休克(内毒素性)相似,这些进入循环的物质,通过内源性介质,诸如组胺、缓激肽、细胞活素、前列腺素、白三烯、血栓烷等导致临床症状的产生。不过,败血症患者有高热,AFE 则无此表现。过敏性反应中经常出现的皮肤表现、上呼吸道血管神经性水肿等表现,AFE 患者亦不见此表现。而且过敏性反应应先有致敏的过程,AFE 患者则同样地可以发生在初产妇。所以也有人对此提出质疑。重要的是近几年中,有很多研究者着重研究了内源性介质在 AFE 发病过程中所起的作用。例如,阿格格米(Agegami)等对兔注射含有白三烯的羊水,兔经常以死亡为结局;若对兔先以白三烯的抑制剂预处理,则兔可免于死亡。基茨米勒(Kitzmiller)等则认为 PGF_2 在 AFE 中起了重要作用,PGF_2 只在临产后的羊水中可以测到,对注射 PGF 和妇女在产程中取得的羊水可以出现 AFE 的表现。马拉德尼(Maradny)等则认为在 AFE 复杂的病理生理过程中,血管内皮素使血流动力学受到一定影响,血管内皮素是人的冠状动脉和肺动脉及人类支气管强有力的收缩剂,对兔及培养中人上皮细胞给予人羊水处理后,血管上皮素水平升高,特别是在注射含有胎粪的羊水后升高更为明显,而注射生理盐水则无此表现。

孔(Khong)等提出血管内皮素-1(endothelin-1)可能在 AFE 的发病上起一定作用,血管内皮素-1是一种强而有力的血管及支气管收缩物质。他们用免疫组织化学染色法证实在两例 AFE 死亡病例的肺小叶上皮、支气管上皮及小叶中巨噬细胞均有表达,其染色较浅,而在羊水中鳞形细胞有广泛表达。因此,血管上皮素可能在 AFE 的早期引起短暂的肺动脉高压的血流动力学变化。所以 AFE 的病因十分复杂,目前尚难以一种学说来解释其所有变化,故研究尚需不断深入。

(一)羊水进入母体的途径

进入母体循环的羊水量至今无人也无法计算,但羊水进入母体的途径有以下几种。

1.宫颈内静脉

在产程中,宫颈扩张使宫颈内静脉有可能撕裂,或在手术扩张宫颈、剥离胎膜时、安置内监护器引起宫颈内静脉损伤,静脉壁的破裂、开放,是羊水进入母体的一个重要途径。

2.胎盘附着处或其附近

胎盘附着处有丰富的静脉窦,如胎盘附着处附近胎膜破裂,羊水则有可能通过此裂隙进入子宫静脉。

3.胎膜周围血管

如胎膜已破裂,胎膜下蜕膜血窦开放,强烈的宫缩亦有可能将羊水挤入血窦而进入母体循环。另外,剖宫产子宫切口也日益成为羊水进入母体的重要途径之一。Clark 所报告的 46 例羊水栓塞中,8 例在剖宫产刚结束时发生。吉伯(Gilbert)报告的 53 例羊水栓塞中,32 例(60％)有剖宫产史。

(二)羊水进入母体循环的条件

一般情况下,羊水很难进入母体循环。但若存在以下条件,羊水则有可能直接进入母体循环。

1.羊膜腔压力升高

多胎、巨大儿、羊水过多使宫腔压力过高;临产后,特别是第二产程子宫收缩过强;胎儿娩出过程中强力按压腹部及子宫等,使羊膜腔压力明显超过静脉压,羊水有可能被挤入破损的微血管而进入母体血液循环。

2.子宫血窦开放

分娩过程中各种原因引起的宫颈裂伤,可使羊水通过损伤的血管进入母体血液循环。前置胎盘、胎盘早剥、胎盘边缘血窦破裂时,羊水也可通过破损血管或胎盘后血窦进入母体血液循环。剖宫产或中期妊娠钳刮术时,羊水也可从胎盘附着处血窦进入母体血液循环,发生羊水栓塞。

3.胎膜破裂后

大部分羊水栓塞发生在胎膜破裂以后,羊水可从子宫蜕膜或宫颈管破损的小血管进入母体血液循环中。剖宫产或羊膜腔穿刺时,羊水可从手术切口或穿刺处进入母体血液循环。

可见,羊膜腔压力升高、过强宫缩和血窦开放是发生羊水栓塞的主要原因。高龄产妇、经产妇、急产、羊水过多、多胎妊娠、过期妊娠、巨大儿、死胎、胎膜早破、人工破膜或剥膜、前置胎盘、胎盘早剥、子宫破裂、不正规使用缩宫素或前列腺素制剂引产、剖宫产、中期妊娠钳刮术等则是羊水栓塞的诱发因素。

二、病理生理

羊水进入母体血液循环后,通过多种机制引起机体的变态反应、肺动脉高压和凝血功能异常等一系列病理生理变化。

(一)过敏性休克

羊水中的抗原成分可引起Ⅰ型变态反应。在此反应中肥大细胞脱颗粒、异常的花生四烯酸代谢产物产生,包括白三烯、前列腺素、血栓素等进入母体血液循环,导致过敏性休克,同时,使支气管黏膜分泌亢进,导致肺的交换功能下降,反射性地引起肺血管痉挛。

(二)肺动脉高压

羊水中有形物质可直接形成栓子阻塞肺内小动脉,还可作为促凝物质促使毛细血管内血液凝固,形成纤维蛋白及血小板微血栓机械性阻塞肺血管,引起急性肺动脉高压。同时,有形物质尚可刺激肺组织产生和释放 $PGF_{2\alpha}$、5-羟色胺、白三烯等血管活性物质,使肺血管反射性痉挛,加重肺动脉高压。羊水物质也可反射性引起迷走神经兴奋,进一步加重肺血管和支气管痉挛,导致肺动脉高压或心脏骤停。肺动脉高压又使肺血管灌注明显减少,通气和换气障碍,肺组织严重缺氧,肺毛细血管通透性增加,液体渗出,导致肺水肿、严重低氧血症和急性呼吸衰竭。肺动脉高压直接使右心负荷加重,导致急性右心衰竭。肺动脉高压又使左心房回心血量减少,则左心排血量明显减少,引起外周循环衰竭,使血压下降产生一系列心源性休克症状,产妇可因重要脏器缺血而突然死亡。

(三)弥散性血管内凝血(DIC)

羊水中含有丰富的促凝物质,进入母体血液后激活外源性凝血系统,在血管内形成大量微血栓(高凝期),引起休克和脏器功能损害。同时羊水中含有纤溶激活酶,可激活纤溶系统,加上大量凝血因子被消耗,血液由高凝状态迅速转入消耗性低凝状态(低凝期),导致血液不凝及全身出血。

(四)多脏器功能衰竭

由于休克、急性呼吸循环衰竭和 DIC 等病理生理变化,常导致多脏器受累。以急性肾脏功能衰竭、急性肝功能衰竭和急性胃肠功能衰竭等多脏器衰竭常见。

三、临床表现

羊水栓塞发病特点是起病急骤、来势凶险。90％发生在分娩过程中，尤其是胎儿娩出前后的短时间内。少数发生于临产前或产后 24 小时以后。剖宫产术或妊娠中期手术过程中也可发病。在极短时间内可因心肺功能衰竭、休克导致死亡。典型的临床表现可分为三个渐进阶段。

(一)心肺功能衰竭和休克

因肺动脉高压引起心力衰竭和急性呼吸循环衰竭，而变态反应可引起过敏性休克。在分娩过程中，尤其是刚破膜不久，产妇突然发生寒战、烦躁不安、呛咳气急等症状，随后出现发绀、呼吸困难、心率加快、面色苍白、四肢厥冷、血压下降。由于中枢神经系统严重缺氧，可出现抽搐和昏迷。肺部听诊可闻及湿啰音，若有肺水肿，产妇可咳血性泡沫痰。严重者发病急骤，甚至没有先兆症状，仅惊叫一声或打一次哈欠后，血压迅速下降，于数分钟内死亡。

(二)DIC 引起的出血

产妇渡过心肺功能衰竭和休克阶段，则进入凝血功能障碍阶段，表现为大量阴道流血、血液不凝固，切口及针眼大量渗血，全身皮肤黏膜出血，血尿甚至出现消化道大出血。产妇可因出血性休克死亡。

(三)急性肾衰竭

由于全身循环衰竭，肾脏血流量减少，出现肾脏微血管栓塞，肾脏缺血引起肾组织损害，表现为少尿、无尿和尿毒症征象。一旦肾实质受损，可致肾衰竭。

典型临床表现的三个阶段可能按顺序出现，但有时亦可不全部出现或按顺序出现，不典型者可仅有休克和凝血功能障碍。中孕引产或钳刮术中发生的羊水栓塞，可仅表现为一过性呼吸急促、烦躁、胸闷后出现阴道大量流血。有些产妇因病情较轻或处理及时可不出现明显的临床表现。

四、诊断

羊水栓塞的诊断缺乏有效、实用的实验室检查，主要依靠的是临床诊断。而临床上诊断羊水栓塞主要根据发病诱因和临床表现，作出初步诊断并立即进行抢救，同时进行必要的辅助检查，目前通过辅助检查确诊羊水栓塞仍较困难。在围生期出现严重的呼吸、循环、血液系统障碍的病因有很多，如肺动脉血栓性栓塞、感染性休克、子痫等。所以对非典型病例，首先应排除其他原因，即可诊断为羊水栓塞。

需要与羊水栓塞进行鉴别诊断的产科并发症与合并症有空气栓子、过敏性反应、麻醉并发症、吸入性气胸、产后出血、恶性高热、败血症、血栓栓塞、宫缩乏力、子宫破裂及子痫。

(一)病史及临床表现

凡在病史中存在羊水栓塞各种诱发因素及条件，如胎膜早破、人工破膜或剥膜、子宫收缩过强、高龄初产，在胎膜破裂后、胎儿娩出后或手术中产妇突然出现寒战、烦躁不安、气急、尖叫、呛咳、呼吸困难、大出血、凝血障碍、循环衰竭及不明原因休克，休克与出血量不成比例，首先应考虑为羊水栓塞。初步诊断后应立即进行抢救，同时进行必要的辅助检查来确诊。

(二)辅助检查

1.血涂片寻找羊水有形物质

抽取下腔静脉或右心房的血 5 mL，离心沉淀后取上层物做涂片，用瑞氏-吉姆萨（Wright-

Giemsa)染色,镜检发现鳞状上皮细胞、毳毛、黏液,或行苏丹Ⅲ染色寻找脂肪颗粒,可协助诊断。过去认为这是确诊羊水栓塞的标准,但近年认为,这一方法既不敏感也非特异,在正常孕妇的血液中也可发现羊水有形物质。

2.宫颈组织学检查

当患者行全子宫切除,或死亡后进行尸体解剖时,可以对宫颈组织进行组织学检查,寻找羊水成分的证据。

3.非侵入性检查方法

(1)Sialyl Tn 抗原检测:胎粪及羊水中含有神经氨酸-N-乙酰氨基半乳糖(Sialyl Tn)抗原,羊水栓塞时母血中 Sialyl Tn 抗原浓度明显升高。应用放射免疫竞争法检测母血 Sialyl Tn 抗原水平,是一种敏感和无创伤性的诊断羊水栓塞的手段。

(2)测定母亲血浆中羊水-胎粪特异性的粪卟啉锌水平、纤维蛋白溶酶及 C_3、C_4 水平也可以帮助诊断羊水栓塞。

4.胸部 X 线检查

90%患者可出现胸片异常。双肺出现弥散性点片状浸润影,并向肺门周围融合,伴有轻度肺不张和右心扩大。

5.心电图检查

心电图可见 ST 段下降,提示心肌缺氧。

6.超声心动图检查

超声心动图可见右心房、右心室扩大、心排血量减少及心肌劳损等表现。

7.肺动脉造影术

肺动脉造影术是诊断肺动脉栓塞最可靠的方法,可以确定栓塞的部位和范围,但临床较少应用。

8.与 DIC 有关的实验室检查

可进行 DIC 筛选试验(包括血小板计数、凝血酶原时间、纤维蛋白原)和纤维蛋白溶解试验(包括纤维蛋白降解产物、优球蛋白溶解时间、鱼精蛋白副凝试验)。

9.尸检

(1)肺水肿、肺泡出血,主要脏器如肺、心、胃、脑等组织及血管中找到羊水有形物质。

(2)心脏内血液不凝固,离心后镜检找到羊水有形物质。

(3)子宫或阔韧带血管内可见羊水有形物质。

(三)美国羊水栓塞的诊断标准

(1)出现急性低血压或心脏骤停。

(2)急性缺氧,表现为呼吸困难、发绀或呼吸停止。

(3)凝血功能障碍或无法解释的严重出血。

(4)上述症状发生在子宫颈扩张、分娩、剖宫产时或产后 30 分钟内。

(5)排除了其他原因导致的上述症状。

五、处理

羊水栓塞一旦确诊,应立即抢救产妇。主要原则为纠正呼吸循环衰竭、抗过敏、抗休克、防治DIC 及肾衰竭、预防感染。病情稳定后立即终止妊娠。

（一）纠正呼吸循环衰竭

1.纠正缺氧

出现呼吸困难、发绀者，立即面罩给氧，流速为 5～10 L/min。必要时行气管插管，机械通气，正压给氧，如症状严重，应行气管切开。保证氧气的有效供给，是改善肺泡毛细血管缺氧、预防肺水肿的关键。同时，也可改善心、脑、肾等重要脏器的缺氧。

2.解除肺动脉高压

立即应用解痉药，减轻肺血管和支气管痉挛，缓解肺动脉高压及缺氧。常用药物有以下几种。

（1）盐酸罂粟碱：是解除肺动脉高压的首选药物，可直接作用于血管平滑肌，解除平滑肌痉挛，对冠状动脉、肺动脉、脑血管均有扩张作用。首次剂量 30～90 mg，加入 5％葡萄糖液 20 mL 中缓慢静脉注射，每天剂量不超过 300 mg。罂粟碱与阿托品合用，扩张肺小动脉效果更好。

（2）阿托品：可阻断迷走神经反射引起的肺血管痉挛及支气管痉挛，促进气体交换，解除迷走神经对心脏的抑制，使心率加快，增加回心血量，改善微循环，兴奋呼吸中枢。每隔 10～20 分钟静脉注射 1 mg，直至患者面色潮红，微循环改善。心率在 120 次/分以上者慎用。

（3）氨茶碱：可解除肺血管痉挛，松弛支气管平滑肌，降低静脉压与右心负荷，兴奋心肌，增加心排血量。250 mg 加入 5％葡萄糖液 20 mL 缓慢静脉注射，必要时可重复使用。

（4）酚妥拉明：可解除肺血管痉挛，降低肺动脉阻力，消除肺动脉高压。5～10 mg 加入 5％葡萄糖液 250～500 mL 中，以 0.3 mg/min 的速度静脉滴注。

3.防治心力衰竭

为保护心肌和预防心力衰竭，尤其对心率超过 120 次/分者，除用冠状动脉扩张剂外，应及早使用强心剂。常用毛花苷 C 0.2～0.4 mg，加入 25％葡萄糖液 20 mL 中缓慢静脉注射。必要时 4～6 小时后可重复应用。还可用营养心肌细胞药物如辅酶 A、三磷酸腺苷（ATP）和细胞色素 C 等。

（二）抗过敏

应用糖皮质激素可解除痉挛，稳定溶酶体，具有保护细胞及抗过敏作用，应及早大量使用。首选氢化可的松 100～200 mg 加入 5％葡萄糖液 50～100 mL 中快速静脉滴注，再用 300～800 mg 加入 5％葡萄糖液 250～500 mL 中静脉滴注；也可用地塞米松 20 mg 缓慢静脉注射后，再用 20 mg 加于 5％葡萄糖液 250 mL 中静脉滴注，根据病情可重复使用。

（三）抗休克

1.补充血容量

在抢救过程中，应尽快输新鲜全血和血浆以补充血容量。与一般产后出血不同的是，羊水栓塞引起的产后出血往往会伴有大量的凝血因子的消耗，因此，在补充血容量时注意不要补充过量的晶体，要以补充血液，特别是凝血因子和纤维蛋白原为主。扩容首选低分子右旋糖苷 500 mL 静脉滴注（每天量不超过 1 000 mL）。应做中心静脉压（CVP）测定，了解心脏负荷状况，指导输液量及速度，并可抽取血液寻找羊水有形成分。

2.升压药

多巴胺 10～20 mg 加于 5％葡萄糖液 250 mL 中静脉滴注。间羟胺 20～80 mg 加于 5％葡萄糖液 250～500 mL 中静脉滴注，滴速为 20～30 滴/分。根据血压情况调整滴速。

3.纠正酸中毒

在抢救过程中，应及时做动脉血气分析及血清电解质测定。若有酸中毒可用 5％碳酸氢钠

250 mL 静脉滴注,若有电解质紊乱,应及时纠正。

(四)防治 DIC

1.肝素

在已经发生 DIC 的羊水栓塞的患者使用肝素要非常慎重,一般原则是"尽早使用,小剂量使用"或者是"不用"。所以临床上如果使用肝素治疗羊水栓塞,必须符合以下两个条件:①导致羊水栓塞的风险因素依然存在(子宫和宫颈未被切除,子宫压力继续存在),会导致羊水持续不断地进入母亲的血液循环,不使用肝素会使凝血因子的消耗继续加重;②有使用肝素的丰富经验,并且能及时监测凝血功能的状态。

用于羊水栓塞早期高凝状态时的治疗,尤其在发病后 10 分钟内使用效果更佳。肝素 25～50 mg(1 mg=125 U)加于 0.9%氯化钠溶液 100 mL 中,静脉滴注 1 小时,以后再以 25～50 mg 肝素加于 5%葡萄糖液 200 mL 中静脉缓滴,用药过程中可用试管法测定凝血时间,使凝血时间维持在 20～25 分钟。24 小时肝素总量应控制在 100 mg(12 500 U)以内为宜。肝素过量(凝血时间超过 30 分钟),有出血倾向时,可用鱼精蛋白对抗,1 mg 鱼精蛋白对抗肝素 100 U。

2.抗纤溶药物

羊水栓塞由高凝状态向纤溶亢进发展时,可在肝素化的基础上使用抗纤溶药物,如 6-氨基己酸 4～6 g加于 5%葡萄糖液 100 mL 中,15～30 分钟内滴完,维持量每小时 1 g;氨甲环酸每次 0.5～1.0 g,加于 5%葡萄糖液 100 mL 静脉滴注;氨甲苯酸 0.1～0.3 g 加于 5%葡萄糖液 20 mL 稀释后缓慢静脉注射。

3.补充凝血因子

应及时补充凝血因子,如输新鲜全血、血浆、纤维蛋白原(2～4 g)等。

(五)预防肾衰竭

羊水栓塞的第三阶段为肾衰竭期,在抢救过程中应注意尿量。当血容量补足后仍少尿,应及时应用利尿剂:①呋塞米 20～40 mg 静脉注射;②20%甘露醇 250 mL 静脉滴注,30 分钟滴完。如用药后尿量仍不增加,表示肾功能不全或衰竭,按肾衰竭处理,尽早给予血液透析。

(六)预防感染

应用大剂量广谱抗生素预防感染。应注意选择对肾脏毒性小的药物,如青霉素、头孢菌素等。

(七)产科处理

(1)分娩前出现羊水栓塞,应先抢救母亲,积极治疗急性心力衰竭、肺功能衰竭、监护胎心率变化,病情稳定以后再考虑分娩情况。

(2)在第一产程出现羊水栓塞,考虑剖宫产终止妊娠,若患者系初产,新生儿为活产,术时出血不多,则可暂时保留子宫,宫腔填塞纱布以防产后出血。如宫缩不良,行子宫切除,因为理论上子宫的血窦及静脉内仍可能有大量羊水及其有形成分。在行子宫切除时不主张保留宫颈,因为保留宫颈有时会导致少量羊水继续从宫颈血管进入母体血液循环,羊水栓塞的病情无法得到有效的缓解。

(3)在第二产程出现羊水栓塞,可考虑阴道分娩。分娩以后,如有多量的出血,虽经积极处理后效果欠佳,应及时切除子宫。

(4)分娩以后宫缩剂的应用:有争论,有人认为会促进更多的羊水成分进入血液循环,但多数人主张使用宫缩剂。

(王雪梅)

第三节 弥散性血管内凝血

一、病因

妊娠期的妇女体内多种凝血因子含量及活性增加,抗凝物质减少,纤溶活性降低,表现为高凝状态。随着孕期的延长,其程度逐渐增强,至产后才恢复正常。妊娠期纤维蛋白原、因子Ⅶ、因子Ⅷ、因子Ⅸ、因子Ⅹ等的增加较为明显。纤维蛋白原含量可达到 $4\sim8$ g/L,为正常非妊娠者的 $2\sim3$ 倍。因子Ⅷ的增加也较明显,可增至正常人的 $120\%\sim180\%$。凝血因子的升高有利于正常生产后的及时止血,但也成为妊娠期 DIC 多发的基础条件。此外,妊娠妇女的动、静脉与胎盘附着处相互沟通,并在子宫壁与胎盘之间形成绒毛间隙,分娩时胎盘绒毛、子宫蜕膜组织中所含的凝血活酶,易于从胎盘经子宫进入母体血液循环,从而促进 DIC 的发生。常见病因如下。

(一)围生期严重感染

产科重症感染多见于感染性流产、分娩期及产后感染等。重症感染时对凝血系统的影响因素:①细菌产生的毒素和促凝活性酶类物质增加;②细菌及细菌形成的抗原抗体复合物增加;③感染引起的中毒、休克等病理改变。细菌内毒素可直接激活Ⅸ因子启动内凝血系统,也可以作用于血小板促进其聚集,进而损伤血管内皮,致使血管胶原暴露,引起因子Ⅻ被激活,同时抑制巨噬细胞功能,使巨噬细胞不能及时有效地去除循环中被激活的凝血因子及促凝物质。妊娠期及分娩期体内表现出的高凝状态,加上上述诱因的作用,使感染时极易发生 DIC。流产可分自然流产和人工流产,两者均有并发 DIC 的可能性,尤其是感染性流产易诱发 DIC。感染性流产使细菌毒素直接激活因子Ⅸ和血小板,损伤血管内皮细胞,抑制单核-吞噬细胞系统引起休克或酸中毒等导致溶血,使血液中含有磷脂的红细胞素增加,此时胎盘迅速广泛地发生严重变性、坏死,妊娠胎盘、蜕膜和子宫肌层分泌的组织因子(tissue factor,TF)进入母体血液循环诱发 DIC,尤其是大月份的人工流产更易并发 DIC。刮宫时所致的组织凝血活酶,通过创面进入母体血液循环,其他各种方法的大月份人工流产如高渗盐水引产、高渗尿素液引产,均有可能发生亚急性 DIC。以天花粉进行中期妊娠引产,由于天花粉可致胎盘迅速广泛地发生严重的变性坏死,胎盘及子宫蜕膜含有凝血活酶活性物质,进入母体血液循环可激活凝血因子,以致母体血小板数与纤维蛋白原含量减少,部分患者可发生 DIC。

(二)稽留流产或胎死宫内

胚胎及胎儿死亡后如不能自然排出则为死胎滞留。死胎滞留宫内可出现纤维蛋白原减少性凝血功能改变与 DIC。死胎滞留并发 DIC 的主要原因:①妊娠后体内处于高凝状态;②变性或坏死的胎盘发生自溶,与羊水一道释放大量的 TF 或 TF 样物质,进入母体血液循环,通过外源性凝血系统激活凝血过程,发生血管内溶血;③死胎组织坏死、自溶,释放一些蛋白分解酶进入母体血液,激活体内凝血系统。死胎引起凝血功能障碍的发生过程大多较为缓慢,一般在胎儿死亡后 $2\sim3$ 周即可出现纤维蛋白原的减少,随着滞留时间的延长,纤维蛋白原的消耗程度逐渐加重,因子Ⅴ、Ⅶ含量下降,血小板数减少,纤维蛋白降解产物(human fibrin degradation product,FDP)增加,同时,继发性纤溶加重体内凝血因子的消耗。死胎滞留并发 DIC 的发生率为 $1\%\sim$

2%。如滞留时间超过 4 周,发病率明显增加,胎死宫内 4 周以上者,约有 25% 孕妇发生低纤维蛋白原血症,至第 5 周时可达 50%,因为死胎宫内存留可释放组织凝血酶引发 DIC。DIC 的发病较为缓慢,开始多为代偿性,后为慢性或亚急性 DIC,暴发型较为少见。

(三)胎盘早期剥离

妊娠 20 周以后,正常位置的胎盘在胎儿娩出前从子宫壁剥离则称为胎盘早剥。胎盘早期剥离是危及母儿生命的产科急症,我国发生率为 0.46%～2.10%,美国南部发生率为 0.46%～1.30%,因诊断标准不同而有差异。胎盘早剥的原因不明,多发生于高血压患者,因螺旋小动脉痉挛性收缩、蜕膜缺血缺氧损伤坏死,释放凝血活酶;胎盘后血肿消耗纤维蛋白原,纤维蛋白原小于 1 g/L 即有出血倾向,导致脏器栓塞引发 DIC。胎盘早剥可引起出血,分为显性出血和隐性出血。隐性出血可导致子宫腔内压力升高,血液易渗入子宫肌层,引起肌纤维分离、断裂或变性,影响凝血功能。胎盘早剥时对母体凝血系统的影响有两方面:①胎盘剥离处滋养叶细胞和损伤的蜕膜含有丰富的 TF 凝血活酶,释放后进入母体血液循环,激活外源性凝血系统,促使凝血酶原激活,纤溶蛋白原转变成纤维蛋白,导致 DIC 发生。这一过程中凝血因子大量被消耗,血小板及纤溶蛋白原消耗为主,导致出血不止。②纤维蛋白沉积,激活纤溶系统导致继发性纤溶亢进,一方面致使机体产生大量 FDP,另一方面继续消耗大量的凝血因子。FDP 具有抑制纤维蛋白聚合和血小板功能的作用。因此,纤溶亢进加重了凝血障碍导致的出血。应注意临床出血程度与体内凝血功能障碍程度可能不相平行,因为胎盘早剥的部位及程度不同临床表现不同,注意实时监测凝血功能以了解体内凝血功能障碍的程度。如血小板及纤维蛋白原大量被消耗,血液 FDP 大量增加,提示体内凝血功能严重障碍。

(四)羊水栓塞

羊水栓塞是产科的一种严重并发症,每 8 000～30 000 次分娩过程中发生 1 例,病死率达 80%,是产科死亡的主要原因之一。瑞典统计资料显示占产妇死亡的 22%,如患者能侥幸存活,约一半的人有神经损伤后遗症。正常孕期几乎无羊水进入母体循环,羊水进入母体的途径尚未确定,主要有两种可能性:一是子宫收缩,子宫腔内压力升高,驱使羊水经子宫颈的小静脉进入母体血流;二是在胎盘早剥、子宫破裂等病理情况下,羊水由开放的子宫血管进入母体血液循环。羊水穿刺检查及宫腔注射等临床操作也可引起羊水栓塞甚或发生 DIC。

羊水内含有上皮细胞、角化物、胎脂、毳毛、胎粪等物质,这些物质与羊水本身均具有促凝作用,羊水内含有因子Ⅶ活性物质、因子Ⅹ激活物质、肺表面活性物质及胰蛋白酶样作用物质等。羊水进入母体循环后对母体凝血系统的影响:①启动凝血过程。羊水及羊水内所含物质如白三烯,直接促进凝血酶原转变成凝血酶,凝血酶大量生成后,导致机体广泛微小血栓形成,加上因子Ⅶ活性物质诱发 DIC。②促进血小板聚集及活化。羊水内颗粒状物质具有促进血小板聚集和血小板破坏的作用,血小板聚集增加促进微血栓形成。广泛的微血栓形成导致血小板大量消耗,诱发 DIC。③激活纤溶系统。羊水还具有较强的纤维蛋白溶解活性,促进广泛微血栓形成,引起继发性纤溶亢进,使羊水栓塞的早期产生大量 FDP。FDP 大量产生加重纤溶过程,导致机体很快出现凝血功能障碍,血液从高凝状态急转为低凝高溶、不凝状态,导致 DIC 发生,病情凶险,发展迅速,甚至数分钟内死亡。④羊水的机械性栓塞作用。羊水微粒物质造成微小血管内机械性栓塞与反射性收缩血管,同时刺激机体产生 PGF_2、5-羟色胺等血管活性物质,使小血管发生痉挛,致使肺血管高压,右心排血受阻,导致循环呼吸的衰竭,出现急性右心衰竭和急性呼吸衰竭,严重时可多系统器官衰竭,这些病理改变诱发或加重 DIC 的发生。⑤变态反应。母体对羊水内的抗原性物质发生变态反应,引起过敏性休克导致 DIC 发生。绝大多数羊水栓塞 DIC 发生在分娩期间或分娩瞬间,仅 20% 出现在分娩过程前或破膜前,部分患者在发病前可能无任何先兆。羊水栓塞发展极为迅速,患者突然发生呛咳、呼吸急促与循环衰竭,并很快发生大量阴道出血与全身性出血。25% 患者在发病 1 小时内不治身亡。

(五)休克

休克晚期微循环淤血,血流缓慢,血液浓缩黏滞性增高,红细胞易于聚集,严重缺血导致大量酸性代谢产物的聚积,使血管内皮细胞受损激活内源性凝血,同时组织损伤激活外源性凝血系统导致 DIC,如产科大出血导致的失血性休克。

(六)妊娠期高血压疾病

妊娠期高血压疾病多发生于妊娠晚期,我国发病率为 5%~8%,常并发 DIC。妊娠高血压疾病循环血流量改变,血管痉挛,血液黏稠增加等导致全身组织器官发生缺氧,凝血因子明显改变,主要是凝血酶及抗凝血酶复合物(TAT)增高、血小板、纤维蛋白原减少及抗凝血酶Ⅲ减少。上述因素导致妊娠高血压疾病常有慢性 DIC 发生;妊娠高血压疾病造成胎盘血供不足,胎盘发生缺氧及胎盘滋养叶细胞被破坏,影响凝血功能。近年研究表明,大量滋养叶碎片进入妊娠高血压疾病患者体内,滋养叶内含有较多组织凝血活酶,极易激活外源性凝血系统,诱发 DIC;同时,胎盘滋养叶异体抗原进入母体后,发生抗原抗体反应,激活凝血系统诱发 DIC。妊娠高血压疾病患者体内可溶纤维蛋白单体、D-二聚体、FDP 及纤维蛋白肽 A(FPA)增高,且其增高程度与妊娠高血压疾病病情呈正相关,提示妊娠高血压疾病患者体内存在凝血过程的激活及纤维蛋白的溶解。子痫患者也常并发 DIC,以慢性 DIC 为主,因为子痫患者胎盘血管及肾小球中有纤维蛋白沉积,胎盘血液供应受到影响,导致胎盘受损,损伤的胎盘可释放大量组织凝血活酶物质进入母体血液循环,诱发程度不等的血管内凝血过程,诱发伴有严重临床出血的 DIC。约 10% 的严重妊娠高血压疾病患者并发溶血、肝酶升高、血小板减少综合征(hemolysis,elevated liver enzyme,low platelet syndrome,HELLP),病死率高达 28.6%。其发病原因可能与胎盘血管减少、供血不足有关,导致大量血栓、内皮素、血管紧张素与 TNF-α 释放至母体血液循环。另外,重度妊娠期高血压疾病导致血管内皮细胞损伤,引起依前列醇(前列环素)合成酶减少,血栓素(tromboxane,TXA_2)合成酶相对增加,PGI_2/TXA_2 比例下降,胶原增多,引发血小板黏附和聚集,释放二磷腺苷(ADP)、5-羟色胺(5-HT)、儿茶酚胺使血小板进一步聚集,血小板减少,激活内源性凝血系统,诱发 DIC。

(七)妊娠滋养细胞疾病

滋养细胞肿瘤可分为良性葡萄胎、恶性葡萄胎和绒毛膜癌。恶性葡萄胎则可侵入子宫肌层或转移至其他器官,绒毛膜癌是发生恶变的滋养细胞。发生变性的绒毛易于坏死、脱落,产生大量 TF 进入母体血液,是诱发 DIC 的直接因素;肿瘤细胞侵犯子宫肌层及血管,破坏血管壁的完整性,使血管内胶原纤维暴露,激活血中凝血因子,是诱发 DIC 的另一因素。

(八)手术创伤

妊娠期妇女呈高凝血状态,具有发生 DIC 的基础,手术则是一种诱因。手术造成创面组织损伤,血管破坏及出血,组织凝血活酶及 TF 释放增多,激活凝血系统,加重各种病理产科诱发 DIC 的危险。

(九)产科大出血

产科大出血的关键时刻是分娩期,也是诱发 DIC 的重要环节。首先,分娩时凝血机制变化,胎盘剥离导致大量组织凝血活酶释放，局部形成短暂性血管内凝血，有利于胎盘剥离面的止血；分娩时胎盘绒毛、子宫蜕膜中的组织因子（TF）从胎盘经子宫进入母体血液；分娩时子宫收缩使子宫下段和宫颈被动扩张，小血管破裂及负压形成，导致绒毛、羊水和蜕膜等进入母体循环。其次，分娩时纤溶系统的变化，分娩引起纤溶功能亢进，正常分娩时有短暂的纤溶亢进；子宫、胎盘、绒毛、羊水、胎粪等都含有大量的纤溶酶原激活物（PA），当 PA 进入体循环血液时，激活纤溶酶原诱发纤溶；纤溶蛋白沉积于血管壁诱发 PA 的激活形成纤溶酶；缺氧激活纤溶系统，上述因素是引起分娩大出血的病理基础，也是导致产时 DIC 的关键因素。正常分娩时母体肝脏和单核-吞噬细胞系统能够吞噬颗粒状物质，清除循环中的纤维蛋白，清除被激活的凝血因子及其他促凝物质，因此，较少发生 DIC。异常分娩时激活大量促凝物质，单核-吞噬细胞系统的功能受抑制，易发生急性 DIC。

二、发病机制

近年研究证明，组织因子是凝血系统激活最重要的生理性启动因子，单核细胞或巨噬细胞和内皮细胞一样，当受到致病因子或介质刺激后，组织因子在细胞表面表达，它对凝血过程的启动具有重要作用。因此，以往认为凝血系统启动主要依靠表面接触促使因子Ⅻ活化的理论已被更正，凝血系统激活的机制如下。

(一)组织损伤

组织因子（tissue factor，TF）又称凝血因子Ⅲ或组织凝血活酶（tissue thromboplastin，TTP），由263个氨基酸残基构成的跨膜糖蛋白，广泛分布于各部位组织细胞，以脑、肺、胎盘等组织含量最丰富。当严重创伤、大面积烧伤、外科手术、产科意外、癌组织坏死、白血病放射治疗或病变器官组织大量坏死时，均使 TF 大量释放入血。同时，在各种感染或炎症介质的作用下，一些与血液接触且通常不表达 TF 的内皮细胞、单核细胞、中性粒细胞及巨噬细胞也可迅速诱导出 TF，参与凝血反应。凝血因子Ⅶ在血液中以蛋白酶原形式存在，其分子中所含的 γ-羧基谷氨酸带有负电荷，可结合数个 Ca^{2+}，因子Ⅶ通过 Ca^{2+} 与 TF 形成复合物，自身激活为因子Ⅶa。Ⅻa、Ⅹa 凝血酶使因子Ⅶ激活为Ⅶa，启动外源性凝血系统。Ⅶa-TF 复合物既可按传统通路激活因子Ⅹ，也可按选择通路激活因子Ⅸ，使凝血酶原激活为凝血酶，通过一系列顺序性连锁反应，最终使微循环内大量微血栓形成和 DIC 发生。

(二)血管内皮损伤

当相关致病因子（细菌、病毒、缺氧、酸中毒、抗原-抗体复合物等）损伤血管内皮细胞（VEC），尤其是微血管 VEC 时，一方面，带负电荷的胶原暴露，引起血小板黏附、聚集和释放，加剧凝血反应；激活单核-吞噬细胞和 T 淋巴细胞，释放 TNF、IL-1、IFN、补体成分 C_{3a}、C_{5a} 及 O_2 等，加重 VEC 损伤和促使 TF 释放。另一方面，VEC 损伤，暴露和表达 TF，直接发挥激活凝血系统作用。VEC 损伤和凝血系统激活是 VEC 和多种血细胞共同作用的结果。病理情况下，VEC 损伤，内膜下胶原暴露，凝血因子Ⅻ与胶原或与内毒素接触，其精氨酸上的胍基构型发生改变，活性部位丝氨酸残基暴露而被激活。同时，因子Ⅻ和活化因子Ⅻa 在激肽释放酶、纤溶酶或胰蛋白酶等可溶性蚓激酶（蛋白水解酶）的作用下生成碎片Ⅻf，这一过程称酶性激活。进而启动内源性凝血系统，促进凝血反应。如一些恶性肿瘤并发 DIC 的患者，其Ⅻa、KK（激肽释放酶）较无 DIC 并发症者明显降低。

（三）血小板激活

近期研究表明,在促发 DIC 的过程中,血小板的作用甚为重要。当致病因素(如外伤、缺氧、酸中毒、细菌等)损伤 VEC 并暴露胶原后,血小板膜糖蛋白 ⅡB～Ⅲa 复合物作为纤维蛋白原受体功能表达,与纤维蛋白原结合,促使血小板聚集;另外,血小板膜糖蛋白借助血管性假血友病因子(vWF)或直接与血小板膜糖蛋白 ⅠB 结合,产生血小板黏附。同时,胶原可作为激活剂,在 G 蛋白介导作用下,结合血小板膜相应受体,纤维蛋白原受体活化,激活的血小板释放二磷腺苷(ADP)、5-羟色胺(5-HT)、血栓素 A_2(tromboxane,TXA_2)进一步激活血小板,形成微聚体。纤维蛋白原是二聚体,可同时结合两个相邻的血小板膜上的受体,以"搭桥方式"促使血小板聚集,进一步造成血小板骨架蛋白再构筑,以致血小板扁平、伸展或聚集,表面表达带负电荷的磷脂,结果使与之结合的多种凝血因子(Ⅶ、Ⅸ、Ⅹ、凝血酶原等)在磷脂表面被局限和浓缩,产生大量凝血酶,促进纤维蛋白网形成,血小板进一步激活聚集,使膜磷脂发生改变,带负电荷的磷脂从膜内层转到外层,通过 Ca^{2+} 与因子Ⅺ、Ⅹa、Ⅻ相互作用,在辅助因子Ⅴ和Ⅷ的参与下促使凝血酶形成和 VEC 表达 TF,直至发生 DIC。

（四）红细胞破坏

如急性溶血时,血液中红细胞大量破坏,释放大量对血小板具有较强激活作用的 ADP,促使血小板黏附、聚集。同时,红细胞膜磷脂可浓缩局限多种凝血因子(Ⅶ、Ⅸ、Ⅹ 及凝血酶原),导致凝血酶大量生成,从不同侧面促发 DIC 产生。

（五）白细胞损伤

急性早幼粒细胞性白血病时,患者在化学治疗、放射治疗的作用下,可使大量白细胞破坏并释放 TF 样物质入血,有利于 DIC 的形成。另外,机体在内毒素、IL-1、TNF-α 等刺激下,血液中的单核细胞及中性粒细胞均可诱导表达 TF,参与启动凝血反应,诱发 DIC。

（六）双向作用

生理情况下,血管内皮细胞(VEC)与血管张力、凝血和纤溶三方面皆有双向相互作用;致病因素(细菌、病毒、真菌、原虫、螺旋体或立克次体)作用下,如严重感染性流产时,血管内皮细胞受损,其生理平衡失调,内毒素可直接作用 VEC,或通过单核-巨噬细胞和中性粒细胞释放肿瘤坏死因子(TNF)作用于 VEC。内毒素通过白介素-1(IL-1)、血小板活化因子(platelet activating factors,PAF)和补体($C5a$)为介导损害 VEC。TNF 和 IL-1 改变 VEC 表面特性,促使中性粒细胞、单核细胞和 T 细胞在表面黏附。PAF 引起血小板聚集、释放;促使中性粒细胞和单核细胞趋化、颗粒分泌,导致内皮细胞与中性粒细胞相互反应。C_{3a} 和 C_{5a} 促使单核细胞释放 IL-1,同时,C_{5a} 增强活化的中性粒细胞产生氧自由基,损伤内皮细胞,促使 DIC 发生。

（七）其他促凝物质入血

病理情况下,可通过其他凝血系统激活途径促发 DIC:①被激活的单核-吞噬细胞和白细胞可表达 TF,破裂时释放溶酶体酶溶解多种凝血因子(如Ⅴ、Ⅷ、Ⅺ 等)促发 DIC;②急性坏死性胰腺炎时,释放大量胰蛋白酶入血,直接激活凝血酶原,生成大量凝血酶;③一些外源性毒素(如某些蜂毒和蛇毒)可直接激活因子Ⅹ、凝血酶原或促使纤维蛋白溶解,有利于 DIC 形成。总之,DIC 的发生发展是不同病因通过多种机制综合作用的结果。

三、病理生理

产科 DIC 的病理生理及影响因素是复杂的,目前认为 DIC 的发生发展大致经历了如下病理过程。

(一)单核-巨噬细胞系统功能损害

正常状态下,单核-巨噬细胞系统以其分布广、吞噬功能强为特点,可吞噬清除血液中凝血酶、纤维蛋白原、纤溶酶、FDP、激活的凝血因子及内毒素等。当一些致病因素(如细菌,坏死组织等)使该系统功能受到抑制或损害时,破坏了正常凝血、抗凝、纤溶系统的平衡,体内出现止血、凝血和纤溶的异常,病理性凝血酶及纤溶酶过度生成导致 DIC。90％的 DIC 尸解病例中,均发现微血管内有微血栓形成及纤维蛋白沉着,微血栓形成是 DIC 的基本和特异性病理变化,以肺、肾、胃肠道、肾上腺等器官较多见,主要为纤维蛋白血栓及纤维蛋白-血小板血栓。

(二)肝功能严重障碍

导致肝脏病变的一些病因(如肝炎病毒,抗原-抗体复合物等)可激活凝血系统。急性重型肝炎时,肝细胞弥漫性破坏,可释放大量 TF 入血。晚期肝硬化时因肝内组织结构破坏,肝血流障碍及侧支循环开放,部分肠源性毒性物质(含内毒素)绕过肝脏直接进入体循环促进凝血反应。除此之外,肝脏是大多数凝血物质生成和灭活的主要器官,当肝功能严重障碍时,肝细胞生成凝血因子(如 V、Ⅶ、Ⅸ、Ⅹ 及凝血酶原)和抗凝因子(如 ATⅢ、PC)的能力降低,灭活活化型凝血因子(如 Ⅸa、Ⅹa、Ⅺa)的功能减弱,促凝物质进入体内,极易造成血栓形成或出血倾向,促进 DIC 的发生与发展。

(三)微循环障碍

休克时血管紧张性改变可导致微循环障碍,表现为微循环血流缓慢、血液黏度增高、血流淤滞,甚至呈"泥化"状态。严重缺氧酸中毒和白细胞介质作用使 VEC 损伤,激活凝血系统。活化型凝血因子和纤溶产物清除不足,血管舒缩反应障碍加速纤维蛋白(Fbn)沉着和微血栓形成,有利于 DIC 发生。

(四)血液高凝状态

血液高凝状态是指在一些生理或病理条件下,所形成的一种血液凝固性增高,有利于血栓形成的状态。妊娠末期妇女因胎盘产生的纤溶酶原激活物抑制物(PAI)活性增高,血小板、凝血因子(如 V、Ⅶ、Ⅸ、Ⅹ、凝血酶原)及血浆 Fbg 增多,AT-Ⅲ 及纤溶酶原(PLg)降低而呈生理性高凝状态,故一旦发生产科意外(如宫内死胎、胎盘早剥和羊水栓塞等)易导致 DIC。遗传性 AT-Ⅲ 及蛋白 C 缺乏症所致的原发性高凝状态,以及因肾病综合征、白血病、转移的恶性肿瘤和妊娠期高血压疾病引起的继发性高凝状态,均可造成血液凝固性增高促发 DIC。

(五)机体纤溶系统功能降低

研究表明,DIC 的发生发展与纤溶系统功能降低有关。将凝血酶和 6-氨基己酸(EACA,一种纤溶抑制剂)同时应用于试验动物,可使其体内的微血栓长期存在,容易造成 DIC。

四、DIC 分期

根据 DIC 的发生发展过程和病理生理特点,一般可分为以下三期。

(一)高凝期

此期主要表现为血液呈高凝状态,在各种病因作用下,机体凝血系统被激活,促使凝血酶生成明显增多,各脏器微循环内微血栓大量形成。急性 DIC 者临床症状不明显,实验室检查发现凝血时间缩短、血小板黏附性增高等。

(二)消耗性低凝期

此期以血液继发性转为低凝状态为主要表现。大量凝血酶产生和微循环内广泛微血栓形成,凝血因子大量消耗,血小板明显减少;加上继发性纤溶系统激活,血液处于低凝状态易发生不同程度的出血。实验室检查血小板和血浆 Fbg 含量明显减少,凝血时间显著延长。

(三)继发性纤溶功能亢进期

此阶段凝血酶及活化的凝血因子Ⅻa、Ⅺa 等激活纤溶系统,造成大量纤溶酶产生,纤维蛋白降解,FDP 大量生成,患者大多表现为严重出血。实验室检查除原有的异常外,还可见反映继发性纤溶功能亢进的指标异常变化,如凝血酶时间延长、凝血块或优球蛋白溶解时间缩短及血浆鱼精蛋白副凝固试验(3P 试验)阳性等。

五、DIC 分型

(一)依照 DIC 的原因、发生速度及表现形式分型

依照 DIC 的原因、发生速度及表现形式,可分为以下几种类型。

1.急性 DIC

急性 DIC 以严重感染、休克、羊水栓塞、异型输血、急性移植物反应等为常见,可在数小时或1~2 天发生,主要临床表现是出血和休克,但分期不明显,病情恶化快。

2.亚急性 DIC

亚急性 DIC 可在数天内逐渐发生,临床表现介于急性和慢性 DIC 之间,常见于恶性肿瘤转移、宫内死胎等。

3.慢性 DIC

慢性 DIC 发病缓慢,病程较长,临床表现不明显,常以某些实验室检查异常或某脏器功能不全为主要表现,有的病例甚至只在尸检中才被发现有慢性 DIC。

(二)按照发生 DIC 时机体的代偿情况分型

按照发生 DIC 时机体的代偿情况,DIC 可分为如下类型。

1.失代偿型

急性 DIC 常见,凝血因子和血小板过度消耗,机体难以充分代偿,表现为明显的出血和休克症状,实验室检查血小板、纤维蛋白原减少。

2.代偿型

轻症 DIC 多见,此时凝血因子和血小板消耗与代偿处于动态平衡状态,临床表现不明显或仅有轻度出血,实验室检查常无明显异常,临床诊断较困难,可向失代偿型 DIC 转变。

3.过度代偿型

多见慢性 DIC 或 DIC 恢复期,患者过度代偿,凝血因子和血小板生成超过消耗,临床表现不明显,实验室检查纤维蛋白原短暂性升高。

六、临床表现

DIC 的临床表现相当复杂,多样,但主要的表现有以下 4 种。

(一)出血

出血是大多数 DIC 患者(70%~80%)的初发症状,形式多样,涉及广泛。如皮肤瘀点瘀斑、紫癜、呕血、黑便、咯血、血尿、牙龈出血、鼻出血等。轻者创口(手术创面或采血部位)渗血不止;重者多部位大量出血。目前认为出血机制如下。

1.凝血物质大量消耗

DIC 发生发展过程中,微循环内微血栓广泛形成,大量消耗凝血因子(Fbg、Ⅴ、Ⅷ、Ⅸ、Ⅹ)和血小板,当机体代偿不足时,血液因凝血物质的锐减而呈低凝状态,导致凝血功能障碍及出血现象。

2.继发性纤溶亢进

DIC 促进激肽释放酶生成增多,导致受损组织纤溶酶原激活物大量释放,激活纤溶系统,纤溶酶生成剧增且活性增强,迅速降解纤维蛋白并产生大量 FDP。同时,各种凝血因子(Ⅴ、Ⅷ、Ⅻa、凝血酶等)被水解,凝血因子减少,加剧凝血功能障碍致出血。

3.纤维蛋白(原)降解产物的形成

纤溶酶水解纤维蛋白原(Fbg)和纤维蛋白(Fbn)生成各种片段(X、Y、D、E 等)称为纤维蛋白(原)降解产物(FDP/FgDP)。其中 Y、E 片段具有抗凝血酶作用;X、Y 片段可使纤维蛋白单体(FM)形成可溶性 FM 复合物,抑制其交连聚合成大分子纤维蛋白;大部分碎片能抑制血小板黏附和聚集。所以,通过上述 FDP/FgDP 各种成分所产生的强大抗凝和抗血小板聚集作用,造成凝血功能明显降低,病理性抗凝作用显著增强,是 DIC 出血至关重要的机制。

4.血管损伤

血管损伤是 DIC 发生出血的机制之一,往往为 DIC 的各种原始病因所致的缺氧、酸中毒、细胞因子和自由基等对微小血管管壁损害性作用的结果。

(二)休克

急性 DIC 常伴发休克,其发生机制:①广泛微血栓形成和多部位出血,导致回心血量急剧减少。②肾上腺素能神经兴奋,激活激肽及补体系统生成血管活性介质(如激肽、组胺等),一方面扩张血管,降低外周阻力,导致血压降低;另一方面与 FDP 小片段成分(A、B、C)协同作用,促使微血管壁通透性升高,血浆大量外渗。③DIC 时组织酸中毒直接抑制心肌舒缩功能、肺内微血栓形成导致肺动脉高压,加大右心后负荷;心内微血栓形成使心肌缺血,减弱心泵功能导致心功能障碍。④血液浓缩,血浆黏稠度增加;低凝状态引起出血,血容量进一步减少发生休克。

(三)多系统器官功能障碍

多系统器官功能障碍与 DIC 发生的范围、病程及严重程度密切相关。轻症者造成个别器官部分功能障碍,重症者则可引起多系统器官功能衰竭,甚至死亡。其原因主要是微血管中微血栓形成,阻塞受累器官的微循环,致组织缺氧,局灶性变性坏死,逐步导致功能障碍,临床表现依受累器官不同而不同。肺受损可损害呼吸膜,引发呼吸困难、肺出血,甚至呼吸衰竭。若发生在肾脏,可导致双侧肾皮质出血性坏死和急性肾衰竭,引起少尿、蛋白尿、血尿等。若发生在肝,可导致肝功能衰竭。若累及中枢神经系统,可出现神志模糊、嗜睡、昏迷、惊厥等症状。上述脏器功能衰竭的临床表现,常以综合表现的形式存在。

(四)贫血

贫血是 DIC 患者通常伴有的一种特殊类型的贫血,称微血管病性溶血性贫血。其特征在于外周血涂片中可见裂体细胞(即为一些形态各异的红细胞碎片),外形呈盔形、星形、新月形等。由于表面张力改变,碎片容易发生溶血。目前认为红细胞碎片生成是因为微血管内广泛微血栓形成,红细胞随血流流经纤维蛋白网孔或 VEC 裂隙时,受到血流冲击、挤压和扭曲作用,发生机械性损伤变形所致。

(五)DIC 特殊体征

DIC 特殊体征包括皮肤出血点、外伤伤口出血、血疱、周围性紫癜、静脉穿刺部位出血、暴发性坏疽、皮下血肿、动脉层渗血等。DIC 微血栓终末器官功能紊乱可见皮肤(瘀斑)、肺、肾、肝、垂体后叶、肾上腺及心脏等由于微血栓栓塞所致的功能紊乱。

七、辅助检查

DIC 的常规检查包括六项:血小板计数、纤维蛋白原含量、PT、aPTT、FDP、D-二聚体。血小板和纤维蛋白原同时减少,说明发生 DIC 时消耗过度,仅血小板减少是血液稀释的结果,PT、APTT 延长说明凝血因子缺乏,FDP 增加说明凝血同时具有纤溶,D-二聚体出现是纤溶的依据,TEG(血栓弹力图)说明整个凝血过程,包括凝血启动、高凝状态、血小板功能以及纤溶功能等。

(一)血小板计数

血小板计数$<100\times10^9/L$ 有诊断价值,如进行性降低且病情加重,下降达 $50\times10^9/L$,提示血凝因子过度消耗。临床上以血小板计数$<150\times10^9/L$ 为血小板计数少,有发生 DIC 可能。

(二)血纤维蛋白原测定

DIC 的发展是血浆纤维蛋白原经内外促凝物质作用转变为纤维蛋白的过程,血液不断发生凝固。DIC 时血纤维蛋白原<1.6 g/L,重症<1 g/L。

(三)凝血酶原时间测定

凝血酶原时间测定为外源性凝血系统初筛试验,由于 Ⅰ、Ⅱ、Ⅴ、Ⅶ、Ⅹ 因子消耗,纤维蛋白溶酶活性增强,FDP 增多。正常为 13 秒,如延长 3 秒以上有意义。

(四)部分凝血活酶时间测定(APTT)

APTT 是内源性凝血途径过筛试验。除因子Ⅶ和 A,任何一个凝血因子缺乏均可使 APTT 延长。正常 35～45 秒,超过正常对照 10 秒以上有意义。DIC 高凝期部分凝血酶原时间(KPTT)缩短,消耗性低凝血期 APTT 延长。

(五)凝血酶时间(TT)

凝血酶时间(TT)是凝血第三阶段试验,正常 16～18 秒,比正常对照延长 3 秒以上有诊断价值。DIC 时纤维蛋白原减少及 FDP 增加,所以 TT 延长。

(六)优球蛋白溶解时间(ELT)

血凝块溶解速度可反映纤溶酶活力(优球蛋白凝块中含有纤溶酶原及纤溶酶活化素),正常为 60～120 分钟,<70 分钟,提示纤溶亢进。

(七)血浆鱼精蛋白副凝固试验(3P 试验)

正常时血浆内可溶性纤维蛋白单体复合物含量极少,3P 试验阴性。DIC 时可溶性纤维蛋白单体增多,鱼精蛋白使之分解,单体复合物自行聚合成不溶性的纤维蛋白凝块成胶冻状,此过程称之为副凝固现象,即 3P 试验阳性。纤溶亢进时纤溶酶作用增强,纤维蛋白被降解为 D、E 碎片,3P 试验为阴性,故 3P 试验可预测 DIC 的不同阶段。

(八)纤维蛋白降解产物(FDP)测定

在消耗性低凝血期和继发纤溶期,血小板、凝血因子消耗、纤维蛋白降解产物增多。正常为 40～80 μg/mL,DIC>80 μg/mL。

(九)全血凝块试验

若无纤维蛋白原检查条件,可参照全血凝块试管法:取患者血 2～5 mL 放于小试管中,将其置于倾斜位,观察血凝固的时间。血凝固标准是血凝块经摇动不松散,可推测血纤维蛋白原含量。

(十)血液凝固时间

采集不抗凝全血放入玻管中,每 30 秒倾斜一次,至 15 分钟观察有无凝块形成和有无溶解现象。超过 15 分钟为血液凝固时间延长,有发生 DIC 可能。

(十一)纤维蛋白溶解试验

将正常人已凝固的血 2 mL 加入患者 2 mL 血中,等待 30～40 分钟,血凝块破碎表示纤溶活性亢进,常用方法如下。

1.放免法测定

纤维蛋白肽(FP)A/B 在凝血酶作用下最早从纤维蛋白原释放出来,作为凝血亢进的早期指标。正常人 FPA 含量<9 g/L,DIC 早期升高达 10～100 倍;正常人 FPB 含量<2,DIC 时增高,FPB-β 15～42、41～42 肽段是纤溶亢进灵敏指标。

2.D-二聚体测定

D-二聚体是交联蛋白在纤溶酶作用下,产生的特异性纤维蛋白降解物,既可反映凝血酶生成,又可表示纤溶酶活化,是高凝状态和纤溶亢进的分子指标之一。研究显示,D-二聚体试验敏感性 94%,特异性 80%,在诊断预测 DIC 时阳性预测值 100%。

3.AT-Ⅲ测定

抗凝血酶-Ⅲ(AT-Ⅲ)是机体内最重要的凝血酶抑制剂。DIC 时,由于凝血和活化的中性粒细胞被所释放的弹性蛋白酶降解,同时 AT-Ⅲ生成减少,因此,AT-Ⅲ减少可作为抗凝血疗效的指标。

八、诊断

诊断为 DIC 的患者应具有引起 DIC 的基础疾病,符合 DIC 的临床表现,有实验室诊断依据。

(一)临床表现

1.产科 DIC 的临床表现主要有如下特点

(1)以急性型为多见,发展甚为迅猛,亚急性型及慢性 DIC 病例临床上漏诊较多。

(2)常有阴道倾倒性大出血,亦可见注射部位及手术创口渗血不止,其他部位出血相对少见。

(3)临床发现 DIC 时,其外溢血液多已不易凝固,提示患者已进入消耗性低凝血期。

(4)病因较为明确并易于祛除,如病因及时得到处理,DIC 可迅速控制,预后相对较好。

(5)羊水栓塞、胎盘早剥并发 DIC 时出血多为子宫大出血。

(6)羊水栓塞并发 DIC 时,出血症状尚不明显即有呼吸窘迫、休克发生,成为患者突出的或首发的症状,严重病例因重要脏器功能衰竭而早期死亡,此类患者的临床出血常被掩盖。

2.产科 DIC 有下列一项以上临床表现

(1)皮肤、黏膜栓塞、灶性缺血性坏死、脱落及溃疡形成。

(2)原发病不易解释的微循环障碍,如皮肤苍白、湿冷及发绀等。

(3)不明原因的肺、肾、脑等轻度或可逆性脏器功能障碍。

(4)抗凝治疗有效。

(二)实验室检测

1.实验室检测有下列三项以上异常

(1)血小板计数:血小板数低于 100×10^9/L 或呈进行性下降(肝病 DIC 时血小板数低于 50×10^9/L)。

(2)纤维蛋白原含量:血浆纤维蛋白原含量<1.5 g/L 或呈进行性下降或>4 g/L(肝病 DIC 时<1 g/L)。

(3)3P 试验:3P 试验阳性或血浆 FDP>20 mg/L(肝病 DIC 时超过 60 mg/L)。

(4)凝血酶原时间:凝血酶原时间缩短或延长 3 秒以上,或呈动态变化;或活化的部分凝血活酶时间(APTT)缩短或延长 10 秒以上。

(5)纤溶酶原:优球蛋白溶解时间缩短,或纤溶酶原减低。

2.疑难、特殊病例应有下列实验室检查中的一项以上异常

(1)纤溶酶原:纤溶酶原含量及活性降低。

(2)AT:AT 含量、活性及 vWF 水平降低(不适用于肝病)。

(3)血浆凝血酶-抗凝血酶复合物(TAT):TAT 或凝血酶原碎片 1+2(F1+2)水平升高。

(4)血浆纤溶酶-纤溶酶抑制物复合物(PIC):PIC 浓度升高。

(5)尿化验:血尿、蛋白尿。

(三)1995 年中华医学会血液学会对 DIC 的临床表现诊断标准

(1)存在易引起 DIC 的基础疾病。

(2)有下列两项以上的临床表现:①多发性出血倾向;②不易用原发病解释的微循环衰竭或休克;③多发性微血管栓塞的症状、体征,如皮肤、皮下、黏膜栓塞性坏死及早期出现的肺、肾、脑等脏器功能衰竭;④抗凝治疗有效。

(3)试验检查指标:同时具有下列三项以上异常。①血小板计数<100×10^9/L 或呈进行性下降。②纤维蛋白原<1.5 g/L 或进行性下降 3P 试验阳性、血浆 FDP>20 mg/L 或 D-二聚体试验阳性。③PT 延长或缩短 3 秒以上或呈动态变化,APTT 缩短或延长 10 秒以上。④外周血破碎红细胞比例高于 10%。⑤AT-Ⅲ测定含量及活性降低。⑥血浆因子 Ⅴ:C 活性低于 50%。

根据有导致 DIC 的原发病的存在,有出血症状和多系统脏器功能障碍,实验室指标有血小板进行性减少、Fbg 减少、PT 延长、D-D 阳性,这种典型 DIC 的诊断并不困难。但这时 DIC 已经发展到了中晚期,即血小板、凝血因子消耗期或纤溶亢进阶段,这时往往失去治疗的最佳时机,使治疗变得困难和复杂,治愈率也明显降低。因此,建立前 DIC(Pre-DIC)诊断,在治疗基础疾病、抑制由基础疾病产生的 DIC 诱发物质的同时、早期发现、预防和控制 DIC 向严重阶段进展、对预后直接起着非常重要的作用。

(四)前 DIC 诊断标准

1999 年,全国第六届血栓与止血会议制定的前 DIC 诊断标准如下。

(1)存在易致 DIC 的疾病基础。

(2)有下列 1 项以上的临床表现:①皮肤、黏膜栓塞,灶性缺血性坏死及溃疡形成等;②原发病的微循环障碍,如皮肤苍白、湿冷、发绀等;③不明原因的肺、肾、脑等轻度或可逆性脏器功能障碍;④抗凝治疗有效。

产科 DIC 实验室检查应注意下面几个问题:①对无明显 DIC 表现,但存在发生 DIC 的高危因素,如妊娠期高血压疾病、死胎滞留等患者体内多种凝血因子水平增高,常会掩盖发生 DIC 后

的消耗程度,故前后对照进行动态观察,有利于诊断。②对病情危急又高度怀疑 DIC 的患者,如羊水栓塞等,实验室结果出来前应开始 DIC 治疗。③妇产科 DIC 大多为急性或暴发性,对实验室条件不具备或来不及进行常规 DIC 检查者,应以临床表现为主,结合快速简便的实验室检查进行诊断。如外周血涂片细胞形态学检查,发现破碎红细胞或异型红细胞达到 10% 或以上,血沉与发病前相比变为正常或减慢,即可诊断。④妊娠期虽有凝血功能异常改变,分娩后很快恢复到正常。

九、鉴别诊断

急性 DIC 应与血栓性血小板减少性紫癜(TTP)、原发纤溶和重型肝病相鉴别。在鉴别诊断中,病理产科的检查、血液沉淀或涂片检查,可找到羊水的有形成分。产科 DIC 往往以产后大出血为突出表现,但非 DIC 性产后大出血更为常见,如产程过长或药物(硫酸镁与阿司匹林)导致的子宫收缩乏力,胎盘潴留,宫颈撕裂,子宫破裂等,这些因素与产科 DIC 的原因可互为因果或相互影响。此外,产妇有各种出血性疾病(血小板减少、血小板无力症、血管性血友病、无纤维蛋白原血症及其他凝血因子缺乏)时亦可发生产后大出血,应特别引起注意。

十、产科 DIC 的治疗

产科 DIC 往往来势凶险,早期诊断与早期治疗极为重要。妊娠并发 DIC 常有较明确的诱因,及时祛除诱因可有效改变 DIC 发展过程。因此,特别强调原发疾病的治疗。机体内环境也是诱发和影响 DIC 的重要因素,应积极加强支持辅助治疗,改善缺氧休克等病理状况。

(一)积极治疗原发病并及时去除诱因

应综合判断发生 DIC 的可能诱发因素,确定正确的治疗方案,积极祛除病因是治疗 DIC 的首要原则。产科 DIC 患者应密切监测凝血功能的变化,根据凝血功能改变,选择合适的产科处理措施及时祛除病因。对产前合并 DIC 的患者,病情发展迅速且短期内难以结束分娩者应积极手术终止妊娠;对死胎患者,应尽快采取清宫或引产术排出死胎,死胎排出后,病情即可得到缓解,不必使用抗凝疗法;对胎盘早剥患者,可根据具体情况选择引产或剖宫产术及时终止妊娠。产科 DIC 患者术前应予人工破膜,尽可能使羊水流出以降低子宫容积,减少组织凝血活酶继续进入母体血液循环,如出血严重,立即切除子宫。羊水栓塞起病急,来势凶猛,除积极进行全身抢救外,应采取果断的产科处理措施,发生于胎儿娩出前者,在改善机体内环境的同时,可行剖宫产术或产钳吸引术迅速结束分娩;发生于术中或术后有严重子宫出血者,应及时考虑做子宫切除术或双侧子宫动脉栓塞术。

(二)改善微循环(早期)

DIC 早期处于高凝血状态,应积极改善微循环,解除血管痉挛,早期可有效预防 DIC 的发生。右旋糖酐可降低红细胞和血小板的黏附性,减少血小板聚集,有利于受损内皮的修复,具有抗凝血酶作用。以右旋糖酐 500 mL+丹参 20 mL 输注,可有效降低血黏度,促进血液循环,改善组织血供。

(三)抗凝治疗

急性羊水栓塞时 DIC 发生较急,多在数分钟内出现严重症状,如急性呼吸衰竭、低血压、子宫强烈收缩及昏迷等,应及时给予肝素治疗。低分子质量肝素(LMWH)与普通肝素相比较具有较多优点,近年来已普遍应用于临床,但是否影响胎儿尚待探讨。

1.肝素

肝素可抑制凝血活酶和凝血酶的形成,是 DIC 时常用的抗凝剂,剂量应个体化。

(1)适应证:①严重出血且 DIC 诱因不能迅速去除者;②DIC 高凝期或不能确定分期者,可先给肝素后用抗纤溶药物及补充凝血因子,或同时应用上述几种制剂;③慢性及亚急性 DIC 者。

(2)禁忌证:①颅内或脊髓内出血;②伴有血管损伤及新鲜创面,如消化性溃疡;③肝病并 DIC;④DIC 后期,以纤溶为主者。

(3)肝素用量与用法。①用量:首次剂量 1 mg/kg 静脉推注,以后 0.5 mg/kg,每 6 小时静脉滴注一次,1 小时内滴完,疗程宜短,一般 1～2 天。预防 DIC 时剂量宜小,0.25～0.50 mg/kg,每 12 小时皮下注射一次。治疗期间一般以试管法对凝血时间进行监测,凝血时间以 20 分钟为宜,如大于 30 分钟,提示肝素过量,应停用。如出血加重,以鱼精蛋白静脉注射中和肝素,一般按 1∶1用药,每次不超过 50 mg。有研究者不主张使用肝素,有研究者主张在应用纤溶抑制剂基础上使用。②肝素用量的分级:中山医科大学第一附属医院血液科温春光教授提出了应用肝素的分级标准及方法。微剂量为 10～25 mg/d,小剂量为 50～120 mg/d,中剂量为 121～300 mg/d,大剂量为大于 300 mg/d,超大剂量为大于 500 mg/d。③间歇滴注法:肝素每次 0.5～1.0 mg/kg（1 mg=125 U),首次用量为 4 000～6 000 U（32～50 mg),加入 5％葡萄糖液 250 mL,静脉滴注,在 30～60 分钟内滴完。每 4～6 小时静脉滴注一次,用试管法凝血时间来监测肝素用量。紧急时可稀释后静脉推注。④持续滴注法:首剂用肝素 50 mg,以后每 24 小时用肝素 100～200 mg,加入 5％葡萄糖中持续缓慢滴注,仍用试管法凝血时间来监测肝素用量。

(4)小剂量肝素治疗:目前治疗 DIC 新观点。间歇静脉给药或持续静脉滴注。主张肝素剂量 6 000～12 000 U（50～100 mg)/d。也有人提出每 2 小时一次,每次用 500 U 静脉给药。多数人认为小剂量肝素治疗的优点有以下几点:①可较长时间用药;②可防止输液过多和出血的不良反应;③小剂量肝素对内、外科疾病并发的 DIC 有良效。

(5)微量肝素的治疗:近年有人采用每次静脉注射 500 U,每 6 小时一次。用前测试管法凝血时间,若凝血时间 12～15 分钟,肝素可减至 250 U;若大于 20 分钟,则停止注射一次。或皮下小剂量肝素来治疗 DIC,当患者持续出血时给予肝素钙 80 U/kg 体重,每 6 小时一次,有时可发现低剂量肝素钙皮下注射在治疗 DIC 表现出的疗效可能好于大剂量肝素静脉注射。小剂量肝素皮下注射优于静脉注射,具有最小的出血性;与大剂量一样有效。

(6)低分子肝素治疗 DIC 作用特点:分子量小于 10 000(平均分子量 4 000)时抗凝作用较弱,而抗栓作用较强。其药理作用特点:①抗因子Ⅹa 活性强,而抗凝血酶活性弱;②有促进纤溶的作用;③增强血管内皮细胞的抗血栓作用。常用剂量为低分子肝素 75～150 U/(kg·d),一次或分两次皮下注射,连用 3～5 天。

禁忌证:①既往有严重遗传性或获得性出血性疾病如血友病等;②有明显的出血倾向或潜在性出血性疾病;③近期有咯血、呕血、脑出血或可疑脑出血或高血压病等;④手术后短期内或有巨大的出血创面而未完全止血者;⑤严重肝病、多种凝血因子合成障碍者。

注意事项:①肝素监护最常用指标 APTT,正常值为(40±5)秒。②肝素治疗使其延迟60％～100％为最佳剂量变。③经常性查血生化,及时纠正酸中毒,必要时补充叶酸及维生素 K。④严密观察肝素出血的不良反应,最早出血常为肾脏和消化道出血,剂量应尽可能个体化。

(7)肝素过量的处理:若肝素仅是轻度过度,不一定需要处理,通过加大输注凝血因子或新鲜血的用量和速度,就可以逐步纠正,因为肝素的半衰期较短,仅 9 小时。若是明显的肝素过量所致的出血,则可以用鱼精蛋白中和。剂量:1 mg 鱼精蛋白中和 1 mg 肝素。必须指出,鱼精蛋白是促凝物质,在急性 DIC 时主要用于中和过量的肝素,决不能作为一般的止血药。其使用不当,可导致凝血加重,血栓(包括较大血管)广泛形成,加重 DIC 患者脏器功能障碍而死亡。

(8)产科 DIC 肝素剂量及用法:①活动的 DIC 与不能直接去除原因的 DIC 是使用肝素的适应证,如 DIC 已非活动性,继发性纤溶已成为主要矛盾时,使用肝素要慎重。②引起 DIC 的产科疾病中,病因大都能及时祛除,为治疗 DIC 的有利条件。③在 DIC 早期,导致出血原因的主要因素是血小板减少和 FDP 增加,故肝素的应用必须及时,特别是在起病急骤的羊水栓塞患者,及时应用肝素是必要的。

肝素首次剂量一般用 25～50 mg,加入葡萄糖液 100～250 mL,静脉滴注,30～60 分钟滴完,总量为 75～100 mg。栓塞患者早期用肝素或许能为以后的抢救争得时机和主动。在应用肝素过程中每 2～4 小时应测凝血时间(试管法)。凝血时间延长至 15～30 分钟最为合时,如凝血时间小于 12 分钟、大于 30 分钟则提示肝素用量不足或过量。

胎死宫内,有凝血功能障碍的患者,在采取排空子宫措施之前设法使凝血功能恢复正常,在血管床完整的条件下,DIC 所耗损的凝血因子(特别是纤维蛋白原)有恢复的机会,可给少量的肝素(25 mg/d)经 48 小时的处理,消耗的凝血因子可恢复至有效的止血水平,应停用肝素开始引产。

理论上胎盘早剥高凝期可应用小剂量肝素,但临床上所见胎盘早剥多以凝血因子消耗特别是纤维蛋白原减少明显,一般不需用肝素而是补充凝血因子,终止妊娠阻断 DIC 多能奏效。胎盘早剥发生后,及时终止妊娠常可避免、阻断 DIC 的发生。一般认为胎盘早剥发生后 6 小时可发生 DIC。

妊娠期高血压疾病、感染性休克、重症肝炎并发 DIC 等非急性 DIC,以积极治疗原发病、输新鲜血、新鲜冰冻血浆、补充凝血因子等措施,祛除病因,则可阻断 DIC 发展、发生,常不需使用肝素。

产科 DIC 肝素应用参考意见:①急性 DIC 羊水栓塞,肝素 25～50 mg 加入生理盐水 100 mL 静脉滴注,然后,根据血凝功能观察再给 15～20 mg,每天总量不超过 75 mg。②祛除病因后 DIC 无发展,应迅速减少或停用肝素,严防过度出血。③肝功能障碍时肝素不能被灭活、排泄,改用 25 mg 肝素加新鲜血 200 mL 或新鲜冰冻血浆。④慢性 DIC、预防 DIC 或不肯定 DIC 肝素用 15～20 mg/d 或 12.5 mg/d,量要少。⑤酸中毒抑制肝素活性、肝素耐受量增加。⑥监护肝素指标,凝血时间(试管法)25～30 分钟为适量,小于 12 分钟为肝素用量不足,大于 30 分钟为肝素过量,以 20% 鱼精蛋白对抗。PT(凝血酶时间)延长一倍为适量,APTT 延长 60%～100%,CT(凝血时间)不宜超过 30 分钟。⑦低分子右旋糖苷:500～1 000 mL/d,可解除红细胞和血小板聚集,并可疏通微循环,扩充血容量,用于早期 DIC 及轻症患者。⑧AT-Ⅲ:可加强肝素的抗凝效果,文献报道可按 AT-Ⅲ 30 U/(kg·d),每天用药 1～2 次,连用 3～5 天。日本研究者采用静脉输注抗凝血酶治疗急性 DIC 取得了明显效果。⑨阿司匹林:阿司匹林通常用量是 1.2～1.5 g/d。⑩抗血小板药物:DIC 时均有血小板凝集活化,使用肝素联合抗血小板药有利于阻断 DIC 的进展。常用的药物有噻氯匹定 250 mg,每天 2 次。双嘧达莫 400～600 mg/d,分 4～6 次静脉滴注。

2.补充凝血因子及血小板

DIC 时大量凝血因子被消耗,造成消耗性出血,及时补充凝血因子是治疗 DIC 的重要措施。

经验证明,补充凝血因子不会加重体内凝血过程。多数研究者认为,在抗凝治疗的基础上给予适当的凝血因子补充较为适宜,目前多用成分输血、凝血因子的补充此项治疗措施几乎适用于所有急性 DIC 患者。

新近的观点认为,在活动性未控制的 DIC 患者,输下列成分是安全的。

(1)血小板浓缩液(血小板悬液):血小板计数低于 $30×10^9/L$ 时补充血小板,24 小时 12 U(单采),使血小板迅速达到安全水平。剂量至少 1 U/10 kg 体重。

(2)新鲜全血、新鲜血浆或新鲜冷冻血浆:有补充血容量的作用,还可补充被消耗的凝血因子,新鲜的冰冻血浆不但含有纤维蛋白原,更含有所有的凝血因子,天然的抗凝血物质(如蛋白 C 及抗凝血酶),剂量至少 15 mL/kg 体重。最好在有中心静脉压监护下进行补充,以达到有效补给量而又不致发生心肺并发症。

(3)纤维蛋白原及冷沉淀物:当纤维蛋白原<1.5 g/L,可输注纤维蛋白原或冷沉淀,可在肝素化的前提下使用。纤维蛋白原首次剂量 2.0～4.0 g,静脉滴注,24 小时内给予 8.0～12.0 g,每输入 1 g 可使血中纤维蛋白原浓度升高 0.5 g/L,纤维蛋白原的半衰期较长,一般每 3 天用药一次;冷沉淀物含有纤维蛋白原和因子Ⅷ,可有效提高血中纤维蛋白原水平,每单位冷沉淀包括 200 mg 的纤维蛋白原。若输注新鲜血浆不能维持纤维蛋白原超过 1.5 g/L,则应加输冷沉淀。

(4)AT-Ⅲ:有研究者强调早期补充 AT-Ⅲ 的必要性,特别是在肝素治疗开始时,它既可以提高肝素疗效,又可以恢复正常的凝血与抗凝的平衡。国外有单独 AT-Ⅲ 制剂,国内已有产品,亦可用正常人血浆或全血代替。

补充凝血因子应在成功抗凝治疗及 DIC 过程停止后仍有持续出血(DIC 过程停止的指征是观察 AT-Ⅲ 水平被纠正),则凝血因子缺乏具有高度可能性,此时补充凝血因子既必要又安全。凝血因子补充的量的指标应视病情而定,一般认为成功抗凝治疗以后,输注血小板及凝血因子剂量,应使血小板计数>$80×10^9/L$,凝血酶原时间<20 秒,纤维蛋白原>1.5 g/L。若未达到上述标准,应继续补充凝血因子和输注血小板。

3.注射维生素 K

注射维生素 K 140 mg/d,有利于维生素 K 依赖凝血因子合成。如 DIC 病因未祛除,可与小量肝素及凝血酶原复合物并用。

4.纤溶抑制剂

纤溶抑制剂应用于 DIC 晚期,如不能确定血管内凝血过程是否已中止,可同时应用小剂量肝素。抗纤溶疗法不提倡给产科 DIC 患者单独使用抗纤维蛋白溶解药物,除非有客观证据表明体内凝血过程完全停止,同时纤溶仍有亢进。常用纤溶抑制剂有以下几种。

(1)6-氨基己酸:首剂 4～6 g 溶于 100 mL 生理盐水或葡萄糖液中 15～30 分钟内滴完,以后每小时 1 g,可持续 12～24 小时。口服每次 2 g,每天 3～4 次,可连续服用数天。

(2)对羧基苄胺:每次 100～200 mg,加 5%葡萄糖或生理盐水,每天最大剂量 600～800 mg。口服每次 250～500 mg,每天 2～3 次。每天最大剂量为 2 g。

(3)氨甲环酸:静脉注射或静脉滴注,每次 250～500 mg,每天 1～2 次,每天总量 1～2 g。口服 0.25 g,每天 3～4 次。

5.肾上腺皮质激素

DIC 时无常规应用指征,应视原发病情况而定。对各种变态反应性疾病或合并有肾上腺皮质功能不全者可应用。痊愈标准:①基础疾病及诱因消除或控制;②DIC 的症状与体征消失;

③实验室指标恢复正常。好转表现为上述指标中一项未达标准或两项未能完全达到标准者。无效则为上述指标均未能达标或患者因 DIC 死亡。

（王雪梅）

第四节 产 后 出 血

产后出血是指胎儿娩出后 24 小时内阴道流血量超过 500 mL。产后出血是分娩期严重的并发症，是产妇四大死亡原因之首。产后出血的发病数占分娩总数的 2%～3%，如果先前有产后出血的病史，再发风险增加 2～3 倍。

每年全世界孕产妇死亡数为 51.5 万，99% 在发展中国家；因产科出血致死者 13 万，2/3 没有明确的危险因素。产后出血是全球孕产妇死亡的主要原因，更是导致我国孕产妇死亡的首位原因，占死亡原因的 54%。

我国产后出血防治组的调查显示，阴道分娩和剖宫产后 24 小时内平均出血量分别为 400 mL 和 600 mL。当前国外许多研究者建议，剖宫产后的失血量超过 1 000 mL 才定义为产后出血。但在临床上如何测量或估计出血量存在困难，有产科研究者提出临床上估计出血量只是实际出血量的 1/2 或 1/3。因此，Combs 等主张以测定分娩前后血细胞比容来评估产后出血量，若产后血细胞比容减少 10% 以上，或出血后需输血治疗者，定为产后出血。但在急性出血的 1 小时内血液常呈浓缩状态，血常规不能反映真实的出血情况。

产后出血可导致失血性休克、产褥感染、肾衰竭及继发垂体前叶功能减退等，直接危及产妇生命。

一、病理机制

胎盘剥离面的止血是子宫肌纤维的结构特点和血液凝固机制共同决定的。子宫平滑肌分三层，内环、外纵、中层多方交织，子宫收缩可关闭血管及血窦。妊娠期血液处于高凝状态。子宫收缩的动因来自内源性缩宫素和前列腺素的释放。细胞内游离钙离子是肌肉兴奋-收缩耦联的活化剂，缩宫素可以释放和促进钙离子向肌细胞内流动，而前列腺素是钙离子载体，与钙离子形成复合体，将钙离子携带入细胞内。进入肌细胞内的钙离子与肌动蛋白、肌浆蛋白的结合引起子宫收缩与缩复，对宫壁上的血管起压迫止血的作用。同时由于肌肉缩复使血管迂回曲折，血流阻滞，有利于血栓形成，血窦关闭。但是子宫肌纤维收缩后还会放松，因而受压迫的血管可以再度暴露开放并继续出血，因而根本的止血机制是血液凝固。在内源性前列腺素作用下血小板大量聚集，聚集的血小板释放血管活性物质，加强血管收缩，同时亦加强引起黏性变形形成血栓，导致凝血因子的大量释放，进一步发生凝血反应，形成的凝血块可以有效地堵塞胎盘剥离面暴露的血管达到自然止血的目的。因此，凡是影响子宫肌纤维强烈收缩，干扰肌纤维之间血管压迫闭塞和导致凝血功能障碍的因素，均可引起产后出血。

二、病因

产后出血的原因依次为子宫收缩乏力、胎盘因素、软产道裂伤及凝血功能障碍。这些因素可互为因果,相互影响。

(一)子宫收缩乏力

子宫收缩乏力是产后出血最常见的原因。胎儿娩出后,子宫肌收缩和缩复对肌束间的血管能起到有效的压迫作用。影响子宫肌收缩和缩复功能的因素,均可引起子宫收缩乏力性产后出血。常见因素如下。

1.全身因素

产妇精神极度紧张,对分娩过度恐惧,尤其对阴道分娩缺乏足够信心;临产后过多使用镇静剂、麻醉剂或子宫收缩抑制剂;合并慢性全身性疾病;体质虚弱等均可引起子宫收缩乏力。

2.产科因素

产程延长、产妇体力消耗过多,或产程过快,可引起子宫收缩乏力。前置胎盘、胎盘早剥、妊娠期高血压疾病、严重贫血、宫腔感染等产科并发症及合并症可使子宫肌层水肿或渗血,引起子宫收缩乏力。

3.子宫因素

子宫肌纤维发育不良,如子宫畸形或子宫肌瘤;子宫纤维过度伸展,如巨大胎儿、多胎妊娠、羊水过多;子宫肌壁受损,如有剖宫产、肌瘤剔除、子宫穿孔等子宫手术史;产次过多、过频可造成子宫肌纤维受损,均可引起子宫收缩乏力。

(二)胎盘因素

根据胎盘剥离情况,胎盘因素所致产后出血类型如下。

1.胎盘滞留

胎儿娩出后,胎盘应在15分钟内排出体外。若30分钟仍不排出,影响胎盘剥离面血窦的关闭,导致产后出血。常见的情况:①胎盘剥离后,由于宫缩乏力、膀胱膨胀等因素,使胎盘滞留在宫腔内,影响子宫收缩;②胎盘剥离不全,多因在第三产程胎盘完全剥离前过早牵拉脐带或按压子宫,已剥离的部分血窦开放,出血不止;③胎盘嵌顿为胎儿娩出后子宫发生局限性环形缩窄及增厚,将已剥离的胎盘嵌顿于宫腔内,多为隐性出血。

2.胎盘粘连

胎盘粘连指胎盘全部或部分粘连于宫壁不能自行剥离,多次人工流产、子宫内膜炎或蜕膜发育不良等是常见原因。若完全粘连,一般不出血;若部分粘连,则部分胎盘剥离面血窦开放而胎盘滞留影响宫缩造成产后出血。

3.胎盘植入

胎盘植入指胎盘绒毛植入子宫肌层。部分胎盘绒毛植入使血窦开放,出血不易止住。

4.胎盘胎膜残留

胎盘胎膜残留多为部分胎盘小叶或副胎盘残留在宫腔内,有时部分胎膜留在宫腔内也可影响子宫收缩,导致产后出血。

(三)软产道裂伤

分娩过程中软产道裂伤,常与下述因素有关:①外阴组织弹性差;②急产、产力过强、巨大儿;③阴道手术助产操作不规范;④会阴切开缝合时,止血不彻底,宫颈或阴道穹隆的裂伤未能及时发现。

胎儿娩出后,立即出现阴道持续流血,呈鲜红色,检查发现子宫收缩良好,应考虑软产道损伤,须仔细检查软产道。

(四)凝血功能障碍

凝血功能障碍见于：①与产科有关的并发症所致，如羊水栓塞、妊娠期高血压疾病、胎盘早剥及死胎均可并发 DIC；②产妇合并血液系统疾病，如原发性血小板减少、再生障碍性贫血等。由于凝血功能障碍，可造成产后切口及子宫血窦难以控制的流血不止，特征为血液不凝。

三、临床表现

产后出血主要表现为阴道流血或伴有失血过多引起的并发症，如休克、贫血等。

(一)阴道流血

不同原因的产后出血临床表现不同。胎儿娩出后立即出现阴道流血，色鲜红，应先考虑软产道裂伤；胎儿娩出几分钟后开始流血，色较暗，应考虑为胎盘因素；胎盘娩出后出现流血，其主要原因为子宫收缩乏力或胎盘、胎膜残留。若阴道流血呈持续性，且血液不凝，应考虑凝血功能障碍引起的产后出血。如果子宫动脉阴道支断裂可形成阴道血肿，产后阴道流血虽不多，但产妇有严重失血的症状和体征，尤其产妇诉说会阴部疼痛时，应考虑为隐匿性软产道损伤。

(二)休克症状

如果阴道流血量多或量虽少但时间长，产妇可出现休克症状，如眩晕、脸色苍白、脉搏细数、血压下降等。

四、诊断

产后出血容易诊断，但临床上目测阴道流血量的估计往往偏少。较客观检测出血量的方法如下。

(一)称重法

事先称重产包、手术包、敷料包和卫生巾等，产后再称重，前后重量相减所得的结果，换算为失血量毫升数(血液比重为 1.05 g/mL)。

(二)容积法

收集产后出血(可用弯盘或专用的产后接血容器)，然后用量杯测量出血量。

(三)面积法

将血液浸湿的面积按 10 cm×10 cm 为 10 mL 计算。

(四)休克指数(shock index,SI)

SI 用于未做失血量收集或外院转诊产妇的失血量估计，为粗略计算。休克指数(SI)＝脉率/收缩压。

SI 为 0.5，血容量正常；SI 为 1.0，失血量 10%～30%(500～1 500 mL)；SI 为 1.5，失血量30%～50%(1 500～2 500 mL)；SI 为 2.0，失血量 50%～70%(2 500～3 500 mL)。

五、治疗

根据阴道流血的时间、数量和胎儿、胎盘娩出的关系，可初步判断造成产后出血的原因，根据病因选择适当的治疗方法。有时产后出血几个原因可互为因果关系。

(一)子宫收缩乏力

胎盘娩出后，子宫缩小至脐平或脐下一横指；子宫呈圆球状，质硬；血窦关闭，出血停止。若子宫收缩乏力，宫底升高，子宫质软呈水袋状。子宫收缩乏力有原发性和继发性，有直接原因和间接原因,对于间接原因造成的子宫收缩乏力,应及时祛除原因。按摩子宫或用缩宫剂后,子宫变硬,阴道流血量减少,是子宫收缩乏力与其他原因出血的重要鉴别方法。

(二)胎盘因素

胎盘在胎儿娩出后 10 分钟内未娩出,并有大量阴道流血,应考虑胎盘因素,如胎盘部分剥离、胎盘粘连、胎盘嵌顿等。胎盘残留是产后出血的常见原因,故胎盘娩出后应仔细检查胎盘、胎膜是否完整。尤其应注意胎盘胎儿面有无断裂血管,警惕副胎盘残留的可能。

(三)软产道损伤

胎儿娩出后,立即出现阴道持续流血,应考虑软产道损伤,仔细检查软产道。

1.宫颈裂伤

产后应仔细检查宫颈,胎盘娩出后,用两把卵圆钳钳夹宫颈并向下牵拉,从宫颈 12 点处起顺时针检查一周。初产妇宫颈两侧(3、9 点处)较易出现裂伤。如裂口不超过 1 cm,通常无明显活动性出血。有时破裂深至穹隆伤及动脉分支,可有活动性出血,隐性或显性。有时宫颈裂口可向上延伸至宫体,向两侧延至阴道穹隆及阴道旁组织。

2.阴道裂伤

检查者用中指、食指压迫会阴切口两侧,仔细查看会阴切口顶端及两侧有无损伤及损伤程度和有无活动性出血。阴道下段前壁裂伤时出血活跃。

3.会阴裂伤

会阴裂伤按损伤程度分为三度。Ⅰ度指会阴部皮肤及阴道入口黏膜撕裂,未达肌层,一般出血不多;Ⅱ度指裂伤已达会阴体肌层、累及阴道后壁黏膜,甚至阴道后壁两侧沟向上撕裂使原解剖结构不易辨认,出血较多;Ⅲ度是指肛门外括约肌已断裂,甚至直肠阴道隔、直肠壁及黏膜的裂伤,裂伤虽较严重,但出血可能不多(图 13-1)。

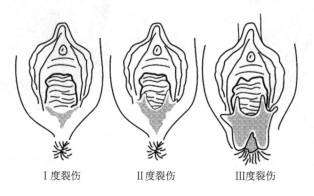

Ⅰ度裂伤　　Ⅱ度裂伤　　Ⅲ度裂伤

图 13-1　会阴裂伤

(四)凝血功能障碍

若产妇有血液系统疾病或由于分娩引起 DIC 等情况,产妇表现为持续性阴道流血,血液不凝,止血困难,同时可出现全身部位出血灶。实验室诊断标准应同时有下列三项以上异常。

(1)血小板(PLT)进行性下降$<100\times10^9/L$,或有 2 项以上血小板活化分子标志物血浆水平升高:①β-三酰甘油(β-TG);②血小板因子 4(PF$_4$);③血栓烷 B$_2$(TXB$_2$);④P$_2$选择素。

(2)血浆纤维蛋白原(Fg)含量<115 g/L 或>410 g/L,或呈进行性下降。

(3)3P 试验阳性,或血浆 FDP>20 mg/L 或血浆 D-D 水平较正常增高 4 倍以上(阳性)。

（4）PT 延长或缩短 3 秒以上,部分活化凝血时间(APTT)延长或缩短 10 秒以上。

（5）AT-Ⅲ:A<60%或蛋白 C(PC)活性降低。

（6）血浆纤溶酶原抗原(PLG:Ag)<200 mg/L。

（7）因子Ⅷ:C 活性<50%。

（8）血浆内皮素-1(ET-1)水平>80 ng/L 或凝血酶调节蛋白(TM)较正常增高 2 倍以上。

为了抢救患者生命,DIC 的早期诊断显得尤为重要。如果能在 DIC 前期作出诊断,那么患者的预后会有明显改善。

六、处理

产后出血的处理原则为针对原因,迅速止血,补充血容量,纠正休克及防治感染。

（一）子宫收缩乏力

加强宫缩是最迅速有效的止血方法。具体方法如下。

1.去除引起宫缩乏力的原因

若由于全身因素,则改善全身状态;若为膀胱过度充盈应导尿等。

2.按摩子宫

助产者一手在腹部按摩宫底(拇指在前,其余 4 指在后),同时压迫宫底,将宫内积血压出,按摩必须均匀而有节律(图 13-2)。如果无效,可用腹部-阴道双手按摩子宫法,即一手握拳置于阴道前穹隆顶住子宫前壁,另一手在腹部按压子宫后壁使宫体前屈,双手相对紧压子宫并做节律性按摩(图 13-3)。按压时间以子宫恢复正常收缩为止,按摩时注意无菌操作。

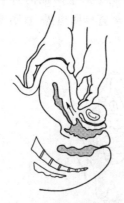 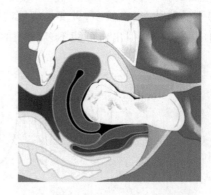

图 13-2　腹部按摩子宫　　　　　　　图 13-3　腹部-阴道双手按摩子宫

3.应用宫缩剂

（1）缩宫素:能够选择性地兴奋子宫平滑肌,增加子宫平滑肌的收缩频率及收缩力,有弱的血管加压和抗利尿作用。用药后 3~5 分钟起效,缩宫素半衰期为 10~15 分钟,作用时间 0.5 小时。肌内注射或缓慢静脉推注 10~20 U,然后 20 U 加入 0.9%生理盐水或 5%葡萄糖液 500 mL 中静脉滴注。24 小时内用量不超过 40 U。宫体、宫颈注射等局部用药法效果则更佳。大剂量使用应注意尿量。卡贝缩宫素为长效缩宫素,是九肽类似物,100 μg 缓慢静脉推注或肌内注射,与持续静脉滴注缩宫素 16 小时的效果相当。

（2）麦角新碱:直接作用于子宫平滑肌,作用强而持久,稍大剂量可引起子宫强直性收缩,对子宫体和宫颈都有兴奋作用,2～5分钟起效。用法:肌内注射(IM)/静脉注射(IV)均可,IV有较大的不良反应,紧急情况下可以使用。部分患者用药后可发生恶心、呕吐、出冷汗、面色苍白等反应,有妊娠期高血压疾病及心脏病者慎用。

(3)米索前列醇:是前列腺素 E_1 的类似物,口服后能转化成有活性的米索前列醇酸,增强子宫平滑肌的节律性收缩。5分钟起效,口服30分钟达血药浓度高峰;半衰期1.5小时,持续时间长,可有效解决产后2小时内出血问题,对子宫的收缩作用强于缩宫素。给药方法:在胎儿娩出后立即给予米索前列醇 600 μg 口服,直肠给药效果更好。

(4)卡前列甲酯栓:对子宫平滑肌有很强的收缩作用。1 mg 直肠给药用于预防产后出血。

(5)卡前列素氨丁三醇注射液,引发子宫肌群收缩,发挥止血功能,疗效好,止血迅速安全,不良反应轻微。难治性产后出血起始剂量为 250 μg 欣母沛无菌溶液(1 mL),深层肌内注射。某些特殊的病例,间隔15～90分钟后重复注射,总量不超过 2 000 μg(8 支)。对欣母沛无菌溶液过敏的患者、急性盆腔炎的患者、有活动性心肺肾肝疾病的患者忌用。不良反应:主要由平滑肌收缩引起,血压升高、呕吐、腹泻、哮喘、瞳孔缩小、眼内压升高、发热、脸部潮红。约20%的病例有各种不同程度的不良反应,一般为暂时性,不久自行恢复。

(6)垂体后叶素:使小动脉及毛细血管收缩,同时也有兴奋平滑肌并使其收缩的作用。在剖宫产术中胎盘剥离面顽固出血病例,将垂体后叶素 6 U(1 mL)加入生理盐水 19 mL,在出血部位黏膜下多点注射,每点 1 mL,出血一般很快停止;如再有出血可继续注射至出血停止,用此方法10分钟之内出血停止者未发现不良反应。

(7)葡萄糖酸钙:钙离子是子宫平滑肌兴奋的必需离子,而且参与人体的凝血过程。静脉推注10%葡萄糖酸钙 10 mL,可使子宫平滑肌对宫缩剂的效应性增强,胎盘附着面出血减少,降低缩宫素用量。

4.宫腔填塞

宫腔填塞主要有两种方法:填塞纱布或填塞球囊。

(1)剖宫产术中遇到子宫收缩乏力,经按摩子宫和应用宫缩剂加强宫缩效果不佳时、前置胎盘或胎盘粘连导致剥离面出血不止时,直视下填塞宫腔纱条可起到止血效果。但是胎盘娩出后子宫容积比较大,可以容纳较多的纱条,也可以容纳较多的出血,而且纱条填塞不易填紧,且因纱布吸血而发生隐匿性出血。可采用特制的长 2 m,宽7～8 cm的4～6层无菌脱脂纱布条,一般宫腔填塞需要2～4根,每根纱条之间用粗丝线缝合连接。术者左手固定子宫底部,右手或用卵圆钳将纱条沿子宫腔底部自左向右,来回折叠填塞宫腔,留足填塞子宫下段的纱条后(一般需1根),将最尾端沿宫颈放入阴道内少许,其后填满子宫下段,然后缝合子宫切口。若为子宫下段出血,也应先填塞宫腔,然后再用足够的纱条填充子宫下段。纱条需为完整的一根或中间打结以便于完整取出,缝合子宫切口时可在中间打结,注意勿将纱条缝入。24～48小时内取出纱布条,应警惕感染。经阴道宫腔纱条填塞法,因操作困难,常填塞不紧反而影响子宫收缩,一般不采用(图13-4)。

(2)可供填塞的球囊有专为宫腔设计的,能更好适应宫腔形态,如巴克里(Bakri)紧急填塞球囊导管;原用于其他部位止血的球囊,但并不十分适合宫腔形态,如森-布管、鲁施(Rusch)泌尿外科静压球囊导管;产房自制的球囊,如手套或避孕套。经阴道放置球囊前,先置导尿管以监测尿量。用超声或阴道检查大致估计宫腔的容量,确定宫腔内无胎盘胎膜残留、动脉出血或裂伤。在超声引导下将导管的球囊部分插入宫腔,球囊内应注入无菌生理盐水,而不能用空气或二氧化碳,也不能过度充盈球囊。

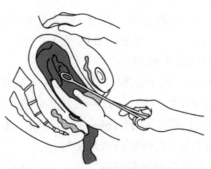

图 13-4　宫腔纱条填塞

所有宫腔填塞止血的患者应严密观察生命体征和液体出入量,观测宫底高度和阴道出血情况,必要时行超声检查排除有无宫腔隐匿性出血。缩宫素维持 12～24 小时,促进子宫收缩;预防性应用广谱抗生素。8～48 小时取出宫腔填塞物,抽出前做好输血准备,先用缩宫素、麦角新碱或前列腺素等宫缩剂。慢慢放出球囊内液体后再取出球囊,或缓慢取出纱布条,避免再次出血的危险。

5.盆腔动脉结扎

经上述处理无效,出血不止,为抢救产妇生命可结扎盆腔动脉。妊娠子宫体的血液 90% 由子宫动脉上行支供给,故结扎子宫动脉上行支后,可使子宫局部动脉压降低,血流量减少,子宫肌壁暂时缺血,子宫迅速收缩而达到止血的目的。子宫体支、宫颈支与阴道动脉、卵巢动脉的各小分支、左右均有吻合,故结扎子宫动脉上行支或子宫动脉总支,子宫卵巢动脉吻合支、侧支循环会很快建立,子宫组织不会发生坏死;并且采用可吸收缝合线结扎,日后缝线吸收、脱落,结扎血管仍可再通,不影响以后的月经功能及妊娠分娩。具体术式如下。

(1)子宫动脉上行支结扎术:主要适用于剖宫产胎盘娩出后子宫收缩乏力性出血,经宫缩药物及按摩子宫无效者,胎盘早剥致子宫卒中发生产后出血者,剖宫产胎儿娩出致切口撕伤,局部止血困难者。方法为一般在子宫下段进行缝扎,结扎为子宫动静脉整体结扎,将 2～3 cm 子宫肌层结扎在内非常重要;若已行剖宫产,最好选择在子宫切口下方,在切口下 2～3 cm 进行结扎,如膀胱位置较高时应下推膀胱。第一次子宫动脉缝扎后如效果不佳,可以再缝第二针,多选择在第一针下 3～5 cm 处。这次结扎包括了大部分供给子宫下段的子宫动脉支,宜采用 2-0 可吸收线或肠线,避免 8 字缝合,结扎时带入一部分子宫肌层,避免对血管的钳扎与分离,以免形成血肿,增加手术难度。如胎盘附着部位较高,近宫角部,则尚须结扎附着侧的子宫卵巢动脉吻合支。

(2)子宫动脉下行支结扎术:是以卵圆钳钳夹宫颈前和/或后唇并向下牵引,暴露前阴道壁与宫颈交界处,在宫颈前唇距宫颈阴道前壁交界处下方约 1 cm 处做长约 2 cm 横行切口,将子宫向下方及结扎的对侧牵拉,充分暴露视野,食指触摸搏动的子宫动脉作为指示进行缝扎,注意勿损伤膀胱,同法缝扎对侧。子宫动脉结扎后子宫立即收缩变硬,出血停止。但在下列情况下不宜行经阴道子宫动脉结扎:由其他病因引起的凝血功能障碍(感染、子痫前期等);阴道部位出血而非宫体出血。

经阴道子宫动脉下行支结扎特别适用于阴道分娩后子宫下段出血患者。对剖宫产术结束后,如再发生子宫下段出血,在清除积血后也可尝试以上方法,避免再次进腹。对前置胎盘、部分胎盘植入等患者可取膀胱截石位行剖宫产手术,必要时采用以上两种方法行子宫动脉结扎,明显减少产后出血。

（3）髂内动脉结扎术（图13-5）：髂内动脉结扎后血流动力学改变的机制，不是因结扎后动脉血供完全中止而止血，而是由于结扎后的远侧端血管动脉内压降低，血流明显减缓（平均主支局部脉压下降75%，侧支下降25%），局部加压后易于使血液凝成血栓而止血即将盆腔动脉血循环转变为类似静脉的系统，这种有效时间约1小时。髂内动脉结扎后极少发生盆腔器官坏死现象，主要是因腹主动脉分出的腰动脉、髂总动脉分出的骶中动脉、来自肠系膜下动脉的痔上动脉、卵巢动脉、股动脉的旋髂动脉、髂外动脉的腹壁下动脉均可与髂内动脉的分支吻合，髂内动脉结扎后45～60分钟侧支循环即可建立，一般仍可使卵巢、输卵管及子宫保持正常功能。

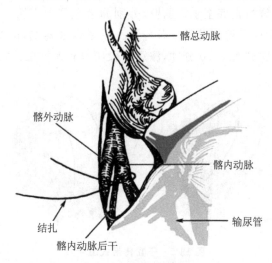

图13-5　髂内动脉结扎

髂内动脉结扎的适应证包括产后出血、行子宫切除术前后；保守治疗宫缩乏力失败；腹腔妊娠胎盘种植到盆腔，或胎盘粘连造成难以控制的出血；盆腔、阔韧带基底部持续出血；子宫破裂、严重撕伤，可能撕伤到子宫动脉。方法为确认髂总动脉的分叉部位，该部位有两个骨性标志：骶骨岬和两侧髂前下棘连线，输尿管由此穿过。首先与输尿管平行，纵行切开后腹膜3～5cm，分离髂总及髂内动动脉分叉处，然后在距髂内外分叉下2.5cm处，用直角钳轻轻从髂内动脉后侧穿过，钳夹两根7号丝线，间隔1.5～2.0cm分别结扎，不剪断血管。结扎前后为防误扎髂外动脉，术者可提起缝线，用食、拇指收紧，使其暂时阻断血流，常规嘱台下两人触摸患者该侧足背动脉或股动脉，确定有搏动无误，即可结扎两次。必须小心勿损伤髂内静脉，否则会加剧出血程度。多数情况下，双侧结扎术比单侧效果好，止血可靠。

上述方法可逐步选用，效果良好且可保留生育功能。但应注意，结扎后只是使血流暂时中断，出血减少，应争取时间抢救休克。

6.子宫背带式缝合术（B-Lynch suture）

B-Lynch缝合术治疗产后出血，对传统产后出血的治疗来说是一个里程碑式的进展，如果正确使用，将大大提高产后出血治疗的成功率。B-Lynch缝合术操作简单、迅速、有效、安全、能保留子宫和生育功能，易于在基层医院推广。B-Lynch缝合术原理是纵向机械性压迫使子宫壁弓状血管被有效地挤压，血流明显减少、减缓、局部血栓形成而止血；同时子宫肌层缺血，刺激子宫收缩进一步压迫血窦，使血窦关闭而止血。此方法适用子宫收缩乏力、前置胎盘、胎盘粘连、凝血功能障碍引起的产后出血及晚期产后出血。B-Lynch缝合术用于前置胎盘、胎盘粘连引起的产后出血时,需结合其他方法,如胎盘剥离面做 8 字缝合止血后再行子宫 B-Lynch 缝合术;双侧子宫卵巢动脉结扎再用 B-Lynch 缝合术。

剖宫产术中遇到子宫收缩乏力,经按摩子宫和应用宫缩剂加强宫缩效果不佳时,术者可用双手握抱子宫并适当加压以估计施行 B-lynch 缝合术的成功机会。此方法较盆腔动脉缝扎术简单易行,并可避免切除子宫,保留生育能力。具体缝合方法为距子宫切口右侧顶点下缘 3 cm 处进针,缝线穿过宫腔至切口上缘 3 cm 处出针,将缝线拉至宫底,在距右侧宫角约 3 cm 处绕向子宫后壁,在与前壁相同的部位进针至宫腔内;然后横向拉至左侧,在左侧宫体后壁(与右侧进针点相同部位)出针,将缝线垂直绕过宫底至子宫前壁,分别缝合左侧子宫切口的上、下缘(进出针的部位与右侧相同)。子宫表面前后壁均可见 2 条缝线。收紧两根缝线,检查无出血即打结,然后再关闭子宫切口。子宫放回腹腔观察 10 分钟,注意下段切口有无渗血,阴道有无出血及子宫颜色,若正常即逐层关腹(图 13-6)。

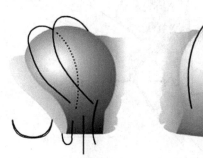

图 13-6　子宫背带式缝合

7.动脉栓塞术

当以上治疗产后出血的方法失败后,动脉栓塞术是一个非常重要的保留子宫的治疗方法。产后出血动脉栓塞的适应证应根据不同的医院、实施动脉栓塞的手术医师的插管及栓塞的熟练程度,而有所不同。总的来讲,须遵循以下原则:①各种原因所致的产后出血,在祛除病因和常规保守治疗无效后;②包括已经发生 DIC(早期)的患者;③生命体征稳定或经抢救后生命体征稳定,可以搬动者;④手术医师应具有娴熟的动脉插管和栓塞技巧。

禁忌证:①生命体征不稳定,不宜搬动的患者;②DIC 晚期的患者;③其他不适合介入手术的患者,如造影剂过敏。

在放射科医师协助下,行股动脉穿刺插入导管至髂内动脉或子宫动脉,注入直径 1～3 mm 大小的新胶海绵颗粒栓塞动脉,栓塞剂 2～3 周被吸收,血管复通。动脉栓塞术后还应注意:①在动脉栓塞后立即清除宫腔内的积血,以利于子宫收缩;②术中、术后应使用广谱抗生素预防感染;③术后应继续使用宫缩剂促进子宫收缩;④术后应监测性激素分泌情况,观测卵巢有没有损伤;⑤及时防止宫腔粘连,尤其在胎盘植入患者及合并子宫黏膜下肌瘤的患者。但应强调的是动脉栓塞治疗不应作为患者处于危机情况的一个避免子宫切除的措施,而是应在传统保守治疗无效时,作为一个常规止血手段尽早使用。

8.切除子宫

经积极治疗仍无效,出血可能危及产妇生命时,应行子宫次全切术或子宫全切除术,以挽救产妇生命。但产科子宫切除术对产妇的身心健康有一定的影响,特别是给年轻及未有存活子女者带来伤害。因此,必须严格掌握手术指征,只有在采取各种保守治疗无效、孕产妇生命受到威胁时,才采用子宫切除术。而且子宫切除必须选择最佳时机,过早切除子宫,虽能有效地治疗产后出血,但会给患者带来失去生育能力的严重后果。相反,若经过多种保守措施,出血不能得到有效控制,手术者仍犹豫不决,直至患者生命体征不稳定,或进入 DIC 状态再行子宫切除,已错失最佳手术时机,还可能遇到诸如创面渗血、组织水肿、解剖不清等困难,增加手术难度,延长手术时间,增加患者 DIC、继发感染或多脏器衰竭的发生概率。

目前,虽然子宫收缩乏力是产后出血的首要原因,但较少成为急症子宫切除的主要手术指征。尽管如此,临床上还有下列几种情况须行子宫切除术:宫缩乏力性产后出血,对于多种保守治疗难以奏效,出血有增多趋势;子宫收缩乏力时间长,子宫肌层水肿,对一般保守治疗无反应;短期内迅速大量失血导致休克、凝血功能异常等产科并发症,已来不及实施其他措施,应果断行子宫切除手术。值得强调的是,对于基层医疗机构,在抢救转运时间不允许、抢救物品和血液不完备、相关手术技巧不成熟的情况下,为抢救产妇生命应适当放宽子宫切除的手术指征。胎盘因素引起的难以控制的产科出血,是近年来产科急症子宫切除术最重要的手术指征。穿透性胎盘植入,合并子宫穿孔并感染;完全胎盘植入面积大于 1/2;做楔形切除术后仍出血不止者;药物治疗无效或出现异常情况者;胎盘早剥并发生严重子宫卒中等情况均应果断地行子宫切除。其次子宫破裂引起的产后出血是急症子宫切除的重要指征,特别是发生破裂时间长,估计已发生继发感染;裂口不整齐,子宫肌层有大块残缺,难以行修补术或即使行修补但缝合后估计伤口愈合不良;裂口深,延伸到宫颈等情况。而当羊水栓塞、重度或未被发现的胎盘早剥导致循环障碍及器官功能衰竭,凝血因子消耗和继发性纤维蛋白溶解而引起的出血、休克,甚至脏器功能衰竭时进行手术,须迅速切除子宫。

(二)胎盘因素

1.胎盘已剥离未排出

膀胱过度膨胀应导尿排空膀胱,用手按摩使子宫收缩,另一手轻轻牵拉脐带协助胎盘娩出。

2.胎盘剥离不全或胎盘粘连伴阴道流血

此类情况应徒手剥离胎盘(图 13-7)。

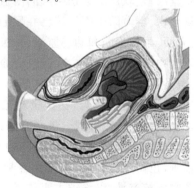

图 13-7 徒手剥离胎盘

3.胎盘植入的处理

若剥离胎盘困难,切忌强行剥离,应考虑行子宫切除术。若出血不多,需保留子宫者,可保守治疗,目前用甲氨蝶呤(MTX)治疗,效果较好。

4.胎盘胎膜残留

胎盘胎膜残留可行钳刮术或刮宫术。

5.胎盘嵌顿

在子宫狭窄环以上发生胎盘嵌顿者,可在静脉全身麻醉下,待子宫狭窄环松解后再用手取出胎盘。

(三)软产道裂伤

一方面彻底止血,另一方面按解剖层次缝合。宫颈裂伤小于 1 cm 时,若无活动性出血,则不需缝合;若有活动性出血或裂伤大于 1 cm,则应缝合。若裂伤累及子宫下段时,缝合应注意避免损伤膀胱及输尿管,必要时经腹修补。修补阴道裂伤和会阴裂伤,应注意解剖层次的对合,第一针要超过裂伤顶端 0.5 cm(图 13-8),缝合时不能留有无效腔,避免缝线穿过直肠黏膜。外阴、阴蒂的损伤,应用细丝线缝合。软产道血肿形成应切开并清除血肿,彻底止血、缝合,必要时可放置引流条。

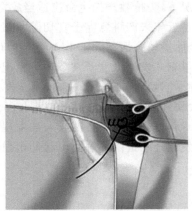

图 13-8 宫颈裂伤的缝合

(四)凝血功能障碍

首先应排除子宫收缩乏力、胎盘因素、软产道裂伤引起的出血,明确诊断后积极输新鲜全血、血小板、纤维蛋白原或凝血酶原复合物、凝血因子等。若已并发 DIC,则按 DIC 处理。

在治疗过程中应重视以下几方面:早期诊断和动态监测;积极治疗原发病;补充凝血因子,包括输注新鲜冰冻血浆、凝血酶原复合物、纤维蛋白原、冷沉淀(含Ⅷ因子和纤维蛋白原)、单采血小板、红细胞等血制品来解决;改善微循环和抗凝治疗;重要脏器功能的维持和保护。

在治疗产后出血、补充血容量、纠正失血性休克,甚至抢救 DIC 患者方面,目前仍推广采用传统早期大量液体复苏疗法。即失血后立即开放静脉,最好有两条开放的静脉通道,快速输入复方乳酸林格液或林格溶液加 5%碳酸氢钠溶液 45 mL 混合液,输液量应为出血量的 2～3 倍。

处理出血性休克的原则:①止血,止痛。②补血,扩张血容量。③纠正酸中毒,改善微循环,有时止血不是立即成功,而扩充血容量较容易,以维护主要脏器的血供,防止休克恶化,争取时间完成各种止血方法。

休克早期先输入 2 000～3 000 mL 平衡液(复方乳酸林格液等),以后尽快输全血和红细胞。如无血,可以使用胶体液作权宜之计。尤其在休克晚期,组织间蛋白贮存减少,继续输晶体液会使胶体渗透压明显下降产生组织水肿。胶体液除全血外还有血浆、清蛋白血浆代用品。血液稀释可降低血液黏度,增加心排血量,减少心脏负荷和增加组织灌注,但过度稀释又可使血液携氧能力降低,使组织缺氧,最佳稀释度一般认为是血细胞比容在 30%以上。

另一方面,产科失血性休克的早期液体复苏还应涉及合理的输液种类问题。有关低血容量性休克液体复苏中使用晶体还是胶体的问题争论已久,但目前尚无足够的证据表明晶体液与胶体液用于低血容量休克液体复苏的疗效与安全性方面有明显差异。近年研究发现,氯化钠高渗盐溶液(7.5%)早期用于抗休克,较常规的林格氏液、平衡盐液有许多优势,且价格便宜,使用方便,适合于急诊抢救,值得在临床一线广泛推广。新型的羧甲淀粉注射液-高渗氯化钠羟乙基淀粉 40 溶液引起了国内外研究者的广泛关注,其具有我国自主知识产权并获得国家食品药品监督管理局(SDFA)新药证书。临床研究表明,较少的输液量可迅速恢复机体的有效循环血容量,改善心脏功能,减轻组织水肿,降低颅内压。

七、预防

加强围生期保健,严密观察及正确处理产程可降低产后出血的发生率。

(一)重视产前保健

(1)加强孕前及孕期妇女保健工作,对有凝血功能障碍和可能影响凝血功能障碍疾病的患者,应积极治疗后再受孕,必要时应于早孕时终止妊娠。

(2)具有产后出血危险因素的孕妇,如多胎妊娠、巨大胎儿、羊水过多、子宫手术史、子宫畸形、妊娠期高血压疾病、妊娠合并血液系统疾病及肝病等,要加强产前检查,提前入院。

(3)宣传优生优育,减少人工流产次数。

(二)提高分娩质量

严密观察及正确处理产程。第一产程:合理使用子宫收缩药物和镇静剂,注意产妇饮食,防止产妇疲劳和产程延长。第二产程:根据胎儿大小掌握会阴后-斜切开时机,认真保护会阴;阴道检查及阴道手术应规范、轻柔,正确指导产妇屏气及使用腹压,避免胎儿娩出过快。第三产程:是预防产后出血的关键,不要过早牵拉脐带;胎儿娩出后,若流血量不多,可等待 15 分钟,若阴道流血量多应立即查明原因,及时处理。胎盘娩出后要仔细检查胎盘、胎膜,并认真检查软产道有无撕裂及血肿。

(三)加强产后观察

产后 2 小时是产后出血发生的高峰。产妇应在产房中观察 2 小时:注意观察会阴后-斜切开缝合处有无血肿;仔细观察产妇的生命体征、宫缩情况及阴道流血情况,发现异常及时处理。离开产房前要鼓励产妇排空膀胱,鼓励母亲与新生儿早接触、早吸吮,能反射性地引起子宫收缩,减少产后出血。

(吴立惠)

第十四章

宫内节育器具

第一节 宫内节育器种类及其临床应用

1909 年首次设计出用作人类避孕的宫内节育器(IUD),即以双股蚕肠线绕成环形。1923 年发展为蚕肠线环与有柄托结合的宫颈子宫装置,虽曾有临床报道,但后因盆腔感染被很多医师反对而未能推广。1920 年后,来自德国的医师首次推广应用宫内节育器并做改进。他将蚕肠线和银丝制成的星形 IUD 改进为合金环,即格氏环,并在德国普及。1925 年,日本 Ota 设计车轮状塑料环,1934 年 Ota 环采用金和涂金的银环,其效果高于格氏环。1957 年,以色列报道 329 位妇女、日本报道 18 594 例在 149 所医院的临床试用效果,失败率各为 2.5% 和 1.7%,无明显并发症,从此引起人们的关注。1962 年,人口理事会支持召开第 1 次宫内节育器国际会议,以色列、日本、智利、英国、埃及、中国和美国等 12 个国家代表参加,交流使用 IUD 的可贵经验,引起全世界的兴趣。各国研制出多种材料和形态的 IUD 多达数十种。其中美国 Jack Lippes 应用塑料制成 Lippes 曲,放置时不须扩张宫口,可拉直后用狭小的放置管置入宫腔,依靠其可塑性在宫腔内恢复原形,并首次加上尾丝便于观察 IUD 和取出,还可避免 X 线的照射。其他如 Margulies 圈(盘香圈)、太田环等。Lippes 曲曾广泛应用于除中国外的世界各国。

1962 年会议后,人口理事会建立了合作统计规划(CSP),对各种 IUD 进行了广泛评估。1964 年举行第 2 次 IUD 国际会议,CSP 研究分析各种 IUD,包括 Lippes 曲、Margulies 圈、Birnberg 弓、不锈钢环、双圈 T 和其他多种 IUD,对 27 000 名放置 IUD 的妇女和 39 000 名使用 IUD 的妇女进行国际性评估。研究者采用生命表分析法较正确地分析了不同 IUD 与不同放置时间的妊娠、脱落和取出的发生率,这三者是影响 IUD 效果的主要因素。Tietze 评估证明 IUD 是安全有效的,而各种 IUD(惰性 IUD)间并无很明显差异,不存在突出的好或差。

20 世纪 60 年代,对 IUD 的作用机制研究甚多,动物试验表现为多环节的作用,但以局部作用为主。

1968 年,美国 Tatum 根据子宫动力学的变化,子宫收缩时宫腔从▽形,变为近似 T 形,认为 IUD 如能适应宫腔的变化,可减少脱落。从而设计出 T 形节育器(即 Tatum T)及盾形 IUD 等。同时,在动物试验中发现某些金属盐能释放离子提高避孕作用,如铜、锌等。二者合作在 T 形节育器上加铜丝,生产出的 T 形带铜节育器,证明能明显提高临床效果。同期,在动物研究基础

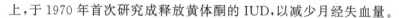

上,于 1970 年首次研究成释放黄体酮的 IUD,以减少月经失血量。

1974 年于开罗召开第 3 次 IUD 国际会议,以塑料 IUD 为载体加入金属、激素和抗出血药物等,称为第二代的活性 IUD。会上建议把原称为惰性 IUU 和活性 IUD,命名为非载药 IUD 和载药 IUD。对 IUD 作用机制的研究认为,各种 IUD 均因引起局部的反应发挥避孕作用。

1994 年,于纽约召开第 4 次 IUD 国际会议,回顾了 IUD 的历史,对各国常用和新研究的 IUD 的性能,以及大样本多中心比较性研究的结果进行了评估。按其妊娠率把当前活性 IUD 分为三大类:第 1 类 IUD 带铜表面积在 200 mm² 以下,放置后 1 年的妊娠率在 2‰~3‰,如铜 7、T Cu200;第 2 类 IUD 带铜表面积在 200~300 mm²,妊娠率在 1‰~2‰,如 T Cu220C、Nova T、ML Cu250 等;第 3 类 IUD 带铜表面积在 300 mm² 以上,妊娠率≤1‰,有 T Cu380A、ML Cu375 和带孕激素的 IUD,如 LNG-IUD(20 μg/d)。建议今后推广第 3 类。会议对 IUD 避孕机制进行综述,除认为 IUD 引起局部异物反应,影响受精卵着床,更可能影响受精过程或影响受精卵的发育。

我国在 20 世纪 30 年代已有格氏环的临床应用,但未普及。1957 年开始引入日本太田式塑料环、金属单环和橡胶叉,经上海、北京等地试用,筛选出金单环,于 1960 年向全国推广并自行生产。同时对 IUD 的避孕机制、使用期限、临床效果和不良反应等进行了系统研究。20 世纪 70 年代初制定手术常规。1975 年后,我国开始研制带铜 IUD,如浙江、上海先后研制出浙江 T Cu200、上海 V Cu200、上海 T Cu200 等。20 世纪 80 年代初开始研究带吲哚美辛 IUD 及带吲哚美辛和铜 IUD。并曾先后研究磁性、记忆合金等材料制成的 IUD。20 世纪 80 年代到 20 世纪 90 年代引进 T Cu220C、T Cu380A、Multiload Cu 375 和无支架的 GyneFix-IUD 等。同时,国内重点研究 IUD 出血不良反应的机制、远期安全性等。在防治 IUD 出血的研究方面,主要在带铜 IUD 上加入吲哚美辛制成新型 IUD,说明能明显减少置器后的出血,并提高临床效果。21 世纪初已有多种带吲哚美辛和铜 IUD 及记忆合金 IUD 的新产品。

评价 IUD 效果的指标:国际上一般用生命表统计临床效果,常以各种事件发生率表示,便于比较,包括意外妊娠率、脱落率、因症取出率、非因症取出率及继续存放率。以年(月)累计净率来观察 1 种 IUD 的事件率,用年累计粗率来比较 2 种或 2 种以上 IUD 或 1 种 IUD 在 2 个不同阶段或不同地区的事件率。意外妊娠率包括带器妊娠和不自觉脱落后的意外妊娠。国内常把带器妊娠和意外妊娠(不自觉脱落后妊娠)分开来反映 IUD 的效果。

IUD 种类很多,主要分为惰性和活性,如按形态可分为封闭型(如环形、宫腔形、元宫形等)和开放型(如 T 形、γ 形等)。

惰性 IUD 用惰性材料制成,如不锈钢、金、银、塑料、尼龙、橡胶、硅橡胶等材料,其物理化学性能稳定,与人体组织相容性较好,不释放活性物质。国外以 Lippes 曲和双圈 T 为主;我国自 1960 年起以推广不锈钢金属单环(金单环)为主。由于惰性 IUD 妊娠率较高,目前已基本淘汰,我国于 1993 年已停止生产惰性 IUD。

活性 IUD 是在惰性 IUD 上加有活性物质,如金属(铜、锌)、药物(如吲哚美辛)或甾体激素(如左炔诺孕酮)等。通过释放这些活性物质,以提高避孕效果、减少出血不良反应等。目前,使用的活性 IUD 主要为带铜、带铜和药、带甾体激素。以带铜 IUD 使用最多。

一、带铜IUD

(一)我国曾用的带铜节育器

我国最早于1973年试用智利外宾赠送的TCu200。1975年试用浙江研制的TCu200,均在含钡聚乙烯T形支架的纵臂上绕有纯铜丝(99.99%),表面积200 mm^2。20世纪80年代已停产。

1976年上海研制成功VCu200和上海TCu200。VCu200以不锈铜丝做成V形,于两横臂及斜边上各绕有铜丝,表面积200 mm^2。上海TCu200纵臂绕铜丝,表面积200 mm^2。均曾推广应用,因使用期较短,至2000年后停产。同期,上海曾在金属单环的螺旋腔内置入铜丝制成带铜金属环,铜表面积200 mm^2,带器妊娠率明显低于金属单环。后为药铜环165取代。1984年北京研制成金塑铜环,为聚乙烯环形支架,外绕不锈钢丝,中央有一立柱,绕有铜丝,表面积250 mm^2。曾推广应用,于20世纪90年代停产。1985年左右芬兰研制的Nova T曾在北京、上海试用,聚乙烯含钡支架,近似T形,纵臂绕有铜丝,表面积200 mm^2,未引入我国。

(二)目前常用的带铜IUD和可供选用的种类

1.宫铜IUD

1982年重庆研制。外形与宫腔形IUD相似。在不锈钢丝螺旋腔内平均置入铜丝簧管6段,表面积200 mm^2,1990年增加至300 mm^2。分大、中、小号,横径×纵径各为28 mm×30 mm、26 mm×28 mm、24 mm×26 mm,无尾丝。特点:高效、极少感染,可长期放置达15年以上,但出血反应较多。现常用。

2.T Cu220C

美国制造,1982年引入我国生产。聚乙烯含钡T形支架,横臂上各有一固定的铜套,纵臂上固定有5个铜套。铜表面积220 mm^2,国内现有大、小两号,横径×纵径各为32 mm×36 mm和28 mm×32 mm,蓝色双股尾丝。特点:效果好、放取及随访方便,可存放10年以上,但出血反应较多。现常用。

3.T Cu380A

美国研制,1990年左右引入我国生产。聚乙烯支架与T Cu220C相同,但纵臂末端呈小球形,横臂上2个铜套,纵臂上绕有铜丝,铜表面积380 mm^2。国内现有大、中、小三号,横径×纵径各为32 mm×36 mm、30 mm×34 mm、28 mm×32 mm,浅蓝色双尾丝。特点:高效、很少发生宫外孕,放取方便,易于随访,可存放10年以上,但出血反应较多。现常用。国外另有一种T Cu380Ag,为有银心的铜丝代替铜丝,尚未推广。

4.母体乐铜375

荷兰研制,1995年引入我国生产。聚乙烯支架呈伞状,纵臂上绕有铜丝,表面积375 mm^2,两侧各有一弧形臂,其外侧各有5个小齿,具可塑性。引入我国的为一种短臂形,蓝色双股尾丝。特点:效果好,放方便,易于随访。但较易脱落,仅能放置5~8年。国外尚有ML Cu250,有大、中、小及标准型。现常用。

5.高支撑铜环

以直径0.35 mm的不锈钢丝螺旋簧制成的金属环,支撑力165 g左右。螺旋腔内有铜丝簧,表面积200 mm^2。特点:长期来已习惯放取,较简便,可长期放置达15年以上。缺点:脱落率偏高。

6.花式铜 IUD

1991年辽宁研制,以不锈钢丝为支架,外套硅胶管,外形呈 Y 形,由横臂、体部和尾部组成,两横臂开放,呈花瓣状,横臂末端为小环形。有 4 段铜螺旋管分别在平行的两纵臂和两侧横臂上,铜表面积 280 mm²,有黑色尾丝。特点:柔软、放取方便,临床效果与 T Cu220C 相似。

7.芙蓉铜 IUD200C

1988年湖南研制,外形似母体乐 IUD,纵臂直径为 2.2 mm,嵌入 4 个铜套,表面积 200 mm²,有尾丝。临床情况与母体乐 IUD 相似。

8.元宫铜 IUD

1994年山东研制,以金属环经热处理定型,上半部呈宫腔型,下半部仍为半月形。在钢丝的螺旋腔内置入铜丝簧 6～8 段,铜表面积 200～300 mm²。分大、中、小号。特点:效果好,可长期放置。但有出血不良反应。

9.爱母功能型 IUD(MY Cu IUD)

以镍钛记忆合金丝制成弓形,两侧臂顶端各咬合一小铜柱,铜表面积 110 mm²。按臂距 33～39 mm,分大、中、小号,无尾丝。特点:记忆合金材料在较低温度下柔软,可随意变形,置入体内后,在体温下恢复原形,不容易脱落,铜柱分布在两侧宫角有利于抗生育。特点:不易变形,效果好可长期放置。第二代 MY Cu IUD 铜表面积增至 225 mm²。有待更多的临床资料。

10.无支架 IUD

即固定式铜套串。比利时研制,1993年引入我国生产。IUD 无支架,为 6 只铜套穿在一根外科尼龙线上,上下 2 个固定在线上,中间 4 个可活动,铜表面积 330 mm²,尼龙线顶端距第一铜套上缘 1 cm 处有一线结,下端即形成尾丝。用一特制带叉式的放置针经宫腔将线结带入并固定于宫底肌层内。有效期 10 年。特点:无支架结构可屈曲及固定性的特点可适应不同宫腔,效果较好,出血疼痛反应较少。但放置要求较高,须经特殊培训,须积累远期安全性的资料。

另有一种吉娜 IUD,研究用于产后或剖宫产时即时放置,其特点在顶端的线结下附有一个锥形体(降解锥),由 DL-丙交酯乙交酯制成,在体外质硬,放入子宫肌层内,以期减少置器后的脱落。锥形体在子宫内在 2～3 个月会缓慢降解成乳酸和水,排出体外,因此能适应子宫的复旧。

11.新体 TM380Ag

为德国先灵公司产品,形态同 Nova T,聚乙烯含钡支架,近似 T 形,但两横臂末端略下弯、圆钝,中央下凹,纵臂绕有含银心的铜丝,铜表面积 380 mm²,下端呈祥状,有双股尾丝。特点:放取容易,易随访,带银心的铜丝不易断裂脱落,预计可长期有效,但尚缺少大样本、长期的临床资料。

12.其他

尚有多种带铜 IUD,如我国北京 V Cu220(宫乐 TM)、印度的 Soonawala、法国 Fincoid Cu350、荷兰的 Flexi T-IUD 等,均未推广或引入中国。

(三)常用带铜 IUD 的效果

在宫内节育器第 4 次国际会议上将 IUD 根据妊娠率分为 3 类,放置后 1 年的妊娠率:第一类为 2%～3%,第二类为 1%～2%,第三类为≤1%。我国原国家计划生育委员会成立的宫内节育器指导委员会(1995年)讨论优选 IUD 的标准定为放置 1 年时的妊娠率≤2%,脱落率≤4%,因症取出率≤4%,放置 2 年时的妊娠率≤3%,脱落率和因症取出率≤6%。

(四)铜溶蚀情况

带铜 IUD 的临床效果好,主要因金属铜在宫腔内经氧化、溶蚀产生铜离子而能增强避孕作用。

铜在宫腔液(含水)的接触面开始氧化,再与体液作用而形成氯化铜、碳酸铜等,不均匀沉积在铜表面呈深褐色。这些氧化物能游离出铜离子发挥其抗生育作用,同时能被宫腔内生物络合剂(如蛋白质、氨基酸、柠檬酸等)溶解,内层铜再氧化、再溶解,逐步向局部的深度和广度发展,使铜的表面形成不均匀的凹点,以致剥落或断裂。溶蚀的铜 50% 由子宫内膜吸收后随经血排出,50% 经宫颈黏液排出,因此,测定宫颈黏液中铜离子含量可估测出带铜 IUD 铜溶蚀的量,根据文献报道各种带铜 IUD 铜释放率为 20~300 μg/d。研究发现,铜丝与铜套浸泡在模拟宫腔液中铜释放速率不同。如 T Cu380A 开始浸泡阶段铜丝暴释现象严重,第 1 天最高,前 15 天急剧下降,以后下降速率缓慢;而铜套的腐蚀过程出现许多腐蚀坑,腐蚀坑的出现增大了铜表面积,如 T Cu220C 下降速率是先上升再下降。

二、含药的 IUD(孕激素 IUD)

1974 年首次研制成功含孕激素的 IUD,继之 WHO 曾研制左炔诺孕酮 IUD(LNG-IUD),日释放 LNG 2 μg,效果差。美国人口理事会研制 LNG-IUD,为日释放 20 μg 和 30 μg 两种。目前推广日释放 20 μg 的 LNG-IUD。

我国曾研制带孕激素 IUD:LNG-铜-Nova T 形 IUD 和 LNG 钥匙形 IUD 等。前者由武汉同济医科大学等研制,聚乙烯支架呈 Nova T 形,纵臂上有硅橡胶囊,内置 LNG 10 mg,每天恒释 10.8 μg,两横臂上绕有铜丝,表面积 220 mm²,有双股尾丝。后者由上海第二医科大学附属仁济医院研制,横臂由医用 EVA 铸塑而成,纵臂由医用硅橡胶制成,内含 LNG 21 mg,每天恒释 10 μg,对排卵影响不明显。均未形成产品。

(一)左炔诺孕酮 IUD(LNG-IUD-20)的构型

为德国引入的产品。聚乙烯支架呈 Nova T 形,纵臂上有硅橡胶囊,囊内含 LNG 52 mg。置入宫腔后 LNG 通过硅橡胶囊壁微孔每天恒释 20 μg,在局部发挥作用。有效期 8 年以上。

(二)临床效果

LNG-IUD 对局部内膜有抑制作用,临床效果很好,明显减少月经血量,对月经过多、贫血、子宫内膜异位症等尚有防治作用。但常导致先期的不规则点滴出血和后期的闭经,因症取出率较高。

三、含药铜 IUD

(一)种类和构型

1.药铜环 165(活性环 165)

1985 年上海率先研制。由直径为 0.35 mm 不锈钢丝绕成螺旋簧,两端相接呈环形,外形和金属单环相似,螺旋腔内交替置入铜丝簧和吲哚美辛硅橡胶条各 2 根,每只吲哚美辛含量 10 mg,铜表面积 200 mm²。特点:放取方便,效果好,出血反应较少,可长期放置。但脱落率较高。

2.活性 γ 形 IUD

1985 年起上海率先研制。结构分 3 层,内层为不锈钢丝呈 γ 形支架,直径 0.3 mm,支架上绕有铜丝,表面积原为 200 mm²,现改进为 380 mm²(直径 0.20 mm),称药铜 γ 380,外套有不锈钢丝螺旋簧(直径 0.20 mm),两横臂顶端及纵横交界处均咬合有硅橡胶珠,每只含吲哚美辛 25 mg。特点:高效、出血反应少,不锈钢材料可长期放置 10 年以上。放置时需扩张宫口,人工流产后即放置效果好。

记忆合金形 γ IUD(即第二代活性 γ 形 IUD)于 20 世纪 90 年代研制成功,除保持活性 γ 形 IUD 特点外,不需扩宫口,放置方便。

3.药铜宫形 IUD

1992 年后研制。外形与宫铜 IUD 相同,在螺旋腔内除有 8 段铜丝簧外,在三个角内置入吲哚美辛硅橡胶条,含吲哚美辛 20 mg。能减少置器后月经过多和点滴出血。

4.元宫药铜 220

铜表面积 220 mm²,大、中、小 3 种规格,分别为 26 mm、24 mm 和 22 mm。含吲哚美辛 20 mg,能减少放置后近期的子宫出血不良反应,低于宫药铜 200,与宫药铜 300 相似。

5.元宫形 Cu365 IUD

2004 年推广,外形类似活性 γ 形 IUD,但无中心支架,以不锈钢丝螺旋簧盘成,螺旋腔内置有三段铜丝簧,铜表面积 365 mm²,中心处及两侧横臂顶端均以硅橡胶咬合固定,硅橡胶混合吲哚美辛30 mg。特点:高效,出血反应少。但有待长期的大样本的资料。

6.吉妮致美

吉妮致美基本结构和吉妮柔适 IUD 相似,但在能活动的 4 个铜管内放有 1 根含吲哚美辛的硅橡胶棒,柔软,可随铜管自由弯曲,长 20 mm,直径 1.2 mm,含吲哚美辛 20 mg,能减少置器后的出血。

7.其他

(1)吲哚美辛 V Cu200:外形和结构与 V Cu200 相似,但硅橡胶外套混有 25%吲哚美辛,每只总量 25 mg。

(2)鲁 T 药铜 IUD:以 0.3 mm 直径不锈钢丝卷形成 T 形骨架,腔内含铜丝卷 4 个(铜表面积 200 mm²)及吲哚美辛硅橡胶,每只含吲哚美辛 20 mg,IUD 重量平均 0.755 g。

(3)药铜 MY CuIUD(第三代爱母 IUD):在侧臂硅橡胶管内装含吲哚美辛 25 mg,均能有效降低置器后初期经量增多及疼痛的发生率,增加继续使用率。有待更多的临床资料。

临床证明各种带铜 IUD 上加吲哚美辛,均能防止置器后月经过多。

(二)临床效果

目前,含吲哚美辛的 IUD 均带有铜,因此带器妊娠率甚低,放置 1 年时均在 1%以下。另一特点为因症取出率较低,放置 1 年时均在 2%以下,继续存放率均在 90%以上。观察时间最长为药铜环 165 和活性 γ IUD 均在 8 年以上。以活性 γ IUD 为例,放置 8 年时的妊娠率、脱落率和对照组 T Cu220C 相似,而因症取出率明显低于 T Cu220C(各为 6.7/100 妇女和 9.3/100 妇女);增加铜面积后的药铜 γ 380 和 T Cu380A 比较,2 年时带器妊娠率、脱落率、因症取出率均低于 T Cu380A,续用率各为 96.67/100 和 89.26/100。

(三)吲哚美辛释放规律

临床放置惰性 IUD 或带铜 IUD 后可引起月经量增多或过多,多数病例于放置后 3 个月内月经量增多明显,尤以第 1 个月为甚,3～6 个月后有所减少,12～24 个月渐趋恢复。目前采用的吲哚美辛硅橡胶为一种均匀型的缓释系统,其释放规律先快而量大,后慢而量小,呈瀑布形释放,这种释放规律比较符合临床要求。

吲哚美辛硅橡胶含药量分别为 50％、25％和 18％等,以 50％和 25％为主。通过 IUD 体外浸泡,每天或每月测定溶液中吲哚美辛含量绘制出体外累积释放量曲线。另外,定期取出放置在妇女体内的 IUD,测定 IUD 中吲哚美辛含量,计算出体内释放量。以活性 γ-IUD 为例,含 25％吲哚美辛硅橡胶,每只吲哚美辛总量为 25 mg。

重庆市人口和计划生育科学技术研究院曾对药铜宫形节育器观察体外释放药物的速率,其规律和前者相似。

通过宫颈黏液中吲哚美辛含量测定也可观察吲哚美辛释放规律,以鲁 T 药铜 IUD 为例,第 1 个月最多,3 个月时明显下降,2 年时仍然含少量。

(黄　艳)

第二节　宫内节育器的作用机制

宫内节育器作用机制的研究很多,但尚未完全阐明。观察到妇女放置宫内节育器后有以下几个共性:①放置 IUD 后可以很快产生避孕作用,放置释放铜离子节育器后甚至可作为性交后避孕用。②取出 IUD 后,避孕作用很快消失。③放置 IUD 后,仍然有规律的月经周期,月经量的多少与放置 IUD 的材料不同有关系。

妇女放置 IUD 后显示有规律的周期,而且偶然可以发生带器妊娠,包括异位妊娠,均说明放置 IUD 并未抑制排卵,也不影响机体甾体激素的周期分泌规律。

我国于 20 世纪 80～90 年代曾进行的大量研究,作为基础证据仍有价值。21 世纪初的研究多涉及细胞的分子水平。现将国内外有关 IUD 作用机制的研究分述如下。

一、宫腔细胞学研究

(一)宫腔洗液的细胞计数

选择带金属宫内节育器妇女 52 例,未放置宫内节育器妇女(对照组)33 例,取宫腔冲洗液,计算细胞数。对照组妇女宫腔冲洗液,其细胞总数有 11 例在 500 个/立方毫米以上,占 3.3％(11/33),其中有 1 例在 3 000 个/立方毫米以上。在 52 例带器妇女的宫腔冲洗液中,有 32 例在 500 个/立方毫米以上,占 61.5％(32/52),其中有 9 例在 3 000 个/立方毫米以上。所以,带器妇女宫腔冲洗液中的细胞总数比对照组冲洗液中的细胞总数显著为高($P<0.005$)。

(二)宫腔取出的节育器洗液的细胞计数

将上述宫腔冲洗后取出的 52 个节育器及未经冲洗取出的 6 个节育器,共 58 个分别放入生理盐水的小瓶内,取振荡后的洗液,同上法计算细胞总数。结果:细胞总数在 500 个/立方毫米以上者 36 例,占 62.1％(36/58),其中细胞总数为 3 000 个/立方毫米者 12 例,经统计学处理,节育器洗液的细胞总数与上述的宫腔冲洗液的细胞总数,差异无统计学意义($0.05<P<0.1$)。

(三)节育器涂片的观察

正常带器妇女 74 例,按常规取器,随即将取出的节育器在清洁玻璃片上涂片,95％乙醇固定,巴氏染色,在光镜下观察各类细胞的形态并作分类。

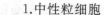

1.中性粒细胞

细胞核多分为 3～4 叶,是涂片中最多见的,在有精子的涂片中,白细胞计数明显增多,但未见到吞噬现象。

2.内膜细胞

这些细胞有的散在,有的成堆,包括成熟至退化的内膜细胞和幼稚阶段的细胞。

3.淋巴细胞

为数不多。

4.巨噬细胞

除个别涂片外,一般并不多见,常出现在黏液中,未见有吞噬现象。

5.其他细胞

在涂片中还可见到极少宫颈上皮细胞,3～5 个成群排列,似单层柱状上皮,有些具纤毛,也偶见单个阴道鳞状上皮细胞,可能是在取器时从宫颈口或阴道中带出的。

研究人员曾做节育器涂片,见到大量的巨噬细胞和巨噬细胞吞噬精子的现象,因此认为宫内节育器导致宫腔内巨噬细胞数目增多,并假定巨噬细胞在宫腔内形成一层薄膜,干扰着床。而 Bercovic 等却未见带器妇女宫腔中有大量巨噬细胞,国内研究观察到的细胞种类与其相同,但各种细胞多少的比例都大不相同,也未见到有大量的巨噬细胞,在有精子的涂片中也未见到有巨噬细胞吞噬精子的现象。因此,巨噬细胞数量增多作为宫内节育器的作用机制,尚缺乏更多的试验根据。Sahni 和 Moyer 等用体外试验证明,中性多核细胞的提取物对大鼠的桑葚胚有毒性作用,因而提出细胞毒素的学说,可能具有一定探讨的价值。

(四)UD 涂片细胞的组织化学研究

为确定宫内节育器涂片中所见的细胞,研究人员进行了组织化学的研究。由于子宫内膜的糖原、碱性磷酸酶和酸性磷酸酶有明显的周期性改变,这种改变为子宫内膜所独有。研究者按妇女取器日期的周期,分别为增殖期 30 例,分泌期 30 例,绝经期 8 例及妊娠期 7 例(带器妊娠要求人工流产时取器)。每例制片 2 张,分别做 PAS、酸性磷酸酶和碱性磷酸酶染色。在查 PAS 时取小鼠肝细胞的糖原颗粒显色作为节育器涂片细胞糖原含量的对照。在查酸性磷酸酶时取小鼠前列腺组织做冷冻切片作为对照。在查碱性磷酸酶时,取小鼠肾组织以肾小管上皮细胞碱性磷酸酶的颜色作为阳性标准对照。另外,在取器时,取 2 块子宫内膜做冷冻切片和石蜡切片,苏木精染色观察子宫内膜组织学形态,并以内膜的组织染色变化确定节育器涂片标本的内膜周期。还取少量内膜做成压片,苏木精染色,并以同时的节育器涂片的内膜细胞作比较。

从形态学上看,多形核细胞形态变化与内膜周期变化一致,增殖中、晚期涂片和分泌期涂片,在同一妇女内膜压片上所见的细胞和节育器涂片上的细胞比较,也是一致的。

PAS 反应在涂片中无论是成群的或是分散的内膜细胞,PAS 均为阳性反应,增殖期反应较弱,分泌期和妊娠期为强阳性,细胞内充满糖原颗粒。子宫内膜中只有内膜上皮细胞和蜕膜细胞有此特征。巨噬细胞不含丰富的糖原颗粒。

酸性磷酸酶和碱性磷酸酶反应在节育器涂片成群和分散内膜细胞中的周期变化和内膜周期变化一致。

二、宫内节育器引起的子宫内膜病理变化

宫内节育器(IUD)的避孕机制比较一致认为主要作用于子宫局部,子宫内膜及宫腔液的改

变。IUD引起的不良反应亦主要发生在子宫内膜上,所以了解置入IUD后子宫内膜的病理变化十分重要。

目前常用的IUD由2部分组成。①惰性支架:一般为惰性材料,如不锈钢、塑料、橡胶等。20世纪90年代前曾用作惰性IUD。②附加物:一般为活性材料,如铜或类固醇性激素,以及近年来加用的吲哚美辛类药物。

(一)惰性支架所引起的子宫内膜病理变化

现代IUD都以惰性支架为载体,了解它引起的病理变化,是研究各种IUD引起的病理变化的基础。

惰性支架引起子宫内膜病理变化的严重程度和范围与支架的大小、面积、形状、弹性,以及子宫腔的大小、形状、子宫收缩的强度和频率等有关。

惰性支架引起的子宫内膜病理变化表现为被压迫现象与炎症反应为主。这些病理变化主要发生在与惰性支架接触之处的子宫内膜浅层。接触处边缘的子宫内膜病理变化明显减轻。远离接触区内膜的变化更不明显。现人为地将置入惰性支架后的子宫内膜划分为3个区域:①压迫区,指直接与惰性支架接触的部位。②移行区,指压迫区旁两边各约2 mm宽的地带。③远离区,上述2区以外的部位。

其病变过程可分为2个阶段。①近期急性阶段:主要为急性渗出性炎症,自置入开始至转经后,为期约1个月。②远期慢性阶段:主要为慢性增殖性炎症,自第一次转经后开始,直至取出惰性支架并转经后。

置入惰性支架后的急性阶段子宫内膜表面,有一薄层淡粉红色、透明的血性黏液样物质。慢性阶段子宫内膜表面常有一层较稠厚的蛋白。它们中均杂有少量白细胞、红细胞及细胞碎屑,呈薄膜状覆盖子宫内膜表面并流入腺腔。它使纤毛及微绒毛相互黏着。由于这层膜状物的阻隔,覆盖上皮表面的亚显微结构比较模糊。这种覆盖子宫内膜表面的薄膜状渗出物对精子与受精卵有无毒性及机械性阻挡作用,应予进一步研究。各区的镜下变化分述如下。

1.压迫区

惰性支架引起的子宫内膜被压迫现象与炎症反应,都主要发生于此区。

(1)被压迫现象:惰性支架的机械性压迫,致子宫内膜组织被压缩,突然下陷,形成与支架的大小、形状、纹理一致的压迹(图14-1)。压迹的深浅与惰性支架的弹性和子宫腔的形状、大小、子宫收缩强度、子宫内膜的厚度及压迫时间的长短有关。

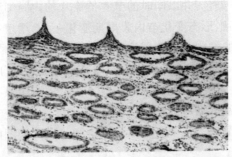

图14-1 置入惰性支架(金属环)后慢性阶段压迫区子宫内膜

子宫内膜表面下陷,3个突起与支架的螺旋状凹陷纹理对应。表
浅间质被压而较致密。间质中有炎症,但极轻微,仅有少量散在的
淋巴细胞浸润。腺腔被压扁,腺轴斜向及横行。光镜×100

急性阶段的压迫区子宫内膜常有出血斑点,压迫严重处有时可见灰黄色不透明的坏死小区。子宫内膜的覆盖上皮有不同程度的压扁、变性、坏死和脱落,形成糜烂或表浅的溃疡。

置入惰性支架的第 2 个月经周期,即慢性阶段。压迫区子宫内膜表面的糜烂大都已修复。留下少数镜下糜烂小灶。

新生的覆盖上皮被压。轻的仅是上皮细胞的局部表面微绒毛或纤毛倒伏,重者细胞被压扁至消失。消失处可有基底膜增厚代偿。当基底膜亦消失时,可有薄层纤维蛋白膜遮盖,以代偿上皮的防御功能。覆盖上皮可发生鳞状化生。

(2)炎症反应:置入惰性支架后,急性阶段压迫区子宫内膜很快发生炎症反应。以中性粒细胞游出为主的轻度急性渗出性炎症。置入 3～4 天后,间质中开始出现浆细胞,以后浆细胞逐渐增多,至 35 天时达高峰,以后又逐渐减少,它一般存在 50 天左右。

惰性支架引起的子宫内膜炎症基本上是一种无菌性炎症。主要由它的支架对子宫内膜的机械压迫所致,另一方面是子宫收缩时子宫内膜对支架压迫的反作用,双方相互摩擦作用的结果。这些引起压迫区子宫内膜浅层组织损伤(近期更因置入手术操作引起损伤)所产生的组织崩解产物刺激子宫内膜,产生了炎症。因此,惰性支架留在子宫内多久,炎症也就存在多久。因为机械因素作用在接触部位,所以惰性支架引起的炎症主要限于子宫内膜的压迫区。

然而在置入惰性支架同时,几乎不可避免地从宫颈管带入寄生于该处的微生物。一般为半厌氧、低毒性的细菌,亦参与引发炎症。所以急性阶段的子宫内膜急性炎症是机械性损伤和微生物共同作用引起的。

带入的细菌在 24 小时内,大都已被机体消灭,至 30 天时,90％置入惰性支架妇女的宫腔中已培养不出细菌,所以微生物在炎症发生的过程中,只是起短暂的附加作用。但如操作时,带入了较多或毒性较强的微生物,则会使子宫内膜的炎症变得严重。

由于微生物被消灭,机体对惰性支架的适应能力提高,以及转经后病变内膜的脱落,换以新生子宫内膜,因此一般在置入惰性支架的第 2 个月经周期,即慢性阶段病变开始时的子宫内膜,炎症转变为慢性增殖性炎,并减退到非常轻微的程度。炎症细胞代之以淋巴细胞及大单核细胞为主,中性粒细胞极少,浆细胞偶见。此外,肥大细胞与间质颗粒细胞数目增加,并有脱颗粒现象。

炎性浸润量一般以中度压迫者最多。压迫轻微者浸润量少。压迫过于严重,压迹深达内膜基底层或肌层时,炎性浸润反而轻,甚至没有炎细胞出现。糜烂小灶的间质中炎性细胞多而密集,并有一定量的中性多形核白细胞浸润。小灶表面常有异物巨细胞出现(图 14-2),吞噬钙盐、细胞碎屑及精子残骸。压迫区的无菌性炎症,一直维持至支架取出并转经后,一般即完全消失。但是在漫长的留置期间,微生物有机会再度上升至宫腔,会暂时加剧炎症反应。

(3)循环障碍:组织的机械性损伤和感染,引起了急性阶段压迫区的子宫内膜水肿、充血和轻度出血。

轻度压迫的慢性阶段压迫区子宫内膜水肿消退、充血减轻并很少有出血。严重压迫的慢性阶段压迫区子宫内膜微循环的立体结构被压塌陷,血管腔被压扁,并逐渐萎缩,血管数目减少,血管内可有透明血栓形成,使受压组织发生缺血,苍白。极少出血。

(4)间质变化:急性阶段子宫内膜炎症处的间质细胞有变性和坏死。在置入支架的第 2 个周期,间质细胞就很少有变性坏死。

在慢性阶段子宫内膜近基底膜处的间质细胞,因轻度压迫形成的机械性刺激,超前出现蜕膜前转化,甚者可达到早期蜕膜细胞的程度。其性质似动物的蜕膜瘤,易被误认为是过度的孕激素影响所致。长期较重的压迫,可使间质萎缩,细胞稀疏,间质细胞较小或梭形化,胶原增多。压迫甚者,压迹深入肌层,该处间质萎缩而消失。

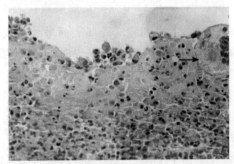

图 14-2　置入惰性支架后慢性阶段的压迫区子宫内膜

糜烂小灶,该处炎性细胞密集,表面多核巨细胞出现。光镜×400

　　(5)子宫内膜腺体变化:急性阶段子宫内膜腺上皮细胞有变性。严重者有坏死。慢性阶段子宫内膜压迫轻微时,腺体无明显变化。较重时,影响了受压部位组织新陈代谢的正常通道,子宫内膜腺体的生长发育与转化受到抑制,腺上皮细胞发生变性,生长、发育及转化滞后,表现出腺体发育较差与分泌减弱。生长、发育及转化滞后可导致该区脱卸不齐。压迫严重时,腺体发生萎缩,数目减少,甚至完全消失。腺轴的方向因压迫而发生紊乱,甚至与子宫内膜表面平行。腺腔被压扁,腔内有分泌物潴留。

　　2.移行区

　　此区子宫内膜中的炎症与压迫区相比要轻得多,但循环障碍却较严重,后者是此区突出的病理变化。

　　由于附近压迫区的炎症及支架下压时产生的牵张力,使该区子宫内膜中的微循环血管被牵拉,内皮细胞间隙增宽,血管扩张、充血,渗透性显著增加,少数内皮细胞有变性或坏死,加以管壁其他成分的变性,血管发生破裂。红细胞自扩大的内皮细胞间隙渗出或从破裂口流出,形成间质中弥散性出血。所以此区循环障碍最严重。

　　急性阶段移行区子宫内膜因水肿、充血而稍隆起,淡粉红色、晶莹状,有散在的出血斑点。

　　慢性阶段移行区子宫内膜因水肿、充血和出血减轻,但仍较明显。

　　间质中的红细胞,可自覆盖上皮细胞间隙与破裂口进入宫腔,造成常年赤带或点滴出血。上述血管内壁损伤处极少有血栓形成,但血管腔内常有少量纤维蛋白析出或散在的血小板出现。

　　急性阶段子宫内膜移行区覆盖上皮,大部分细胞发生变性,部分坏死。慢性阶段子宫内膜该区覆盖上皮与压迫区相连部分,也因牵张力作用,上皮呈斜坡向下,逐渐变扁。与远离区相连部分,增生呈复层、丛状或连同间质增生呈乳头状。个别细胞核增大深染,但无明显畸形,染色质分布均匀,核浆比例未失调,未见癌前期病变。炎症波及此区,但明显地较压迫区轻。腺上皮细胞间隙增宽,轻度变性。腺体的生长发育与转化受到轻度抑制。间质细胞轻度梭形化,胶原纤维稍增多。

　　3.远离区

　　广大的远离区子宫内膜病理变化很轻。

　　急性阶段子宫内膜有轻度水肿、充血和少量散在的出血斑点,偶见散在中性粒细胞浸润。腺上皮细胞的变性坏死数较正常稍多。这些病理变化很快消失或减弱。

慢性阶段子宫内膜此区水肿和充血消退、出血斑点消失,仅有少量散在的淋巴细胞与大单核细胞浸润。间质细胞轻度梭形化,胶原纤维稍增多。即使在电镜下,腺上皮细胞的亚显微结构仅有轻度损伤,出现少量扩张的囊泡状结构。绝大多数仍能显示正常的周期性变化,并出现表示子宫内膜生长、发育、成熟正常,适宜于受精卵着床的精细三联指标,即巨大线粒体、核内管道系统和大块糖原斑。腺腔内分泌物较稠厚,易见脱屑的腺上皮细胞。少数病例腺上皮有黏液细胞化生。

上述广大的远离区子宫内膜病理变化很轻,其功能性结构也近似正常,这可能与惰性 IUD 的避孕失败率较高有关。

4.长期留置

根据留置不锈钢惰性支架 20 年以上的374 例子宫内膜的研究,其子宫内膜的病变未见加重。其中未绝经的254 例妇女的移行区和远离区子宫内膜,未见萎缩或纤维化。光学与亚显微结构,基本上符合正常生理年龄子宫内膜,甚至腺上皮细胞中仍有排卵期三联结构的出现。374例宫腔内刮出物中均未见癌变。在惰性支架长期直接刺激的压迫区及附近的移行区子宫内膜无明显不典型增生。亚显微结构的研究结果也未显示有癌变的倾向;被认为与子宫内膜癌的发生有密切关系的子宫内膜增生过长的发生率没有随着支架留置时间的延长而增加,相反有减少,所以长期留置惰性支架并不会刺激子宫内膜增生过长。进一步的分析表明,这些长期留置支架妇女的子宫内膜增生过长的发生率是随着更年期到来而增加,随着绝经后时间的延长而减少。说明这些妇女的子宫内膜增生过长是由于更年期性激素的平衡失调所致。国内大量有关文献亦无惰性支架有致癌的报道。

374 例中,见放线菌感染引起严重慢性子宫内膜炎 3 例,占0.2%。此 3 例中,1 例为更年期妇女,另 2 例为绝经后妇女。如能对更年期妇女的阴道分泌物予以注意及绝经后妇女能及时取出宫内的惰性支架,这些放线菌性子宫内膜炎是可以防止的。其余的 99.8% 的宫内刮出物中均未见炎症有明显加剧。

置留在宫腔内 20 年的不锈钢惰性支架的材料,分析结果未见明显的被腐蚀现象。

综合上述情况,在宫腔内留置不锈钢惰性支架 20 年是安全的,甚至可以更长久些。这种不锈钢材料是适合做新型 IUD 支架的。

(二)载铜宫内节育器引起的子宫内膜病理变化

载铜宫内节育器一般仅部分区域载铜,余下为不载铜的惰性部分。因此,它引起子宫内膜的病理变化可分为无铜的惰性部分引起的机械性损伤和载铜部分引起的化学性损伤。本部分仅介绍载铜宫内节育器载铜部分引起的慢性阶段子宫内膜病理变化。

载铜宫内节育器上金属铜的表面,经氧化成亚铜与亚铜化合物,进而游离成铜离子。铜离子进入细胞后,主要进入细胞核和线粒体这 2 个要害部位,并与锌离子竞争而抑制十分重要的含锌类酶的活性,实际上铜离子干扰了整个细胞的正常代谢。

由于载铜宫内节育器除了其惰性支架对组织引起的机械性损伤外,加上铜离子引起的化学性损伤,因此,它引起的子宫内膜病理变化比较严重。

载铜宫内节育器所释放的铜离子大部分随同宫腔分泌物一起不断地排出子宫外,使宫腔内的铜离子不断向周围扩散,造成浓度的梯度。因此,子宫内膜与含铜管接触的区域铜离子浓度最高,病变最严重。离含铜管渐远,铜离子浓度逐渐降低,移行区与远离区的子宫内膜病变也逐渐减轻。

1.压迫区

压迫区子宫内膜均有压迹出现,一般较浅,深浅均匀。子宫内膜压迹表面粗糙的占标本数的37％,易碎的占21％,水肿占38％,充血占50％,有不规则的片状或点状出血的占25％,因水肿或贫血引起苍白的占12％,因纤维化而质地坚硬的占24％。有时可见铜管上脱落的小块沉积物或铜屑,形状不规则,有较锐利的边和角。

压迹处的覆盖上皮细胞大小不一,表面不同程度地被压扁。表面的微绒毛稀少或消失,剩下的较粗短而不规则。纤毛细胞较少,纤毛倒伏、黏结。覆盖上皮细胞大多有变性或坏死。个别细胞核肿大,核仁明显,染色质丰富,但染色质分布均匀,无明显畸形,无核分裂增多。少数标本覆盖上皮有较明显的鳞状化生。

有37％妇女的子宫内膜在铜管压迫区有多发性糜烂。糜烂范围较小,一般不超过铜管接触区的范围,有的仅几个细胞大小。糜烂较浅,深度一般不超过0.5 mm,浅者仍保有基底膜。基底膜消失的糜烂区粗糙,有蛋白样凝结物,杂有红细胞、白细胞。

铜管压迫区的子宫内膜中炎症远较惰性支架的压迫区严重。炎症仍以淋巴细胞浸润为主,但常伴有中性粒细胞。少数标本的糜烂区,有大量中性粒细胞浸润。较多标本中可见少量嗜酸性粒细胞或浆细胞浸润。

铜管压迫区的子宫内膜浅层腺体较小、较直,有的腺体部分腺上皮细胞缺失,形成缺口或仅存单排、条状腺上皮。无增生过长或不典型增生。

铜管压迫区的子宫内膜浅层腺体子宫内膜有较多的腺上皮细胞发生不同程度的变性、坏死或消失。细胞间间隙增宽。变性的腺上皮细胞核膜肿胀、异染色质增加,常染色质减少。坏死的腺上皮细胞,整个细胞核的核膜可完全消失而留下染色质。或染色质逐渐减少,最后整个细胞核消失。有的细胞的质膜或核膜靠近腺腔的一端破裂。

变性的细胞,其细胞器与游离核糖体有不同程度的变性和减少,严重者整个细胞或细胞内较大区域的胞质中细胞器完全消失,成为无结构的透明区。有的细胞体积较小,其细胞器密集并变性。粗面内质网发生明显的脱颗粒,空泡形成。腺上皮细胞内初级溶酶体与次级溶酶体显著增多,远较放置惰性支架的子宫内膜中多见,许多溶酶体酶如 β-葡萄糖醛酸苷酶等的活性显著增强,提示组织与细胞结构的破坏加剧。

线粒体广泛地发生严重变性、肿胀、空泡变性、嵴减少、断裂,18％的线粒体发生破裂,线粒体内腔中出现溶酶体。分泌早、中期之间无巨大线粒体形成。线粒体广泛而严重的破坏,能量供应必然匮乏,影响细胞的许多生理活动。

当子宫内膜中铜离子增高时,因离子的竞争作用,锌含量降低,使许多含锌酶如碳酸酐酶、碱性磷酸酶等酶的活性受到抑制,子宫内膜依赖这些酶进行最基本的代谢。它们的活性受到抑制时,子宫内膜腺上皮细胞代谢受到严重的影响。

由于淀粉酶活性受到抑制,相对糖原合成酶和磷酸化酶的活性抑制较轻,致糖原单体或聚合体在细胞内增多,并由于排出功能的减弱而积储,在增生期腺上皮细胞胞质中出现较多的糖原颗粒,或出现糖原斑,而分泌早期的腺上皮细胞胞质中糖原颗粒和糖原斑反而较少,且糖原斑在细胞内的分布位置也有异常。

另一方面,腺上皮细胞出现生长、发育和成熟障碍,有丝核分裂减少。有较多的细胞处于比较幼稚的状态,核体积较大、较圆,表面平整,核膜结构清晰,厚薄均匀,核内充满细而分布均匀的常染色质,核仁明显。胞质疏松,细胞器较多,有不同程度的变性。在分泌期,腺体不出现分泌、反应减弱或滞后。在分泌早中期,没有形成表示子宫内膜的生长、发育和成熟正常,适宜于受精卵着床的精细三联指标。

压迫区浅层子宫内膜间质的生长也受到抑制,表现为间质稀疏,间质细胞小,核分裂减少。少数间质细胞亦超前在增殖期出现蜕膜前转化,但其程度较惰性支架引起的轻。胶原明显增多,易形成惰性支架不引起的典型纤维化。间质中颗粒细胞增多。

毛细血管部分内皮细胞有变性或坏死,间隙增宽或血管破裂。螺旋动脉分支有变性坏死或破裂。可有红细胞浸润于其周围。

纤溶活性增强,较惰性支架引起的更强。并以此区最强,它提示子宫内膜的止血功能减弱。

2.移行区

移行区子宫内膜炎症与组织的变质性病变程度远比压迫区轻。铜管旁移行区子宫内膜的循环障碍,水肿、充血和出血较惰性支架引起的明显。一般认为载铜宫内节育器引起的长期赤带或点滴出血主要起源于此。覆盖上皮增生显著,呈复层或隆起似山峦重叠,或呈多发小乳头状。部分增生的覆盖上皮细胞核亦有增大,如前述。间质细胞的梭形化较明显,无致密结缔组织化。

3.远离区

此区的病理变化很轻。有少量淋巴细胞散在浸润,较惰性支架稍多,并伴有少量中性粒细胞。间质细胞梭形化亦稍较惰性支架引起的明显。

载铜宫内节育器释放铜离子,所以载铜宫内节育器引起的子宫内膜病理变化较惰性支架严重。但是它仍主要局限于铜管接触处的浅层。

铜离子对子宫内膜成熟转化的抑制作用和直接对精子的影响,所以载铜宫内节育器的避孕效果甚佳,但亦引起较多较重的组织反应。

4.长期留置载铜宫内节育器的子宫内膜变化

(1)致癌作用:至今未见长期(10 年以上)留置载铜宫内节育器引起子宫内膜癌变的具体例证,亦未见明确的癌前期病变,相反一定浓度的铜离子似有抑制组织生长的作用。

长期置入载铜宫内节育器,铜管压迫区子宫内膜的有些病变,程度加重,并稍有扩大,如压迫区萎缩的发生率由留置载铜宫内节育器 5~10 年的 25% 增加至 10~12 年的 71%,范围由 (0.81 ± 0.18) mm^2 扩大到 (1.50 ± 0.38) mm^2;压迫区纤维化的发生率,自留置 5~10 年的 19%,增加至放置＞10 年的 37% 以上,范围由 (1.80 ± 0.42)mm^2 扩大至 (2.40 ± 0.44)mm^2;压迫区出血坏死的例数由留置 5~7 年的 4/20 例增加至 9 年的 14/30 例,范围自 5~10 年的 (1.50 ± 0.50)mm^2 扩大到 10~12 年的 (2.55 ± 1.55)mm^2。但它们都仍局限于铜臂压迫区,没有扩大至移行区或远离区子宫内膜。

(2)可复性:妇女长期(10 年)留置载铜宫内节育器,在取出载铜宫内节育器 3 个月后,其子宫内膜均已基本恢复正常。炎症基本消退,组织坏死消失,异型覆盖上皮细胞消失,水肿、充血消退,出血停止,腺体转化滞后与间质细胞转化超前的现象消失。因此,可以认为留置载铜节育器年引起的子宫内膜病变是可以恢复的。

但是在取出载铜宫内节育器 3 个月后,大部分妇女的子宫内膜间质中还有稍偏多的淋巴细胞、个别浆细胞或中性粒细胞浸润。有少量的成熟胶原纤维存在,个别刮宫标本中见致密纤维结缔组织。腺上皮细胞内溶酶体稍多,近表面处的内质网有扩张,其中见有密度很大的细颗粒,较多的线粒体仍有变性。有些妇女内膜出现转化超前的现象。这些现象表明留置载铜宫内节育器

10年,将其取出3个月时,这些妇女的子宫内膜已基本恢复,但未彻底恢复。

上述研究结果表明,宫腔内留置载铜宫内节育器10年,子宫内膜没有出现癌变,局部的病理变化虽较惰性支架引起的严重,而且有些病变的发生率,随着留置年限的延长而有上升,病变范围稍有扩大,但它还是局限于压迫区,局限于子宫内膜的浅层。从病理变化来看,载铜宫内节育器在妇女宫腔内留置10年是可以的。如需进一步延长留置时间,有待进一步观察。若准备受孕,理想的时间是在载铜宫内节育器取出后3个月以上,等候其完全恢复。对于取器后宫颈黏液铜离子浓度的变化,估计有无铜离子的滞留或铜碎片的残存有待进一步研究。

(三)释放左炔诺孕酮宫内节育器引起的子宫内膜病理变化

目前较广泛地研制和使用的含孕激素的宫内节育器,主要装载的是左炔诺孕酮。它能强烈抑制子宫内膜的生长,达到避孕目的。此种宫内节育器简称为LNG-IUD。

LNG-IUD引起的子宫内膜变化,除有惰性支架引起的病变外,还具有孕激素避孕药的特点,即子宫内膜的生长受到抑制及超前转化。

目前研制的LNG-IUD每天的释放量甚微,但宫腔内浓度相对较高。它主要是直接对局部的作用,引起子宫内膜变化。但有少量的左炔诺孕酮,从子宫内膜渗入血液循环,影响妇女的下丘脑-垂体-卵巢轴上的功能,进而改变子宫内膜对LNG-IUD的反应。LNG-IUD引起子宫内膜的变化过程可分3个阶段阐述。

1.第一阶段

子宫内膜开始变化的阶段,即置入LNG-IUD的周期。

在早卵泡期置入LNG-IUD后,其惰性支架即开始引发子宫内膜的病理变化。在接触左炔诺孕酮18小时,子宫内膜即出现抑制现象。表现为腺体生长缓慢,基本上一直停滞在置入时的增殖早、中期状态,间质细胞增生也缓慢,比较稀疏;另一方面出现超前转化现象,表现为增生早、中期的腺体就出现了分泌现象,部分间质细胞向蜕膜前细胞转化,形成一种生长发育与转化不协调的早熟现象。血管的生长发育亦缓慢。

2.第二阶段

从转经后的第1个周期开始,一直至开始恢复正常前的这一阶段。子宫内膜显示左炔诺孕酮所致的典型病理变化。

置入LNG-IUD后,子宫内膜在内源性性激素的周期性变化的影响下,大多数妇女的子宫内膜按期行经脱落。新周期的子宫内膜在新生时或新生前即已受到了局部持续高浓度外源性孕激素左炔诺孕酮的作用,出现了子宫内膜的强烈抑制与超前转化相矛盾的现象,形成了LNG-IUD引起的典型病变。子宫内膜明显变薄,有的仅厚1 mm,有丝核分裂显著减少。腺体数目少、小,并有明显的大小不一。小的腺体横断面直径仅15 μm,腺上皮细胞呈立方形,甚至扁平,腺体转化方面在经后很早就出现顶浆分泌、核下空泡,但都很微弱。间质细胞转化方面较多的细胞胞质增多、细胞增大,形成典型的蜕膜前反应。

LNG-IUD支架的机械作用,加上左炔诺孕酮对子宫内膜的抑制,改变了许多重要的生理功能。如雌、孕激素受体量显著减少,总乳酸脱氢酶及碱性磷酸酶等酶的活性降低,宫腔中高浓度的外源性孕激素等,都不利于受精卵的着床与发育,从而起到避孕作用。

左炔诺孕酮加强了溶酶体膜的稳定性,减少了β-葡萄糖醛酸苷酶、β-N-乙酰氨基己糖苷酶及酰基载体蛋白等自溶酶体中溢出,从而使子宫内膜组织损伤的反应较轻。

间质中有分布不均匀的明显水肿,使组织被不规则地分隔。子宫内膜包括间质中的微血管的生长与发育明显受到抑制,表现为血管数显著减少,小而壁薄。未见粗壮、成熟的螺旋动脉。纤溶酶活性降低而含有一定量的纤溶抑制物质,因此经量明显减少。灶周围的组织大多基本健康。随着时间的推移,部分妇女的子宫内膜的结构维持在上述状态。部分妇女的个体因素,尤其是 LNG-IUD 释放量较大,如每天释放量为 50 μg 的 LNG-IUD,4 个月后,49%的妇女发生萎缩、闭经。

闭经的子宫内膜出现严重萎缩,极薄,甚者仅厚 1 mm,类似绝经多年妇女的子宫内膜。腺体极少、极小。腺上皮薄,胞质透明,分泌现象极微弱。大多数间质细胞萎缩变小或梭形,只有少数间质细胞仍稍大,似刚开始转化的蜕膜前细胞。微血管的生长与发育进一步受到抑制而减少,小而壁薄。宫腔中浓度较高的左炔诺孕酮不断向子宫内膜深部渗透,以及较长时间的闭经,子宫体亦可萎缩变小。

置入释放孕激素的 IUD 后不少妇女的经期延长、淋漓不尽或不规则出血。从其子宫内膜的变化来看,内膜络绎不绝地发生大小不等的坏死出血病灶,较多的意见认为血管发育不良可能是它的原因。但是凡使用外源性孕激素避孕的子宫内膜血管的生长发育都受到了抑制,血管的发育不良,尤其是当子宫内膜生长的抑制发展至萎缩闭经时,其中血管发育不良的程度也更严重,却反而不出血了。所以它不应是出血的原因,有可能是出血后不易收缩止血的因素。以下的几个因素应予以考虑:①外源性孕激素对子宫内膜的持续作用和内源性性激素周期性波动对子宫内膜的影响。②外源性孕激素进入血液循环的量的稳定性。③子宫内膜的反应性与下丘脑-垂体-卵巢轴的稳定性的个体因素。④不同区域子宫内膜组织反应的差异性。进一步深入阐明其出血异常的确切机制将是目前研究 LNG-IUD 不良反应的焦点。

3.第三阶段

子宫内膜逐渐恢复正常的阶段。随着时间的推移,LNG-IUD 内药物的存量逐渐减少至一定水平而停止释放,或缓释装置释放发生障碍或取出 LNG-IUD 后。大多数妇女的子宫内膜能逐渐恢复正常,少数处于萎缩状态而不易恢复。抑制的解除,一般腺体早于间质,血管的恢复最慢。

(四)释放吲哚美辛的宫内节育器引起的子宫内膜病理变化

病理试验的研究发现,吲哚美辛-IUD 引起的动物子宫内膜病变较 Cu-IUD 引起的动物子宫内膜病变为轻。表现:子宫内膜的组织损伤,包括线粒体的变性较轻;炎性反应较轻;微血管的异常扩张较轻;微血管内皮细胞中内皮素生成的减少较轻;琥珀酸脱氢酶、非特异性脂酶及钙离子激活 ATP 酶的降低较少;未发现凝血酶原及纤维蛋白原的量有所改变。

三、放置宫内节育器后子宫内膜中几种酶活性的变化(组化法)

卵巢类固醇激素对子宫内膜中酶和辅酶的代谢过程具有极为复杂的调节作用。内膜酶和辅酶作为生物催化剂在内膜蛋白、酯类和碳水化合物代谢过程中起重要的作用,后者的代谢又对植入及植入后内膜的生长发育关系密切。

(一)酸性磷酸酶

此酶是一组水解酶,用金属沉淀与偶氮偶联法能显示,它位于溶酶体内,参与细胞分泌产物的降解和细胞组织的退变过程。也有人认为与月经出血有关。

在带器妇女的子宫内膜中,酸性磷酸酶仍有周期变化,分泌期比增殖期高,分泌晚期出现峰值。带器与不带器比,带器内膜酶活性增高较多,月经期内膜的酸性磷酸酶,带器比不带器者略高。

(二)碱性磷酸酶

此酶也是一组磷酸水解酶,不同的组织其含量并不一致,在生育年龄妇女的子宫内膜中,碱性磷酸酶有明显的周期变化,其活性与雌激素关系密切。在内膜增殖与生长中对蛋白质的合成和糖原分解极为重要。

带器妇女子宫内膜腺上皮增殖期碱性磷酸酶活性较正常不带器妇女子宫内膜中的稍低,高峰在早分泌期出现,但没有正常妇女明显。分泌期和分泌中期,多数带器妇女子宫内膜上皮碱性磷酸酶保持一定程度的活性,月经期则多为阴性。带器妇女内膜腺上皮碱性磷酸酶的这些变化,可以设想为子宫内膜腺上皮的生长与成熟延迟,致使内膜与卵巢周期不同步。但在带器妇女内膜血管中碱性磷酸酶未见有明显变化,内膜的间质细胞中的碱性磷酸酶活性同正常不带器妇女中的相似。

(三)非特异性脂酶

此酶在正常子宫内膜中广为分布,腺上皮、表面上皮、部分内膜间质细胞、血管内皮及其肌层都含非特异性脂酶。非特异性脂酶在子宫内膜中的变化和酸性磷酸酶相似,这种酶可能与子宫内膜破坏及月经出血有关。放器与不放器妇女子宫内膜中非特异性脂酶的周期性变化未现明显改变。

(四)琥珀酸脱氢酶

线粒体酶在线粒体内排列成链,在所有有氧呼吸的细胞内都存在,与线粒体膜牢固结合。此酶是脱氢酶中最重要的酶,不需辅酶,在组化反应中常用来反映三羧酸循环的情况而成为标志酶。

此酶可作为了解上皮细胞分泌过程中能量供应的指标。线粒体丰富的细胞,酶反应强。放置节育器妇女子宫内膜中的琥珀酸脱氢酶的活性降低。

四、宫内节育器引起子宫内膜和宫腔液的生化变化

妇女放置节育器后,应用生化方法可研究子宫内膜和宫腔液的酶、蛋白质、纤溶酶原激活因子和抑制因子的变化。

放置 IUD 后,除了前述的酰基载体蛋白、碱性磷酸酶、神经元特异性烯醇化酶等子宫内膜酶活性变化外,研究较多的是溶酶体,因为这一类酶对子宫的生理状况有重要作用,关系到月经开始、胚泡着床和产后子宫的复原。

(一)带器前后宫腔液 β-葡萄糖醛酸苷酶活性的变化

因 β-葡萄糖醛酸苷酶与妇女月经期内膜脱落有关。有研究用荧光分光光度法测定了带器前后妇女子宫冲洗液内 β-葡萄糖醛酸苷酶活性的变化。对带有惰性节育器的妇女其带器前后子宫冲洗液及子宫内膜中 β-葡萄糖醛酸苷酶活性的变化不明显。

(二)带器前后子宫内膜纤溶酶原激活因子和抑制因子的变化

44 例带惰性 IUD 前和带器 3 个月后子宫冲洗液以及 16 例带器前与带器后 1 个月的子宫内膜,用免疫电泳方法分析了纤溶酶原激活因子尿激酶和纤溶酶原抑制因子 α_2-巨球蛋白含量的变化,其结果如下。

1.子宫内膜尿激酶含量的变化

带器前尿激酶量为(29.06±4.59)U/mg,带器后为(45.32±8.20)U/mg,后者较前者增加1.6 倍。

2.宫腔冲洗液 α_2-巨球蛋白含量

带器前 α_2-巨球蛋白为 $(14.80\pm2.81)\mu g/mg$，置器后为 $(5.30\pm1.63)\mu g/mg$，两者有显著差别 $(P<0.01)$。带器后显著减少至带器前的 2/3 左右。

以上试验说明，妇女带器后(1 个月或 3 个月)对纤溶酶原系统有影响，即纤溶酶原激活因子尿激酶样物质增加，其抑制因子 α_2-巨球蛋白显著减少。由此说明 IUD 引起不规则出血或月经量过多可能与此系统有关。

(三)带器前后宫腔洗液蛋白质的变化

应用 SDS 聚丙烯酰胺凝胶电泳和超薄层等电聚焦电泳,观察以子宫冲洗液蛋白与血清蛋白图谱和带器前后子宫冲洗液与子宫内膜蛋白电泳图谱比较。

结果:带器 3 个月的子宫冲洗液和带器 1 个月的子宫内膜的蛋白量均减少。带器后节育器与子宫内膜接触部位可因炎症而蛋白质渗出增加,但是在内膜其他部位的蛋白质合成受到抑制,可能影响子宫内膜的成熟从而影响子宫内环境,因子宫内环境的变化而避免妊娠或导致带器后月经过多或不规则出血。

五、放置后局部前列腺素的研究

从 20 世纪 70 年代开始,很多研究者认为带器妇女子宫内膜中前列腺素可能是 IUD 的作用机制,因为子宫内膜能合成前列腺素,内膜若受创伤则前列腺素的合成和释放就能增多,巨噬细胞也可以释放前列腺素。在动物中前列腺素有溶黄体作用,能使子宫收缩,可能与避孕作用有关;也能使痛经加剧;有抗血小板凝集作用;与放器后妇女有不规则出血的不良反应也可能有关系。但研究局部前列腺素的合成量有一定技术上的难度,如子宫内膜采样方法困难,前列腺素在内膜周期中的合成速度不恒定,前列腺素种类繁多等原因。前列腺素在带器妇女子宫内膜及月经血中的含量是否增加尚有争论。

我国曾对硅橡胶优生环 18 例,V Cu200 17 例,金单环 25 例,于带器前后对前列腺素的含量进行研究,用自身对照的方法,采用月经血和宫颈黏液的标本,同时取月经第 2 天的肘静脉血做对照试验。标本采自置器前,置器后 1、2、3、6 个月。测定内容为 PGE_1、PGF_2、PGI_2 和 TXB_2。

结果:肘静脉血中的各种 PG 含量不论在放器前或放器后都明显低于经血及宫颈黏液的 PG含量,而且没有放器前后的差别。月经血中的 PGE_1 与 PGF_2 及 PGI_2 与 TXB_2 的比值,在置器前后有变化。当月经血量增多时,其比值上升,月经血量下降时,其比值也下降。3 种 IUD 中以带铜节育器的标本中,其比值的改变更为明显。

宫颈黏液中的 PG 含量,在分泌期 4 种 PG 都有增高,而与 IUD 种类的关系还不明显。

六、宫内节育器引起子宫内膜中雌、孕激素受体含量的变化

子宫是女性激素的靶器官,雌、孕激素的生理功能是通过靶组织的受体起作用的。Tamaya等发现带铜 IUD 妇女子宫内膜上皮和间质能摄入铜离子,干扰内膜激素受体。原中华医学会会长牛惠霖之女、我国著名妇产科医师牛恩美曾对 104 例置器妇女,按增殖早、中、晚和分泌早、中、晚六期,对子宫内膜中胞质雌激素受体(ER)和孕激素受体(PR)含量进行测定,并与 131 例未放置 IUD 妇女的月经周期子宫内膜进行比较。受体测定方法是将组织样品与经高速离心的子宫内膜细胞浆液进行孵育,采用葡聚糖活性炭法分离游离激素,并用 Scatchard 作图法计算受体含量及解离常数 (K_d)。受体含量以 fmol/mg 蛋白表示。结果如下。

（1）带器组子宫内膜中 ER 含量的平均值 $M\pm SD$，增殖期和分泌期分别为（183±17）fmol/mg 蛋白和（156±23）fmol/mg 蛋白，明显高于对照组的（122±12）fmol/mg 蛋白和（75±9）fmol/mg 蛋白。PR 平均值除分泌早、中期外，其余各期都略低于对照组。

（2）置器后 ER、PR 含量随月经周期而变化的规律性未见改变。

（3）IUD 随着放置年限的增加，增殖期 ER、PR 含量呈下降趋势，而分泌期 ER 和 PR 含量都呈上升趋势。这种有规律变化，很可能与子宫内膜对节育器的适应性有关。

（4）铜离子可能有抑制内膜受体的倾向。

（5）因症与非因症取器的内膜 ER 和 PR 含量比较，差异无显著性意义。

IUD 放置在子宫腔内，对卵巢周期中甾体激素的分泌基本没有影响。内膜中 ER 含量的显著升高，可能是由于 IUD 的局部刺激而引起。ER 升高可能是由于 ER 的合成和 E_2 的结合能力增加，或是受体分解速度降低。IUD 有可能延缓胞质受体转移至细胞核的速度，使大量 ER 仍停留在胞质中。由此而造成子宫内环境的变化，包括子宫内膜对雌、孕激素摄入的微量变化等，从而阻碍了受精卵的着床而抗生育。

七、宫内节育器与机体免疫反应

免疫是生物能识别和排斥异己物质的功能。宫腔内放置 IUD 是异物入侵，它能刺激子宫收缩（也是一种子宫的排异作用），同时引起炎性反应、局部充血、水肿、血管通透性增强、炎性白细胞渗出等。早在 1971 年，报道在置器后 2 个月内 IgG 水平已明显上升，而 IgM 则缓慢上升，至 1 年后开始明显。在带铜 IUD 的妇女中，置器 4 周后 IgM 即已明显升高。除外有支原体及病毒感染的情况下，也测出同样的结果。这种免疫蛋白含量增高，可使胚泡失去免疫耐受性而致崩溃。

以上的各种研究基本肯定妇女宫腔内放置 IUD 后，局部发生一系列的变化，这些变化甚至还通过宫腔，与输卵管的管腔相接通，而使输卵管内膜也发生细胞学的变化，产生酶、蛋白质及某些组织化学的变化。这些变化对精子、卵细胞、受精卵都会起作用。

八、宫内节育器影响配子运行和活力的研究

（一）影响精子运行和活力的研究

有人曾试图研究证明 IUD 的作用是在宫腔局部，而且作用于生殖道的某个环节上，从而做了以下的工作。

带 IUD 的妇女生殖道中，精子的运行和其功能是否受 IUD 的影响而减弱，有研究人员认为 IUD 能影响宫颈黏液的量及其组成成分，带铜 IUD 能使宫颈黏液中的铜含量增加，因而影响了精子活动力。研究者选择了要求绝育或准备做输卵管手术的妇女，在术前数分钟、数小时，甚至数天前做人工授精或不避孕性交，在术时将切下来的输卵管用精细的方法冲洗输卵管而收集精子。人工授精后 20～30 分钟，在不带器的对照组中，输卵管内可以收集到精子，但在带 IUD 的对照组中，妇女的输卵管中未见到精子。有人曾在不带器妇女的增殖晚期性交 12 小时后，于子宫内膜腔、输卵管及腹腔中找到几百至上千个精子，而在带 IUD 的妇女中，所得到的精子数大大减少，特别是在带铜 IUD 妇女中，并曾见到 1 例带铜 IUD 妇女，其冲洗收集到的精子中，很多有精子头与尾分离的现象。有研究者在妇女带母体乐铜 IUD 中，输卵管的受精处未见到有精子，而不带器妇女或带惰性 IUD 妇女中经常可以见到此处有精子。但也有研究人员发现有精子在

带器妇女输卵管的受精处,但所收集到的精子数比估计能得到的要低得多。

这些试验方法麻烦,而且每人所能做的例数很少,所以试验结果只能作为参考,即在带器妇女中,精子的运行或活力受到一定的影响。

(二)对卵细胞和受精卵影响的研究

受精卵是否进入带器妇女的宫腔。在正常情况下,输卵管在 3 天内从卵巢输送卵细胞至子宫腔。卵细胞能在宫腔中存留 3 天或 4 天。这种卵细胞可以用冲洗的方法从子宫腔中收集到。有人应用此方法在排卵后 2～5 天,从 36 例对照组妇女得到 8 个卵细胞,但从带器妇女 65 例中仅得到 1 个不发育的卵细胞(22 例惰性 IUD,43 例带铜 IUD)。这 1 个卵细胞是从一位带惰性 Zipper IUD 妇女子宫中冲洗出来的,这能说明不论在带器或不带器妇女中,受精卵以同样的速度从输卵管进入宫腔。

曾有人在妇女排卵期进行开腹手术时从 111 条输卵管中取到 64 个卵细胞,从子宫中取到 4 个卵细胞,而在带铜 IUD 妇女中,从输卵管中卵细胞的输送速度来看是明显低于对照组的。而带惰性或释放黄体酮 IUD 的输卵管中,运输卵细胞的速度并没有加速。可以除外带铜 IUD 使输卵管运输速度加快的说法。因为在其子宫内不能收集到卵细胞或收集到的卵细胞也是破坏的,证明带铜 IUD 的避孕机制是在子宫水平以上。

有研究在妇女性交后从其输卵管中收集到的 34 个卵细胞,其中 20 个卵细胞取自不带器妇女,14 个取自带器妇女。应用光镜和电子显微镜检查,结果对照组 18 个卵细胞中,有 14 个为已受精(77%),带器组 14 个卵细胞中仅有 2 个已受精(14%),而这 2 个卵细胞已出现不正常发育。这个观察说明从带器妇女输卵管中收集到的卵细胞,不论从收集的百分数或从显微镜下的形态,都与不带器妇女输卵管中收集到的卵细胞不同。这种卵细胞的不同是在输卵管中卵细胞正常运行过程中发生的。因此 IUD 干扰生殖的步骤是在受精卵到达子宫腔之前已经发生,而且受精卵到达带器妇女子宫腔的数目也显著减少。说明 IUD 作用首先可能在干扰受精过程。

IUD 能在输卵管中起抗生育的作用有一种可能就是子宫腔与输卵管有物理性沟通。带铜 IUD 者铜离子及其他物质和由异物引起组织反应而产生的细胞,都能混合进入输卵管腔。

九、其他研究

(一)HCG 测定

由于测早孕试剂的敏感度加强,能测出在 LH 高峰刺激排卵后 8～10 天时的微量 HCG。以尿液中的排泄与血中浓度相同时,定为有囊胚形成,则可认为存在早孕丢失、生化妊娠或亚临床妊娠。

在 19 个试验中,有 5 个试验发现在带器妇女中有 15%～44% 的周期阳性,另外 14 个试验中,有 0～27% 的周期阳性。而在不带器妇女中有 8%～57% 的阳性。因此,在囊胚期左右丢失的胚泡在带器妇女中比不带器想怀孕的妇女要低得多。

应用单克隆抗体或多克隆抗体能测出很低浓度的 HCG。有人用这种方法测带及不带器妇女尿液中的 HCG 量,在 39 例带有各种形态 IUD 的妇女 107 个周期的尿液中,仅有 1 次测出阳性(0.9%),而对照组(不带器妇女)89 个周期中,有 4 次阳性(4.5%)。根据这有限的数字,提示 IUD 能在受精卵分泌 HCG 至母体前已起了抗生育的作用。

(二)早孕因子(EPF)测定

研究人员用玫瑰花环抑制试验测定显示在受精数小时内出现的 EPF,可以计算受精及囊胚丢失,比 HCG 的时间更早。测了正常妇女在排卵期性交后 26 个周期,早期胚胎丢失,为 54/100 周期。其他研究人员应用这个试验测了带器妇女和对照组。对照组(节育及绝育者)未测出有 EPF 的活性;而在带器妇女组,23 个周期中有 6 次在排卵期后测出一过性 EPF 出现。基于玫瑰花环抑制试验,是胚胎或妊娠的专一试验,但对于早孕因子,正在不断研究和发展,因此少数病例的结果尚不足以下结论。

(三)细胞毒作用

研究表明,宫腔中各类细胞降解产物的细胞毒作用能影响到输卵管腔中的精子活动度、胚泡的运输速度及毒胚泡作用,使胚泡在着床前即已受到损伤。

带铜 IUD 除了相同的作用机制外,尚有对内膜局部碳酸酐酶的作用。该酶是一种含锌的酶,是胚泡在子宫内膜表面附着时必不可少的物质。由于有铜离子存在,该酶发生明显变化。铜离子可使子宫内膜的锌减少,黏蛋白分解,还可能使胚泡表面黏多糖改变,影响子宫内膜黏液对滋养细胞的保护作用。铜离子还具有杀精子作用,试验已证明铜离子在周围血液中的浓度并不升高,主要是释放在子宫液及月经中。

含黄体酮节育器的主要作用是引起子宫内膜的变化,使子宫内膜腺体萎缩,间质发生蜕膜反应。子宫液中的黄体酮,可以影响胚泡的代谢。这些内膜的变化,都不利于胚泡着床的营养环境。

(四)细胞变质

有报道称,子宫内膜特殊蛋白,胎盘蛋白 14(PP14)带 IUD 者降低,反映内膜功能存在缺陷。放置孕激素释放系统的妇女子宫腔液中白介素-6 和肿瘤坏死因子浓度均较对照组高,表明 IUD 使内膜分泌细胞变质,而有抗生育作用。用组化免疫方法观察 Alpha V、Alpha 3、β_1 整合素结果表明长期应用铜 IUD 抑制整合素表达,抑制细胞外间质结合整合素的表达,可能抑制着床。子宫内膜中 *HOXA*10 表达主要是表示内膜的可容受性,带铜 IUD 的妇女子宫内膜中 *HOXA*10 表达明显减少。可能涉及配子对内膜的可容受性受到抑制而避孕。

以上是综述了 1980 年以来,国内、外学者的有关工作和看法。总的一致看法是 IUD 的作用是局部组织对异物的组织反应,列出了惰性节育器的作用方式,至今仍能作为基础。

根据各种有关 IUD 作用机制的文献,根据受精率和临床受孕率为基础,说明所有 IUD 均有明显的受精前和受精后的作用,但带铜 IUD 对受精前的作用更明显。

(黄 艳)

第三节 宫内节育器的放置

一、适应证和禁忌证

(一)适应证

(1)已婚育龄妇女要求以 IUD 避孕而无禁忌证者。

(2)要求紧急避孕或继续以 IUD 避孕而且无禁用条件者。

（二）禁忌证

（1）妊娠或可疑妊娠者。

（2）生殖器官炎症，如急、慢性盆腔炎，阴道炎，急性宫颈炎和重度宫颈糜烂。因可增加盆腔炎的危险。原因不明的阴道出血，包括 3 个月内有频发月经、月经过多或不规则阴道出血者。

（3）生殖器肿瘤，如子宫肌瘤、卵巢瘤、子宫内膜癌、卵巢癌、恶性滋养叶细胞肿瘤等影响 IUD 的正确位置，或混淆出血的原因，不利于这些疾病的治疗。

（4）子宫颈内口过松、重度撕裂、重度狭窄及重度子宫脱垂者。

（5）生殖器官畸形，如子宫纵隔、双子宫、双角子宫等。

（6）宫腔＜5.5 cm 或＞9 cm 者（人工流产时、产时放置例外）。

（7）人工流产后放置者，有子宫收缩不良，出血多，人工流产前有反复阴道出血者，可能有妊娠组织物残留或有感染可能者，包括感染性流产后。

（8）产时或剖宫产时胎盘娩出后放置者，如有潜在感染或出血可能者，如产时感染、胎膜早破、产前出血、羊水过多或双胎史等。

（9）产后 42 天后放置者如恶露未净和/或会阴伤口未愈者。

（10）有各种较严重的全身急、慢性疾患，如心功能Ⅲ级以上、严重贫血、血液疾患及各种疾病的急性期等。

（11）各种性病未治愈者。

（12）盆腔结核。

（三）相对禁忌证

1.以下放置时间需慎用（相当于 WHO 医学标准的 2～3 级）

（1）产后 48 小时内放置易于脱落，需慎用。带孕激素 IUD 可能通过乳汁影响婴儿，需在产后 6 周后应用。

（2）产后 48 小时至产后 4 周放置，增加放置时子宫穿孔或感染的可能性，不宜放置。

（3）中期妊娠引产后放置，可能增加脱落的危险，宜慎用。LNG-IUD 对这方面的影响尚缺少研究数据。

2.年龄

年龄＜20 岁未产妇可能增加脱落的危险性，需慎用。

3.血管疾病患者

有高血压史而无法经常测量血压或血压超过 14.7/24.0 kPa(110/180 mmHg)者，或血管疾病患者可用带铜 IUD。但用 LNG-IUD 时可能影响血脂代谢，降低 HDL 水平，需慎用。

4.糖尿病

有糖尿病，不论有无血管病变，是否依赖胰岛素，或合并肾、视网膜、神经系统疾病，或糖尿病病史＞20 年，均可使用带铜 IUD，注意术时、术后预防感染。但对甾体激素 IUD 需慎用，因 LNG 可能轻度影响糖和脂肪代谢。

5.心脏病

有缺血性心脏病或病史、卒中、高血脂者，需慎用 LNG-IUD，因可能存在缺少雌激素效应及影响 HDL 水平。

6.心脏瓣膜疾病

心脏瓣膜疾病有并发症者（肺动脉高压、心房纤维颤动、亚急性细菌性心内膜炎病史或在抗凝治疗中)需慎用。放置时宜给予预防性抗生素,预防心内膜炎。

7.神经系统症状

严重头痛或偏头痛,有或无病灶性神经系统症状者,均需慎用 LNG-IUD,因 LNG-IUD 可能增加头痛。

8.月经不调

有月经过多或经期长者,带铜 IUD 可能增加出血而造成的贫血,需慎用。LNG-IUD 可减少出血,但可增加不规则出血,尤其是放置最初 3～6 个月。对有经期延长者,需咨询后用 LNG-IUD。

9.痛经

严重痛经,慎用带铜 IUD,因可能加重痛经。可用 LNG-IUD。

10.子宫内膜异位症

子宫内膜异位症者慎用带铜 IUD,可用 LNG-IUD 改善痛经。

11.良性滋养叶细胞疾病

有良性滋养叶细胞疾病,不宜放置(3 级),因常需多次刮宫易造成穿孔;恶性滋养叶细胞疾病者禁用,因出血情况常易混淆。

12.乳房疾病

有乳房良性疾病患者可放置带铜 IUD 或 LNG-IUD;诊断不明者需慎用 LNG-IUD,如患乳腺癌者不宜用 LNG-IUD。

13.子宫颈上皮化生

子宫颈上皮化生者慎用 LNG-IUD。

14.盆腔炎

以往盆腔炎史而目前无性传播性疾病(STD)危险因素,但盆腔炎后至今未妊娠者,需慎用 IUD。如存在 STD 危险,而希望生育者不宜用 IUD。

15.肝胆疾病

肝胆系统疾病,如服避孕药,有胆汁淤积症史及肝硬化者需慎用 LNG-IUD(2 级),有活动性病毒性肝炎或肝脏肿瘤(良性或恶性)者均不宜用 LNG-IUD(3 级)。

16.贫血

地中海贫血、镰状细胞贫血、缺铁性贫血等需慎用带铜 IUD(2 级),因可能增加月经出血量,加重贫血。

17.其他

存在增加 STD 危险的情况,如有多个性伴侣者。HIV 阳性、HIV 高危对象或 AIDS 患者,不宜用 IUD(3 级)。

二、宫内节育器放置时期

(1)月经第 3 天起至月经净后 7 天内均可放置,以月经净后 3～7 天为最佳。

(2)有月经延期或哺乳期闭经者应在排除妊娠后放置。

(3)人工流产吸宫术和钳刮术后、中期妊娠引产流产 24 小时内清宫术后可即时放置(可疑妊娠组织物残留、子宫收缩不良、出血过多或有感染可能者暂不放)。

(4)自然流产正常转经后、药物流产 2 次正常月经后放置。

(5)剖宫产术半年后根据情况可考虑放置。

(6)产后 42 天恶露已净,会阴伤口已愈合,子宫恢复正常者。

(7)剖宫产或阴道正常分娩胎盘娩出后及时放置。

(8)用于紧急避孕,在无保护性性交后 5 天内放置。

上述放置时期中(6)~(8)条是对《节育手术常规》的修改。长期来对产时、剖宫产时放置 IUD 存在顾虑。根据研究结果说明产时、剖宫产时放置金属环组和不放环对照组的产科出血和感染并发症无明显差异。恶露平均天数,放环组比对照组长 3 天左右;对哺乳时间、乳量及转经时间等均无明显影响。随访 5 年中均未发现子宫穿孔、严重感染或大出血等病例,说明产时、剖宫产时放置 IUD 是安全的。放置 5 年的临床效果;产时放置者的脱落率较高(1 年和 5 年时各为23.5/100 妇女和30.8/100 妇女);剖宫产时放置组的带器妊娠率较高(1 年和 5 年时各为 8.3/100妇女和26.9/100 妇女)。但在随访 5 年中,产时和剖宫产时放置组中由于带器妊娠或 IUD 不自觉脱落后妊娠而须行人工流产术者各为 15.3% 和29.9%,明显低于对照组的 48.7% 和46.1%。反映了产时和剖宫产时放置 IUD 能及时落实措施,减少近半数的人工流产。如能加强随访,仍不失为一种可选择的时机。而且根据徐晋勋等报道产时胎盘娩出后放置 T Cu380A 后 12 个月时妊娠率仅为 0.12/100 妇女,脱落率仅为 15.7/100 妇女,续放率可达 81.8/100 妇女以上。说明改用活性 IUD 能提高产时、剖宫产时放置 IUD 的效果。

三、术前准备

(1)放置宫内节育器虽为小手术,但对术前的准备,如手术器械、敷料、手术者的准备仍需同样严格。

(2)详细询问病史:对一些手术高危对象更应予注意。高危对象包括哺乳期、子宫过度倾屈、未诊断的子宫畸形、子宫手术史、长期口服避孕药、多次或近期人工流产史,以及存在内外科并发症者等。

(3)IUD 的消毒:目前,常用的宫内节育器均为单个包装,已经消毒,拆封后即可使用。如有包装袋破损或已过有效期,不能使用(均需送生产单位重新消毒)。

(4)IUD 大小的选择:经后放置 IUD 型号的选择,除单一型号的 IUD 外,经后放置 IUD 型号选择见表 14-1。人工流产后,产时、产后放置者首选中号。

表 14-1 经后放置 IUD 型号选择(参考值)

IUD 种类	宫腔深度				
	5.5~6.4	6.5~6.9	7.0~7.4	7.5~7.9	>8.0
环形 IUD	20	20 或 21	21	21 或 22	22
宫铜 IUD	20	22	22 或 24	24	24
V cu200	24	24 或 26*	26	28	28
T cu200c	28	28 或 32*	32	32	32
T cu380A	28	28 或 32*	32	32	32
活性 γ-IUD	24	24 或 26	26	28	28
爱母 IUD	34(S)	34(s)	36(M)	36(M)	38(L)
元宫铜 IUD	小号	小或中号	中号	大号	大号

注:* 母体乐 IUD、芙蓉 IUD、花式 IUD、吉妮 IUD 等均为单一型号。

四、宫内节育器放置术

(一)放置 IUD 的步骤(按顺序进行)

(1)阴道检查,复查子宫大小、位置、倾屈度、活动度等。

(2)以手术窥阴器扩开阴道,拭净积液,宫颈用 2.5％碘酊消毒,后用 75％乙醇或其他消毒液消毒。

(3)子宫颈钳钳夹宫颈前唇(或后唇)向外缓缓牵引,尽量拉直子宫轴。

(4)宫颈管用消毒棉签蘸消毒液消毒 2 次并清除宫颈管内黏液。

(5)子宫探针沿子宫方向探测宫腔深度,必要时探宫颈管长度。

(6)取出选用的 IUD(撕开包装袋,取出 IUD 及放置器)。

(7)将准备放置 IUD 告知受术者并示以实物。

(8)凡用套管式放置者,将套管上定位块移至宫腔深度的位置(所探宫腔深度＝套管口到定位器上缘的长度,但 LNG-IUD 例外,为到定位器的下缘)。

(9)根据宫颈口的松紧和 IUD 种类,决定是否扩张宫颈口。金属环形 IUD、宫腔形 IUD、γ 形IUD、元宫铜 IUD 等均宜扩至 5.5～6.5 号。

(10)牵拉宫颈,拉直子宫轴,置入 IUD。

1)宫腔形 IUD:宫腔形 IUD 的放置器现有多种,如叉型套管式放置器,内藏式放置器、带线放置叉、钳式放置器等,各有优缺点。列举 2 种:①嵌入叉型套管式放置器,将宫形 IUD 横臂中点嵌入套管顶端的缺口上,即可放置,把 IUD 送达宫腔底部,稍待片刻,上推实心杆,使 IUD 横臂从套管的缺口上脱出,IUD 即置于宫腔内,后退实心杆及套管,于近宫口处上推 IUD 下缘后退出;②内藏式放置器,水平位持放置器,将有缺口的一侧向下,先将 IUD 完全拉入套管内,然后上推内杆使 IUD 顶端露出套管呈圆钝状,即可放置,送达宫底部,固定内杆,后退套管,宫形器即置于宫腔内。

2)T 形 IUD:包括 T Cu380A、T Cu220c、T Cu200 等。放置方法有以下 2 种。①常规放置法:将 IUD 两横臂下褶,插入套管内(不超过 3 分钟),顶端呈圆钝状,轻轻送达宫腔底部,固定内芯,后退套管,IUD 即置入宫腔,等待 1～2 分钟,使横臂能充分展开后取出放置器。②横臂上举法:将 T 形 IUD 横臂上褶后插入放置管内,顶端露出 0.5 cm 左右,放达宫腔底部后,同时慢慢上推内芯和后退套管,T 形 IUD 的横臂能较好地置于宫腔最宽处,其临床效果和不良反应均优于常规放置法。此法放置时,注意在上褶横臂时需缓慢,防止纵横臂交界处裂伤而断裂。

3)母体乐 IUD:按 IUD 平面与宫腔平面相一致的方向将放置管轻巧的送达宫腔底部,等待 1～2 分钟后撤出放置管,然后探针探测 IUD 下缘是否在宫颈管内,以确认 IUD 是否全部置入宫腔内。芙蓉 IUD 的放置方法与母体乐 IUD 相似。

4)活性 γ-IUD:γ-IUD 纵臂插入顶端有弧形缺口的放置管,缺口前后唇应处在硅橡胶中心块的前后固定 γ-IUD,两横臂在套管外,移动限位器上缘至宫腔深度,扩宫口后,将 IUD 及放置器沿宫腔方向快速通过宫颈内口后,轻轻送达宫腔底部,等待片刻后退少许,再推送一次,固定内芯,后退套管,IUD 即置入宫腔,套管于近宫内口处再推送 IUD 下缘一次,撤出放置器。记忆合金型 γ-IUD:取出 IUD,在较低温的情况下轻柔折叠下端上举两侧臂插入放置管内,露出两侧头少许,注意避免两侧臂交绕。调整限位器的上缘至宫腔深度。沿宫腔方向将放置器送达宫底,固定内芯,后退套管,感 IUD 脱出而置入宫腔,将放置器向上顶送一次,随即退出放置器。

5)花式 IUD:把 IUD 两侧臂内收入放置管内,露出顶缘,调整限位器的上缘至宫腔深度。将放置器水平位置入宫腔达底部,固定内芯,后退放置管,IUD 即置于宫腔内,先撤放置管,后撤内芯。

6)爱母功能型 IUD:取出 IUD,在较低温下折叠下端上举两侧臂插入放置管内,露出两侧头少许,调整限位器的上缘至宫腔深度。沿宫腔方向将放置器送达宫底,固定内芯,后退套管,感 IUD 脱出而置入宫腔,将放置器向上顶送一次,随即退出放置器。

7)元宫型 Cu365-IUD:将 IUD 的横臂收入放置管内,顶端的球头处在管口,调整限位器上缘至宫腔深度,将放置管轻柔通过宫颈管送达宫底,固定推杆,后撤放置管,使 IUD 横臂脱出管,再将放置管向前推进至宫底,固定推杆,后撤放置管,IUD 全部脱出于宫腔。撤出放置器。

8)环形 IUD:将放置叉避开环结头处,叉住环,轻轻送到宫底,稍待片刻,后退放置叉,于近内口处再推环之下缘,使环置于宫腔底部。

9)LNG-IUD 的放置:打开包装,取出带 IUD 的放置器,将尾丝下拉,使 IUD 的横臂内收拉入套管内,以推杆纠正 IUD 位置,使顶端处在套管口,并使横臂保持在水平位,移动限位器下缘至宫腔深度,然后将放置器置入宫腔,受阻于定位器上缘,使宫腔上方有空隙,固定推杆,后退套管到推杆有槽处,IUD 的横臂即脱出套管外。同时持套管和推杆缓缓推进宫腔达定位器上缘,再固定推杆,完全后退套管达推杆环处,IUD 即置入宫腔。然后先退出推杆,再退出套管。

10)固定式铜串-IUD 的放置:IUD 已安装在针形放置器上,示、中、拇三指稳稳把持套管下端和推杆避免移动,从放置系统中取出。检查 IUD 顶端的线结是否挂在推杆尖端的针钩上,尾丝紧扣在推杆的柄上。一手拉紧宫颈钳,一手持放置系统沿宫腔方向置入宫腔达宫底后紧紧抵住,同时轻轻推进推杆,使 IUD 的放置针头带着 IUD 的线结插入到子宫底部肌层内约 1 cm。将下端尾丝从压扣处松解出来,然后先退出推杆,再退出套管。轻拉尾丝感有阻力,说明放置正确。

(11)放置带尾丝 IUD,于距宫口 1.5~2.0 cm 处剪去多余尾丝,并记录留下的长度,以核对 IUD 是否放置到位(阴道内尾丝长度=尾丝总长度+IUD 长度-宫腔深度)。

(12)撤除宫颈钳,拭净血液,取出窥阴器,手术完毕。

(13)填写手术记录。

(二)术时注意事项

(1)放置 IUD 虽是小手术,但必须重视规范操作。

(2)术前必须查清子宫大小、位置和倾屈度,以防子宫穿孔。

(3)IUD 和进宫腔器械不能接触阴道壁,以防感染。

(4)凡所放置的 IUD 说明中需扩张宫口者,必须予以扩张,不能勉强粗暴放置,以免损伤宫颈,影响 IUD 的效果。

(5)IUD 必须放达宫腔底部,放置器不急于撤出并需等待 1~2 分钟,使 IUD 保证在宫腔底部位置,以免影响效果。

(三)术后注意事项

(1)宣教告知受术者术后可能有少量阴道出血及下腹不适,为正常现象。如出血多、腹痛甚或伴发热等应及时就诊。

(2)每人发给宫内节育器卡一张,嘱随访及就诊时携带。卡上有姓名、IUD 种类、建议放置年限、手术单位及注意事项等。

(3)术后 1 周内避免重体力劳动,2 周内避免性交和盆浴,保持外阴清洁。

(4)应嘱定期随访,直到 IUD 停用,并预约第一次随访日期。

五、宫内节育器放置后随访

(一)随访时间

常规随访时间为放置后 3、6、12 个月及以后每年一次,直到停用。有特殊情况随时就诊。

放置 IUD 后出现脱落、出血和妊娠等,常是停用的原因。出现这些问题的规律性已经临床证明脱落和出血以放置后 3 个月内最为多见,尤以第 1 个月为甚,次为 3~6 个月。而带器妊娠则最多见于放置后 6~12 个月,其次为 3~6 个月和 12~24 个月。随着放置时间延长,各种事件的发生均减少,但仍可能发生,因此,需长期随访到停用。

(二)随访内容

1.询问主诉

包括月经情况。

2.检查 IUD 的情况

(1)常规妇科检查,能及时发现 IUD 尾丝及生殖道异常情况。

(2)无尾丝的 IUD,B 超能明确 IUD 是否在宫腔内及其位置。根据多份资料报道,IUD 上缘距离宫底外缘 1.8~2.0 cm 者,85% 可诊断为 IUD 下移(即部分脱落)。

(3)X 线检查:无 B 超仪器时可采用,但只能透视 IUD 是否存在于体内,无法判断其位置,且一年内不宜多次透视。

(4)对可疑 IUD 异位者,可行 X 线摄片、子宫碘油造影或子宫碘油及气腹双重造影。

(黄　艳)

第四节　宫内节育器的取出

一、适应证和禁忌证

(一)适应证

(1)因不良反应治疗无效及并发症需取器者。

(2)围绝经期停经半年后。

(3)不需要再避孕(如离异、丧偶等)。

(4)计划再生育。

(5)要求改用其他避孕方法或绝育。

(6)到期取器。

(7)随访中发现 IUD 有异常(如变形、断裂、部分脱落等)。

(8)带器妊娠,包括宫内和宫外妊娠。

(二)相对禁忌证

(1)阴道、宫颈存在急性炎症时,需治疗后再取。

（2）子宫及盆腔感染时宜应用足量抗生素后再取，严重感染时可在积极抗感染同时取器。

（3）全身情况不良，不能耐受手术或疾病的急性期，需病情稳定后再取器。

二、取出时间

（1）到期取器或非急症取器者以月经净后 3～7 天为宜。此时处在子宫内膜增殖早、中期，内膜较薄，不易出血。

（2）因出血多须取器者，随时可取。在除外子宫损伤后可同时作诊断性刮宫，刮出物送病理检查。术后预防感染。

（3）因月经失调而取器者，可在经前取器，同时行诊断性刮宫，组织物送病理检查，有利于月经失调的诊断。

（4）带器妊娠取器者，早孕时可于人工流产吸引术时取。中、晚期妊娠者于胎儿、胎盘娩出时应仔细检查 IUD 是否随羊水、胎盘、胎膜同时排出，未排出者可作宫腔探查取出，或待产后 3 个月或转经后做 B 超或 X 线确诊 IUD 位置后再取。

（5）带器异位妊娠，应在异位妊娠治疗后出院前取出 IUD。并发内出血、休克等情况不良者，可在下次转经后取出。

（6）更换 IUD 者，可在取出 IUD 后立即放置一个新的 IUD（因症取出除外），或于取出后待正常转经后再放置。

三、术前准备

（1）了解病史，术前咨询，重点了解取 IUD 原因及月经情况和末次月经日期。注意前述的高危对象及绝经与否。受术者知情并签署同意书。

（2）确诊 IUD 存在于子宫内和 IUD 种类。

（3）妇科检查，了解生殖道包括盆腔情况，必要时做阴道分泌物常规检查。

（4）测血压、脉搏、体温。

（5）术前排空膀胱。

（6）绝经时间较长或估计取器存在困难者，需在有条件医疗单位施行。必要时在取器前行宫颈准备，改善宫颈条件后再取 IUD。

四、宫内节育器取出术

（一）带尾丝 IUD 的取出

一般可在门诊进行。

（1）外阴、阴道、宫颈以消毒液消毒后，暴露尾丝。

（2）近宫口处钳夹尾丝后轻柔缓慢牵拉。如遇阻力，可使韧劲，不可强行牵拉，一般能顺利取出。

（3）拭净宫口血性分泌物。

（4）记录取出的 IUD 情况。

（5）如遇尾丝断裂，可按无尾丝 IUD 取出法取器。

（6）遇 T 形 IUD 横臂或纵臂嵌入宫颈管者需在手术室内取器。

(二)无尾丝 IUD 的取出

需在手术室内进行。

(1)外阴、阴道、宫颈消毒同放置术。

(2)操作步骤同放置术,探针测宫腔时同时探测 IUD 位置。一般不需扩张宫口,如遇困难可适当扩张宫颈。

(3)手术者一手钳夹宫颈后向外轻轻牵拉,另一手持取出器(可用取出钳钳取或用取出钩钩取,必要时可用长弯头钳或小头卵圆钳钳取)。

(4)如用钳取,将钳顺子宫方向送入宫腔,钳住 IUD 最下部位或任何部位后,缓缓牵拉而出。若遇有阻力可略加旋转,一般均能取出。如用取出钩取器,使钩头偏向一侧,顺子宫方向送入宫底部后退出 0.5 cm 左右,钩头略转向前方或后方,钩住 IUD 任何部位向下牵拉至近内口处,钩头再转向侧方,一般均能钩出。如钩住 IUD 牵拉有阻力时,可向一个方向旋转钩头,并向外牵拉,使粘连或轻度嵌顿的 IUD 松动后取出。

(5)检查 IUD 情况是否完整。

(6)取出 IUD 后如无出血,撤除宫颈钳,拭净宫口血液,取出窥阴器,手术完毕。

(7)填写取器记录。

(8)取出术注意事项:①探测 IUD 位置时需轻巧,并能一次探到异物感,避免多次反复。探测可损伤内膜出血,影响异物感。②用取出钩取器,使用时应十分小心,只能在宫腔内钩取,避免向宫壁钩取,以免钩伤宫壁造成出血;如钩到后牵拉有阻力,不能强行牵拉,需退出取出钩,进一步查清原因,或在 B 超监护下取器。③取出 IUD 后,除计划再生育外的育龄妇女,均需劝告落实其他避孕节育方法。

(三)宫腔镜下取出 IUD

1.适应证和禁忌证

宫腔镜下取出 IUD 的禁忌证,同 IUD 取出术。适用于以下情况。

(1)常规取出 IUD 失败,B 超或 X 线检查证实子宫腔内存在 IUD。

(2)B 超监护下取出 IUD 失败。

(3)术前诊断有 IUD 嵌顿、断裂、残留等。

2.手术时期

考虑前次手术可能造成的子宫肌层损伤需要修复的时间,一般要求在前次手术 3 个月后方可进行宫腔镜手术,推荐检查时间为月经净后 1 周内,即子宫内膜增生期的早、中期,必要时可选择其他时间。

3.术前准备

(1)了解病史:同其他手术要求,重点了解上次取器时间、手术过程、失败原因、判断对象手术时机是否适宜,是否存在高危因素。

(2)术前检查:同其他手术要求,重点了解本次手术前 B 超检查 IUD 在子宫腔的位置。有嵌顿、断裂、移位者需 X 线盆腔摄片。考虑手术困难,应在 B 超监护下手术。如术前检查确认 IUD 移位超出浆膜面者需宫、腹腔镜联合取 IUD 手术。

(3)签署知情同意书:告知宫腔镜取器手术的风险和并发症等。医师、受术对象、家属签全名和时间。

(4)术前宣教:嘱对象排空膀胱后进入手术室,换鞋,更衣。介绍大致的手术过程,缓解对象的紧张情绪。

4.手术步骤

(1)手术前常规检查宫腔镜等和膨宫系统设备完好。

(2)膨宫液体系统连接后排空空气,如需多个液体瓶(建议用软包装液体)连接时,应串联对接,严防空气混入。

(3)膨宫压力宜在 13～24 kPa(98～180 mmHg),以最小有效压力为原则。禁止用腹腔镜充气机代替。

(4)用 18 号输液针建立外周静脉通道,以备急救。

(5)按宫腔镜操作常规进行手术,并严密观察受术者反应。

(6)扩张宫口至大于宫腔镜外鞘直径半号。

(7)将宫腔镜与电视摄像、光源、膨宫系统连接。排出膨宫液内气泡,沿膨宫边将宫腔镜缓慢置入宫腔。详细检视宫腔,顺序为宫底、四壁、宫角、输卵管口、宫颈内口及宫颈管。

(8)断裂、残留、嵌顿的节育器常位于宫底、宫角及内口周围,可在直视下用微型钳或钩钳钩住 IUD 与镜头一并取出。如表面有组织覆盖,先剪除,再取器。应仔细检查有无残留。

(9)关闭进水阀,打开出水开关,缓慢退出宫腔镜。

(10)撤除宫颈钳,拭净血液,取出窥阴器,手术完毕。

(11)填写手术记录。

5.手术注意事项

宫腔镜下能取出困难的 IUD,但宫腔镜手术会增加空气栓塞的风险,术时必须十分谨慎。

(1)宫腔操作时应轻柔、缓慢,避免宫腔镜反复进出宫腔,严防空气混入,如果膨宫效果不佳,应注意排除是否进入假道、子宫壁是否损伤等。

(2)手术应有专职护士管理膨宫装置,及时更换膨宫液,规范操作排空空气,不能兼做巡回护士。

(3)手术中如果对象有咳呛、呃逆等情况应立即停止手术,将受术者头转向左侧、检查有无呕吐、左侧卧位、面罩吸氧。

(4)密切观察呼吸、脉搏、血压、血氧饱和度的变化,一旦出现异常情况采取相应急救措施。

(5)有 IUD 残留、断裂、嵌顿、变形的,取出术后必须行盆腔X线检查,确诊有无金属物残留。

6.术后宣教

(1)可能有少量阴道出血及下腹不适感为正常现象。如出血多、腹痛、发热、白带异常应及时就诊。

(2)一周内避免重体力劳动。两周内禁止性交和盆浴,保持外阴清洁。

(黄　艳)

第五节　影响宫内节育器效果的因素

一、年龄和孕产次

大量临床资料说明年龄轻、孕产次少的妇女易于脱落和带器妊娠,特别是环形 IUD 更明显,而 T、γ 型等关系不明显。

二、IUD 的材料

惰性材料制成的 IUD 如未带活性物质,其临床效果差。带铜 IUD 妊娠率低于惰性 IUD。带止血药如抗纤溶药物、前列腺素抑制剂等其出血不良反应小,使因症取出率降低。带孕激素 IUD 可使子宫内膜萎缩,使出血减少,但如抑制排卵或使内膜萎缩过甚则可导致点滴出血或闭经,也常增加停用率。

三、IUD 支撑力

环形 IUD 的支撑力指用压力测量仪使环形 IUD 直径压缩 1/2 所需的压力。曾报道金属单环支撑力与脱落有关。金属单环的支撑力从 84~100 g 增加到 160~168 g 后,放置 12 个月时的脱落率自 10.3/100 下降到 4.6/100,妊娠率(包括带器和意外妊娠)自 7.5/100 下降到 4.3/100。

四、宫腔与 IUD 的适应性

国内外曾对宫腔形态进行很多研究。曾报道 1 704 名中国妇女宫腔形态的测量,基本分为 5 种类型:①近似等边三角形约占 41.26%。②近似等腰三角形约占 45.42%。③侧壁向内等腰三角形占 10.62%。④宽大或过矮三角形,约占 2.11%。⑤细长过窄或特殊不规则形占 0.59%。

IUD 是否适应宫腔形态和大小,与避孕效果和不良反应有关:过大的 IUD 可压迫子宫壁,引起损伤及出血,使子宫发生反射性强烈收缩,迫使 IUD 下降脱落或因内膜损伤而长期出血,甚或继发感染可导致停用。IUD 过小,易于下移到宫腔下部敏感区(副交感神经末梢分布区),反射引起频繁子宫收缩而使 IUD 脱落。

T 形、V 形、宫腔形、γ 形 IUD 能适应宫腔形态,因而脱落率明显低于环形 IUD。

有报道宫腔镜检查放置 IUD 有不规则出血妇女 80 例,发现 IUD 与宫腔不相容或不匹配者占 37.5%,而无出血组仅 10%。两组有明显差异。

五、哺乳问题

哺乳是否增加 IUD 脱落的可能,尚无统一意见。全国宫内节育器临床研究组报道哺乳期放置金属单环和未哺乳者比较,提示哺乳时不增加脱落率,断奶后可能增加脱落的危险。有报道产时放置 T Cu380A 后,母乳喂养者 6 个月内的脱落率仅占 11.87%,而人工喂养者却占 22.37%,也支持哺乳时不增加脱落率。

六、子宫颈内口情况

IUD 的脱落和子宫颈内口的关系各临床报道不一。大多认为子宫颈内口松弛,常使环形 IUD 易于脱落。可能因内口松弛,子宫腔侧壁陡直,环形 IUD 受子宫收缩变形后很易造成完全脱落。

七、技术服务质量

(1)相同的 IUD 由于不同手术者放置效果不一,有时差距甚大,手术者的责任心和放置技术直接影响效果和不良反应。经规范培训的专职医务工作者常能取得较好的临床效果。

(2)放置术前后的咨询指导甚为重要,能解除受术者对不良反应的顾虑,增加可接受性。

(黄 艳)

第六节 宫内节育器的不良反应及并发症

IUD 具有安全、长效、可逆、简便、经济和不影响性生活等优点,但尚存在一定的不良反应和并发症。不良反应中常见的为月经异常、疼痛、腰酸、白带增多等。并发症较常见的有术时出血、子宫穿孔、心脑综合征和术后感染、IUD 异位、断裂变形等。

对 IUD 不良反应及其防治进行了大量的研究。特别是新型带药带铜 IUD 的研制成功,出血不良反应明显减少,大大提高了 IUD 的续用率。

一、不良反应

(一)月经异常

根据世界卫生组织的资料,未用任何避孕措施妇女的月经出血量,正常范围为 31～39 mL,而中国妇女为 47～59 mL,日本为 50～56 mL。

目前常将经血量＞80 mL 作为月经过多。经期＞7 天作为经期延长。月经期外的出血,量少者为点滴出血,量偏多者为不规则出血。

1.出血的机制

IUD 引起月经异常的机制已有很多研究,目前尚未完全阐明。可能与下列因素有关。

(1)子宫内膜形态学变化。①子宫内膜表浅溃疡:机械性摩擦或压迫性坏死使子宫内膜表面上皮发生溃疡。在此伤口处,对表层内膜的毛细血管和其他小血管的侵蚀可引起出血。少数用广视野光学显微镜曾看到血管进入宫腔的通道,但多数研究者并未见到。直接的机械性糜烂并非 IUD 出血的主要机制,而出血必定由更微妙的方式发生。②非溃疡区血管渗透性增加:子宫内膜不伴有溃疡或炎细胞浸润的区域内,血管增多并充血,血管扩张,血管渗透性增加,可导致血浆成分外溢和红细胞侵入间质,故有间质水肿和出血。③超微结构变化:多位学者对带器者内膜、子宫切除标本和对照子宫进行对比性超微结构水平的研究。有研究人员观察到置入 IUD 后出血者内膜海绵层的螺旋小动脉扩张明显,血管壁变性严重。另外,在带器者各不同月经周期内均可见到血管缺陷。血管内皮的损伤比对其他内膜结构损伤更能说明出血原因,而间质细胞和腺体常是相当健康的。内皮细胞缺陷,有中度到重度退变、坏死和内皮细胞间和/或内皮细胞内缝隙形成。有报道这种缺陷能使血管暴露出深层的胶原纤维。红细胞从血管腔通过这种缺陷而外溢。但受损的血管中没有止血产物。血管损伤似乎是局限于子宫内膜上 1/3 内的毛细血管和小静脉中。伴有缝隙形成的血管损伤发生率明显与间质出血有关。

在硬而不易变形的 IUD 周围,由于子宫肌肉收缩的机械压力传递到组织中,继而发生内皮的退变、坏死和分解,以及缝隙形成。血管内皮的损伤程度可以从内膜中的内皮细胞和间质中呈游动状态的间质细胞与腺体复杂的内在联系得出结果。因此,一种情况是当机械性压力作用于组织上,呈游离浮动的物质则移位而不损伤细胞;另一种情况是有关的血管内皮更容易受到机械性压力和扭曲作用而损伤。研究者发现损伤血管中止血栓相对减少,显示出持久的损害(几分钟到几小时)。这说明带器内膜中,正常组织的止血作用有所改变。

(2)内膜止血反应异常。带器妇女中,内膜止血作用不正常,特别是纤维蛋白溶解机制异常。

有报道,正常子宫有高浓度的纤维蛋白溶酶原激活剂,这种活性大部分位于子宫肌层血管壁内和黄体期的子宫内膜中。带器妇女纤维蛋白溶解活性主要位于表层内膜中。纤溶酶原激活剂可将血中纤溶酶原变为纤溶酶,后者可使纤维蛋白和一些循环中的促凝因子前体溶解,从而减少血小板/纤维蛋白止血栓形成。研究人员发现,在恒河猴和妇女带器的内膜和子宫液中纤溶酶原激活剂活性明显高于对照者;而且有报道其在节育器周围高于远离区内膜。有人认为,带器出血大多由于纤溶酶原激活剂水平增高和纤维蛋白溶解活性增强所致。

(3)内膜的前列腺素。子宫能产生前列腺素(PG)。由于IUD的存在,具有分泌作用的子宫内膜增加前列腺素PGE_2的产生。妇女放置大号不含药物IUD的最初几个月经周期内前列腺素释放增加。于此期间有多量或不规则出血。大号IUD并发经血量增多,部分是由于子宫受机械性扩张所致,这与在亚灵长目中见到的IUD引起前列腺素产生增多有关。WHO认为,宫内节育器引起子宫内膜无菌性炎症或异物反应,从理论上可能与前列腺素产生增多有关。研究人员发现,患月经过多或痛经妇女可能在子宫内膜或肌层内前列环素增加。前列环素是强效的血管扩张剂和血小板聚集抑制剂,产生过多则可损害止血作用。有研究者在带器不规则出血的妇女中,使用前列腺素抑制剂,或转为放置含吲哚美辛(前列腺素抑制剂)的节育器,对减少出血有良好效应。有研究表明,含吲哚美辛宫内节育器的抗炎作用可显著减少带器出血,并有形态学基础。

(4)溶酶体及相关酶活性改变。溶酶体是一种多形态的细胞器,广泛分布于各种细胞中,含有70余种分解酶,主要为水解酶类。曾报道子宫内膜溶酶体受卵巢激素的影响,并在月经期子宫内膜剥脱与出血过程中具有重要作用。磷脂酶是一种溶酶体酶,为前列腺素(PGs)生物合成的启动所必需。PGs能增加溶酶体膜的通透性。PGs的释放引起子宫肌层和子宫内膜血管收缩,使组织缺血、缺氧,从而使溶酶体膜稳定性下降,导致溶酶体释放;PGs可能通过对溶酶体作用,改变子宫内膜雌、孕激素的水平,从而影响溶酶体功能。纤溶激活因子主要存在于细胞中,大部分在溶酶体上,故溶酶体的释放使纤溶活性增加。某些溶酶体蛋白酶具有激肽释放酶的活性,激肽使血管扩张,也可引起疼痛和出血增加。此外,溶酶体酸性水解酶能分解毛细血管的酸性黏多糖,有一些酶能引起胶原纤维和蛋白分解,使内膜细胞和小动脉内皮细胞破坏或通透性增加而造成出血。试验证明,放置IUD的子宫内膜溶酶体活性升高,铜IUD对子宫内膜溶酶体影响比惰性IUD明显,可使子宫内膜溶酶体总活性明显升高,胞质中的游离酶活性升高更明显。使用含黄体酮IUD时,酶活性稳定在正常水平,这可以解释铜IUD引起出血多于惰性IUD,含黄体酮IUD引起出血发生率较低。最近有人采用放射免疫方法,进一步研究铜离子对主要的溶酶体蛋白酶,即组织蛋白酶D合成的影响,发现在一定的浓度范围内铜离子可使溶酶体的脆性(膜的通透性)增加。溶酶体活性变化可能与IUD引起的子宫异常出血有密切关系,对置入IUD及功能性出血者的子宫内膜溶酶体进行检测发现,酸性磷酸酶和N-乙酰-β-D-氨基葡萄糖酶活性明显升高,α-L-岩藻糖苷酶中度升高,而α-甘露糖苷酶下降,说明这四种酶均与出血有关。

(5)内膜的肥大细胞、巨噬细胞和诸多细胞因子、生长因子的变化。几项研究已揭示,在与节育器接触的内膜中,肥大细胞数量增加。Yin等与WHO的资料说明,当置入节育器后子宫内膜对宫内节育器的炎症-凝血-纤维蛋白溶解的反应即产生刺激肥大细胞分泌的因素,如前列腺素和活化的补体成分(C_{3a}及C_{5a}),随之肥大细胞发生组胺释放量增加,从而导致血管扩张和渗透性增加。这些细胞还释放另一种血管物质5-羟色胺。曾有报道称肥大细胞也产生肝素,已发现在人类子宫内膜液中存在类似肝素样物质。放置宫内节育器的妇女可能存在大量的肝素,进而损害血管的止血作用。

带器妇女宫腔中可找到大量的巨噬细胞,但内膜组织中却不增多。这些细胞常附着于节育器上,能分泌前列腺素 E_2、$PGF_{2\alpha}$、纤溶酶原激活剂和纤维蛋白溶解酶。Foley 等报道在惰性节育器中比铜-T 节育器中巨噬细胞数量较多;且在月经过多和月经间期出血患者中更明显。

对巨噬细胞、T 淋巴细胞和白细胞介素-1、白细胞介素-6 的研究表明,置入 IUD 后仅巨噬细胞增加。

用免疫组织化学或焰红-酒石黄染色评价在置入 LNG-IUD(或 Norplant)后子宫内膜类淋巴细胞的水平,发现应用 Norplant 者 $CD3^+$ 细胞,$CD68^+$ 和 $CD43^+$ 细胞与内膜萎缩一致,呈显著下降趋势。出血者与无出血者对比 $CD68^+$ 细胞明显上升,$CD3^+$ 和 $CD43^+$ 细胞不变。

粒细胞-巨噬细胞集落刺激因子(GM-CSF):Critchley Ho 等研究形态学变化对子宫内膜功能影响的机制,发现置入 LNG-IUD 后在蜕膜样变的子宫内膜间质细胞中 GM-CSF 的免疫活性明显增加;腺体和间质有催乳素受体表达;$CD56^+$ 大颗粒淋巴细胞和 $CD68^+$ 巨噬细胞浸润,但研究的最终结果并未说明其与出血类型的关系。

类胰岛素生长因子结合蛋白-1(IGFBP-1):Subonen S 等的研究表明,用 LNG-IUD 为激素补充疗法时蜕膜样变的间质细胞中可见 IGFBP-1 的免疫活性,因此,认为经子宫应用 LNG 引起的蜕膜反应和上皮萎缩与蜕膜样变间质细胞中 IGFBP-1 的表达有关,故 IGFBP-1 免疫染色可以用做评估黄体酮对子宫内膜作用强度的指标。

(6)子宫内膜血管内皮细胞的凝血第 8 因子活性。凝血第 8 因子(Ⅷ)是出凝血调节系统的一个重要组成部分,与带器出血的发生密切相关。Ⅷ因子由子宫内膜的血管内皮细胞产生、分泌,受雌激素调控,有周期性变化。其活性于增生期逐渐增高,排卵期达高峰,分泌期逐渐下降,晚分泌期和月经期无显示。

有研究人员比较了 3 种宫内节育器[不锈钢环(SSR)、T-铜 220(T Cu220)、左炔诺孕酮-2(LNG-IUD-2)和左炔诺孕酮-20(LNG-IUD-20)]放置前后的子宫内膜。发现血管内皮细胞Ⅷ因子活性:①放置 IUD 后普遍都降低。②其中 T Cu220 最低,SSR 次之,LNG-IUD 无或有变化,故不同类型 IUD 所致出凝血调节系统的影响各不相同。③带器者周期各个时相的Ⅷ因子活性都低,也包括正常增殖晚期的高峰期,故不能除外Ⅷ因子的变化为 IUD 带器出血因素之一。

(7)IUD 对子宫内膜血管内皮素的影响。日本学者研究和命名的目前最强的一个血管收缩肽称为内皮素(ET),由血管内皮生成。有报道对人和兔子宫内膜的血管有特殊的调节作用。有报道内皮素对兔和幼大鼠子宫内膜的血管效应,提示在生理条件下,ET 处于低水平,能维持器官功能的调节和血管的扩张。特殊条件下,ET 大量合成释放,导致组织缺血,坏死和出血以及止血等作用。ET 作用明显强于 $PGF_{2\alpha}$ 和血管紧张素Ⅱ。ET 促进花生四烯酸的合成,进一步促进 $PGF_{2\alpha}$ 的合成和释放。反之,$PGF_{2\alpha}$ 和血管紧张素Ⅱ可能有利于 ET 前体原的 mRNA 的合成。在机械刺激下可能激活 ET 前体原基因转录,促进 ET 直接作用于内膜动脉血管,ET 分子与内膜血管平滑肌细胞膜受体发生专一性结合,造成内膜血管特别小动脉收缩。毛细血管内皮细胞几乎不产生 ET,因此动脉收缩时,毛细血管扩张,导致静脉发生不同程度扩张或淤血,重则引起出血。对兔和大鼠内膜用免疫组化定位法测定吲哚美辛对 ET 和 $PGF_{2\alpha}$ 的作用,吲哚美辛能阻滞 $PGF_{2\alpha}$ 所引起的血管收缩,能增强子宫内膜血管内皮素反应,使子宫内膜血管减少扩张,将来可探索 ET 的拮抗剂来防止子宫异常出血。

(8)子宫内膜细胞核 DNA 含量变化。研究表明,放置不锈钢、T-铜 220、LNG-2、LNG-20 等不同类型宫内节育器后,明显地改变了 IUD 邻近内膜 DNA 含量(增加、显著增加、不变、显著减少等),说明干扰了 DNA 合成和增殖活性,干扰了内膜代谢功能。这些有关影响内膜 DNA 合成因素对避孕和/或出血可能起到作用。

(9)血小板的作用。止血栓的形成是正常止血的必要步骤,而血小板在此过程中起关键性作用。有研究者观察到月经期子宫内膜出现的止血栓比皮肤伤口处少,带器者则更少。这种差异可能与子宫产生前列腺环素有关,从而抑制止血和可能增强了从肥大细胞释放肝素的抗凝血作用。肝素是通过作为血小板聚集抑制剂而发挥作用的。上述各过程与宫内节育器引起不正常出血的复杂的相关关系。

(10)已有证据表明,钙盐沉积于节育器上,使其表面粗糙,经对内膜摩擦,可使长期安全使用(几年)节育器者发生后期出血。

(11)与 IUD 无关的出血,如妇科疾病包括子宫肌瘤、内膜息肉、更年期子宫功能性出血等。

(12)释放孕激素节育器的作用,包括出血问题、避孕作用、对内膜的增殖作用等。

出血问题:WHO 的资料说明释放黄体酮类药物节育器大都使经血量减少到放置前的 40%~50%,并且此作用至少维持到应用后 12 个月。有报道称通过每天释放左炔诺黄体酮 20 μg 或 30 μg,可明显地减少经血量,但却可导致经间出血,月经稀发量少或闭经。其抑制月经出血的作用可能是由于恒定且高剂量孕激素作用于内膜,导致腺体和表面上皮进行性退化,间质蜕膜样变和最终的子宫内膜萎缩及功能的退化。孕激素释放可导致子宫内膜萎缩,但尚不能完善地解释月经减少。另有解释为孕激素具有稳定细胞膜的作用,以保护血管内皮免受节育器损伤。有研究者解释为内膜的蜕膜样变有抑制纤维蛋白溶解的效应,从而降低节育器诱发纤溶的程度,故不像惰性和含铜节育器那样使纤溶活性增高而致出血。

避孕作用:对 34 例放置 LNG-IUD-20 12~15 个月的对象,以免疫组化方法检测子宫内膜雌激素受体(ER)、孕激素受体(PR)。结果显示 ER、PR 活性都降低。表明持续性高浓度 LNG 局部释放,抑制 ER 的表达,从而使内膜对血液循环中雌激素(E_2)不敏感,而发挥其抗增殖作用。故 LNG-IUD 使用者其内膜的增殖活性完全受到抑制,是其避孕作用所在。

由于 ER、PR 低下,引起子宫内膜对内源或外源性雌激素和/或孕激素不敏感,结果导致内膜萎缩。Nilson 等报道,如 ER 完全被阻断或抑制则发生闭经;如未完全被破坏或抑制,则有少量周期性出血;如 ER、PR 不足或失调,则发生不规则出血和/或经期延长。Hovland AR 等报道,PR 有 A 和 B 两个亚单位。B 亚单位与 P 结合时的转录活性大于 A 亚单位。同年 Critchley Ho 等的研究表明,LNG-IUD 可显著抑制 PR 的 B 亚单位,A 亚单位则否,故 B 亚单位的变异与出血有关。

有关置入 LNG-IUD 前几个月出血问题:Jones RL 等报道,LNG-IUD 置入前几个月,子宫内膜出现间质广泛蜕膜样变;白细胞浸润增加,包括大颗粒淋巴细胞、巨噬细胞等;类固醇受体(ER、PR)明显下降。以上这些变化导致多种局部因子或活性介质强烈表达,或衰减,或改变其正常表达。其中催乳素受体、类胰岛素生长因子结合蛋白-1(IGFBP-1)强烈表达,IL-8 增多,COX-2 强烈表达,前列腺素脱氢酶活性受抑制,前列腺素局部高浓度等。总之,以上数据表明 LNG-IUD 置入前几个月,甾体激素受体明显下降,导致多种局部介质活性的异常表达,因此引起突破性出血。

抗雌激素对内膜的增殖作用:对绝经后妇女用 LNG-IUD 作替代疗法长达 5 年和研究者进行的长达 4 年的形态学研究表明,在大多数病例中 LNG-IUD 可以用于补充孕激素对抗雌激素作用。

研究发现,用他莫昔芬治疗乳腺癌时可引起子宫出血,并与内膜增殖、癌变有关。但置入 LNG-IUD 可调整子宫对该药的不良反应,从而证明 LNG-IUD 有抗雌激素、抗癌作用。

用含达那唑的 IUD 治疗子宫肌腺病,发现原患有内膜增生,尤其是患有非典型增生患者的病灶均消失,亦说明该类 IUD 也具有与 LNG 相似的抗雌激素作用。

LNG-IUD 作为激素补充疗法的用法:比较了分别采用宫腔内(IUD)、皮下(皮埋)或口服三种 LNG 给药法,配伍雌激素作为更年期激素补充疗法(HRT)。结果表明,虽血清 LNG 浓度都相似,但 LNG-IUD 者因其宫腔局部的高浓度,表现更好地调控出血,并更有效地抑制内膜,故临床效果优于皮下或口服给药。置入 LNG-IUD 虽然前 3 个月出血比口服药常见,但以后情况同口服药组,并均可改善更年期症状。总之,研究者们认为置入 LNG-IUD 对选择性接受雌激素补充治疗的妇女是补充孕激素的一种有效和切实可行的方法。另外,采用含有达那唑的 IUD 也同样具有补充孕激素的作用。

(13)血管因素的影响。近年来,随着分子生物学深入研究,有学者提出甾体激素及其受体、内膜产生的各种血管活性物质、生长因子和血管生成因子之间形成了复杂的调节网络,共同调控内膜及其血管的周期性增殖、分化和剥脱的概念。

Pan JF 等在光、电镜下观察到植入 IUD 后出血者子宫内膜海绵层螺旋小动脉扩张,收缩不良。

内膜的周期性变化实际上是一种生理性创伤修复过程,内膜及其血管的生长发育显然在正常月经和异常子宫出血中发挥重要作用。内膜和其血管发育不良,功能异常是造成不正常出血的病理学基础。内膜局部激素(如 LNG-IUD)和激素受体所致各种血管活性物质和各种生长因子异常也许是造成内膜和血管发育不良、功能异常和导致子宫不正常出血的原因,探讨其发生机制和开拓新的防治途径可能有着理论和实用意义。

2.临床表现

月经异常是 IUD 主要的不良反应。其发生率为 5%～10%。月经异常表现为月经量增多或过多、流血时间延长、点滴或不规则出血,而月经周期较少改变。放置 IUD 和带铜 IUD 后可增加经血量,WHO 的资料表明,放置 T Cu 后 6～12 个月,一般经血量比放置前增加 40%～50%。有报道中国妇女放置 T Cu220c 后平均增加 61.3%。经血量的增加直到 4～5 年后才接近正常。放置释放孕激素药物的 IUD,使经血量减少 40%～50%,导致月经过少、点滴出血或闭经发生率增加。放置带吲哚美辛 IUD,能使经血量明显减少且与所含药物量成正比,减少经期延长和不规则出血的发生率,仅少数可能有周期改变。

很多研究已证明放置 IUD 后经血量增加,可导致血浆铁储备的降低,重者表现为血红蛋白下降。研究显示,测定 47 名带惰性 IUD 妇女血浆铁蛋白水平,放置前铁蛋白<16 μg/L 者为 19%,而放置 1 年后,铁蛋白<16 μg/L 为 45%。而临床出现贫血,常在铁储备下降以后。因此,对于置器后出血增多的妇女,应予注意铁和蛋白的补充。

3.处理

月经过多的治疗,于流血期或经前期选用以下药物。

(1)抗纤溶药物。①氨甲环酸:每次 1 g,4 次/天,口服。或注射液每次 0.2 g,2 次/天,肌内注射。②氨甲苯酸:每次 0.25～0.50 g,2～3 次/天,口服。或注射液每次 0.1～0.2 g,2～3 次/天,静脉注射。③氨基己酸:每次 3 g,4 次/天,口服。注射液每次 4～6 g,1 次/天,静脉滴注。

（2）酚磺乙胺：每次 1 g，3 次/天，连服 10 天或注射液每次 0.5 mg，2～3 次/天，肌内注射或静脉注射。

（3）前列腺素合成酶抑制剂。①吲哚美辛：每次 25～50 mg，3～4 次/天，口服。②氟芬那酸：每次 200 mg，4 次/天，口服。③甲芬那酸：每次 250～500 mg，4 次/天，口服。④甲氧丙酸：每次 200 mg，2～3 次/天，口服。

（4）其他止血药物，如云南白药、宫血宁等均有一定疗效。

（5）抗生素的应用：由于放置术为上行性操作，同时可能存在轻度损伤及放置后的组织反应，或因长期出血使宫口开放，破坏了正常宫颈的保护屏障，易于诱发感染。因此，在止血的同时酌情与抗生素联合应用。

（6）类固醇激素的应用：复方雌、孕激素避孕药，如在使用 IUD 的早期服用能使经血减少。

（7）对长期放置后出现异常出血者，应考虑 IUD 的位置下移、部分嵌顿、感染或 IUD 质量变化等因素，若经保守治疗无效则应取出，同时进行诊断性刮宫，并送病理检查。

（8）如出血多，难以控制或出现明显贫血，给予相应治疗同时应取出 IUD。

4.预防

（1）正确选择 IUD：①根据宫腔大小及形态，选择合适 IUD。②月经量偏多者，可选择吲哚美辛或孕激素 IUD。

（2）严格掌握适应证及禁忌证，根据节育手术操作常规选择对象。

（3）正确掌握放置技巧，稳、准、轻巧地把 IUD 放至正确位置。

（二）疼痛

1.临床表现

与 IUD 有关的疼痛包括下腹与腰骶部疼痛、性交痛。其发生率在 10% 左右，因疼痛的取出率仅次于子宫异常出血。IUD 引起的疼痛分为生理性疼痛和病理性疼痛。病理性 IUD 疼痛可由于损伤，继发感染等原因引起。IUD 引起的生理性疼痛指并非 IUD 并发症引起的下腹痛和腰骶部坠痛及性交痛，一般取器后疼痛即消失。根据疼痛出现时间不同，又可分为早期疼痛，延迟性疼痛和晚期疼痛。

（1）早期疼痛：发生在置器过程中和置器后 10 天以内，多为生理性的。由于 IUD 进入宫腔使宫颈内口的疼痛感受器受到机械刺激、宫体受到机械和化学性（内膜释放 PGS）作用，而产生宫缩致痉挛样疼痛和宫底部的弥散性疼痛。也可因受术者精神紧张，致痛阈低的人感到疼痛加剧。IUD 引起的早期疼痛与置器时间可能有一定关系。临床发现月经期或月经干净立即置器和月经周期第 9～11 天置器可减轻与 IUD 有关的早期疼痛。

（2）延迟性疼痛：指疼痛持续 10 天以上者。一般置器时的局部刺激和子宫排异反应可持续 10 天左右，以后则因逐渐适应，疼痛也随之消失。如 IUD 与子宫大小、形态不相适合，可对子宫产生明显的机械性刺激，而造成子宫内膜损伤，使 PGS 的合成和释放持续增加，致子宫收缩延续可引起钝痛。现已证明子宫内膜释放 PGE_2、$PGF_{2\alpha}$ 对痛经起作用。如果正确放置合适的 IUD，则 IUD 疼痛不应＞10 天。延迟性疼痛，一般提示 IUD 与宫腔不匹配。疼痛时间持续越长，可能说明 IUD 与宫腔的一致性越差。

（3）晚期疼痛：指放置 IUD 后或早期和延迟性疼痛缓解后 4 周以上出现的疼痛。多数为病理性，应进一步查明原因。应重点排除感染或异位妊娠；尚需考虑 IUD 变形、嵌顿、下移、粘连等。

(4)性交痛:常因带尾丝IUD的尾丝过硬、过短或过长或因IUD下移,末端露于宫口,性交时可刺激男方龟头引起疼痛。

2.处理

(1)保守治疗,可给予小剂量抗前列腺素药,如甲芬那酸、吲哚美辛等治疗。

(2)取出IUD,如放置IUD后持续疼痛,用药物治疗无效,可取出IUD,视具体情况或更换IUD种类,或换用较小的IUD。

(3)可改换含黄体酮的IUD,其疼痛发生率低,也可放置固定式铜串节育器,因无支架,减少机械性压迫,疼痛也较轻。

(4)性交痛者,须检查尾丝位置和长度,短而硬的尾丝或无法改变尾丝方向者,宜取出IUD或剪去外露的尾丝。

3.预防

(1)放置前对IUD使用者进行咨询和指导,讲解放置的过程,以减轻放置早期的疼痛。

(2)手术操作轻柔,防止损伤。

(3)选择大小、形态合适的IUD,减少对宫壁的刺激。

(4)预防性用药:放置时可用2%利多卡因做宫颈局部注射,有97%的患者疼痛缓解。

(三)白带增多

IUD在宫腔内对子宫内膜刺激,引起无菌性炎症可使子宫液分泌增加。有尾丝者尾丝刺激宫颈管上皮也可能引起宫颈分泌细胞分泌增加。一般经数月,组织适应后能逐渐减少。多数不需治疗。

二、并发症

(一)术时出血

1.病因

(1)组织损伤:多见于24小时内出血,如宫颈管损伤、子宫穿孔、宫体损伤等。

(2)感染:多见于放置后数天再出血。多数因局部内膜受压迫坏死,感染所致。以哺乳期多见,也见于人工流产同时放置IUD者,常由伴有组织物残留所致。

2.诊断标准

放、取IUD术时、术后24小时内出血量超过100 mL者,或术后少量流血于7～14天出血量增加超过100 mL者,出血多者可导致休克,临床较少见。

3.处理原则

(1)手术当时出血者:首先用止血药及宫缩药物。出血多者,须补足血容量。疑有损伤时,不可做诊断性刮宫,必要时施行腹腔镜检查协助诊断。病情严重者,必要时行剖腹探查。损伤严重,出血不止者,须手术修补或行子宫切除术。

(2)放置数天后出血者:首先给予止血、抗感染等治疗。无效者应及时取出IUD,或同时行诊断性刮宫,并用宫缩剂止血。刮出物送病理检查。

(3)人工流产同时放置IUD后出血者:常有组织残留,应取出IUD,并进行诊断性刮宫,清除宫腔残留组织物,术后加强抗生素应用。

(二)术时子宫穿孔

发生率低,为1:(350～2 500)。但为手术并发症中较多见的一种,任何进宫腔操作的器械均可造成子宫穿孔。有时后果很严重,国内外均报道有放、取 IUD 时子宫穿孔合并肠损伤、感染,甚至死亡的病例。

1.子宫穿孔分类

(1)根据子宫损伤的程度:①完全性子宫穿孔,指子宫肌层及浆膜层全部损伤。②不完全性子宫穿孔,指损伤全部或部分子宫肌层,但浆膜层完整。

(2)根据子宫损伤与邻近脏器的关系:①单纯性子宫穿孔,指仅损伤子宫本身。②复杂性子宫穿孔,指损伤子宫同时累及邻近脏器,如肠管、大网膜损伤。

2.病因

(1)子宫本身存在高危因素:如哺乳期、绝经后子宫,子宫过度倾屈,伴有子宫肌瘤,子宫手术史,未诊断的子宫畸形,多次人工流产史或近期人工流产史等。

(2)手术者技术不熟练,术前未查清子宫位置和大小。

(3)术者责任心不强,不按规范操作或操作粗暴。

3.临床表现

(1)疼痛:多数在手术过程中受术者突然感到剧痛、撕裂样疼痛,但也有少数疼痛不剧,偶见无痛感者;有的在术时疼痛不明显,但在术后因出血或感染而出现持续性隐痛、钝痛或胀痛。腹部检查可有压痛、反跳痛。

(2)出血:出血量根据子宫穿孔的部位、有无损伤大血管而不同,可表现为内出血或外出血。如损伤大血管,可出现休克,如未及时处理,甚至造成死亡。内出血者,一般出血量超过 500 mL 时,腹部可出现移动性浊音。

(3)多数穿孔时手术者会有器械落空感,用探针探查宫腔深度时,常超过子宫应有深度或超过原探查的深度。用取器钩损伤时,有时钩子难以取出。

(4)取器钩穿孔合并其他脏器损伤时,可钩出肠管、大网膜组织等,受术者可伴剧痛和腹膜刺激症状。诊断应无困难。

4.处理原则

(1)发现或疑有子宫穿孔,须立即停止手术操作。

(2)保守治疗:若手术中发生单纯性子宫穿孔,如探针或小号宫颈扩张器等穿孔小,未放入 IUD、无出血症状及腹膜刺激症状,患者一般情况良好,可在抗生素预防感染和宫缩剂应用的情况下,严密观察血压、脉搏、体温、腹部情况及阴道流血多少,住院观察 5~7 天。

(3)腹腔镜治疗:在放、取 IUD 时并发单纯子宫穿孔,穿孔面积比较小,而 IUD 已放到子宫外(进盆腹腔),可在腹腔镜下明确诊断并取出 IUD,同时可在腹腔镜下电凝止血。

(4)剖腹探查:如无腹腔镜条件或穿孔较大,特别是取出钩穿孔,症状严重者,或因穿孔进行保守治疗过程中发现腹痛加重,体温升高,腹膜刺激症状加重或出现休克等,应及时剖腹探查。

(5)子宫穿孔:如合并脏器损伤,应立即剖腹手术,视损伤程度进行子宫修补或切除子宫,修补肠管或切除部分肠管等手术。

(三)心脑综合征

发生率极低。偶见于放、取 IUD 时或放置术后数小时内,出现心动过缓、心律失常、血压下降、面色苍白、眩晕、胸闷,甚至呕吐、大汗淋漓,严重者可发生昏厥、抽搐等心脑综合征症状。其原因可能受术者过度紧张、宫口过紧、手术者操作粗暴或 IUD 的压迫等因素刺激迷走神经反射引起。

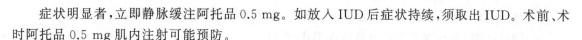

症状明显者,立即静脉缓注阿托品 0.5 mg。如放入 IUD 后症状持续,须取出 IUD。术前、术时阿托品 0.5 mg 肌内注射可能预防。

(四)术后感染

1.病因

(1)原有生殖道炎症,未经治愈而放入节育器。

(2)消毒、灭菌不严格。

(3)手术时合并子宫穿孔、肠管损伤等。

(4)人工流产同时放环,因人工流产不全而引起感染。

(5)术后过早有性生活或阴部不卫生。

2.临床表现

(1)术后出现腰酸、下腹疼痛、出血,阴道分泌物混浊有臭味,体温升高等征象。

(2)严重感染时,子宫增大、附件增厚压痛,盆腔炎时可伴炎性包块。败血症时,可出现全身中毒症状。

(3)血白细胞计数增高,中性粒细胞比例增高。

3.诊断标准

术前无生殖器官炎症,于放器后 1 周内发生子宫内膜炎、子宫肌炎、附件炎、盆腔炎、腹膜炎或败血症者。

4.处理原则

(1)放置 IUD 后一旦有感染,可选用抗生素治疗。感染控制后取出 IUD 为宜。

(2)严重感染时,行宫颈分泌物培养及药物敏感试验,选用敏感抗生素。控制感染同时应取出 IUD,继续用抗生素及全身支持治疗。

(3)发生盆腔脓肿时,先用药物治疗,如无效者应手术切开引流。

(4)慢性炎症时,必须取出 IUD,并可用理疗或中药治疗。

(五)铜过敏

目前,常用的活性 IUD 均带有铜丝或铜套。在宫腔、宫颈、输卵管液中有较高铜离子浓度。近年来常有个案报道,放置带铜 IUD 后出现与其他变应原致敏相似的临床症状。多数出现皮疹、全身瘙痒,个别出现心慌、腹痛等。如临床上怀疑铜过敏者应及时取出 IUD,并抗过敏治疗,今后不能用带铜 IUD。

(六)宫内节育器异位

凡宫内节育器部分或完全嵌入肌层,或异位于腹腔、阔韧带者,称为宫内节育器异位。

1.分类

(1)部分异位:IUD 部分嵌顿入子宫肌层。

(2)完全异位:IUD 全部嵌顿入肌层。

(3)子宫外异位:IUD 已在子宫外,处在盆、腹腔中。

2.病因

(1)术时子宫穿孔,把 IUD 放到子宫外。

(2)环型 IUD 部分异位(嵌顿)、V 型 IUD 子宫外异位、T 型 IUD 部分异位(下移、嵌顿)。

(3)节育器过大,压迫子宫使之收缩加强,逐渐嵌入肌层,甚至部分可移出子宫外。

(4)T 形 IUD 下移、变形、宽大的横臂嵌入狭窄的子宫下段,或纵臂下端穿透宫颈管。

(5)环形 IUD 接头处脱结或质量不佳而断裂,断端锐利部分容易嵌入肌层。

(6)固定式 IUD,放置不当也容易造成 IUD 异位。

(7)子宫畸形、宫颈过紧和绝经后子宫萎缩可致 IUD 变形,容易损伤或嵌入宫壁。

(8)哺乳期、子宫有瘢痕史者,容易术时穿孔造成 IUD 异位。

3.临床表现

一般无症状,多数在随访或取器或带器妊娠时才发现。部分患者有腰骶部酸痛、下腹胀坠不适或有不规则阴道流血。如果异位于腹腔,可伤及肠管、膀胱等组织并造成粘连,可引起相应的症状和体征。

4.诊断

(1)病史询问:重点详细询问放器时间,IUD 类型和大小,放置顺利程度,放置时有无腹痛,置器后有无取器困难等病史。

(2)妇科检查。①窥视:如有尾丝的 IUD,发现宫颈口未见尾丝需考虑 IUD 异位。②妇科双合诊:检查盆腔有无包块,子宫直肠陷凹、前后穹隆处有无压痛及异物感,子宫大小、形态、有无压痛等。有时可见 T 形 IUD 纵臂或横臂穿透宫颈管。

(3)辅助检查。①B 超检查:能较好地定位 IUD 的情况。②放射线检查:X 线直接透视或摄片,远离中心的节育器可诊断为子宫外异位。X 线透视下双合诊检查,如移动子宫而节育器影未随之移动可说明 IUD 异位。X 线透视下用子宫探针置入子宫腔,如不能和 IUD 重叠,能说明 IUD 异位。子宫、输卵管用 5%～10% 碘化油造影或盆腔气腹双重造影,后者可正确定位 IUD 所在部位。③宫腔镜检查:能直接观察、检查宫腔内 IUD 情况。④腹腔镜检查:能直接观察部分或完全异位于子宫外的 IUD。

5.处理

凡 IUD 异位,无论有否症状,均应及早取出。根据异位的部位不同,可以采取以下取器方法。

(1)经阴道取出嵌入肌层较浅的 IUD,用刮匙轻轻刮去内膜,然后从阴道内取出。嵌入肌层稍深的金属环,可钩住 IUD 下缘轻拉至宫口,拉直环丝剪断后抽出。对于取出困难者,切勿盲目用力牵拉,可在 X 线透视或 B 超监护下进行。目前,较多的是在宫腔镜直视下取器,大部嵌入肌层的 IUD 不能松动者,不宜经阴道取器。

(2)如遇 T 形 IUD 横臂或纵臂嵌入宫颈管造成取出困难时,酌情扩张宫口,用血管钳夹住 IUD 纵臂向宫腔方向推入 1 cm 左右,使嵌入部分脱离嵌顿处,然后边旋转往后即可取出。

(3)经阴道后穹隆切开取出节育器异位于子宫直肠凹时,可切开后穹隆取出。

(4)腹腔镜下取出 IUD 异位:于腹腔内,并估计无粘连或轻度粘连,可在腹腔镜直视下取出。此方法既简单,又安全,术后恢复快,并发症少。

(5)剖腹探查经 IUD 定位后,大部分或全部嵌入肌层,按上述方法取出困难者,应剖腹取器。如穿孔部位有严重感染,或年龄较大伴有其他妇科疾患(如子宫肌瘤等),可考虑子宫切除术。如 IUD 已穿入肠管内或膀胱内,剖腹探查后取出 IUD,并做损伤脏器修补。

(七)节育器断裂、变形、脱结

1.IUD 变形

IUD 变形发生率较低,多数在随访时通过 X 线透视发现,如 O 形变成 8 形、△形或其他不规则形态。V 形 IUD 可以发生横臂折叠,中心扣断裂散架等。节育器变形的发生与节育器质量和放置操作技术有关。当 IUD 不适于宫腔形态时，也常发生 IUD 变形，一旦发现以上情况，宜及时取出。

2.节育器断裂及脱结

节育器断裂或接头处脱结者常无症状，常在随访时发现。如有临床症状，一般表现为下腹坠痛、腰酸、阴道内有赤带。节育器断裂合并嵌顿，处理同 IUD 异位，常可在宫腔镜下取出，或同时 B 超监护、宫腔镜下取出。在放置环形 IUD 时，环叉要避免叉在结头处，以防 IUD 脱结。对 IUD 断裂、脱结取出术者，术后应行盆腔 X 线检查，以防有残留可能。

(八)节育器下移

节育器在子宫内位置下移，在临床上常无症状，有时可出现小腹胀痛、腰酸、白带增多、阴道内有赤带等。B 超能较好地诊断 IUD 下移，如 B 超示 IUD 上缘距宫底外缘 2 cm 以上，一般可诊断为 IUD 下移。而临床诊断的标准，以 IUD 下端下移到子宫颈内口以下，进入颈管者才能诊断。如有尾丝的 IUD，当尾丝明显增长时，应考虑到 IUD 下移。IUD 下移易发生带器妊娠。所以发现 IUD 下移，应及时取出。

(九)IUD 尾丝消失

当 IUD 脱落或子宫增大（合并肌瘤、妊娠等），使尾丝相对过短而缩至宫腔内，或因 IUD 异位造成尾丝消失。一旦发现尾丝消失，可行 B 超或 X 线确诊 IUD 是否还在宫腔内，或用探针探测宫腔内是否有异物感。如确诊 IUD 仍在宫腔内正常位置，可以继续存放。如 IUD 位置不正，则需及时取出，换置新的 IUD。

（黄　艳）

第十五章

输卵管绝育术

第一节　经腹小切口输卵管结扎术

小切口腹式绝育术是目前国内和发展中国家最常用的女子绝育方法。其优点是切口小,组织损伤少,手术简便易行,不需要特殊设备;直视下操作,成功率高,遇有输卵管周围粘连或其他困难时,可扩大切口,进行操作。

一、适应证

(1)凡已有子女而夫妇双方不愿再生育,自愿接受绝育手术者。

(2)有严重疾病,如心脏病、肾脏病、肝脏病或严重的遗传性疾病等不易生育者。

二、禁忌证

(1)各种疾病的急性期。

(2)全身或局部有感染病灶者,应在彻底治愈后手术。

(3)全身情况不良不能胜任手术者,如产后出血性休克,心力衰竭,肝、肾功能不全等,在病情好转后再考虑手术。

(4)有神经官能症或癫痫病史者。

(5)24 小时内体温两次超过 37.5 ℃者。

三、手术时间的选择

(1)月经后 3～7 天内为宜。

(2)人工流产或取环术后,可立即施行手术。自然流产或病理性流产,待一个月转经后再做输卵管结扎术。

(3)正常产后绝育术,一般以产后 24 小时左右为妥,难产者或人工剥离胎盘者,在抗生素预防感染 3～5 天后,可考虑手术。

(4)哺乳期绝育须先排除妊娠。

(5)中期妊娠引产者,产后休息 1 天,然后手术绝育。

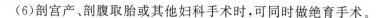

(6)剖宫产、剖腹取胎或其他妇科手术时,可同时做绝育手术。

四、术前准备

(1)手术前详细询问病史,仔细检查包括全身体检及妇科检查,做血、尿常规,肝、肾功能等检查。

(2)做好思想工作,消除受术者的顾虑与恐惧,签署知情同意书。

(3)手术前给予镇静剂。

(4)腹部皮肤准备。

(5)禁食。

(6)便秘者手术前一天给服润滑剂或前一天晚上给肥皂水灌肠。

五、麻醉

国内近几年来以局部浸润麻醉为主,也可用硬膜外麻醉。

六、手术步骤

受术者排空膀胱,取臀高头低仰卧位。手术野的消毒同一般妇科腹部手术。采用腹部正中直切口或横切口,一般长2～3 cm。足月产或早产后结扎切口上端在宫底下两横指(约3 cm),向下延长2～3 cm。早孕人流后,哺乳期或经后结扎者,切口选在耻骨联合上两横指处向上延长2～3 cm。垂直切开皮肤,皮下脂肪层,腹直肌前鞘,钝性分离,暴露腹膜,腹膜切开后边缘用四把血管钳夹住,暴露手术视野。进腹时注意勿损伤膀胱、肠管及大网膜等周围组织。

(一)寻找提取输卵管

查清子宫位置,提取输卵管动作要稳、准、轻、细,尽量减少受术者的痛苦,可选择以下方法之一。

1.卵圆钳取管法

如后位子宫,先复到前位,用无齿卵圆钳进腹腔后,沿前腹壁下经膀胱子宫陷凹滑过子宫体前壁至子宫角处,然后分开卵圆钳二叶,斜向输卵管,夹住输卵管壶腹部、虚夹(不扣紧)后必须追索到伞部。此法取管时,卵圆钳必须要在子宫角部才能分开,过早分开,肠管和大网膜容易进入输卵管内。提取输卵管时,卵圆钳切忌扣紧,以免损伤局部组织。

钳取法适用于足月产、早产、引产后较大子宫,因为此时输卵管易暴露在腹壁切口下。

2.吊钩取管法

用特制输卵管钩,放入腹腔沿腹前壁经膀胱子宫陷凹,吊钩背部紧贴子宫前壁,滑至宫底部后方,然后向一侧输卵管滑去,钩住输卵管壶腹部后,轻轻拉起,在直视下,用无齿镊子(向两侧推开钩上的大网膜及肠管)夹住输卵管,看清伞端后,再进行结扎术。如吊钩提起时感觉太紧,可能钩住圆韧带或卵巢韧带,如太松可能钩住肠曲。必须熟悉钩住输卵管的感觉。钩取法适用于人工流产后非妊娠期稍大或正常大小的子宫,尤其是中后位子宫。

3.指板取管法

如子宫后位,先复到前位。用示指进入腹腔触及子宫,沿子宫角部滑向输卵管后方,再将压板放入,将输卵管置于手指与纸板之间,共同滑向输卵管壶腹部,再一同轻轻取出,检查见伞端后,再于峡部行结扎术。纸板法适用于非妊娠期或人工流产后前位子宫。

（二）结扎输卵管

阻断输卵管方法，可根据各地经验，自行解决，不强求一致，但必须力求方法有效、简单、并发症少。目前常用以下几种。

1.输卵管近端包埋法

又名抽心包埋法。用两把组织钳将输卵管峡部提起，两钳距离 1.5～2.0 cm。选择峡部外三分之一无血管区，先在浆膜下注射少量生理盐水，使浆膜层浮起，再将该部浆膜纵行切开，游离出输卵管后，用两把蚊式钳夹住两端，中间切除 1.0～1.5 cm，用 4 号线分别结扎两断端，将近端包埋于输卵管浆膜内，0 号丝线连续缝合浆膜，远端暴露在浆膜外，使输卵管两断端不能相遇。

近端包埋法失败率极低，对输卵管系膜血管基本无损伤，从而减少术后并发症。缺点是操作较复杂。

2.输卵管双折结扎切除法

又名波氏法（Pomeroy 法）或波氏改良法。先用鼠齿钳将输卵管的中段轻轻提起，呈双折状，再距双折顶端 1.5 cm 处，用血管钳压挫输卵管片刻，然后用 7 号丝线穿过压痕间的输卵管系膜（避开血管），先结扎一侧压挫处，再结扎另一侧压挫处，切除结扎以上的输卵管断端。

此法优点为操作易行，容易掌握，但仍有一定失败率，并可损伤输卵管系膜血管而增加术后并发症。

3.银夹法

20 世纪 50 年代开始应用各类输卵管夹，如 Hulka 夹、Bleier 夹等。一般长 1 cm，宽 3 mm，为使管腔完全闭合有不至夹断，又出现了夹子内侧衬有硅胶的胶夹，如 Fishie 夹。国外多在腹腔镜下进行夹绝育术，国内则多经腹壁小切口施行。我国湖南银夹通过鉴定，以后湖北、上海又相继报道了钢夹及镍钛记忆合金夹的研制及临床应用。将银夹安放在置夹钳上，钳嘴对准提起的输卵管峡部，使峡部横径全部进入银夹的两臂环抱之中，缓缓紧压钳柄，压迫夹的上下臂，使银夹紧压在输卵管上，然后放开夹钳。夹阻断术的共同优点是手术简单安全有效，手术时间短，手术恢复快，并发症少，组织破坏少，术后容易吻合复通。缺点是产后与中期引产后，因输卵管水肿，上夹后可因组织逐渐恢复正常而致夹松动，造成管腔不易完全闭合而失败。

4.输卵管伞端切除法

输卵管伞端切除对将来复孕带来困难，目前此法很少采用。

5.输卵管切除法

此法适用于第一次结扎失败，而再次要求绝育者。

七、手术注意事项

（1）整个操作过程均需严格注意无菌操作，以防感染。出血点结扎仔细，以防出血或血肿形成。

（2）注意提取输卵管时选用合适的器械。操作要稳、准、轻、细，防止损伤输卵管系膜、血管、肠管、膀胱或其他脏器。

（3）手术时思想高度集中，不要盲目追求小切口、一刀切、快速度。要避免因语言不当对受术者的不良刺激。

（4）寻找输卵管必须追索到伞端，以免误扎。结扎线松紧适宜，避免造成输卵管瘘或滑脱。术中常规检查双侧卵巢。

(5)关闭腹腔前应核对器械、纱布数目,严防异物遗留腹腔。

(6)结扎术与阑尾切除术不宜同时进行。

(黄　艳)

第二节　腹腔镜下输卵管绝育手术

腹腔镜绝育术是指在腹腔镜直视下进行输卵管绝育术。目前,临床通常施行的经腹腔镜输卵管绝育术的方法有高频电流双极电凝术和内凝术、硅橡胶绝育术和输卵管夹绝育术。

一、适应证

与小切口腹式绝育术相同。

二、禁忌证

(1)多次腹部手术史或腹腔广泛粘连。

(2)急性盆腔炎或全腹膜炎。

(3)疝史。

(4)严重心血管疾病,血液病史或出血倾向。

(5)过度肥胖。

(6)不宜在产褥期、中期引产后进行。由于此期子宫位置较高,不利于穿刺。而且输卵管充血、水肿、易出血、感染机会多。

三、术前准备

同一般妇科腹部手术。

四、手术时间的选择

(1)月经后滤泡期:必须避免经后性生活,如曾有性生活者则应同时诊刮。

(2)产后 6～12 周。

五、手术方式

排空膀胱,取膀胱截石位,置举宫器。腹壁穿刺,为了手术视野清晰,提高操作的准确性和安全性,可采用两点穿刺法,第 1 穿刺点位于脐部,第 2 穿刺点位于腹中线上耻骨联合上方 2～3 cm处。输卵管绝育手术方法如下。

(一)输卵管高频电流双极电凝术

用绝缘的无损伤抓持钳在离宫角 3 cm 处的输卵管峡部,抓住并提起输卵管使其成垂直。通电使组织呈白色即可。通常使用 5 mm 的双极钳,电极功率设置为切割波形 25～35 W,电极作用时间以保证钳夹部位全段输卵管完全破坏为度,一般被凝固组织完全干燥即可达到目的。双极电凝术由于术者较难控制电凝强度和深度,常使受凝区扩大,甚至扩大到金属钳与组织接触区以外 1～3 cm处,影响卵巢血管,导致绝育术后综合征的发生。因此双极电凝绝育术应慎重使用。

(二)输卵管内凝绝育术

为克服高凝电流对人体的不安全性,Semm 研制了内凝器。在腹腔镜直视下取 Semm 特制的鳄鱼嘴钳进入腹腔,带钩的颌抓住离宫角 3 cm 处的输卵管峡部,只限于肌层,不包括输卵管系膜。然后内凝输卵管,热至 100 ℃并在无血状态下横断输卵管。若抓住输卵管时遗漏了部分肌层,使输卵管部分凝固和横断,以致输卵管再通。内凝绝育术消除了高频电流对人体的危害,使绝育术后综合征的发生降低到最小限度。另外,局部腹膜生长良好,无粘连,也利于今后必要时进行输卵管吻合。

(三)输卵管硅胶圈绝育术

Falope 硅胶环是一种硅化弹性环,内含少量的钡可以供放射检查用。硅胶圈弹性强,拉力大,术时先将硅胶圈置于放置器上,然后在腹腔镜直视下进入腹腔,用无损伤抓持钳抓住输卵管峡部,确认输卵管后,使硅胶圈套在输卵管缔襻上,此时硅胶圈恢复原状,紧束和结扎输卵管管腔。拉断输卵管是上环时最常见的并发症,最常见的症状是出血,可以将 Falope 硅胶环套在每个断端上止血或用电凝止血。此方法简单易行,不易引起出血,也利于今后输卵管复通。

(四)输卵管夹绝育术

Filshie 夹是目前应用最广的普通腹腔镜绝育方法。夹长12.7 mm,宽 4 mm。垂直夹在输卵管峡部,仅损伤 4 mm 组织。这种钛夹可使输卵管腔完全闭合而管壁受硅胶的保护不致破裂。Hulka 夹长约 10 mm,宽 3 mm。夹内部有细齿,可紧密咬合输卵管,夹外部有金属弹簧片,可加固硅胶夹。研究人员对 180 例应用 Filshie 夹输卵管绝育术的患者进行了为期 3 年的前瞻性观察研究,认为 Filshie 夹是腹腔镜输卵管绝育术的首选方法,因其失败率最低,宫外孕发生率最低,复通率最高,是一种简单、快速并且易于掌握的方法。Dominik 等将 Hulka 夹和 Filshie 夹作比较。结果发现 Filshie 夹组第 12 个月和第 24 个月的累计妊娠率分别为 3.9％和9.7％,Hulka 夹组分别为 11.7％和28.1％,两组间差异无统计学意义。故认为输卵管夹绝育术有效、安全,损伤小,日后便于输卵管吻合。国内输卵管夹绝育术多为银夹法,经腹部小切口施行,手术同样简单、有效。

(黄　艳)

第三节　输卵管绝育术后相关并发症

一、经腹小切口输卵管结扎术并发症

(一)膀胱损伤

1.概述

腹部输卵管结扎术膀胱损伤常发生于受术者术前未排空膀胱、手术切口过低及术者分离腹膜前脂肪层时未能清晰辨认腹膜和膀胱壁的解剖特点而误伤。膀胱损伤及时发现并修补,其预后良好。

2.诊断要点

(1)完全性损伤:膀胱壁完全被切开时,可见淡黄色尿液溢出,探查内壁光滑,切口可分为筋膜、肌层和黏膜层。误将膀胱当腹膜切开后,不能见到肠管或大网膜,触及不到盆腔的脏器。

(2)不完全性损伤:局部出血或渗血较多,组织层次不清。

3.治疗原则

(1)用生理盐水冲洗膀胱切口。

(2)请泌尿外科医师协助进行膀胱修补术。

(3)术后放置导尿管并保留5~7天,给予抗生素预防尿路感染。

(二)肠管损伤

1.概述

腹部小切口输卵管结扎术时肠管损伤常发生在开腹钳提腹膜时误夹部分肠管,或用有齿卵圆钳取输卵管时而误伤肠管,或在分离粘连时误伤。肠管损伤必须及时修补。

2.临床表现

(1)肠壁全层损伤:可见肠管黏膜、肌层和浆膜三层,并有肠内容物溢出于盆腔或腹腔。

(2)肠壁挫伤:肠管浆膜表面有钳夹齿印或破损伴渗血。若疑有损伤时,须仔细探查肠管的前后两面。

(3)肠系膜切开时,可见切口周围有肠管。如伤及血管则出血较多。

3.治疗原则

(1)发现肠管切开,必须及时修补。

(2)适宜请外科医师协助实施损伤修补术。

(3)存在挫伤时,应用丝线间断缝合。

(4)肠道修补术后应禁食72小时,待肠管功能恢复后逐步进食;并预防性给予抗生素。直肠损伤则禁食1周,并口服肠道抗生素预防感染。

(三)输卵管系膜撕裂和卵巢门损伤

1.概述

腹部输卵管结扎术中造成输卵管系膜撕裂和卵巢门损伤,较常见为提起输卵管时遇有粘连或提取困难而强行粗暴操作导致。也可以在切开输卵管系膜、游离输卵管时或在缝合系膜时穿破血管而发生出血或血肿。

2.临床表现

(1)系膜撕裂或卵巢门损伤常伴有血管损伤,而引起较多出血或形成血肿。

(2)提取输卵管或手术操作过程中,腹腔内有活动性出血。

(3)结扎输卵管时可见系膜血肿,未及时缝扎且血肿有扩大趋势。

(4)卵巢门损伤见卵巢门血管出血。

3.治疗原则

(1)系膜血管损伤出血:应立即缝扎系膜内血管。

(2)卵巢门血管损伤:轻者缝扎出血点;严重损伤难以修补者,可能需要切除一侧附件。

(四)腹壁血肿

1.概述

腹部小切口输卵管结扎术引起腹壁血肿,常发生在分离腹直肌或腹膜前脂肪层时,未及时止血。受术者合并血液疾患也易发生腹壁血肿。

2.临床表现

术后局部伤口渗血,局部隆起,形成包块,可能有广泛瘀斑。如处理不及时,可并发感染。

3.治疗原则

(1)血肿较小可保守治疗,加压包扎,应用抗生素预防感染。

(2)血肿较大需部分开放伤口,清除淤血,结扎出血点,重新缝合。加压包扎,必要时可放置橡皮引流条。应用抗生素。

(五)感染

1.概述

腹部输卵管结扎术后感染包括切口感染和盆腔感染。常因原有内外生殖器炎症或腹部皮肤感染未经治愈而手术。未严格按照无菌操作实施手术或未能充分止血导致血肿形成后继发感染。

2.临床表现

(1)腹壁切口感染:切口周围红、肿、热、痛;继发腹壁脓肿时局部可触及局限性包块,明显压痛。表浅者可有波动感,可伴有缝线针孔及切口处有脓汁排出。可伴有全身感染症状,如体温升高、白细胞计数增高等。

(2)盆腔感染性疾病:包括子宫内膜炎、输卵管炎、输卵管卵巢脓肿和盆腔腹膜炎等,可分为无并发症及有并发症。

3.诊断

盆腔感染性疾病的基本诊断标准:①子宫压痛;②附件压痛;③宫颈举痛。下腹压痛同时伴有下生殖道感染征象的患者,诊断盆腔感染性疾病的可能性明显增加。参考盆腔感染性疾病诊断的附加条件及盆腔感染性疾病的特异性诊断标准明确诊断。

4.治疗原则

在可能的情况下进行细菌培养及药敏,以提供用药参考。

(1)腹壁感染:早期在应用抗生素治疗同时可采取物理疗法,局部热敷。形成脓肿时,应切开引流。形成深部瘘管或窦道时,建议采用注入亚甲蓝或经碘油造影摄片,便于彻底清除。

(2)盆腔感染性疾病:以抗生素抗感染治疗为主,必要时行手术治疗。①药物治疗:选择广谱抗生素或联合应用抗生素。一经诊断立即开始治疗,及时合理地应用抗生素与远期预后直接相关。②手术治疗:可选择经腹手术或者腹腔镜手术。手术范围可根据病变范围、患者年龄、一般状态等综合考虑。手术方式为局部病灶切除。年轻妇女尽量保留生育功能,行保守性手术。③辅助治疗。

(3)败血症与感染性休克:与其他原因的败血症与感染性休克治疗相同。

(六)腹腔内异物遗留

1.概述

业务不熟悉;缺乏责任心,工作粗心大意;未认真落实手术规程及手术前后清点和核实敷料及器械。

2.临床表现

(1)关腹后经再三核对敷料及器械数与术前不符时,高度可疑异物遗留腹腔内。

(2)术后出现持续性腹痛、腹胀,或伴有肠麻痹或恶心、呕吐等肠梗阻征象;持续低热或高热,

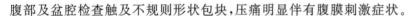

腹部及盆腔检查触及不规则形状包块,压痛明显伴有腹膜刺激症状。

(3)超声和放射等影像学检查有助于明确诊断。

3.治疗原则

(1)已明确诊断或高度可疑异物遗留腹腔,应及时开腹探查取出异物。

(2)有肠梗阻或肠麻痹时,手术后应行胃肠减压术,促进肠功能恢复。

(3)术后应用广谱抗生素,全身支持疗法。

(七)盆腔静脉淤血综合征

1.概述

盆腔静脉淤血综合征是盆腔静脉淤血扩张致使患者出现以疼痛为主的一系列症状,而无明显阳性体征的一种综合征。可能与输卵管结扎术后盆腔静脉回流障碍,盆腔血液动力学变化,前列腺素增高,雌、孕激素比例失调,多产,心理因素等多种因素有关。

2.临床表现

(1)疼痛为主,表现为腹痛、腰痛和性交痛。部分患者妇科检查时可出现宫颈抬举痛、附件增厚、宫骶韧带触痛等。

(2)月经紊乱,月经周期不规则,多以周期缩短为主,经期延长或月经前后点滴出血;月经量以增多为主,少数人可有经量减少或闭经,伴有痛经。

(3)白带增多。

(4)自主神经功能紊乱的表现。

(5)疑诊为盆腔感染性疾病,但抗感染治疗效果不佳。

(6)阴道超声可提示盆腔曲张的静脉影像。

(7)盆腔静脉造影,经股静脉逆行盆腔静脉造影和放射性核素诊断法,如发现相应的异常也具有诊断价值。

(8)腹腔镜检查发现盆腔静脉曲张。

3.治疗原则

(1)注意休息,避免长期站立或坐位。

(2)心理疏导,增强体质,调整自主神经系统功能。

(3)选用活血化瘀、理气止痛的中药治疗。

(4)采用孕激素,或使用口服避孕药减轻症状。

(5)应用前列腺素合成酶抑制剂,可抑制和对抗因前列腺素增加而导致疼痛。

(6)保守治疗无效可实施手术治疗。开腹或腹腔镜下根据病变程度和范围,可做输卵管及系膜内怒张静脉剔除术,或行一侧附件切除术,或一侧输卵管及子宫全切术。

(八)大网膜粘连综合征

1.概述

大网膜与腹壁切口或盆腔脏器发生粘连。多因缝合腹膜时误将网膜同时缝扎,或因炎症导致粘连。

2.临床表现

除具有盆腔感染性疾病或盆腔静脉淤血综合征的主要临床表现外,其腹痛多为上腹牵拉痛,直立位时加重。可以消化道症状如食欲缺乏、腹胀、恶心、呕吐、便秘等为主要表现。

行腹腔镜检查或开腹探查可确诊。

3.治疗原则

(1)保守治疗如理疗、中药调理等。

(2)如保守治疗无效,可行开腹或腹腔镜探查明确诊断,同时分离粘连。

(3)早期下床活动,避免再次粘连。

二、腹腔镜下输卵管绝育手术并发症

腹腔镜下输卵管绝育术的并发症发生虽较少,但不能及时诊治也可以导致十分严重病例出现。常见制造气腹过程中的组织间气肿、穿刺针的损伤和外科手术常见的出血、损伤等。电凝法的主要并发症是术时电灼辐射误伤邻近的组织或器官。有报道,烧灼肠管后未及时发现引起严重腹膜炎而致死。

(一)组织间气肿

1.概述

常见的是皮下气肿和网膜气肿,前者多见于手术中,气腹针没能穿刺进入腹腔或腹腔内压力较高,气体自腹壁套管针穿刺处进入壁层腹膜前脂肪内或皮下,严重者可扩散至胸部、颈部皮下。后者由于气腹针穿刺在网膜上充气,可见网膜鼓起呈透明球状。

2.临床表现

穿刺过程中压力表显示腔内压力一直高于 2 kPa,充气后下腹部膨隆,上腹部无气体充盈,肝浊音界不消失。充气针内注水试验阴性。局部可触及握雪感或捻发音。

3.治疗原则

如不严重可以不予处理,将气腹针开放,尽量排净已充入的气体,拔出气腹针另行穿刺。严重者应转为开腹手术,尽量缩短手术时间,以免导致高碳酸血症及纵隔气肿,术后给予吸氧,保持氧饱和度在正常范围。

出现组织间气肿后,应加强术中麻醉对呼吸管理,在人工气腹后,一般使用过度通气,以排除体内过多的气体;体温的监测,调节室内温度 22～25 ℃及保暖,使体温维持在 36～37 ℃,以防体温过低,导致受术者苏醒延迟,或体温过高增加代谢。术后,应使腹腔内或人工腔隙内气体充分排出;待患者清醒、循环稳定、呼吸完全恢复、血气分析结果在正常范围方可送回病房。

4.预防

穿刺时将腹壁提高,遇到筋膜时以冲击力连续通过筋膜及腹膜,可体会到有两个层次的突破感觉。穿刺部位尽量靠近脐部,较容易进入腹腔。控制气腹压力,人工气腹应控制在 1.3～2.0 kPa(10～15 mmHg),不应超过 2.7 kPa(20 mmHg)。

(二)出血

1.概述

腹腔镜绝育术术中出血多发生于电凝绝育术中,电灼的强度及范围不足所致;或套环或放置绝育夹时选择部位不当,贴近子宫宫角以致提取输卵管时牵拉过猛,导致输卵管或系膜撕裂而出血;输卵管具有轻度炎症、水肿、充血使管径较粗,套环提取过程中造成断裂或血管损伤;机械故障或技术操作不当。

2.临床表现

腹腔镜下见有活跃出血点。

3.治疗原则

(1)电凝止血。

(2)输卵管不完全断裂者可重新套扎。

(3)输卵管完全断裂或系膜损伤时,可分别套扎两个断端。

(4)必要时须开腹止血。

4.预防

(1)电凝时,掌握好电灼强度和范围。

(2)套环绝育要距子宫宫角 3 cm 以外的输卵管峡部提取输卵管。

(3)对水肿、充血的输卵管,操作要缓慢,避免损伤。

(4)套环困难时,可改行输卵管夹或电灼,或改开腹小切口绝育术。

(三)环、夹脱落

1.概述

腹腔镜下输卵管绝育术并发环、夹脱落多发生于使用初期。多因技术不熟练、经验不足、套扎或置夹部位不当或不充分造成。

2.临床表现

术中见环、夹脱落。

3 处理

脱落的环、夹可将其取出,重新操作。

4.预防

技术要熟练,操作要稳、准。

(四)手术失败

1.概述

腹腔镜下输卵管绝育术失败常因腹壁过于肥厚,穿刺未成功。盆腔广泛粘连,输卵管难以暴露等。

2.临床表现

未能在腹腔镜下完成绝育手术。

3.处理

失败后可改行开腹行输卵管结扎术。

4.预防

仔细询问病史,进行术前检查,排除禁忌证。

(五)子宫穿孔

1.概述

腹腔镜下输卵管绝育术中举宫器致子宫穿孔常发生在举宫器未按宫腔方向放置、哺乳期或长期服用甾体避孕药妇女子宫小、肌壁薄,容易穿孔。

2.临床表现

腹腔镜下可见举宫器的末端穿出子宫肌壁。

3.处理

先将举宫器自阴道取出,在腹腔镜直视下,观察子宫有无渗血,无渗血可不做处理,若有活跃出血则电凝止血,行局部缝合。

4.预防

术前需查清子宫方向、大小,选择合适的举宫器。

(六)脏器、腹膜后大血管及腹壁血管损伤

1.概述

腹腔镜下输卵管绝育术中,盆腹腔脏器损伤及腹膜后大血管损伤是严重的并发症。

盆腔脏器损伤常发生在腹腔有较广泛的粘连,穿刺时及术中易发生胃肠道、膀胱损伤等;术前未排空膀胱,膀胱充盈,套管针穿刺时偶可损伤膀胱,是严重的并发症。

腹膜后大血管损伤主要发生在第一穿刺点穿刺时,气腹针穿刺时力度失控,穿刺过深伤及腹膜后血管,是最危险、最严重的并发症。主要损伤的血管是腹主动脉、髂总动脉和左右髂血管,受术者可迅速出现失血性休克,严重者导致死亡。

腹壁血管损伤主要由于在进行操作孔穿刺时,没有辨别腹壁的血管走行及穿刺针未与腹壁成垂直角度穿刺,主要容易损伤的血管是腹壁下和腹壁浅动脉,导致局部出血,可流向腹腔内或腹壁外,亦可造成局部血肿或腹壁广泛淤血。

2.临床表现

气腹针穿刺后或术中见到的胃、肠内容物及溢出气体是胃肠道穿透损伤的确切证据,当术后出现恶心、呕吐、发热、腹痛持续且加重时,应高度怀疑肠管损伤的可能。膀胱或输尿管损伤可有尿液外溢。腹膜后血管损伤可有鲜血涌出。腹壁血管损伤可有穿刺口出血、出现血肿或淤青,腹腔镜下可见鲜血自穿刺器滴下。

3.处理

胃肠道损伤类型包括锐器的切割伤、电凝损伤、钳夹损伤等,胃肠道损伤的处理需根据损伤的部位、范围、类型等情况区别对待。一般原则是对于术中发现的新鲜的、无严重污染的伤口可当时修补,迟发的、污染严重的不宜强行修补或吻合,须行部分肠段切除或造瘘术,择期还纳。如术中膀胱损伤可行修补,术后留置导尿管14天以上,穿刺中如发现有鲜血涌出,怀疑腹膜后大血管损伤时,切忌将穿刺器械拔出,可立即关闭活塞,立即在血管外科医师协助下开腹探查,行血管修补术。

腹壁血管损伤大多数可以通过缝合、压迫等方法止血。

4.预防

对伴有多次腹部手术史者,术前应该仔细进行腹部检查。超声检查可提示粘连于脐孔周围的肠管或大网膜;在分离粘连、夹持肠管时注意操作轻柔,避免暴力撕拉,准确地使用器械进行切、凝等操作,避免错误操作导致副损伤。

预防腹膜后大血管及腹壁血管损伤的关键是熟练穿刺技术。

(七)月经改变

1.概述

腹腔镜下输卵管绝育术后月经改变可能是某些手术方法干扰输卵管、卵巢血液供应或与绝育术前采用的避孕方法有关,如原用口服避孕药者一般经量减少,痛经减轻,停药后恢复原来经量或痛经;原用宫内节育器使用者常伴经量增加,取环术加腹腔镜绝育术后经量减少。

2.处理

查找可能导致的因素,对症处理。

3.预防

术前仔细询问病史,做好思想解释工作,原则上选择对卵巢供血损伤少的绝育方法。

(八)慢性盆腔疼痛

1.概述

腹腔镜下输卵管绝育术后并发慢性盆腔疼痛与腹式输卵管结扎术相比,术后腹痛发生率低、持续时间短,疼痛程度也较轻。

2.临床表现

查体时腹部有压痛但无腹肌紧张。需注意与其他原因如子宫内膜异位症等导致的慢性盆腔痛鉴别。

3.处理

查找致病因素,对症处理。严重者可口服止痛药。

4.预防

仅套扎或置夹于输卵管峡部,避免扎、夹输卵管系膜。术时局部注入少量普鲁卡因或利多卡因有助于防止术后疼痛。

(九)术后感染

1.概述

腹腔镜下输卵管绝育术后感染可分切口感染和盆腔感染。其原因除与导致腹部输卵管结扎术后感染相同外,术前脐窝部清洁消毒处理不当,也是术后切口感染原因。

2.处理

详见腹部输卵管结扎术后感染。

3.预防

加强无菌观念,严格按常规操作。伴有生殖器官或盆腔感染史者暂缓手术。

(十)粘连

1.概述

腹腔镜下输卵管绝育术后腹腔粘连常因分离原粘连产生粗糙面或手术创面出血,腹膜及脏器浆膜层有轻度损伤,组织碎屑及其他异物残留于腹腔内。或盆腔器官原有感染灶或有手术史。

2.临床表现

镜下见到膜状、网状或与盆腔器官形成致密性包裹粘连。

3.处理

尽量分离粘连,必要时边分离边止血(电凝)。

4.预防

避免不必要的组织损伤。分离粘连时保持组织表面湿润。仔细止血,必要时术后冲洗或加用乳酸林格液,以防再粘连。

(十一)手术引起的死亡

1.概述

腹腔镜下输卵管绝育术引起死亡是最严重的并发症。常见病因如下。

(1)全麻时,肺供氧不足,心跳呼吸骤停。

(2)难以控制的大出血,导致弥散性血管内凝血(DIC)。

(3)肠管损伤继发感染、败血症。

（4）合并严重的内外科疾病，如心肌梗死、肠系膜血管栓塞等。

2.预防

（1）全麻时行气管插管。可预防心肺功能衰竭。

（2）防止灼伤肠管。

（3）严格遵守腹腔镜常规操作。

（4）对口服避孕药者在绝育术前至少停服1个月，并采用其他避孕措施。

（5）手术操作熟练程度是减少并发症的关键因素。

三、其他相关并发症

（一）相关的精神和行为障碍

1.概述

输卵管绝育术后相关的精神和行为障碍与结扎手术本身并无直接关系，可能与受术者本身的性格、教育、家庭、社会因素及手术相关的心理状态有关；术前未做好充分的咨询和知情选择；手术本身刺激和医务人员的语言影响，导致术后过度紧张而表现出精神行为的异常。

2.临床表现

分躯体障碍与精神障碍2种类型。

（1）躯体障碍。①运动抑制：不同程度的肢体瘫痪，如截瘫、偏瘫等。②语言抑制：可为缄默症或失音症。③运动增强：如肢体震颤、阵发性痉挛及抽搐等。④感觉抑制：出现与末梢神经分布不符的感觉减退或消失。⑤自主神经功能失调：如神经性厌食、贪食、神经性呕吐、呃逆、腹胀、便秘及肠麻痹；还可为神经性尿频、尿急；阵发性心动过速，呼吸短促，突发性潮热；皮肤神经性水肿等。

（2）精神障碍：①意识障碍，意识朦胧。②情感失调，焦虑紧张，悲观抑郁，反应迟钝，或激动、喜怒无常等。

（3）术前精神行为正常，术中或术后有一定的诱因或暗示。

（4）查体未发现器质性病变。

（5）心理治疗有效。

3.治疗原则

（1）心理治疗为主：做耐心细致的解释和咨询，提高患者的心理适应能力。辅导患者进行放松训练，必要时可借助生物反馈仪器，也可以使用暗示疗法。

（2）精神科药物治疗：主要为对症治疗，在术前、术后均可应用，特别是对存在焦虑紧张症状的患者，效果较好。

（3）可配合针灸、理疗等方法。

（二）输卵管绝育手术失败后妊娠

1.概述

输卵管绝育手术有一定的失败率，报道大约在1%，与结扎部位和方法、手术时机等有关。绝育术后发生子宫内妊娠或异位妊娠其原因主要包括术前受孕，常因在受术者排卵后行手术，受精卵已达输卵管手术部位之近宫腔端；结扎后结扎的输卵管管腔复通、新生伞形成、输卵管瘘或伴新生伞形成；输卵管内膜异位；误扎技术操作错误等。腹腔镜下绝育手术可以因硅胶环套扎或弹簧夹放置和选择的部位不当，自行脱落，或阻断不完全，或瘘管形成等重新形成吻合。

2.临床表现

根据结扎术后有停经及早孕反应,妇科内诊子宫增大变软,尿妊娠试验阳性,超声检查提示胚胎等综合判断。输卵管结扎术后失败导致妊娠发生时异位妊娠的概率增加,应特别注意提高警惕,要及时诊治。

3.治疗原则

(1)宫内妊娠:同一般宫内妊娠,根据孕周选择人工流产方式或继续妊娠。需要终止时,应按照人工流产常规选择恰当的方式终止妊娠。

(2)异位妊娠:输卵管绝育术后一旦失败,再次妊娠时易造成异位妊娠。随着辅助生殖技术的开展,因行 IVF-ET 前接受腹腔镜双输卵管结扎术的女性发生输卵管间质部妊娠有增多趋势。其临床表现同一般异位妊娠。术后出现闭经或伴有阴道不规则出血,应及时鉴别异位妊娠的存在,尽早予以处置。处理方式参照一般异位妊娠,采用手术治疗,或住院密切观察保守治疗。

(3)须使用其他避孕措施或对失败侧输卵管重新实施绝育术。

4.预防

(1)手术操作要熟练,加强基本功培训。

(2)选择恰当的手术时机。非孕期,月经干净 3～7 天且无性交时手术为宜。

(3)输卵管电凝法于电凝近侧端时不宜电凝时间太长,一般以组织变色为宜,以免近端形成瘘管。硅胶环应在套扎前将环放置于内套管上,以免影响环的弹性,使环松弛影响效果。套扎必须完全,以峡部为宜,以防失败。置夹部位应在输卵管峡部,必须完全将输卵管夹住,并与输卵管垂直。

四、手术并发症常见症状的鉴别诊断

术后除切口有轻微疼痛,一般情况下并不伴有明显腹痛症状。而当术后出现较重腹痛或持续腹痛时,要考虑有术后并发症可能。应详细询问腹痛的性质、部位、时间及其相伴症状,并仔细做全身和妇科检查,了解盆腔病变情况。进行超声和实验室检查等辅助检查协助诊断。通过病史、体征和辅助检查等结果作出综合分析,必要时通过腹腔镜检查以明确诊断。

(一)盆腔感染性疾病

可有反复发作盆腔感染性疾病病史。如双合诊检查可有一侧或双侧附件增厚,或有炎性包块,伴有压痛;腹腔镜检查可见到盆腔炎症改变:输卵管远端闭锁(粘连)、积水或积脓等。

(二)异位妊娠有停经史

伴阴道不规则出血,伴或不伴有腹痛。腹痛可为刺痛、撕裂样痛,常突然发作,持续或间歇出现,有内出血多时可伴休克。盆腔检查可扪及附件包块,有宫颈举痛和摇摆痛。尿妊娠试验阳性,血 β-HCG 则更有诊断价值。超声检查或腹腔镜检可有助于诊断。

(三)子宫内膜异位症病史有进行性加重的痛经

盆腔检查时,子宫多后倾固定,直肠子宫陷凹、宫骶韧带或子宫后壁下段等部位可扪及触痛性结节,或在附件处扪到囊性包块。腹腔镜检查可明确诊断。

(四)盆腔或腹腔粘连

主要有腹痛、腰痛症状,疼痛部位和程度与粘连的严重程度有一定关系。腹腔镜检查或开腹探查可明确诊断。

(五)大网膜粘连综合征

术后有腹痛、腹胀，躯干不能伸直，或伸直时固定区域牵拉痛。腹腔镜检查或开腹探查可证实。

(六)腹腔内异物遗留

术后可出现持续性腹痛、腹胀，无明显诱因发热。腹部触及不规则包块，压痛明显并有腹膜刺激症状。如为金属器械遗留，做腹部 X 线平片可协助诊断。非金属物品可用超声协助诊断。必要时进行开腹探查明确诊断。

(七)盆腔静脉淤血综合征

绝育术前无腹痛病史，术后出现腹痛、腰痛、性交痛为主的多种主诉。体检及妇科检查无明显阳性体征。曾诊断盆腔感染性疾病，抗感染治疗效果不佳。腹腔镜检查、阴道超声检查或盆腔静脉造影可有助于诊断。

(八)合并卵巢囊肿蒂扭转

曾发现有卵巢囊肿，突然发生一侧下腹剧痛，常伴有恶心、呕吐甚至休克。妇科检查扪及肿物张力较大，有压痛，以瘤蒂部最明显，并有肌紧张。超声检查有助于诊断。

（黄　艳）

第十六章

输卵管吻合术及并发症

第一节　输卵管吻合术

一、适应证

输卵管绝育术后由于某些原因要求再生育并符合以下条件者。

(1)育龄期妇女。

(2)身体健康。

(3)绝育术后月经规律,卵巢功能正常。

(4)生殖器无明显病变,包括炎症、肿瘤等。

二、禁忌证

(1)结核性输卵管炎或弥漫性结核性腹膜炎病史。

(2)盆腔感染性疾病、腹膜炎史、严重的盆腔粘连。

(3)双侧输卵管多处阻塞、双侧输卵管妊娠史。

(4)卵巢功能衰竭。

(5)男性不育。

(6)患有严重疾病而不能承受妊娠,或各种疾病的急性期。

(7)腹部皮肤有感染者应暂缓。

(8)有剖宫取胎史或两次剖宫产史为相对禁忌证。

三、手术时间

以月经干净后 3～7 天或排卵前期为宜,且经后无性生活。

四、术前准备

(1)仔细询问病史:了解其绝育手术的时机、方式、手术过程及术后情况。

(2)根据既往的手术情况和受术者自身特性向患者和家属说明手术成功率,可能发生的并发症等。夫妻双方知情选择,签署手术同意书。

(3)做好全身检查、妇科检查,必要的辅助检查包括宫颈细胞学检查,乙型、丙型肝炎病毒抗原抗体,梅毒、HIV 抗体,血生化和凝血功能,血尿常规、血型,心电图,胸部 X 线片,以及结合病史和查体提示进行具有针对性辅助检查等,如女性生殖内分泌检查等。

(4)男性生育功能检查,尤对男方系初婚或已婚但未生育者。

(5)腹部备皮。

五、手术器械

(1)使用双目放大眼镜或双目手术显微镜。

(2)显微外科手术器械:7-0 或 8-0 的无损伤缝合线,显微外科用手术器械,1.0～1.2 mm 直径的塑料管或硬膜外麻醉用的导管作为输卵管内支架。

六、麻醉

通常选择连续硬膜外麻醉或全身麻醉。

七、手术步骤

(1)受术者排空膀胱取仰平卧体位。

(2)切口以下腹正中纵或横切口,长 5～8 cm 为宜。一般选择在既往手术切口瘢痕部位。

(3)逐层切开皮肤、皮下脂肪,剪开腹直肌前鞘,钝性分离腹直肌。提取腹膜,避开膀胱、肠管和血管,确认为腹膜,将其切开后进入腹腔。

(4)探查腹腔有无粘连和盆腔器官有无异常情况。将单侧输卵管提出或将子宫和附件托出腹腔,纱垫填塞固定。

(5)检查输卵管阻塞部位、结扎方式、瘢痕形成及系膜粘连情况,测量输卵管长度。

(6)输卵管吻合术:根据输卵管情况及吻合部位可采用端端吻合、端斜缝合、漏斗型缝合、袖套缝合等法,同时吻合双侧输卵管。以输卵管峡部端端吻合为例:系膜下注入生理盐水,于输卵管背部切开系膜,切除全部瘢痕,游离输卵管近、远盲端各 0.3～0.5 cm,剪开盲端,自伞端插入支架导管。注入生理盐水,检查间质部、壶腹部、伞端是否通畅。按输卵管的解剖关系将两断端对齐,7-0 或 8-0 无损伤缝线于 6°或 12°处贯穿缝合肌层一针作为标志,然后依次将管壁缝合。缝针要对齐、平整、匀称。缝合完毕后,自支架导管注入含有抗生素和地塞米松的生理盐水,同时撤出支架导管。以 7-0 无损伤缝合线间断缝合浆膜层。当浆膜层缺损较多时,可另取无脂肪腹膜覆盖之。

(7)也可根据情况保留支架,以 4-0 的肠线或无损伤肠线将支架缝合固定于伞端,并由腹壁引出。术后 7 天取出支架。

(8)测量输卵管长度,冲洗净输卵管表面,预防术后粘连。子宫和双侧附件复位到正常解剖位置。

(9)术中应用加有肾上腺素的生理盐水间断喷洒和冲洗吻合手术操作输卵管部位,以止血和清洁术野,保持术野清晰。

(10)操作结束后以温盐水清洗腹腔,可在腹腔内或输卵管内保留防粘连药剂,以防止粘连。

(11)常规缝合腹膜及腹壁各层。

八、术后处置

(一)输卵管吻合术手术记录
填写输卵管吻合术手术记录。

(二)拆线
皮肤丝线缝合,术后 7 天拆线。

(三)告知受术者注意事项
(1)术后休息 3 周。

(2)嘱受术者尽早翻身,24 小时后可起床活动。

(3)手术后 3～7 天(如在月经周期前半期)可行经阴道输卵管通液术;留置输卵管支架者,取出支架同时行通液术。

(4)术后 6 个月内未妊娠者,可再次通液,或行子宫输卵管碘油造影等相关输卵管通畅检查。

(黄　艳)

第二节　输卵管吻合术并发症

女性绝育术后复通术无疑如同其他手术一样也存在一定的手术并发症发生风险,如出血、感染、相关脏器损伤、术后粘连等,甚至手术失败。

一、手术失败

由于影响输卵管复通术效果的相关因素较多,因此其失败率通常存在一定比例。一般与绝育术的手术方式、部位、操作难易程度,术后输卵管组织形态学及解剖状态改变、输卵管长短,复通术后输卵管长度、复通技术和技巧,以及多次手术导致粘连程度的变化有关。

(一)临床表现
复通术中发现输卵管结扎部位近端(结扎部位与宫角之间输卵管)闭锁或术后在超声引导下输卵管通液或造影检查,提示输卵管不通畅。

(二)治疗原则
可建议采用辅助生育技术以获得妊娠。是否需要再次行复通术,应充分评估,知情慎重选择。

二、异位妊娠

受精卵种植于子宫体腔以外的妊娠称异位妊娠,复通术后,异位妊娠的发生率较正常情况提高 10 倍,但随着显微外科技术的引入,发生率相对降低,一般在 0.3%～3.0%。由于要求复通术者多数来自农村,医疗保健条件较差,术前需要向受术者和家属讲明术后发生异位妊娠的可能性、危险性及临床症状和注意事项,告知当出现阴道不规则出血,尤其伴有腹痛发生应及时就医,以获得甄别及诊治,避免发生意外。

（一）临床表现

异位妊娠未发生流产或破裂时,临床表现不明显。当发生流产或破裂时,患者突感一侧下腹部撕裂样疼痛,伴恶心、呕吐,血液积聚于直肠子宫陷凹可出现肛门坠胀感,血液流向全腹可出现全腹疼痛,血液刺激膈肌可引起肩胛部放射痛。由于起病急,出血多,常有晕厥,严重者出现休克。体征方面,体温一般正常,即使升高也不会超过 38 ℃;贫血貌,常有面色苍白、四肢湿冷、脉搏快而细弱、血压下降等休克表现;腹部压痛、反跳痛,移动性浊音常阳性;子宫稍大而软,阴道后穹窿饱满、触痛,宫颈举痛或摇摆痛,子宫一侧或后方可扪及肿块,触痛明显。复通术后一旦妊娠应警惕异位妊娠,特别是出现上述症状者,更应高度警惕。持续性异位妊娠表现为异位妊娠手术后(多为术后 1～4 周)再次出现腹痛、腹腔内继续出血、盆腔包块、术后 β-HCG 继续升高或下降停滞。近来诊断技术的提高,使早期病例的检出率增加。

（二）治疗

输卵管妊娠治疗的方法包括手术治疗、药物治疗和期待疗法。手术治疗有不同的途径及方式,术式的选择主要取决于有无生育要求、输卵管妊娠部位、输卵管损害程度、对侧输卵管的状况、术者技术水平、手术措施等综合因素。

1.保守性手术治疗

早期输卵管妊娠未破裂或破裂口直径≤3 cm,估计术后输卵管长度≥5 cm,患者要求保留生育功能时,可选择保守性手术。输卵管妊娠的保守手术包括输卵管线形切开术、部分输卵管切除术和胚胎挤出术,可通过腹腔镜或剖腹手术施行。

（1）腹腔镜手术治疗:腹腔镜手术的优点是手术时损伤小,住院期短,恢复期快,减少粘连,是近年来使用比较广泛的手术方式。

胚胎挤出术:腹腔镜下钳夹输卵管壶腹部,顺次向伞部重复挤压数次,将妊娠产物及血凝块从伞部挤出,然后冲洗输卵管伞部,将血凝块清除。该术式操作简单,但发生持续性输卵管妊娠的概率较高,术后应严密监测血 β-HCG 水平。最好术后给予米非司酮治疗。

输卵管切开取胚术:保守手术中最常采用的一种术式,其手术步骤如下。用无损伤抓钳暴露输卵管妊娠部位,在未破裂的输卵管系膜对侧缘、妊娠包块的表面最薄弱处纵行切开输卵管1.5～2.0 cm 达管腔;已破裂的输卵管则从破口处向两端纵行延长切开,切口的长度应短于肿块的长度,过长会损伤过多的输卵管壁血管,造成出血影响手术野的清晰。然后水压分离排出管腔妊娠组织及血块,如绒毛及血块与管壁粘连较紧,水压不能完全分离,可用 5 mm 抓钳轻轻牵拉取出。0.9％氯化钠液反复冲洗输卵管腔后,电凝止血,如无活动性出血切口可自动对合并愈合,不必缝合切口。最后清洗腹腔,在腹腔镜监视下取出绒毛及血块组织。

术时可用缩宫素稀释液注射于妊娠部位的输卵管游离缘系膜下,以及输卵管系膜血管附近,可防止孕囊去除后胎盘着床部位持续出血。根据病情也可施行输卵管部分切除术和输卵管全切除术等。随着腹腔镜技术的熟练掌握,以往列为腹腔镜禁忌证的输卵管间质部妊娠也可用电灼、内缝合或内套圈技术处理,因而列为相对禁忌证。

腹腔镜保守手术术后的主要并发症是持续性异位妊娠,其发生率为 5％～10％,高于开腹手术的 3.9％,可能是由于早期腹腔镜手术技术不成熟所致。腹腔镜下输卵管切开取胚胎时未清除干净绒毛组织,或取出妊娠组织时散落在盆腹腔内继续生长,就有可能发生持续性输卵管妊娠或继发腹腔妊娠,部分患者甚至可再发生腹腔内大出血。因此在腹腔镜下保守治疗输卵管妊娠术后,应严密观察患者血 β-HCG 的变化,直至正常。如发现持续性异位妊娠,应及时治疗。有学者提出异位妊娠腹腔镜保守性手术加预防性应用甲氨蝶呤,能显著降低持续性异位妊娠的发生率。

(2)剖腹手术治疗:异位妊娠行剖腹手术的指征如下。异位妊娠破裂;异位妊娠囊直径大于5 cm;严重粘连;手术医师不熟悉腹腔镜手术。

输卵管线形切开术:Stromme 首先报道用输卵管切开术治疗早期未破裂的输卵管妊娠,取出孕囊保留输卵管。具体方法是于输卵管妊娠部位游离缘,用手术刀、电刀或激光做纵形小切口(长约 2 cm),切开输卵管后,通过输卵管收缩,孕囊可剥离排出,继之轻轻挤压使之完全排出,也可用卵圆钳将孕囊夹出,也可于输卵管壁中注入生理盐水行水分离法使孕囊排出,勿剥离滋养层,以免引起出血或输卵管上皮损伤。切口电凝止血或锁边缝合,保留开放。

输卵管部分切除术:若输卵管局部破坏严重,应施行部分输卵管切除术,有妊娠要求者可根据输卵管情况同时或延期行输卵管整形术。

输卵管胚胎挤出术:如孕囊植入管壁较深,有时可穿透管壁到浆膜层,遇此情况勉强挤压易造成输卵管损伤和出血不止,不宜采用。若为伞部妊娠,亦不建议用挤压法挤出妊娠产物,因为可能残留的绒毛组织将导致继发出血。术中应仔细辨认着床部位,如输卵管妊娠着床于壶腹部远端时,可以用手或器械轻轻挤压输卵管将孕囊挤出,壶腹部近端时不宜用。

对有妊娠要求者,应结合双侧输卵管情况决定手术方式。

2.药物治疗

(1)适应证:非手术治疗主要适用于未破裂型输卵管妊娠,局部病灶≤4 cm,腹水<100 mL,β-HCG<8 000 U/L,患者生命体征稳定及年轻、要求生育者。对输卵管妊娠保守性手术失败、绒毛组织残留者,药物治疗可避免再次手术。对其他类型异位妊娠如宫颈妊娠,以往治疗时常需切除子宫,宫角妊娠手术治疗往往造成术后不孕,应用药物治疗可能治愈并保留生育功能。

(2)禁忌证:相对禁忌证为非早期病例,有内出血者。绝对禁忌证为严重肝、肾疾病或凝血机制障碍(白细胞计数≤3×10^9/mL)等化疗的禁忌证。

(3)中药:根据中医八纲辨证,输卵管妊娠属于血瘀少腹,我国 20 世纪 50 年代已采用中药口服,活血化瘀,杀死胚胎,促进吸收来治疗输卵管妊娠,取得良好效果。基本方剂为丹参 15 g,桃仁 9 g,三棱、莪术各 6 g。临床应用时,根据病情适当增减。目前关于中西医药物联合治疗异位妊娠的报道较常见,例如有报道显示,采用米非司酮配伍中药保守治疗异位妊娠,输卵管复通率达 82.9%。中药治疗尚未发生流产或破裂的早期输卵管妊娠效果比较好,对于急性宫外孕应作好随时抢救休克和开腹手术的准备。用于陈旧性宫外孕,治疗需时间较长,可在门诊或家中服药。

(4)甲氨蝶呤:为叶酸类似物,可以抑制滋养细胞增殖,致其死亡,常用于治疗滋养细胞疾病。H reshchshyn 最早报道用甲氨蝶呤治疗一例腹腔妊娠。Tanaka 等报道甲氨蝶呤治疗输卵管间质部妊娠成功后,甲氨蝶呤在临床应用日益增多,目前已成为应用最广泛的治疗异位妊娠的药物。

静脉注射:甲氨蝶呤 1 mg/kg 加 10%葡萄糖溶液 500 mL,静脉注射,隔天 1 次共 4 次(1、3、5、7 天);甲酰四氢叶酸 0.1 mg/kg,隔天一次,共 4 次(2、4、6、8 天)。疗程 8 天。此剂量甲氨蝶呤,血浆浓度达 10^{-8}M,必须用甲酰四氢叶酸缓解之,方能维持有效剂量,达到疗效高而毒性小。甲氨蝶呤注射时间应<4 小时。甲酰四氢叶酸的剂量约为甲氨蝶呤的 1/10,两者用药间隔为 24 小时。也可用甲氨蝶呤每天 0.4 mg/kg 静脉滴注,5 天为一疗程,甲氨蝶呤用量小,无需用甲酰四氢叶酸解毒。

肌内注射:①甲氨蝶呤/甲酰四氢叶酸个体化减量方案。将上述甲氨蝶呤/甲酰四氢叶酸方案均改为肌内注射,1剂甲氨蝶呤和1剂甲酰四氢叶酸为一次化疗剂量,总量最多4次,每天测定 β-HCG 和黄体酮,当 β-HCG 下降≥15％或黄体酮＜3.12 nmol/L 时停用,有些患者不需4次化疗,就可达到治愈目的,化疗药物可调整至最小有效量。②甲氨蝶呤肌内注射,50 mg/m²,一次性深部肌内注射,如4～7天后 β-HCG 持续上升,可追加一次。

局部注射法:经腹腔镜注射,腹腔镜确诊为未破裂输卵管妊娠,无活动性出血。可将甲氨蝶呤 12.5～25.0 mg 稀释于生理盐水 2 mL 中,从腹腔镜操作孔或第二穿刺点注射于输卵管妊娠处。孕囊内如有囊液应先抽出。取出穿刺针后观察穿刺部位和盆腔无活动性出血后再取出腹腔镜。B超引导下注射:在腹部或阴道B超引导下,用18～19号穿刺针,经阴道穿刺输卵管妊娠部位,先抽出孕囊液,再注射甲氨蝶呤 1 mg/kg。取出穿刺针,B超继续监测陶氏腔积液无增加表明无内出血,可结束治疗。输卵管插管注射甲氨蝶呤:孕期由于内分泌的改变,使输卵管向宫腔的开口扩张。输卵管妊娠时,管腔内因有胚泡,内部压力增加,输卵管壁平滑肌松弛,输卵管血液回流到宫腔,故较容易经宫颈导管通过宫腔插管进入输卵管入口。插管成功后,注射甲氨蝶呤 20～50 mg。随着内镜技术的进步,在宫腔镜直视下输卵管插管注射甲氨蝶呤效果更佳。除局部注射甲氨蝶呤外,还可用20％氯化钾或 PGE₂ 及 PGF₂ₐ 1～3 mg 等药物。但以甲氨蝶呤杀灭滋养细胞的效果更好。甲氨蝶呤联合米非司酮治疗高血清 β-HCG 浓度(＞1 200 U/L)的异位妊娠成功率较单用甲氨蝶呤有效。选择性子宫动脉内灌注,该法受全身血流分布的影响小,经子宫动脉注射甲氨蝶呤后,可加强药物的效应,使药物迅速达到输卵管支而杀死胚胎。在X线影像监视下,经股动脉穿刺后,送入导管至患侧子宫动脉,将甲氨蝶呤 50 mg 用生理盐水稀释至 50 mL 注入动脉内。输卵管妊娠部位注射药物,局部药物浓度大,疗效高,疗程短,用药量减少,不良反应小,可以避免开腹手术并最大限度保留生育能力。这种局部注射药物法,有可能改变以手术为主治疗输卵管妊娠的传统模式。

毒性反应:全身用药20％～30％的病例出现毒性反应,表现为消化道反应,如食欲缺乏、恶心、呕吐、腹泻、口腔炎,可逆性转氨酶升高,偶有黄疸。骨髓抑制较常见,主要表现为白细胞和血小板抑制。甲氨蝶呤治疗对子代多无影响,畸胎率并不高于正常发病率。局部用药的全身反应明显轻于全身用药,目前已逐步取代全身用药。

(5)米非司酮:近年来,国内外学者将米非司酮用于治疗异位妊娠,用法为25～100 mg/d,共3～8天,也有人采用200～600 mg,口服。如用药后1周血 β-HCG 下降＜15％,可重复给药一次。有研究显示,米非司酮保守治疗与甲氨蝶呤治疗相比,其疗效、不良反应均无明显差异。

(6)监测:①一般观察。在药物治疗期间,特别是局部注射药物48小时内,应严密观察患者自觉症状、生命体征及内出血征象。②β-HCG 的监测。治疗期间每2～3天测 β-HCG,如连续2次下降或下降≥15％或降至≤10 mg/L 时,即可停药。研究显示,用药第3天血 β-HCG≥3 500 U/L,药物治疗失败的可能性极大。③B超检查。有胎心的患者,每天检查1次,观察胎心消失情况。一般5～7天复查1次,观察胚囊是否萎缩消失。

3.期待疗法

期待疗法指对部分低危的异位妊娠病人不进行医疗手段的干预,只密切随访血 β-HCG 水平、症状、体征和B超,直至血 β-HCG 降至正常。研究显示,期待疗法的成功率与B超测量的异位包块大小无关,与初始血 β-HCG 水平密切相关。当初始血 β-HCG＜1 000 U/L 时,期待疗法的成功率高达88％。该法最早由 Mashiach 等于1982年提出,由于缺乏统一的选择病例的标准,不同研究的成功率和远期生殖状态差异很大。

(黄 艳)

第十七章

人工终止妊娠

第一节 负压吸引术

人工流产是指采用手术、药物或两者结合的人工方法终止妊娠。临床上主要应用于：①因避孕失败等所致的非意愿妊娠的终止，作为避孕失败的一种补救措施。②因医学原因不宜继续妊娠，如合并或并发某种疾病（包括遗传性疾病等），围产保健、产前筛查及产前诊断提示胎儿发育异常（包括胎儿畸形）等妊娠的终止，作为治疗性流产方法。

需要根据不同的孕期、适应证等选用不同的终止妊娠方法。终止早期妊娠的人工流产方法包括手术流产（负压吸引术和钳刮术）和药物流产。终止中期妊娠的人工流产常用方法包括依沙吖啶羊膜腔内注射引产、米非司酮配伍前列腺素引产、水囊引产及剖宫取胎术等。

一、适应证

(1)妊娠在 10 周以内自愿要求终止妊娠且无禁忌证者。
(2)因某种疾病（包括遗传性疾病）不宜继续妊娠者。

二、禁忌证

(1)各种疾病的急性阶段。
(2)生殖器炎症未经治疗者。
(3)全身健康状况不良不能耐受手术者。
(4)术前 2 次（间隔 4 小时）测量体温，均为 37.5 ℃以上者，暂缓手术。

三、术前准备

(1)术前咨询，解除思想顾虑。说明负压吸引术风险，受术者签署知情同意书。
(2)详细询问病史及避孕史，特别注意高危情况。如年龄<20 岁或≥50 岁，反复人流史，剖宫产后 6 个月，哺乳期，生殖器畸形或并发盆腔肿瘤，子宫极度倾屈，子宫穿孔史及子宫肌瘤剔除史，宫颈手术史，带器妊娠及内外科并发症等。
(3)测量血压和体温，做心、肺检查。妇科检查，注意子宫异常倾屈。

(4)尿或血妊娠试验,阴道分泌物常规检查。

(5)血常规或血十四项,乙型肝炎病毒表面抗原,丙型肝炎病毒、HIV、梅毒抗体检测。

(6)心电图和超声检查:超声检查除检查胎囊大小外,要注意着床位置,包括与剖宫产瘢痕的关系。

(7)根据病史和体检提示所涉及的相关检查。

四、手术步骤

(1)术者穿手术用衣裤,戴帽子、口罩。常规刷手并戴无菌袖套及手套,整理手术器械。

(2)受术者排空膀胱,取膀胱截石位。常规冲洗外阴及阴道,垫治疗巾、套腿套、铺孔巾。

(3)核查子宫位置、大小、倾屈度及附件情况,更换无菌手套。

(4)放置阴道窥器扩开阴道,暴露子宫颈,0.5%碘伏消毒宫颈、阴道穹窿及子宫颈管后,用宫颈钳钳夹宫颈前唇或后唇。

(5)探针依子宫方向探测宫腔深度及子宫位置。

(6)使用宫颈扩张器以执笔式逐号轻轻扩张宫口(扩大程度比所用吸管大 0.5~1.0 号)。如宫颈内口扩张困难,应避免强行扩张,可使用润滑剂。

(7)吸管及负压的选择:根据孕周及宫腔深度,选择5~8 号的吸管,负压一般为 53~66 kPa(400~500 mmHg)。

(8)负压吸引操作:①用连接管将吸管与术前准备好的负压装置连接,试查负压。②依子宫方向将吸管徐徐送入宫腔,达宫腔底部后退大约 1 cm,寻找胚胎着床处。③开放负压 53~66 kPa(400~500 mmHg),将吸管顺时针或逆时针方向顺序转动,并上下移动,吸到胚囊所在部位时吸管常有振动并感到有组织物流向吸管,同时有子宫收缩感和宫壁粗糙感时,可折叠并捏住连接管阻断负压,撤出吸管(注意不要带负压进出宫颈口)。再将负压降低到 27~40 kPa(200~300 mmHg),按上述方法在宫腔内吸引 1~2 圈,取出吸管。如组织物卡在宫颈口,可用卵圆钳将组织物取出。

(9)必要时可用小刮匙轻轻地搔刮宫底及两侧宫角,检查是否已吸干净。

(10)用探针测量术后宫腔深度。

(11)用纱布拭净阴道,除去宫颈钳,取出阴道窥器。如需放置 IUD,可按常规操作。

(12)手术结束前,将吸出物过滤,核查吸出胎囊大小、是否完整,绒毛组织性状,是否有胚胎并测量胚胎大小,测量出血及组织物的容量。

五、术后处置

(1)填写负压吸引术手术记录。

(2)受术者在观察室休息 0.5~1.0 小时,注意阴道出血及一般情况,无异常方可离去。

(3)给予促进子宫恢复药物及抗生素。

(4)告知受术者术后注意事项:①术后休息 2 周;②2 周内或阴道出血未净前禁止盆浴,保持外阴清洁;③1 个月内禁止性交;④指导避孕方法;⑤如有阴道多量出血、发热、腹痛等异常情况,随时就诊。一般术后 1 个月应随诊 1 次,做随访记录。

六、注意事项

(1)供人工流产专用的电动吸引器,必须设有安全阀和负压储备装置,不得直接使用一般的电动吸引器,以防发生意外。

(2)如吸引负压较大,吸管将宫壁吸住,应解除负压(打开吸管的通气孔或将吸管与所连接的负压管分离)。也可应用装有减压装置的吸引器。

(3)吸引时先吸受精卵着床部位,可减少出血。

(4)带器妊娠者,应在术前应用 B 超或 X 线检查节育器情况。人工流产时,如节育器取出困难,应进一步作定位诊断。

(5)子宫倾屈明显、子宫畸形、宫角妊娠等,可在超声监视下手术。

(6)人工流产时,若未吸出绒毛胚囊,应将吸出物送病理检查。动态观察血 HCG 变化及超声检查。应警惕异位妊娠、残角子宫妊娠及滋养细胞疾病。

(7)对高危妊娠孕妇,应在病历上标注高危标识。术前向家属及受术者说明手术难度及可能发生的并发症。将该手术作为重点手术对待,由有经验的医师承担。疑难高危手术应在区(县)以上医疗服务机构进行。

(吴立惠)

第二节 钳 刮 术

一、适应证

(1)妊娠 10~14 周以内自愿要求终止妊娠且无禁忌证者。

(2)孕妇因某些疾病(包括遗传性疾病)不宜继续妊娠者。

(3)其他流产方法失败者。

二、禁忌证

(1)各种疾病的急性阶段。

(2)生殖器炎症未经治疗者。

(3)全身健康状况不良不能耐受手术者。

(4)术前 2 次(间隔 4 小时)测量体温,均为 37.5 ℃以上者,暂缓手术。

三、术前准备

(1)需收入院手术。

(2)术前准备同本章第一节“负压吸引术”术前准备(1)~(7)。

(3)宫颈准备。①机械扩张法:术前阴道擦洗上药 2~3 天。在术前 16~24 小时,用 16~18 号专用无菌带气囊导尿管 1 根,放入宫腔内,留下部分用无菌纱布卷住,置于阴道后穹窿处。②无药物禁忌证者可采用药物法准备宫颈(任选一种):术前 2 小时口服或阴道后穹窿放置米索前列醇 200～400 μg；术前 1～2 小时阴道后穹窿放置卡前列甲酯栓 0.5～1.0 mg。

四、手术步骤

(1)术者穿手术用衣裤，戴帽子、口罩。常规刷手并戴无菌袖套及手套，整理手术器械。

(2)受术者排空膀胱，取膀胱截石位。常规冲洗外阴及阴道，垫治疗巾、套腿套、铺孔巾。

(3)核查子宫位置、大小、倾屈度及附件情况，更换无菌手套。

(4)放置阴道窥器扩开阴道，暴露子宫颈，0.5％碘伏消毒宫颈、阴道穹窿及子宫颈管后，用宫颈钳钳夹宫颈前唇或后唇。

(5)探针依子宫方向探测宫腔深度及子宫位置。

(6)使用宫颈扩张器以执笔式逐号轻轻扩张宫口（扩大程度比所用吸管大 0.5～1.0 号）。如宫颈内口扩张困难，应避免强行扩张，可使用润滑剂。

(7)吸管及负压的选择：根据孕周及宫腔深度，选择 5～8 号的吸管，负压一般为 53～66 kPa（400～500 mmHg）。

(8)用 8 号吸管或卵圆钳进入宫腔，破羊膜，流尽羊水。

(9)取胎盘：①用卵圆钳沿子宫前壁或后壁逐渐滑入达宫底。②到达宫底后，退出 1 cm，在前壁、后壁或侧壁寻找胎盘附着部位。③夹住部分胎盘（幅度宜小），左右轻轻摇动，使胎盘逐渐剥离，以便能完整地或大块地钳出胎盘。

(10)取胎体时，保持胎儿纵位为宜，避免胎儿骨骼伤及宫壁。如妊娠月份较大，也可先取胎体后取胎盘。

(11)钳出胎头后才能使用宫缩剂。

(12)保留取出的胎块，手术结束时核对胎儿及附属物是否完整。

(13)用中号刮匙或 6～7 号吸管清理宫腔内残留组织，测量术后宫腔深度。

(14)观察宫腔有无活动出血和子宫收缩情况。

(15)用纱布拭净阴道，除去宫颈钳，取出阴道窥器。

(16)填写手术记录。

五、术后处置

(1)填写负压吸引术手术记录。

(2)受术者在观察室休息 0.5～1.0 小时，注意阴道出血及一般情况，无异常方可离去。

(3)给予促进子宫恢复药物及抗生素。

(4)告知受术者术后注意事项：①术后休息 2 周；②2 周内或阴道出血未净前禁止盆浴，保持外阴清洁；③1 个月内禁止性交；④指导避孕方法；⑤如有阴道多量出血、发热、腹痛等异常情况，随时就诊。一般术后 1 个月应随诊 1 次，做随访记录。

六、注意事项

(1)凡进入宫腔的任何器械严禁触碰阴道壁，以防感染。

(2)胎儿骨骼通过子宫颈管时不宜用暴力，钳出时以胎体纵轴为宜，以免损伤宫体和颈管组织。

(3)术毕，检查宫缩和出血情况，出血较多时给予宫缩剂。

(4)警惕羊水栓塞。

（吴立惠）

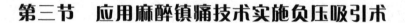

第三节 应用麻醉镇痛技术实施负压吸引术

应用麻醉镇痛技术实施负压吸引术,使受术者在手术时达到镇痛的目的。由专业麻醉医师实施麻醉并对受术者进行术中全程监护,保障麻醉手术顺利以及受术者的安全。

一、适应证

(1)妊娠10周以内自愿要求麻醉镇痛终止妊娠者。

(2)因某种疾病(包括遗传性疾病)不宜继续妊娠,要求麻醉镇痛终止妊娠者。

(3)无负压吸引术和麻醉药及全身麻醉禁忌证者。

(4)美国麻醉医师学会(ASA)术前情况评估标准Ⅰ～Ⅱ级者。

二、禁忌证

(1)各种疾病的急性阶段。

(2)生殖器炎症未经治疗者。

(3)全身健康状况不良不能耐受手术者。

(4)术前2次(间隔4小时)测量体温,均为37.5 ℃以上者,暂缓手术。

(5)有麻醉禁忌证者(过敏体质、过敏性哮喘史、麻醉药及多种药物过敏史者)。

(6)术前未禁食及禁饮者。

(7)妊娠>10周或估计手术困难者。

三、术前准备

(1)术者穿手术用衣裤,戴帽子、口罩。常规刷手并戴无菌袖套及手套,整理手术器械。

(2)受术者排空膀胱,取膀胱截石位。常规冲洗外阴及阴道,垫治疗巾、套腿套、铺孔巾。

(3)核查子宫位置、大小、倾屈度及附件情况,更换无菌手套。

(4)放置阴道窥器扩开阴道,暴露子宫颈,0.5％碘伏消毒宫颈、阴道穹窿及子宫颈管后,用宫颈钳钳夹宫颈前唇或后唇。

(5)探针依子宫方向探测宫腔深度及子宫位置。

(6)使用宫颈扩张器以执笔式逐号轻轻扩张宫口(扩大程度比所用吸管大0.5～1.0号)。如宫颈内口扩张困难,应避免强行扩张,可使用润滑剂。

(7)吸管及负压的选择:根据孕周及宫腔深度,选择5～8号的吸管,负压一般为53～67 kPa(400～500 mmHg)。

(8)术前需签署负压吸引及麻醉知情同意书。

(9)受术者禁食8小时,禁饮4小时。

(10)合并任一高危因素,须住院接受该项手术。

四、手术及麻醉步骤

(1)负压吸引术操作步骤同本章第一节"负压吸引术"操作步骤。

(2)由专业麻醉医师实施麻醉并全程监护。

(3)术中持续对受术者的心电图、血压、心率、呼吸及血氧饱和度进行监测。严密观察受术者对麻醉药的反应。术中须使受术者持续面罩吸氧,保持呼吸道通畅,密切注意呼吸是否抑制,持续监测血氧饱和度,必要时置入人工气道,以辅助呼吸。

(4)做好心肺复苏的准备。

(5)由麻醉医师按要求填写麻醉记录单。

五、麻醉方法及药物种类

(1)推荐应用丙泊酚静脉麻醉,不推荐吸入麻醉。

(2)建议静脉麻醉药与镇痛药物联合使用,或镇静、镇痛药物复合局部麻醉。镇静、镇痛药物推荐使用曲马朵、咪达唑仑及芬太尼。

(3)静脉麻醉药、局部麻醉药、麻醉性镇痛药及镇静药物应符合国家食品药品监督管理局的有关规定和标准。

六、术后处置及注意事项

(1)麻醉医师须监护受术者至其定向力恢复,Aldrete 改良评分达 9 分或以上,转送到恢复室或观察室继续观察。

(2)由专职护士继续观察 2 小时。在判定受术者完全清醒后、可自行行走、生命指征平稳、无恶心呕吐和其他明显不适后,由手术医师和麻醉医师共同决定是否可以离院。

(3)受术者必须由家属陪伴离院,医师必须向受术者及其家属交代以下注意事项和出现紧急情况时的联系方式:①术后如有异常,应与手术医院联系或尽快返回手术医院。②术后 24 小时不能骑车、驾驶机动车或从事高空作业。③其他注意事项同本章第一节"负压吸引术"。

（吴立惠）

第四节　米非司酮配伍前列腺素终止妊娠

药物流产是指使用药物而非手术的方法终止妊娠。目前终止妊娠常用的药物是米非司酮和前列腺素。药物流产应在具备抢救条件,如急诊刮宫、吸氧、输液、输血的区、县级及以上医疗服务机构进行。实施药物流产的医疗服务机构及相关医务人员,必须依法获得专项服务执业许可。若年龄<18 岁或>40 岁的孕妇要求药物终止妊娠,且无禁忌证,须住院实施。

一、米非司酮配伍前列腺素终止早期妊娠

(一)适应证

(1)确诊为正常宫内妊娠,停经天数(从末次月经第 1 天算起)不超过 49 天,超声检查胎囊平

均直径≤25 mm,本人自愿要求使用药物终止妊娠的 18～40 岁健康妇女。

(2)机械手术流产操作困难或高风险的高危病例,如生殖道畸形(残角子宫例外)、严重骨盆畸形、子宫极度倾屈、宫颈发育不良或坚韧、瘢痕子宫、哺乳期子宫、多次人工流产、宫腔粘连病史者等。

(3)对手术流产有顾虑或恐惧心理者。

(二)禁忌证

(1)米非司酮禁忌证:肾上腺疾病、糖尿病等内分泌疾病;肝、肾功能异常,妊娠期皮肤瘙痒史,血液疾病和有血栓栓塞病史者。

(2)前列腺素禁忌证为心脏病、哮喘、癫痫、青光眼和严重胃肠功能紊乱。卡前列甲酯禁忌证为高血压者[收缩压＞17.3 kPa(130 mmHg)和/或舒张压＞12.0 kPa(90 mmHg)]。米索前列醇禁忌证为低血压者[收缩压＜12.0 kPa(90 mmHg)和/或舒张压＜8.0 kPa(60 mmHg)]。

(3)性传播疾病或外阴、阴道等生殖道炎症尚未治愈者。

(4)过敏体质。

(5)带器妊娠需入院药物流产者。

(6)异位妊娠确诊或可疑病例。

(7)中、重度贫血(血红蛋白＜9 g/dL),需住院治疗者。

(8)妊娠剧吐。

(9)长期服用下列药物:利福平、异烟肼、抗癫痫药、抗抑郁药、西咪替丁、前列腺素合成抑制剂、糖皮质激素、抗凝药物。

(10)吸烟超过 15 支/天或酗酒并且年龄≥35 岁者。

(11)受术者居住地远离医疗服务机构或交通不便,不能及时就诊随访者。

(三)接纳程序

(1)询问病史,体格检查和妇科检查,注意子宫大小与停经月份是否相符。

(2)实验室检查:包括阴道分泌物检查(清洁度、滴虫、霉菌);尿或血 HCG;血常规或血十四项,乙型肝炎病毒表面抗原、HIV、梅毒螺旋体抗体检测,亦可进行尿常规,血型,凝血功能,肝、肾功能,丙型肝炎病毒等检测。

(3)超声检查:超声检查证实宫内妊娠、胎囊大小,需除外胎囊着床部位异常和剖宫产瘢痕妊娠。

(4)在完善以上检查的基础上,向用药对象讲清用药方法,并且告知药物流产的效果(完全流产率约 90%)和可能出现的不良反应,对象自愿选择药物流产并签署知情同意书后方可用药。

(5)确定服药日期、服药方法、常规随访日期,告知患者用药后注意事项,包括出现阴道出血多等症状而随时就诊的必要性。

(四)用药方法

1.米非司酮

分顿服法和分服法。每次服药前后禁食 1～2 小时。

(1)顿服法:用药第 1 天,顿服 150～200 mg 米非司酮,服药后 36～48 小时(第 3 天上午)配伍应用前列腺素。

(2)分服法(可选用以下的一种方法):①用药第 1 天晨,空腹 1～2 小时服米非司酮 50 mg,8～12 小时再服 25 mg;用药第 2 天早晚相隔 12 小时各服米非司酮 25 mg;用药第 3 天,上午 7 时左右空腹 1～2 小时服米非司酮 25 mg，1 小时后在原就诊医疗服务机构配伍使用前列腺素。②第 1 天和第 2 天均早 50 mg、晚 25 mg 口服米非司酮，第 3 天上午加用前列腺素。

2.前列腺素

首次服用米非司酮 36～48 小时后（第 3 天上午）在原预约药物流产的医疗服务机构配伍米索前列醇或者卡前列甲酯栓。使用前列腺素当天患者须留院观察 4～6 小时。

（1）米索前列醇：空腹 1 小时后顿服或阴道内置入 600 μg（3 片），观察 4 小时胚囊未排出，可追加服用米索前列醇 400～600 μg（2～3 片）。

（2）卡前列甲酯栓：阴道后穹窿放置 1 mg，观察 3 小时未排胚囊，可阴道加用 1 mg。

（五）用药后观察

1.米非司酮

服用后应注意观察米非司酮可能引起的不良反应。有无腹痛及阴道出血，症状开始时间，疼痛程度及出血量。告知用药者出血量多于经量时需要注意有无组织物排出，同时及时返诊，必要时将组织物送病理检查。

2.前列腺素

用药物后需留院观察，除观察体温、血压、脉搏等一般生命体征的变化，还需注意胃肠道及其他不良反应，如恶心、呕吐、腹泻、眩晕、腹痛、手心瘙痒、药物过敏等，应警惕甄别过敏性休克及喉头水肿等严重不良反应。密切观察阴道出血及胎囊排出情况，胎囊排出后如伴有大量活动性出血，应急诊处置。胎囊排出后继续观察 1～2 小时，出血量有减少趋势方可离院。留院观察 6 小时内胚囊未排出且无活动性出血者可离院观察，并预约 1 周后复诊，嘱其阴道出血增多或有组织物排出时及时返诊。

3.药物流产记录

密切观察用药后反应，填写药物流产记录。

（六）随访

1.用药 1 周后随访

重点了解胎囊未排出者离院后阴道出血和胚囊排出情况。胎囊仍未排出者应作超声检查，确诊为继续妊娠或胚胎停止发育者，实施负压吸引术。

2.用药 2 周随访

离院前已排出胎囊且出血少于经量者，关注出血的状况（出血量、持续时间）。阴道出血未净者，超声检查或同时测定血 HCG，综合临床情况处理，建议 1 周后随访。告知其观察期间，阴道出血多于经量，或体温升高者应及时就诊。

3.用药 6 周后随访

做流产效果评定和了解月经恢复情况，指导落实避孕措施。

（七）注意事项

（1）药物流产期间必须遵从常规，在医务人员的指导下按时用药和随访。用药期间不可同时服用吲哚美辛、水杨酸、镇静剂及广谱抗生素。

（2）患者出现阴道出血后，大小便应使用便器，以便观察有无组织物排出。如有组织物排出，应及时送原就诊机构核查。

（3）随访期间如出现多于月经量或大量活动性出血、持续腹痛或发热，应急诊处置。胎囊排出后 3 周仍有阴道出血，建议及时就诊。

(4)药物流产必须在医护人员监护下进行,严密观察出血情况及不良反应的发生。医护人员应随时注意鉴别异位妊娠、葡萄胎及绒毛膜上皮癌等疾病,防止漏诊或误诊。

(5)药流后休息2周。

(6)月经复潮前应禁止性交。

(7)流产后做好避孕宣教,尽早落实避孕措施。可于流产后当天即开始使用复方短效口服避孕药。

(八)流产效果评定标准

1.完全流产

用药后胎囊完整自行排出,或未见完整排出但经超声检查宫内无妊娠物且子宫恢复正常,出血自行停止,妊娠试验转为阴性,月经正常来潮。

2.不全流产

用药后胎囊自然排出,在随访过程中因出血过多或时间过长,而施行刮宫术,其病理检查提示存在绒毛组织。

3.失败

用药第8天随访,未见胚囊排出,经超声检查提示胚胎继续发育或停止发育,为药流失败。应采用负压吸引术或钳刮术等手术方式终止妊娠。

二、米非司酮配伍前列腺素终止8～16周妊娠

米非司酮配伍米索前列醇终止8～16周妊娠的方法应在具备住院及抢救条件,如急诊刮宫、给氧、输血及腹部外科手术等的区、县级及以上医疗单位进行。实施药物流产单位及医务人员,必须依法依规获得专项执业许可。

(一)适应证

确诊为宫内妊娠8～16周,本人自愿要求使用药物终止妊娠的育龄妇女。

(二)禁忌证

(1)患有肾上腺疾病、糖尿病等内分泌疾病,肝、肾功能异常者。

(2)患有血液疾病和有血栓栓塞病史者。

(3)贫血(血红蛋白<9 g/dL),必须住院流产者。

(4)患有心脏病、哮喘、癫痫、严重胃肠功能紊乱者。卡前列甲酯栓禁忌证为高血压者[收缩压>17.3 kPa(130 mmHg)和/或舒张压>12.0 kPa(90 mmHg)]。米索前列醇禁忌证为低血压者[收缩压<12.0 kPa(90 mmHg)和/或舒张压<8.0 kPa(60 mmHg)]。

(5)性传播疾病或外阴、阴道等生殖道炎症尚未治愈者。

(6)胎盘附着位置异常者。

(7)异位妊娠包括特殊部位妊娠,如子宫瘢痕处妊娠、宫颈妊娠、宫角妊娠等。

(8)过敏体质,有严重的药物过敏史者。

(9)吸烟超过15支/天或酗酒者并且年龄≥35岁。

(10)长期使用下列药物:利福平、异烟肼、抗癫痫药、抗抑郁药、西咪替丁、前列腺素合成抑制剂、糖皮质激素、抗凝药物。

（三）操作方法及程序

1.接纳程序

（1）医师应向用药对象讲明用药方法、流产效果（完全流产率约为90%）和可能出现的不良反应，待对象自愿选用药物流产并签署知情同意书后方可用药。

（2）询问病史，进行体格检查和妇科检查。

（3）实验室检查：在门诊实施药物流产者，检查血常规及阴道分泌物常规。住院者须进行尿常规，凝血功能，肝、肾功能，血型等检查。

（4）超声检查：超声检查确认孕周为8～16周；并且了解胎盘种植位置，排除子宫颈妊娠、子宫瘢痕部位妊娠、宫角妊娠等异常情况。

经检查合格，妊娠≥10周者必须收入院。孕8～9周者住院药物流产为宜，也可以酌情在门诊观察行药物流产。

2.用药方法

（1）米非司酮：可以有以下2种服药方法。①顿服法：米非司酮200 mg，一次性口服；②分次服法：米非司酮100 mg，每天1次，口服，连续2天，总量200 mg。

（2）米索前列醇：首次服米非司酮间隔36～48小时（第3天上午）使用米索前列醇。门诊服药者，第三天上午需来院口服给予米索前列醇400 μg，如无妊娠产物排出，可间隔3小时重复给予米索前列醇400 mg，最多用药4次。

3.用药后观察

（1）服用米非司酮后：注意阴道开始出血时间、出血量、妊娠产物的排出。

（2）使用米索前列醇后：观察体温、血压、脉搏变化及恶心、呕吐、腹泻、眩晕、腹痛、手心瘙痒、药物过敏等不良反应，警惕过敏性休克及喉头水肿等严重不良反应，不良反应较重者应及时对症处理。密切注意出血和胎儿、胎盘排出情况。妊娠产物排出前后如有活动性出血，应急诊处理。

（3）在第4次米索前列醇用药后24小时内未排出妊娠物者，判断失败，可改用其他方法终止妊娠。

（4）服药期间如遇发生下列情况之一者，必须及时给予及时处理，必要时可考虑钳刮或负压吸引术：①用药后胚胎或胎儿、胎盘未排出，阴道流血量超过100 mL。②胎儿排出后阴道流血量超过100 mL或有活动性出血。③胎儿排出1小时后胎盘未排出。④胎盘排出后阴道流血量超过100 mL。⑤胎盘有明显缺损。

4.填写表格

填写药物流产记录表。

5.术后观察

流产后应该密切观察至少2小时，注意阴道出血量和子宫收缩情况。

6.健康宣教

流产后做好避孕节育宣教，尽早落实避孕措施。可于流产后当天开始使用复方短效口服避孕药。

（四）随访

（1）孕8～9周门诊用药者，按孕≤49天药物终止妊娠的随访要求进行随访。胚囊未排出者用药1周后随访，了解离院后阴道出血和胚囊排出情况。胚囊仍未排出者应做超声检查。确诊为继续妊娠或胚胎停止发育者，以负压吸引终止妊娠。若已见胚囊排出且出血不多者，预约用药

2周后来诊。

(2)用药后2周随访。了解离开医院后和胚囊排出后出血情况,出血未止,应做超声检查,宫腔内见内容物者,医师可根据临床情况酌情处理。观察期间有活动性出血或持续性出血行清宫术,刮宫组织物送病理检查。

(3)用药后6周随访(月经恢复后),做流产效果最终评定和了解月经恢复情况,指导落实高效避孕措施。

(五)注意事项

(1)有关米索前列醇用药途径,国内外许多报道已经证明米非司酮配伍米索前列醇终止中期妊娠除了口服米索前列醇以外,阴道给药是有效的。我国一项米非司酮配伍米索前列醇终止8~16周妊娠多中心、随机对照的Ⅲ期临床试验结果显示,经口服与阴道给药,其完全流产率无明显统计学差异性,阴道给药胃肠道不良反应小于口服组。因此,在临床使用过程中,可根据不同受术者,针对性地选择米索前列醇的用药途径。

(2)用药者必须听从医务人员的医嘱按时用药,不可同时服用其他药物。开始阴道出血后,应使用专用便器,以便观察有无组织物排出。如有组织物排出,应及时送原就诊单位检查。随访期间如发生大量活动性出血、持续腹痛或发热,或胚囊排出后3周仍有阴道出血,应来医院就诊。

(3)必须按期随访。

(4)流产后按相关规定休息2~4周。

(5)如发生大量阴道流血、持续腹痛或发热,均需及时就诊。

(6)妊娠产物排出后,月经恢复前需禁止性生活。

(六)流产效果评定

1.完全流产

最后一次用米索前列醇后24小时内排出妊娠产物,随访阴道出血自行停止,超声检查宫内无妊娠产物残留;或妊娠产物排出后,因出血量多或出血时间长(>3周)而行清宫,病理检查未发现胎盘、绒毛残留者。

2.不全流产

最后一次用米索前列醇24小时内部分妊娠产物排出,或妊娠产物排出后因出血量多或出血时间长(>3周)而行清宫,病理检查发现胎盘、绒毛残留者。

3.失败

最后一次用米索前列醇24小时后未见妊娠产物排出者;或用药后24小时内无妊娠物排出且阴道出血量多需行急诊手术者。

(吴立惠)

第五节 依沙吖啶羊膜腔内注射中期妊娠引产

依沙吖啶是一种强力杀菌剂,能引起离体和在体子宫肌肉的收缩。将0.5%~1.0%依沙吖啶10 mL(含依沙吖啶50~100 mg)注入羊膜腔内,可引起胎儿死亡,胎盘组织变性、坏死,诱发子宫收缩和宫颈软化、成熟、扩张,促使胎儿和附属物排出。临床效果可达90%~99%。

一、适应证

(1)凡妊娠 14～27 周要求终止妊娠且无禁忌证者。

(2)患某种疾病(包括遗传性疾病)不宜继续妊娠者。

(3)产前诊断胎儿畸形者。

二、禁忌证

(一)绝对禁忌证

(1)全身健康状态不良、不能耐受手术者。

(2)肾、肝疾病伴有肝、肾功能不全者。

(3)各种疾病的急性阶段。

(4)有急性生殖道炎症或穿刺部位皮肤有感染者。

(5)凝血功能障碍或有出血倾向者。

(6)对依沙吖啶过敏者。

(二)相对禁忌证

(1)中央型胎盘前置状态根据妊娠月份的大小、临床表征、超声影像学检查等综合评估,在具有介入治疗(子宫动脉栓塞)设备和人员及抢救条件的医疗机构作为相对禁忌证。

(2)子宫体有手术瘢痕,宫颈有陈旧性裂伤,子宫颈电灼术、Leep 术或锥切术后,子宫发育不良者。

(3)术前 24 小时内 2 次(间隔 4 小时)测量体温,均为 37.5 ℃以上者。

三、术前准备

(1)必须住院引产。

(2)询问病史,体格检查和妇科检查,注意子宫大小与停经月份是否相符。注意鉴别盆腔肿瘤、产道瘢痕及畸形等。

(3)辅助检查:血、尿常规及血型,肝、肾功能,凝血功能,乙型肝炎病毒表面抗原,丙型肝炎病毒抗体,梅毒、HIV 抗体,阴道分泌物等。

(4)心电图、胸部 X 线检查。

(5)超声检查,包括胎儿大小、胎位、胎盘定位、羊水量和穿刺点定位提示。如有剖宫产史,应了解胎盘与瘢痕的关系及瘢痕的愈合情况。

(6)充分咨询,知情选择,告知孕妇和相关人员所涉及的引产方式、用药方法、引产效果和可能存在的风险,并签署知情同意书。

四、手术步骤

(1)手术操作应在手术室或分娩室进行。

(2)术者穿手术用衣裤,戴帽子、口罩,常规刷手,戴无菌手套。

(3)术前排空膀胱。

(4)取平卧位,腹部皮肤消毒,铺无菌孔巾。

(5)择囊性感最明显的部位,或通过超声导视下选择羊水最大的平面为穿刺点,尽量避开胎盘附着处。

（6）羊膜腔穿刺：用 7 号或 9 号带芯的穿刺针，从选择好的穿刺点与子宫壁垂直刺入，一般通过 3 个阻力（即皮肤、肌鞘、子宫壁）有落空感后即进入羊膜腔内。当穿刺针进入羊膜腔后，拔出针芯即有羊水溢出。如见血液溢出，暂勿注药，调整穿刺部位、方向，重复穿刺，不得超过 2 次。

（7）注药：将装有 0.5%～1.0% 的依沙吖啶液 10 mL（含依沙吖啶 50～100 mg，依沙吖啶用量最多不得超过 100 mg）的注射器，与穿刺针相接，注药前稍加回抽，进一步确认针头在羊膜腔内，然后注入药液。

（8）拔出穿刺针：注完药液后，回抽少量羊水再注入，以洗净注射器中的残余药液，然后插入针芯后迅速拔针。针眼处盖无菌纱布 1 块，并压迫片刻，胶布固定。

（9）填写中期妊娠引产记录表。

五、术后处置

医务人员应观察不良反应、宫缩（频率和强度）、阴道出血情况并做详细记录。用药开始至流产结束，应按要求每天 4 次测量体温。

（1）羊膜腔内注射引产时间多数在 48 小时内，引产后 72 小时无规律宫缩定为引产失败。如一次用药引产失败，须做第 2 次羊膜腔注射引产时，应至少在 72 小时后方可再次用药，用药剂量仍为 50～100 mg。如两次引产均失败者，应采取其他方法终止妊娠。

（2）规律宫缩后，应严密监护孕妇及产程进展情况。胎儿娩出前应送入产房待产。

（3）外阴部消毒，臀部铺无菌巾。

（4）胎儿娩出后，如出血不多，按照足月分娩处理，肌内注射缩宫素（催产素）10 U。如 30 分钟胎盘尚未娩出，应立即进行清宫术。

（5）胎盘娩出后，应仔细检查是否完整；可疑有残留，或肉眼检查完整，但阴道有活动性出血时，应立即行清宫术。宫缩乏力出血可肌内注射缩宫素或静脉滴注缩宫素治疗。

（6）流产后应常规检查子宫颈、阴道有无裂伤，如发现软产道裂伤，应及时缝合。

（7）填写中期妊娠引产后观察记录、分娩记录。

（8）流产后预防感染、促进子宫收缩和回乳处置。

（9）告知受术者术后注意事项：①流产后休息 1 个月，禁止性交和盆浴。1 个月后应常规随访。②出现阴道多量流血或淋漓出血超过 2 周，或发热、寒战、腹痛等，应及时就诊。③保持外阴清洁卫生。④做好避孕咨询指导，落实高效避孕措施。

（吴立惠）

参 考 文 献

[1] 张海红.妇产科临床诊疗手册[M].西安:西北大学出版社,2021.

[2] 张凤.临床妇产科诊疗学[M].昆明:云南科技出版社,2020.

[3] 徐光霞,秦山红,赵群.临床妇产科诊疗技术[M].北京/西安:世界图书出版公司,2019.

[4] 李境.现代妇产科与生殖疾病诊疗[M].开封:河南大学出版社,2020.

[5] 陈艳.现代妇产科诊疗[M].北京:中国纺织出版社,2019.

[6] 苏翠红.妇产科常见病诊断与治疗要点[M].北京:中国纺织出版社,2021.

[7] 于彬.妇产科诊疗基础与临床实践[M].北京:科学技术文献出版社,2019.

[8] 成立红.妇产科疾病临床诊疗进展与实践[M].昆明:云南科技出版社,2020.

[9] 胡炳蕾.实用临床妇产科诊疗学[M].长春:吉林科学技术出版社,2019.

[10] 刘红霞.妇产科疾病诊治理论与实践[M].昆明:云南科技出版社,2020.

[11] 王玲.妇产科诊疗实践[M].福州:福建科学技术出版社,2020.

[12] 韩伟.妇产科疾病诊疗实践[M].长春:吉林科学技术出版社,2019.

[13] 胡相娟.妇产科疾病诊断与治疗方案[M].昆明:云南科技出版社,2020.

[14] 任建营.实用妇产科诊疗思维实践[M].哈尔滨:黑龙江科学技术出版社,2020.

[15] 郑华恩.妇产科临床实践[M].广州:暨南大学出版社,2018.

[16] 张海亮.妇产科常见病诊疗[M].长春:吉林科学技术出版社,2019.

[17] 王艳萍.实用妇产科疾病诊疗[M].北京:中国人口出版社,2020.

[18] 刘慧.妇产科疾病临床诊疗新进展[M].长春:吉林科学技术出版社,2019.

[19] 谭娟.妇产科疾病诊断基础与诊疗技巧[M].北京:中国纺织出版社,2020.

[20] 董平.现代妇产科精要[M].天津:天津科学技术出版社,2018.

[21] 李佳琳.妇产科疾病诊治要点[M].北京:中国纺织出版社,2021.

[22] 马丽.现代妇产科疾病诊治[M].沈阳:沈阳出版社,2020.

[23] 邓君凤.妇产科常见病诊疗新进展[M].长春:吉林科学技术出版社,2019.

[24] 刘萍.现代妇产科疾病诊疗学[M].开封:河南大学出版社,2020.

[25] 闫懋莎.妇产科临床诊治[M].武汉:湖北科学技术出版社,2018.

[26] 李霞.新编妇产科疾病诊疗精要[M].长春:吉林科学技术出版社,2020.

[27] 甘素玲.妇产科常见病诊断与治疗[M].长春:吉林科学技术出版社,2019.

[28] 王雪莉.妇产科疾病诊断与治疗[M].哈尔滨:黑龙江科学技术出版社,2018.

[29] 赵骏达,李晓兰.新编妇产科疾病诊疗思维与实践[M].汕头:汕头大学出版社,2019.

[30] 牛夕华.妇产科临床技术与实践[M].长春:吉林科学技术出版社,2020.

[31] 史君兰,孙文红.妇产科疾病诊断与治疗[M].南昌:江西科学技术出版社,2018.

[32] 崔静.妇产科症状鉴别诊断与处理[M].开封:河南大学出版社,2020.

[33] 魏晓蕾.妇产科诊治思维实践[M].天津:天津科学技术出版社,2018.

[34] 张玲.妇产科诊疗技术与临床实践[M].北京:科学技术文献出版社,2019.

[35] 赵丽荣.现代计划生育与优生[M].哈尔滨:黑龙江科学技术出版社,2020.

[36] 边立华,孟元光.女性生殖系统发育异常的诊断与治疗[J].中国妇产科临床杂志,2017,18(2):182-183.

[37] 李超,姚莉,宗玲,等.晚期宫颈癌治疗进展[J].安徽医科大学学报,2021,56(3):501-504.

[38] 狄文,蒋萌.生殖肿瘤学在妇产科中的应用[J].上海医学,2019,42(6):333-335.

[39] 凌思思,徐琦,郑小冬,等.妊娠早期炎症因子与妊娠期糖尿病发生的相关性初步探讨[J].中华妇产科杂志,2020,55(5):333-337.

[40] 杨慧霞,刘兴会,李博雅,等.正常分娩指南[J].中华妇产科杂志,2020,55(6):361-370.